제 3판

생활과 건강증진

전국대학보건학교육협의회

계축문화사

편집위원

〈가다나 순〉

고 승 덕　김 영 복　남 은 우　박 천 만
이 명 선　이 원 재　유 왕 근　장 창 곡

집 필 자

제1장 건강증진과 건강행위	**김 대 희**(인제대)
제2장 인체의 구조와 성장·발달	**김　명**(이화여대)
	박 천 만(계명대)
제3장 건강한 성, 사랑 및 결혼	**손 애 리**(삼육대)
제4장 스트레스	**고 승 덕**(협성대)
제5장 흡연·음주·약물	**장 창 곡**(동덕여대)
제6장 건강한 생활과 운동	**윤 치 근**(원광대)
제7장 영양과 건강	**김 종 규**(계명대)
제8장 질병관리	
1. 감염성 질환관리	**조　현**(인제대)
2. 비감염성 질환관리	**김 영 복**(대구대)
제9장 심뇌혈관 질환과 암	**이 원 재**(가천대)
제10장 노화와 건강관리	**남 은 우**(연세대)
제11장 사고예방과 안전	**이 명 선**(이화여대)
제12장 환경과 건강	**김 종 규**(계명대)
	임 국 환(고려대)
제13장 보건과 복지	**이 재 형**(공주대)
제14장 대체의료	**유 왕 근**(대구한의대)

제3판 머리말

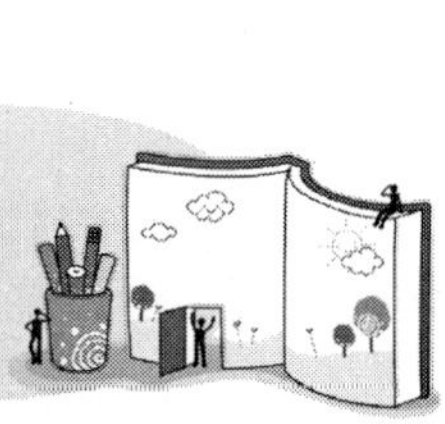

최근 건강증진에 대한 사회적인 관심이 급격히 증가하고 있다. 이제 우리 사회는 건강에 대한 투자의 중요성을 더욱 새롭게 인식하고, 건강증진에 대한 투자를 증가시키는 한편 바람직한 건강문화의 확산에 적극적인 노력을 기울이고 있다. 특히 보건교육을 통하여 개인의 건강증진 기술을 개발하고, 건강에 대한 의사결정력을 향상시키는 것은 건강증진 정책수립이나 사업 활동에 있어서 무엇보다 중요한 요소이다.

이러한 흐름에 부응하여 최근 각 대학에서도 건강관련 강좌를 보건관련 학과의 전공과목이나 일반 선택과목으로 운영하는 것에서 벗어나 전체 대학생을 대상으로 하여 교양과목으로 지정하여 운영하는 경우가 점점 증가하는 경향이다. 따라서 본 교재는 대학생들이 교양수준에서 기본적으로 알아야 할 건강 관련 지식을 폭넓게 배워서 건강에 이롭지 못한 각종 행위를 변화시키고 자신들의 건강관리 능력을 적극적으로 향상시키는 것에 이바지 하고자 집필되었다.

전국대학보건학교육협의회 소속 14개 대학 교수들이 집필에 참여한『생활과 건강증진』제3판에서 중점을 둔 사항은 기존의 주요 체제는 그대로 유지하면서 가능한 한 최신자료를 바탕으로 새롭게 변화된 상황, 제도 및 법규 등의 관련 내용을 반영하고자 하였으며, 기존의 책자에서 다루지 못했던 내용 등을 일부 추가 보완하고자 하였다.

개정판이 나오기까지 수고해주신 집필진 교수님들께 감사드리고, 이 교재가 나오기까지 물심양면으로 도와주신 계축문화사 주영일 사장님과 편집부 직원들께 다시 한번 감사의 말씀을 드립니다.

2016년 8월

집필자 일동

제2판 머리말

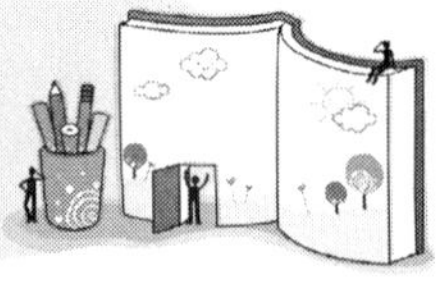

21세기는 건강증진의 시대이다. 건강증진이란 사람들이 자신의 건강통제 능력을 증가시키고, 건강을 증진시키도록 하는 과정을 의미하고 이러한 건강증진의 핵심은 다섯 가지의 활동으로 요약될 수 있다. 첫째는 건강한 공공정책의 수립, 둘째는 지역사회의 활동 강화, 셋째는 지원적인 환경 조성, 넷째는 개인의 능력개발 그리고 다섯째는 보건의료의 재설정이다.

이 책의 제목이 의미하듯 건강증진은 우리의 생활 속에서 이루어지는 것이며, 건강에 대한 투자는 가장 가치 있는 것으로 인식되고 있다. 건강에 대한 투자는 여러 형태로 이루어질 수 있으며 그 중에서도 교육을 통한 개인의 건강증진 기술을 개발하고, 건강에 대한 의사결정 능력을 향상시키는 것은 건강증진의 다섯 가지 활동요인 중의 하나이다.

전국대학보건관리학교육협의회 소속 14개 대학의 교수들이『생활과 건강증진』의 제2판을 집필하면서 중점을 둔 사항은 건강증진을 위한 개인의 역량 개발과 관련된 필수 주제를 설정하는 것이었다. 목차에서 보는 바와 같이 제1장에서는 건강증진의 개념과 건강증진 행위에 대하여, 제2장에서는 인체의 구조와 성장・발달에 대하여, 제3장부터 10장까지는 개인의 건강관리에 대하여, 제12장은 우리 주변의 환경이 건강에 주는 영향에 대하여, 제13장은 건강과 관련된 복지에 대하여, 그리고 마지막 14장은 대체의료를 기술하였다.

본 교재는 대학생들이 기본적으로 알아두어야 할 개인의 건강관리와 건강과 관련된 환경과 복지에 대하여 교양 수준에서 다루었으며 각각의 부분에 대하여 보다 자세하고 깊은 내용은 관련 서적을 통하여 습득하기 바란다. 보건교육은 지식의 습득과 그에 따른 태도의 변화 그리고 행동의 변화로 이어지도록 하는 궁극적인 목적을 가지고 있다.

본 교재가 완성되기까지 몇 번의 회의와 집필에 참여해 주신 교수님들께 감사드리고, 이 교재가 나오기까지 물심양면으로 많은 지원을 해 주신 계축문화사의 주상룡 사장님께 감사의 말씀을 드립니다.

2007년 8월

집필자 일동

머리말

이 책은 인간의 건강과 보건에 관한 기본 서적으로 대학의 교양과목 수준으로 집필되었다. 집필진은 전국대학보건관리학교육협의회 소속 13개 대학의 해당 전공교수님들이 참여하였으며, 교재의 개발에 참여하지 못했던 여덟 분이 이번 개정에 추가로 참여하였다.

지난 5년간 각 대학에서 교양교재로 채택하여 사용되면서 발견된 여러 가지 사항을 이번 개정에서 보완하였다. 주요 개정내용은 가능한 한 최근의 자료를 수록하도록 노력하였으며, 21세기에 변화된 국가보건의료제도와 보건관련법의 변화를 반영하였고, 강의의 편의상 장별 배치를 조절하였으며, 몇 개의 장은 하나로 합쳐 16주 강의에 맞게 조절하였다.

20세기 이후 현대사회는 의약 기술의 발달과 의료의 전문화로 인해 우리 생활에 긍정적인 측면과 부정적인 측면을 안겨주고 있다. 긍정적인 측면으로는 예방백신과 항생제 등의 개발과 의과학 기술의 발달로 다양한 전염병을 효율적으로 방어함은 물론 각종 감염성 질병으로부터도 쉽게 회복 가능하게 되었다. 부정적인 측면은 노인인구의 증가는 사회적 부담을 가중시켰고, 고령에 따른 암 및 만성 비전염성 질환의 증가는 의료의 전문화와 더불어 의료비를 증가시키는 주요인이 되었다. 따라서 미국을 비롯한 선진국에서부터 보건학적 방법을 통하여 의료비 상승을 억제하고 건강한 삶의 기간을 연장시켜 삶의 질을 증가시키려는 노력이 국가적 차원에서 추진되고 있다.

이 책은 보건학을 기초로 하여 건강의 개념과 결정요인, 그리고 건강에 영향을 주는 보건행태(스트레스, 흡연, 음주, 약물, 영양)를 비롯하여 전염성 질환과 비전염성 질환의 관리, 노화와 건강관리, 보건과 복지, 사고예방과 안전관리, 환경과 건강 및 대체의료 등을 중심으로 체계적으로 기술하였다. 이 책에서는 보건 전공자가 아니더라도 건강한 삶을 누리기 위한 지식과 기술의 전달에 노력하였다.

개정판이 나오기까지 수고해 주신 편집위원님들과 새로 집필에 참가해 주신 교수님들께 감사드리며, 개정판의 출판에 물심양면으로 도와주신 계축문화사의 주상룡 사장님께 감사드립니다.

2001년 8월 　일

전국대학보건관리학교육협의회

편집위원장 장 창 곡

차 례

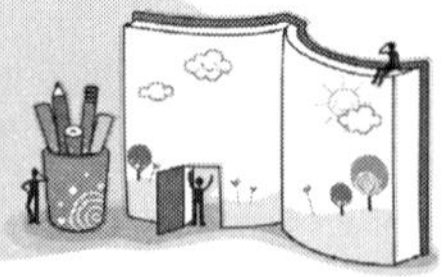

제 1 장

건강증진과 건강행위

1. 건강과 안녕
2. 건강행위의 정의 및 영향요인
3. 행위변화를 위한 준비 및 기법
4. 건강증진

제 1 장 건강증진과 건강행위

학습목표

1. 신체적, 사회적, 정신적, 정서적, 환경적, 영적 요소들을 포함한 건강의 정의를 제시한다.
2. 건강행위에 영향을 주는 요인들을 규명하고 각각의 실례들을 제시한다.
3. 긍정적 강화요인을 다섯 가지 범주로 구분하고, 각 범주의 예를 들어 본다.
4. 건강증진의 개념 및 역사를 설명할 수 있게 한다.
5. 한국의 건강증진사업 방향을 제시할 수 있게 한다.

사람들의 건강을 결정하는 가장 주된 인자로서 행위요인의 중요성이 최근 부각되고 있다. 이러한 행위요인의 변화는 주로 건강증진사업을 통해서 달성된다. 또한 건강 위해(危害) 환경 및 예방과 관련된 사업도 건강증진의 범주로 통합되는 추세이다. 이 장에서는 건강과 관련된 행위 이론과 건강증진 이론을 실제 건강사업과 관련지어 살펴본다.

1 건강과 안녕

1) 건강

건강의 의미는 초기에 위생(hygiene and sanitation)과 비슷한 의미로 출발하였으나, 1940년 세계보건기구(WHO)에 의해 "건강은 단순히 질병이 없거나 허약하지 않은 상태를 말하는 것이 아니라 신체적, 정신적, 사회적으로 완전히 안녕한 상태를 의미한다"라고 정의되어 광범위하게 받아들여지게 되었다.

Rene Dubos는 WHO의 건강에 대한 정의를 보다 명확히 하였다. "건강은 환경에 대한 적응으로부터 비롯되는 사회적, 정서적, 정신적, 영적, 생물학적 건강과 관련된 삶의 질이다.” 이러한 각각의 정의들은, 건강을 매우 다양한 구성요소와 삶의 여러 측면들을 포함하는 다차원적인 것으로 규정하고 있다. 위에서 언급한 다양한 구성요소들은 다음과 같다.

① **신체적 건강**(physical health) : 신체의 크기와 모양, 감각의 예민성, 질병에 대한 감수성, 신체기능, 회복능력, 특정 업무의 수행능력 등과 같은 특징들이 여기에 포함된다.

② **사회적 건강**(social health) : 타인과의 상호관계, 다양한 사회적 상황에의 적응능력, 일상적 행위 등이 여기에 포함되는데, 대인관계를 만족시킬 수 있는 능력이라고 볼 수 있다.

③ **정신적 건강**(mental health) : 학습능력이 여기에 포함되는데, 합리적 사고능력과 지적 능력을 말한다

④ **정서적 건강**(emotional health) : 적절한 시기에 감정표현을 할 수 있는 감정조절 능력들이 여기에 포함되는데, 감정표현의 방법이나 시기가 부적절할 때 감정표현을 하지 않는 능력도 해당된다.

⑤ **환경적 건강**(environmental health) : 외부환경에 대한 평가 및 환경상태를 증진, 보호, 보존하기 위한 역할이 여기에 포함된다.

⑥ **영적 건강**(spiritual health) : 특정한 종교에 의해서 이루어지는 특별한 삶의 방법들이나 고차원적인 삶의 유형에 대한 신념, 거대한 환경과의 일치감이나 환경의 의미와 가치를 감지하는 감각 등이 여기에 포함된다. 또한 삶의 기본 목적을 표현하고 이해할 수 있는 능력과 자신을 수많은 존재 중의 한 부분으로 느낄 수 있는 능력, 사랑, 즐거움, 고통, 슬픔, 평화, 만족, 삶의 경험에 대한 경이 등을 경험할 수 있는 능력, 모든 살아있는 것들에 대한 존중이나 관심 등도 포함된다.

오늘날 건강에 대한 정의는 잠재력의 현실적인 범위 내에서 최적의 안녕상태에 도달하려는 개인적 시도에 초점을 두고, 질병상태에서부터 최적의 안녕상태에 이르는 하나의 연속선으로 표현되고 있다. 그리고 이러한 연속선에서 자신의 위치는 삶의 과정 속에서 매일매일 다양하게 변화한다고 볼 수 있다. 따라서 계속 행위를 변화시키기 위해 시도하고 건강에 대한 위험요인을 감소시킨다면, 연속선상의 양(positive)의 위치에 존재할 가능성이 매우 커질 것이다.

2) 안녕

안녕(wellness)은 건강의 현대적 정의와 마찬가지로 최적의 상태를 향한 끊임없는 움직임

이라고 볼 수 있다. 이 두 용어의 의미가 상호 배타적인 것은 아니다. 사실, 많은 보건전문가들은 건강이란 단어가 단지 질병이 없는 상태만을 의미하는 것이 아니라 신체적, 정신적, 사회적, 환경적, 영적 차원들이 모두 필요 불가결하게 고려된 역동적인 삶의 과정이라는 데 의견을 모으고 있다. 이러한 각 차원들이 이상적인 균형과 기능에 도달하면 할수록 더 상위수준의 안녕상태를 성취하게 되는 것이다.

일반적으로 사람들은 건강의 다섯 가지 구성요소에 대하여 자신의 잠재력을 얻게 될수록 점점 더 안녕해질 수 있는 것이다. 이러한 건강과 안녕은 모두 삶의 질을 지속적으로 향상시키는 긍정적 태도와 행위를 포함하는 행동과정이다.

2 건강행위의 정의 및 영향요인

1) 건강행위의 정의

건강행위에 관한 분석은 비교적 최근에 와서야 이루어지고 있는데, 건강행위에 대한 정의를 살펴보면 다음과 같다.

"건강을 유지, 회복, 그리고 증진시키는 것과 관련된 신념, 기대, 동기, 가치, 지각, 그리고 그 밖의 인식적인 요소들과 같은 개인적인 속성과 감정적이고 정서적인 상태 및 기질을 포함하는 성격특성, 그리고 명백한 행위유형, 행동 및 습관으로 볼 수 있다."

이러한 관점에서 본 건강행위는 인간의 사고와 행위를 총괄하는 하나의 광범위한 스펙트럼이라고 할 수 있으며, 이러한 사고와 행위들은 다음과 같은 범주로 나뉘어질 수 있다.

① **예방행위와 보호행위**(preventive and protective behavior) : 이러한 건강행위는 자신이 건강하고 아무런 질병의 증후가 없다고 믿는 사람들에 의해서 보여지는 것인데, 연구결과에 따르면 다음과 같은 요인들이 질병을 예방하고 건강을 보호하는 데 지속적인 효과를 준다고 한다.

㉠ 최소 7시간 이상의 숙면

㉡ 적당한 양의 규칙적인 식사습관(아침식사를 거르지 않는 것도 포함)

㉢ 체중관리

㉣ 육체적 여가활동(수영, 도보, 정원 가꾸기, 운동, 주말여행, 사냥 및 낚시 등)

㉤ 음주 횟수 및 음주량의 절제

ⓑ 금연

② **질병행위**(illness behavior) : 이러한 행위는 자신의 신체에 질병의 증후가 있다고 믿는 사람들의 감정에 의해 유발되는 행위이라고 할 수 있다. 전형적인 질병행위는 다음과 같다.

㉠ 증상에 대한 불만 토로

㉡ 친구들이나 친척들에게 도움을 청하거나 조언을 구하는 행위

㉢ 의사를 만나기 위해 일정을 잡는 행위

③ **환자역할행위**(sick-role behavior) : 스스로 또는 남들이 아프다고 진단한 사람들에 의해서 보여지는 행위를 일컫는다. 환자역할행위를 나타내는 사람들은 병을 치료하고자 노력하고, 신체적, 정신적, 사회적 기능을 회복하고자 노력하는 경향을 보여준다. 다음은 환자역할행위의 몇 가지 예를 보여주고 있다.

㉠ 전문의료인에게 치료를 받으려는 행위

㉡ 처방대로 약을 복용하는 행위

㉢ 휴식과 회복을 위하여 퇴근 후나 방과 후에 집에서 쉬는 행위

2) 건강행위에 영향을 미치는 요인

(1) 지식 : 왜 행동이 문제가 되는가?

건강 결정에 영향을 미치는 주요한 요인 중의 하나는 자신에게 가장 최선의 선택이 무엇인가를 인식하는 것이다. 만약 자신의 행위가 건강을 위협하고 있다는 것을 깨닫지 못한다면, 건강 위협행위를 변화시킬 가능성이 없다고 보아야 할 것이다.

예를 들어, 지방질이 많은 음식의 위해성, 식섬유 섭취의 이점, 과다한 햇빛 노출에 따르는 영향, 운동의 이점, 그리고 안전한 성행위의 필요성에 대하여 보다 많은 정보를 얻게 된다면 건강행위가 더욱 변화할 것이다. 그러나 이러한 지식의 팽창은 누구를 믿어야 할지, 무엇을 믿어야 할지 또는 어떤 선택이 과연 올바른 것인지에 대해 많은 혼란을 가져다 주었다. 지금도 사람들은 계속해서 해로운 음식물과 해로운 환경에 대한 정보를 접하고 있을 것이다. 그러므로 건강에 대한 각종 경고들에 대해 냉소적으로 받아들이는 대신에, 쏟아져 나오는 각종 정보들을 가려내고 취하는 방법을 배워야 할 것이다. 이것이 바로 행위변화에 이르는 기본적인 단계들 중 하나인 것이다. 보건교육자들이나 그 밖의 신뢰할 만한 정보원으로부터 사실을 획득하는 것, 정확성을 확인하기 위해 한 개 이상의 정보원을 검토해 보는 일, 그리고 대안을 평가하는 일 등이 좋은 출발점이 될 수 있을 것이다.

(2) 신념과 태도

사람들은 변화를 위한 자신의 행동 가치에 대한 신념과 태도가 건강행위에 매우 중요한 영향을 미친다는 것을 알아야 한다.

신념은 어떤 목표, 행동 또는 생각(예를 들어 담배를 피우는 것)과 이것이 내포하고 있는 속성(예를 들어 담배를 피우면 돈이 들고, 청결하지 못하며, 암을 유발하고, 또는 마음을 안정시켜 준다는 것) 사이의 관계에 대한 하나의 평가라고 할 수 있다. 이러한 신념은 직접적인 경험(예를 들어 몇 년간 흡연 후 자신의 폐에 조그만 점이 생겼다는 것을 알게 되었을 때)이나 간접적인 경험, 또는 다른 사람에게 전해 들은 정보에 의해서 생겨날 수 있다(예를 들어 할아버지가 폐암으로 돌아가시는 것을 보거나 또는 아버지로부터 그러한 사실을 전해 들었을 때). 태도란 사물이나 사람과의 관계에서 비교적 일관성 있는 신념, 느낌, 그리고 행위의 집합을 뜻한다.

1960년대 후반 I. Rosenstock은 신념이 어떻게 행위에 영향을 미칠 수 있는지를 설명하는 건강신념모델(health belief model)을 개발하였다. 이 모델은 신념이 행위변화와 관련이 있다는 것을 이해할 수 있는 하나의 방법을 제공하고 있다. 건강신념모델에 따르면 행위의 변화를 가져오기 위해서는 다음과 같은 몇 가지 요인들이 어떤 신념을 지지하고 있어야만 한다.

① 사람들은 자신의 어떤 행위가 질병이나 위험을 발생시킬 수 있다고 믿는다는 점
② 그러한 행위를 변화시키지 않는다면 결과가 심각해질 수도 있다고 믿는다는 점
③ 이렇게 행위를 변화시킴으로써 이득을 얻게 될 것이라고 믿는다는 점

(3) 변화를 위한 시도

합리적 행동이론(theory of reasoned action)에 따르면 우리들의 행위는 그러한 행위를 수행하기 위한 의도로부터 발생한다고 한다. 예를 들어 신체적으로 몸이 불편할 경우 건강이 매우 중요하다고 생각한다면, 건강증진을 위한 조치를 취할 것이다. 또한 친한 친구들이 건강 회복을 위해 조치를 반드시 취해야 한다고 얘기하고, 자신도 그들의 존경과 찬사를 받기 원한다면 건강증진을 위해서 어떤 행위를 하려는 의도는 더욱 더 강해질 것이다. 다시 말해서 어떤 행위에 대한 자신의 태도가 더욱 일관되게 확고해질수록, 다른 사람들의 영향을 많이 받을수록, 자신이 정한 의도는 더욱 강해진다는 것이다.

(4) 변화의 동인(動因)으로서 의미 있는 타인들(significant others)

Albert Bandura는 타인을 의식하고 직・간접적으로 칭찬받고 보상받는 과정을 통해 형성

되는 행위과정을 사회학습이론(social learning theory)으로 설명하고 있다. 이 모델에 의하면 사람은 자신이 보는 것에 의해 학습되어진다는 것이다. 즉, 어떤 것을 관찰하는 일이 자신에게 깊은 인상을 주었다면 이러한 관찰은 사람들이 일정한 형식으로 행동하게끔 영향을 미친다는 것이다. 예를 들어 어머니를 구타하는 아버지의 모습을 본 어린이는 자기의 여자친구를 때리는 것이 잘못되지 않았다고 믿게 된다는 것이다.

(5) 변화의 장애요인과 지지요인

앞에서 언급한 바와 같이 행위를 변화시키려는 아주 좋은 의도를 가지고 있다고 하더라도, 종종 장애요인에 의해서 방해를 받게 된다. 우선 장애요인들을 구분하여 이러한 요인들의 영향을 감소시키든지 또는 변화에 도움이 되도록 변화시키는 것이 행위변화를 용이하게 만드는 한 가지 방법이다. 자신이 평가해야 할 행동에 영향을 미치는 세 가지 요인들은 강화요인, 가동(가능)요인, 그리고 소인(편향)요인이다.

3 행위변화를 위한 준비 및 기법

일단 문제가 되는 행위를 분석하였거나, 변화시키고 싶은 행위를 결정하였거나, 잠재적인 방해요소를 구분하였거나, 문제들을 극복하기 위한 전략을 세웠거나, 새로운 행위에 대한 목표를 설정하였다면, 여러 가지 행위변화기법 중 어느 기법이 자신에게 가장 잘 적용될 수 있는지를 결정하여야 한다.

1) 개개인의 특성에 따른 적용기법의 차별화

행위변화를 위한 시도를 하기 전에 어떤 것이 자신에게 강화요인으로 작용하기 쉬운지를 아는 것이 매우 중요하다. 대부분의 긍정적인 강화요인들은 다음의 다섯 가지로 분류되어질 수 있다.

① **소비적 강화요인** : 사탕, 쿠키, 그리고 요리와 같은 맛있는 먹을거리 등

② **행동적 강화요인** : TV 시청, 휴가, 수영 또는 그 밖의 본인이 좋아하는 것을 즐길 기회 등

③ **조작적 강화요인** : 쓰레기 처분을 도와 준데 대한 보상, 어떤 연구를 도와준 대가로 받는 높은 학점의 약속 등

④ **소유적 강화요인** : 신형 TV를 갖는 것, 호텔의 특실에서 보내는 주말, 스포츠카를 사는 것 등

⑤ **사회적 강화요인** : 사랑스런 눈길, 다정한 포옹, 칭찬, 그리고 누군가가 자신을 주의깊게 보살피고 있다는 표시 등

건강한 행위를 유지하는 데 도움을 주거나, 현재의 행위를 교정하거나 또는 건강하지 못한 행위를 변화시키는 데 도움을 줄 수 있는 강화요인을 선택할 때, 사람들에게 그러한 행위를 하게끔 동기를 부여할 필요가 있다. 1차적으로 보상과 강화요인은 외부로부터 얻어질 수 있다. 또한 사람들은 자신의 긍정적인 변화를 발견하게 되면 자신을 보상하고 강화시키기 시작할 것이다.

2) 행위의 소멸

소멸의 원리는 누군가가 어떤 상황에서 이전에 강화되어진 반응을 하였으나 이것이 강화결과에 의해 나타난 것이 아니라면 이 사람은 유사한 상황에서 같은 행위를 반복하지 않으려 한다는 것이다. 다시 말해서 어떤 반응이 긍정적인 강화를 통해 발생빈도가 증가하였다면, 그 반응의 강화요인이 중지됨으로써 발생빈도가 감소된다는 것이다.

3) 형성 : 새로운 행위의 점진적 개발

모든 행위의 형성은 다음과 같은 방법으로 이루어지는 것이 바람직하다.

① 천천히 시작하고, 초기 단계에서 무리를 하거나 과도한 스트레스를 받지 않도록 하여야 한다.

② 단계가 올라갈수록 가중되는 정도를 적은 폭으로 설정한다.

③ 만약 처음 계획에 무리가 있다거나 전략을 수정하고 싶을 경우 융통성을 가지도록 한다.

④ 한 단계에 숙달될 때까지 다음 단계로 옮겨가지 않는다는 점을 명심해야 한다.

4) 상상을 통한 연습

상상을 통한 시도와 연습에는 건강하지 못한 행위를 건강한 행위로 변화시킬 수 있는 많은 방법이 있다. '상상을 통한 연습'이라는 기법은 시합 중에 있는 운동선수나 여러 분야의 사람들에 의해서 성공적으로 사용되어져 왔다. 성공해야 할 행위들을 시도하고 연습해 봄으로써 성공의 가능성을 더욱 높이자는 것이다.

5) 본보기 따르기

다른 사람들을 주의깊게 관찰하여 본보기를 따르거나 특정한 행위를 배우는 것은 행위를 변화시키는 데 가장 효과적인 전략이 될 수 있다. 만약 잘 알지 못하는 사람들과 대화를 하거나 토론을 할 때 큰 어려움을 가지고 있다고 가정해 보자. 이러한 문제를 해결하기 위해 가장 쉽게 시작할 수 있는 방법은 말재주가 좋은 친구를 선택하는 것이다. 그런 다음 그 친구의 처세방법을 관찰하기 위해 따라다닌다. 그 친구가 무엇을 말하였는가? 어떻게 행위하는가? 주로 남에게 말하는 것이 더 많은 편인가, 아니면 남의 말을 듣는 편인가? 사람들은 그 친구에 대해서 어떻게 반응하는가? 왜 그 친구는 그렇게 좋은 대화상대일까? 주의깊게 친구의 행위를 살펴보고 행위를 분석해 봄으로써 자신의 행위변화전략을 여러 단계로 나누어 구성할 수 있게 된다.

6) 상황유인

때때로 좋은 환경이나 좋은 사람들의 집단에 함께 있는 것이 직・간접적으로 당신의 행위에 긍정적인 영향을 준다. 서로 다른 사람들일지라도 일정한 상황에 대해 유사한 행위를 한다. 예를 들어 도서관이나 교회 또는 박물관 안에서 사람들은 정숙하게 되고, 장례식에서는 웃음소리를 내지 않는다. 상황유인이란 행위를 통제하기 위해 구성되어진 상황과 경우를 이용해서 행위에 영향을 주려는 시도라고 정의할 수 있다. 행위를 변화시키려는 노력에 어떤 환경이 도움을 줄 수 있는지를 주의깊게 고려해 보는 것과 차선이 아닌 최선책을 선택하는 것이 성공적인 행위변화의 기회를 증진시켜 줄 것이다.

7) 자기암시의 변화

자기암시 또는 스스로에게 하는 말은 건강관련행위의 거의 모든 측면들을 변화시키는 데 하나의 역할을 할 수 있다. 자기암시의 변화 방법에는 여러 인지적 과정들이 있는데, 다음은 가장 많이 이용되는 방법들이다.

(1) 합리적 감성 요법

인지적 요법 또는 자기지시를 통한 행위변화의 형태는 Albert Ellis에 의하여 제시되었는데, 이 형태는 스스로에게 암시하는 것과 느끼는 것 사이는 밀접한 관계가 있다는 전제를 근거로 한다. Ellis에 의하면 사람들은 일상과 자신이 기대했던 삶이 다를 경우 불합리한 감정상태에 이르게 되며, 이로써 일상적인 감정문제와 행위가 발생하게 된다는 것이다.

(2) Beck의 인지 요법

인지적 요법은 매일 스스로에게 주는 거짓 메시지에 근거하고 있다. Aaron Beck에 의하면 신경증적 문제가 있는 사람(정서적 장애 특히 우울증이 있는 사람)은 비논리적 사고에 지나치게 몰두한다는 것이다. Beck는 장애적 사고의 범주를 다음과 같이 나누고 있다. ① 이분적 사고(예 : 역사과목에서 A학점보다 못했을 경우 자신이 실패했다고 가정한다), ② 독단적 추론, 불충분한 증거를 근거로 결론을 이끌어 냄(예 : 지나가는 행인이 인상을 찌푸린 것을 당신이 혐오스럽기 때문이라고 해석함), ③ 지나친 일반화 또는 단순하고 사소한 사건을 근거로 일반적 결론에 도달하는 것(예 : 자신의 우둔성 때문에 자신은 결코 어떠한 일에도 성공할 수 없다는 실패에 대한 일반성을 가정한다), ④ 과대화 및 과소화(예 : 코치나 팀원들의 칭찬에도 불구하고 자신은 운동적 소질이 없다고 믿음(과소화), 체중이 조금 늘었다고 해서 자신이 전반적으로 추하다고 믿는 것(과대화)). 또한 Beck에 의하면 자신의 장애적 사고를 명확히 규명하고, 올바른 견해로 사물들을 바라보기 위한 현실검토방법을 사용하므로써 많은 부정적 결과들을 피할 수 있다고 한다.

(3) Meichenbaum의 자기지시방법

부정적인 사고와 부정적인 행위유형을 수정하고 변화시키기 위한 부수적인 인지과정들이 있는데, Meichenbaum은 인지에 토대한 행위요법을 통해, 환자는 자기패배적 사고(예 : "나는 너무 빨리 말을 하므로 나의 화법은 형편없다")에 의지하기보다는 통제할 수 없다고 보여지는 상황에서 스스로에게 자기지시(예 : "천천히, 말을 빨리 하지 말자")와 긍정적 확신(예 : "나의 말은 좋아지고 있어, 나는 해낼 것이다")을 주게끔 고무된다고 한다. Meichenbaum의 잘 알려진 행태이론 중의 하나는 스트레스 주입으로 알려진 과정과 관련되어 있는데, 스트레스 주입이란 실험환경에서 환자에게 극도의 스트레스 요인을 접하게 만드는 것이다. 어떤 스트레스상황(예 : 의사에게 가는 것)에 처하기 전, 환자는 그 상황을 극복할 수 있는 개인적 대처기술(예 : 심호흡 운동)과 자기지시(예 : 통증의 원인이 무엇인지 알기만 하면 나는 회복될 수 있다)를 하도록 배운다. Meichenbaum은 이러한 과정을 통해 대처방법을 연습해 본 환자는 스트레스상황에서 부정적 행위에 덜 의존한다는 것을 보여주고 있다.

(4) 사고의 차단 및 중단

이 방법은 의도적으로 부정적 사고를 차단시키는 것이다. 예를 들면, 최근 애인에게 실연당했던 생각에 집착해서 그 애인과 새로운 남자와의 관계에 대하여 끊임없이 생각하고 있다면, 의식적으로 그러한 생각을 중단하고 좀더 즐거운 일(예 : 내일 가장 친한 친구와의 저녁

식사)에 관하여 생각하도록 만드는 것이다. 부정적인 생각에 머무는 것을 중단시키고 다른 곳에 집중하게 함으로써 에너지, 시간, 그리고 정서적 자원들이 낭비되는 것을 많이 감소시킬 수 있다.

4 건강증진

건강증진은 오랜 동안 넓은 의미로 사용되어 왔으나, 최근 들어 독자적이고 구체적인 뜻을 가지게 되었다. 1960・70년대에 구미를 중심으로 일어난 신사회운동(New Social Movement)은 기존의 구태의연한 정치적 문제해결 방식을 넘어서서 환경운동, 여성운동 등의 사회운동, 시민운동을 중시하게 되었는데, 이 운동은 자조(self-help), 자기관리(self-care) 등의 형태로 보건영역에도 영향을 미치게 되었다. 이러한 영향은 건강증진 개념이 더욱 구체화되는 계기를 마련해 주었다고 할 수 있다. 이러한 시기에 서구에서는 의료에 대해 엄청난 투자가 있었지만 건강수준의 향상으로 귀결되지 못했고, 그에 따라 건강증진이 현실적인 대안으로 떠오르게 되었다. 건강증진은 비용을 적게 들이면서도 건강수준을 향상시킬 수 있는 유일한 대안이었기 때문이다. 따라서 미국을 비롯한 구미 각국과 세계보건기구는 건강증진사업을 개발하고 계속 발전시켜 왔다. 우리 나라도 1995년에 국민건강증진법을 제정・시행하여, 건강증진을 국가의 기간 보건정책으로 삼아서 오늘에 이르게 되었다.

1) 건강증진의 전개

1974년에 Lalonde(1975)는 '캐나다인의 건강에 관한 새로운 시각'이라는 보고서를 발표하였다. 그는 죽음과 건강의 주된 원인으로 네 가지 요소를 구명했는데, 그것은 생활양식, 환경, 보건의료체계, 인간생물요인 등이었다. 이 보고서의 주된 연구결과는 행위(생활양식 접근방법)와 환경(구조적 접근방법)의 개선으로 질병과 조기사망(premature death)을 의미 있게 감소시킬 수 있다는 점이었다. 이 보고서의 결과로, 캐나다의 보건정책은 질병의 치료에서 예방으로, 그리고 종국적으로는 건강증진으로 그 초점을 옮겨갔다. Lalonde의 보고서는 많은 공감을 얻게 되었다. 왜냐하면 그 동안의 의료모형연구가 정신으로부터 신체를, 환자로부터 질병을, 사회로부터 환자를 분리해서 본 결과, 나쁜 보건행위를 창출하는 문화, 실업, 무주택, 낮은 임금 등의 사회적 문제들을 도외시해 왔기 때문이었다.

Lalonde의 보고서는 세계보건기구의 주도적인 행동을 촉발하게 되어, 1978년에 알마아타 선언(Alma-Ata Declaration)이 있게 된다. 이 선언의 주제인 HFA 2000(Health For All 2000) 전략에는, 암시적으로 건강증진이라는 새로운 전망이 생활양식과 구조적 접근법을 결합하는 형태로 나타나 있었다.

1984년 세계보건기구는 건강증진을 '사람들이 자신의 건강을 더욱 잘 관리·개선할 수 있도록 하는 과정'이라고 명시적으로 정의하였다. 여기에서 명심해야 할 것은, 보건교육이 건강증진의 가장 중요한 부분이긴 하지만, 건강증진이 협소하게 질병예방모형 내에서만 인식되어서는 안 된다는 사실이다. 실제로 1980년대에, 건강증진의 구조적 시각은 세계보건기구를 중심으로 하여 더욱 보완·강화되는 추세를 보여 왔다.

1984년 세계보건기구(유럽)는 두 접근법(생활양식과 구조적 접근법)을 축으로 하여 정식 건강증진 프로그램을 시작했다. 이 프로그램으로 말미암아, 1986년 11월에 캐나다 오타와에서 제1차 국제건강증진회의가 열렸다. 오타와회의에서는 건강증진정책이 강조되었다. 건강증진정책은 다양하고 보완적인 접근방법들의 결합(입법, 재정조치, 세금, 조직변화 등)으로서, 보건, 소득, 사회정책이 더욱 형평성을 갖도록 하는 조정활동이라고 정리되었다. 이 회의에서, 건강증진사업의 5개 기본영역(건강한 공중정책 구축, 지원적 환경 창출, 지역사회 활동 강화, 개인적 기법 개발, 보건서비스의 재정향)을 윤곽짓는 오타와헌장이 채택되었다. 신공중보건운동(New Public Health Movement)과 관련하여 '건강한 공중' 정책(healthy public policy)은 '공중보건' 정책으로부터 한 단계 더 나아간 새로운 개념으로 부각되었다. 또한, 오타와헌장은 세 가지의 과정적 방법론(건강증진 제창, 개인능력 부여, 집단간 이해 조정)도 포함하고 있었다. 오타와헌장은 신공중보건을 제창하여 종래의 공중보건을 새로운 시각에서 보도록 전세계에 촉구했다는 것에 의미가 있다. 그리고 1990년대 이후 서구에서의 보건의료개혁운동으로 공중보건의 중요성에 대한 새로운 인식이 부각된 것은 바로 이러한 신공중보건운동이 있었기 때문이라고 할 수 있다.

제2차 국제건강증진회의는 1988년 4월에 호주 애덜레이드(Adelaide)에서 열렸다. 이 회의에서는 건강한 공중정책이 건강증진의 수단으로서 강조되었고, 특정한 우선 순위를 갖는 정책이 윤곽지어졌다. 그 정책들은 여성보건을 지원하는 정책, 영양정책, 알코올/금연정책, 환경과 관련된 정책 등이었다(WHO 1988).

제3차 국제건강증진회의는 1991년 6월에 스웨덴 선즈볼(Sundsvall)에서 열렸다. 이 회의는 '건강지원환경' 구축을 강조하였다. 그리고 1·2차 회의가 선진국 중심의 모임이었다면, 3차 회의는 개발도상국까지 포함한 범세계적인 대회였다는 점에서 의미를 찾을 수 있겠다(WHO 1991).

제4차 국제건강증진회의는 1997년 7월에 인도네시아 자카르타에서 개최되었다. 78개국 400여명이 참가한 이 회의는 "새로운 시대를 위한 새 일꾼들 : 건강증진을 21세기로 이끌기"라는 슬로건을 내걸었다. 이 회의는 국제건강증진회의로서는 처음으로 개발도상국에서 열렸다는 의미를 갖고 있다. 이 회의는 건강증진이 가치 있는 투자임을 밝히고, 건강의 결정요소를 재검토하고, 나아가서 21세기의 건강증진을 위해서 우선적으로 해야 할 일을 제시하였다.

제5차 국제건강증진회의는 2000년 6월에 멕시코의 멕시코시티에서 열렸다. 100여국 400여명이 참가한 이 회의는 “형평성 격차줄이기”라는 슬로건 아래 계층간 건강 차이를 줄이는 방안을 논의하였다.

제6차 국제건강증진회의는 2005년 타이의 방콕에서 개최되었다. 이 회의의 주제는 ‘실천을 위한 정책과 파트너쉽 : 건강결정요인’이었는데, ‘국제화된 세계의 건강증진을 위한 방콕헌장’을 채택했다. 방콕헌장은 모든 부문과 상황에서 취해야 하는 활동들을 확인했다.

2) 건강증진의 여러 가지 개념

(1) 건강증진의 실행적 개념

Taylor(1982) 등은 그들의 책에서 건강증진의 실행을 8개 장(영양, 체중관리, 운동, 적당한 음주, 금연, 적당한 약품 사용, 휴식 및 수면, 스트레스관리)으로 나누어서 소개하고 있다. Taylor 등의 설명방식은 중산층의 행위변화를 지향하는 것으로 보인다.

(2) Green의 기획적 건강증진 개념

Green 등은 건강증진을 보건교육과 비교하여 다음과 같이 개념화하였다. 보건교육은 “개인·집단·지역사회에서, 건강으로 이끌 수 있는 행동의 자발적 적응을 촉진하도록 고안된 학습경험들의 조합”이며, 건강증진은 “건강으로 이끌 수 있는 행동을 위한 교육·조직·경제·환경적 자원들의 조합”이다. 건강증진은 역학적 평가에 기초를 둔 행동목표를 설정함에 있어서 보건교육보다 더욱 적극적인 의미를 가진다.

보건교육적 견지에서 볼 때, 점진적, 개인적 접근방법은 인성에 대한 교육이며, 자발적인 변화에 의존하며, 강제로 법에 의해서 행동을 금하는 것보다 프로그램의 목적을 더 잘 성취할 수 있게 한다. 특정한 불건강행위를 금하는 법이나 조치는 효과를 보기도 힘들지만, 효과를 본다 하더라도 오래 지속되지 않는다. 그 효과는 자발성을 바탕으로 하는 보건교육을 통해서만 가능하다. 이때, 개인과 사회의 맥락에서 좌절과 혼란을 피하기 위해 개입이 필요하다.

보건교육과 건강증진은 다음과 같은 공통성을 갖고 있다. 우선, 보건교육과 건강증진의 분석은 개인적이고 심리적일 뿐만 아니라 사회적인 전후관계도 판단되어져야 한다는 점이다. 양자는 지역사회와 가족의 수준에서 전달이 되고 지지되어야 한다. 다만, 건강증진은 보건교육보다 그 조건인 경제・조직의 맥락에 더 많은 관심을 기울인다. 또한 양자는, 사람들이 건강과 삶의 질의 향상을 위하여 자신들의 행동을 스스로 자발적으로 결정한다는 점에 이론적인 바탕을 두고 있다. 이러한 관점은 주민권력 및 건강의 기본권적 인식에 밀접하게 연결되어 있다. 그리고, 보건문제와 보건요구(health needs)를 해결하기 위해선 양자의 분석이 필요하다. 나아가서, 양자는 장기적으로 건강문제를 예방하는 데 있어서 대부분의 다른 기술들보다 효과적이다.

Green 등의 보건교육 모형과 건강증진 모형에 있어서 가장 두드러진 공통점은, 소인(편향), 가동(가능), 강화 요인 등이 건강조건을 도와주며, 행동변화를 지속할 수 있도록 도와준다는 설명틀이다.

(3) Breslow의 건강증진 접근방법

Breslow(1983)는 건강증진의 잠재력을 강조했다. 문명국가에서 건강에 대한 관심이라 함은 일반적으로는 의료를, 세부적으로는 의료의 제공량과 비용을 얘기하는 것이었다. 이러한 경향은 의료기술의 발달을 가져와 치료의학이 건강의 주된 추진력으로 간주되게 하였다. 하지만, 실제로는 진단・치료보다 건강증진과 질병예방이 건강개선에 효과가 훨씬 크다고 밝혀졌으며, 그 잠재력은 거대하며 증가 일로에 있다. 건강증진은 특정 질병예방을 포함하는 개념으로 이해된다. 건강증진을 1차 예방의 수단으로 파악했던 역학적 모형은 여기에서 목적과 수단의 전도현상을 드러낸다.

건강증진은 양・질적 수단을 모두 구비하며, 그 목표는 세계보건기구의 건강정의에 따른다. 그것은 인간 일반기능의 유지・증진과 건강 저해요소의 자제를 포함하는 개념이며, 그 접근방법으로서 예방의학수단, 환경수단, 행위에의 영향 등을 들 수 있다. 그러므로 예방서비스, 건강보호, 건강증진은 광의의 건강증진개념에 포함된다고 할 수 있다.

① **예방의학적 방법** : 질병발생을 피하는 의미로서의 1차 질병예방과 질병의 조기발견, 치료를 의미하는 2차 질병예방 등을 말한다.

② **환경적 방법** : 환경통제를 통한 건강보호 필요성이 급속히 증가하는 데 대한 체계적 접근이라 할 수 있다.

③ **행위에 대한 영향** : 담배, 술, 비만 등에 대처하게 하는 행위변화를 탐구한다. 미국에서의 건강증진에 있어서 최대 방안을 형성하고 있다.

(4) 미국정부의 질병예방과 건강증진 개념

미국 Surgeon General의 건강증진과 질병예방에 관한 보고서는 세 가지 유형의 건강사업을 제시하였다. 이것은 Breslow의 건강증진 및 질병예방 개념과 일맥상통한다.

첫째, 예방보건서비스는 특정한 질병들과 건강문제들에 초점을 맞춘다. 고혈압관리, 가족계획, 임신 및 영아관리, 면역, 성병 등이 그 예이다.

둘째, 건강보호사업은 환경문제에 관한 것이다. 이때의 환경은 물리적 환경을 의미한다. 독성물질 관리, 산업안전보건, 사고부상 관리, 지역사회 상수의 불소화, 구강보건, 전염병원체 관리 등이 그 예이다.

셋째, 건강증진은 건강한 생활양식에 관한 것이다. 금연, 알콜 및 약품 남용의 감소, 영양개선, 운동 및 살빼기, 스트레스 및 과격행동 관리 등이 그 예이다.

(5) 건강증진의 개인 및 지역사회 접근법

건강증진은 건강잠재력 및 건강균형, 보호, 유지, 향상을 지향하는 모든 노력이라고 할 수 있다. 그런데 건강증진은 그 개념상 예방과 중첩된다. 주요한 차이가 있다면 예방은 질병 중심적 개념이고, 건강증진은 건강 중심적 개념이라는 점이다.

건강증진에는 개인건강 접근법과 지역사회건강 접근법 등의 두 가지 유형이 있다. 개인건강 접근법은 직접 개인의 건강잠재력을 향상시키는 데 목적이 있지만, 지역사회건강 접근법의 우선적 목적은 사회생태적 건강잠재력을 향상시키려는데 있다. 여기서 사회생태적 건강잠재력이란 경제적, 사회적, 문화적, 자연적, 기술적 환경의 건강자원들을 말한다(Burkitt 1983 ; Castillo-Salgado 1984 ; Noack 1987).

Noack(1987)은 세계보건기구의 발간물을 통해서 건강증진을 개인적 접근법과 지역사회 접근법으로 분명하게 표시했다. Noack은 이 책에서 건강균형모형(health-balance model)을 제시했다. 그는 사회·정치적 조건, 생활관습, 사회문화적 지원망, 사회적 압박, 생활조건 등이 동태적으로 작용하여 건강잠재력과 건강위험요인이 균형을 이루는 상태를 건강균형으로 보았는데, 이것은 세계보건기구의 건강증진접근법과 맥락이 닿아있다고 할 수 있겠다.

1984년 세계보건기구는 건강증진을 '사람들이 자신의 건강을 더욱 잘 관리·개선할 수 있도록 하는 과정'이라고 개인적 접근법에 가깝게 정의한 바 있지만, 1980·90년대에 건강증진의 지역사회(구조) 접근법적 시각은 세계보건기구를 중심으로 하여 더욱 보완, 강화되는 추세를 보여 왔다. 이러한 세계보건기구의 시각은 앞에서 살펴본 국제건강증진회의에 반영되어 있다.

(6) 융통성 있는 건강증진의 이해

이렇듯 다양해 보이는 건강증진 개념을 구체적인 실천내용을 중심으로 정리해 보면, 다음과 같다.

① **가장 좁은 의미** : 행위변화
② **좁은 의미** : 행위변화 + 관련구조변화
③ **중간 의미** : 행위변화 + 관련구조변화 + 질병예방
④ **넓은 의미** : 행위변화 + 관련구조변화 + 질병예방 + 건강보호
⑤ **가장 넓은 의미** : 행위변화 + 관련구조변화 + 질병예방 + 건강보호 + 사회조건변화

Taylor(1982) 등은 행위변화에 초점을 맞춘 가장 좁은 의미에서의 건강증진을 얘기했다고 할 수 있다. Noack(1987)과 Green, 그리고 세계보건기구와 국제건강증진회의는 행위변화에만 관심을 보이던 건강증진 개념을 관련구조의 변화도 동시에 중시하도록 하는 데 크게 기여했다. 이것은 건강증진 개념이 본격적으로 알을 깨고 세상에 나온 것으로 비유될 수 있는 어려운 과정이었다. 이들의 설명틀은 오늘날 넓은 의미의 건강증진으로 확장되고 있다. 한국에서 만든 건강증진법은 중간 의미의 건강증진 정도에 해당한다고 본다. 건강보호에 관한 규정이 불비하기 때문이다. Breslow의 설명틀은 넓은 의미의 건강증진 개념에 해당한다. 미국정부의 건강증진·질병예방 사업도 넓은 의미의 건강증진 개념에 해당한다. 건강보호 사업도 이것에 포함되어 있다. 하지만 미국정부가 쓰고 있는 언어 그대로의 건강증진은 좁은 의미의 건강증진 개념이다. 왜냐하면, 미국정부는 건강증진, 질병예방, 건강보호를 각각 다른 의미의 용어로 쓰고 있기 때문이다. 그리고 건강증진사업의 전체 내용이 빠지지 않고 들어간 정의를 살펴본다면 '개인, 조직, 또는 사회적 상황에서 사람들의 행위 및 관련구조 변화를 통하여 그들의 건강잠재력을 가장 효율적으로 극대화하기 위한 교육, 예방, 건강보호, 의료, 정책, 사회조건변화 등의 최적 조합'이라고 할 수 있고, 이것은 건강증진사업이 지향해야 할 가장 넓은 의미의 건강증진 개념이라고 할 수 있다. 건강형평성은 사회조건변화와 관계가 있다.

건강증진사업은 그 사업을 시행하는 상황에 따라 다양한 모습으로 나타날 수 있으리라고 생각된다. 우리 나라의 경우에도, 건강증진사업을 시작하는 측면에서 상황적인 제 변수들을 고려하여 사업의 작동 및 실현 가능성을 심도 있게 숙고해야 할 것으로 생각된다. 그리고 건강증진사업은 이러한 내용 측면의 스펙트럼 외에도 사업현장 측면의 스펙트럼을 고려해야 한다. 지역사회, 학교, 산업장, 의료기관, 기타 등이 그 현장이 될 것이다. 처음에는 건강증진사업이 제한된 현장과 한계를 가진 건강증진 개념으로 시작하더라도, 중·장기적으로는 대부분의 현장과 넓은 의미의 건강증진 개념으로 나아가야 할 것으로 생각된다.

3) 건강증진사업의 현황 및 문제점

(1) 외국의 건강증진사업

1976년 영국 정부는 '예방과 건강 : 모두의 사업'이라는 보고서를 통해서 국민 건강목표를 설정하고 건강증진에 있어서 국민 개개인의 책임을 강조했다. 나아가서 영국 정부는 1985년에 새로운 국민 건강목표를 설정했다. 1986년 오스트레일리아의 건강향상위원회는 '건강향상을 기대하며'라는 보고서에서 생활양식과 건강증진을 강조했다. 1988년 오스트레일리아 보건원은 '오스트레일리아인의 건강'이란 보고서에서 국민 건강목표를 밝히고 세부 항목의 우선순위를 설정했다. 1994년 타이완 정부는 '만인건강의 목표를 지향함'이란 책자를 통해서 국민의 건강증진 등 일곱 가지의 보건목표를 설정했고 네 가지의 대전략과 20개의 세부전략을 발표했다. 일본 후생성은 1978년에 제1차 건강 가꾸기 사업을 시작했고, 1988년 제2차 건강 가꾸기 사업을 실시했다. 이후 일본은 건강일본2000(Healthy Japan 2000), 건강일본21(Healthy Japan 21) 등을 통해서 단순한 삶의 연장을 넘어서 질병 없고 질적으로 충실한 삶을 중시했다.

미국 정부는 1979년에 '건강한 사람들 : 건강증진과 질병예방에 관한 Surgeon General의 보고서'를 발표하고, 1980년에는 '건강증진·질병예방 : 국가목표'라는 책을 통해서 15개 보건영역에 있어서 1990년까지의 건강목표와 집행계획을 발표했다. 그리고 1990년에는 '2000년까지 건강한 사람들을 : 국민건강증진 및 질병예방 목표들'이란 책을 통해서 22개의 목표, 우선순위를 정하고 네 개의 연령군별로 목표를 구체화했다. 사업내용에 있어서는 (협의의) 건강증진사업에 질병예방과 건강보호사업이 같이 이루어지는 것이 일반적이었다. 2000년에는 '2010년까지 건강한 사람들을(Healthy People 2010)'을 통해서, 건강목표를 생애주기에 적합하게 설정하는 전략 등을 발표했다.

(2) 한국의 건강증진사업

우리 정부는 1995년 1월 5일에 국민건강증진법을 제정, 공포하여 9월 1일부터 시행하였으며, 이후 수차에 걸쳐 현실에 맞게 법을 개정해왔다. 국민건강증진법의 주요 내용은 다음과 같다. 첫째, 보건교육, 둘째, 질병예방 및 검진 서비스, 셋째, 흡연·음주 등 건강 위해 행위에 대한 규제, 넷째, 국민건강증진기금 조성, 다섯째, (보건정책심의위원회의 자문을 수반하는) 보건복지부장관의 건강증진계획 수립, 시행 및 지방자치단체장의 세부계획 수립, 여섯째, 영양개선, 일곱째, 구강건강, 여덟째, 관계기관간 협력 요청 등이다.

이 법의 특징은 다음과 같다. 첫째, 보건사업의 대상으로서 환자만이 아니라 건강한 사람들까지를 포괄한다는 점, 둘째, 보건사업의 내용에 있어서 기존의 약물 치료에서 나아가 생활습관의 변화를 추구한다는 점, 셋째, 기존의 감염성 질환관리에서 벗어나 만성퇴행성 질환관리가 주요개념이 되었다는 점, 넷째, 재원으로서 기존의 국고, 지방비에서 나아가 담배사업자 등의 출연금을 활용한다는 점 등이다.

하지만, 국민건강증진법상의 건강증진사업은 재원의 부족으로 인하여 상당기간 제대로 추진되지 못한 것이 현실이었다. 이것은 1996년 7월 9일 재정경제원에서 행정규제 완화 및 준조세 폐지 정책의 일환으로 담배사업법 시행규칙을 개정했기 때문이다. 이 시행규칙의 개정으로 국민건강증진법의 국민건강증진기금 규정이 사실상 사문화되어 버린 것이다. 그 후 국민건강증진사업에 필요한 재원을 마련하기 위해 담배에 건강부담금을 부과하는 법개정이 학계, 보건복지부 및 다수의 국회의원들에 의해서 추진되었고, 그 결과 1998년 국민건강증진법에 따른 예산이 처음으로 확보되었다. 한국의 건강증진사업 현실은 국가 및 보건소 등을 중심으로 한국에 적합한 업무를 찾기 위해 노력하는 과정이라고 볼 수 있다.

최근 우리나라는 건강증진의 로드맵으로 Health Plan 2010을 재정비했는데, 건강생활실천의 확산(금연, 절주, 운동, 영양 등), 예방중심의 건강 및 질병 관리, 인구집단별 건강관리, 건강환경의 조성 등 4개 중점분야를 발표했으며, 이 분류 하에 24개 중점과제를 정했고, 중점과제별 목적, 목표, 세부 추진계획을 마련했다.

(3) 건강증진의 비판 및 방향

전세계적으로, 건강증진은 현대의료의 과다비용으로 인한 의료 위기에 대처할 주요 패러다임이 될 가능성이 있다고들 한다. 하지만, 주민에 대해 더 많은 의료의 제공을 요구하는 비판적 정치경제학자들(Waitzkin 1982 ; Doyal 1983)의 관점에 입각하면 이러한 가능성에 대해서, 자본주의체계하에서 의료비용을 낮추는 것은 총자본의 이익을 뒷받침해 줄뿐이라는 반론이 제기될 수 있고, 또한 행위위주의 처방은 건강의 책임을 개인에게 귀착시킴으로써 의료의 불평등을 심화시키고 의료모순구조를 은폐시킬 가능성이 있다는 반론도 제기될 수 있다. 결국, 건강증진은 의료비용의 위기에 대처할 가능성이 됨과 동시에 자본주의 국가에서 지배적인 위치를 점하는 자본측의 이익을 대변하는 이데올로기의 도구로 전락할 가능성도 갖고 있는 것이 사실이다. 따라서, 이러한 의구심을 불식하고 국민의 건강을 최우선순위로 하는 건강증진이 제대로 실현되기 위해서는, 건강증진사업에 국민의 적극적인 참여 및 통제가 지속적으로 필요할 것으로 보인다.

건강증진에 대해서 제기될 수 있는 또 다른 비판은 다음과 같다. 첫째, 건강증진은 중산층 이상의 계층만을 위한 개념이며 이들만을 위한 사업이라는 비판, 둘째, 건강증진은 선진국

중심의 개념이며 이들 국가 중심의 사업이라는 비판 등이다.

하지만, 건강증진사업이 빈곤층의 주된 관심사항은 아니라고 하더라도 그들의 실제적인 건강에 크게 관련되어 있고, 또한 1989년 개발도상국의 건강증진을 논의하기 위한 제네바회의에서 '행동촉구' 보고서가 제시된 바 있고, 나아가서 1991년에 열린 제3차 국제건강증진회의에서부터는 본격적으로 전세계의 개발도상국들이 참여하게 되어 앞에서 살핀 비판은 그 빛을 잃어 가고 있는 것으로 보인다.

한국의 경우, 국민건강증진법이 가지고 있는 문제점을 간략히 살펴보면 다음과 같다. 첫째, 환경을 감안한 건강보호가 경시되고 있다는 점, 둘째, 학교・산업장 등의 보건현장이 국민건강증진법상의 건강증진사업에 제대로 연계되어 있지 않다는 점 등이다. 장기적으로 건강증진사업은 건강보호 및 학교, 산업장과 반드시 연계되는 방향으로 나아가야 할 것이다.

4) 맺음말

건강증진이 걸치고 있는 기존의 학문 영역을 살펴보면 그것이 대단히 포괄적임을 알게 된다. 그것은 생물학, 임상의학에서부터 거시 사회과학까지를 망라하는 거대한 학문체계를 이루고 있다. 역학, (임상)의학, (보건)교육학, (보건)사회학 – 사회역학, 행위과학, (보건)정책학 –, (보건)행정학, (보건)경제학 등의 제 학문들이 건강증진의 다양한 차원에 대해서 훌륭한 근거를 제시해 주고 있다.

이렇게 다양한 것으로 보이는 건강증진 개념의 논점을 정리해 보았을 때 다음과 같은 특징들을 살필 수 있었다.

첫째, 초기의 건강증진 개념은 다분히 행위 지향적인 것이었다. 건강증진은 그 연구가 진행되어 감에 따라 점차 행위 및 구조의 복합성을 띄는 것으로 일반화된다. 역사적으로 볼 때에도 건강증진 개념은 행위를 중시하는 보건교육 개념의 외연적 확장이라고 할 수 있다. 즉, 건강증진은 보건교육의 역사와 그 맥을 같이 한다. 그것은 보건교육만으로는 달성할 수 없었던 성과를 건강증진의 보완을 통해서 달성하고자 한다는 것이다. 이때 건강증진이 포괄적 건강증진을 지향할 것인지 혹은 선택적 건강증진을 지향할 것인지는 앞으로 면밀히 지켜볼 필요가 있다. 그것은 1차보건의료의 포괄성, 선택성 논쟁과 그 궤를 같이 한다고 볼 수 있다.

둘째, 예방・건강보호를 포함하는 광의의 건강증진 개념은 환경을 중시한다. 건강증진 개념의 가장 큰 의미는 본격적인 환경 유관론적 사고방식이라는 점이다. 이때의 환경은 단지 물리적인 것만을 의미하는 것은 아니고, 정치적, 경제적, 사회적, 문화적 환경을 포함한다고 할 수 있다. 하지만, 건강증진의 개념에서 아직까지는 행위가 그 주된 측면이었고 환경은 그 중요성의 급부상에도 불구하고 다분히 부수적 측면 역할을 해왔다는 사실을 지적해 둘 필요가 있다.

셋째, 건강증진 개념은 정책적 측면을 중시한다. 그것은 행위과학의 정책적 접속이라고까지 표현될 수 있다. 아직 걸음마 단계에 머물고 있는 다양하고 구체적인 정책 영역들은 건강증진 개념의 무한한 발전가능성을 시사해 준다.

넷째, 건강증진은 개인행위, 사회환경, 구체적 장애 등을 적극적으로 다루는 학문인만큼 그 기초 및 근거과학으로서 사회역학의 도움을 필요로 한다. 사회역학은 건강증진 연구의 붐을 통하여 급격한 발전을 이룩할 수 있었다. 그래서, 건강증진 영역은 현대 사회역학 연구의 보고를 이룬다.

다섯째, 건강증진 개념의 우산 아래에서 기존의 몇몇 별개 학문들이 경계가 없어지고 상호 융합되는 현상을 보이고 있다. 사회역학, 보건행위론, 보건교육학, 보건사회학의 많은 부분, 보건정책학의 많은 부분 등이 무수한 이론들을 서로에게 빌려 주고 받는 사이에 사실상 같은 내용의 학문이 되어 가고 있다. 오늘날 명칭이 전혀 다른 학과에 근무하는 교수들이 같거나 거의 비슷한 연구 및 전공을 표방하는 일은, 이미 건강증진 관련영역에서는 그다지 놀라운 일이 아니다. 스트레스 연구, 유형A행위 연구 등의 심혈관질환 요인 연구는 이러한 영역의 대표적인 예라고 할 수 있다.

여섯째, 건강증진 개념은 사회과학 논쟁사에서 주요한 두 가지 변동요인을 한 모형에 결집시켜 놓은 설명양식을 갖고 있다. 여기에서 인간행동과 사회구조는 문제해결 구도의 이원화를 대표하고 있다. 이러한 설명틀은 건강증진 개념의 종합성을 반영하는 것으로서, 부문간 협조, 주민참여 등을 강조하는 1차보건의료를 구체화할 가능성을 보여 준다는 장점을 갖고 있다. 반면에, 건강증진 개념은, 그 이론틀의 통합 가능성을 극대화하지 않는 한, 인간행동과 사회구조에 대한 해묵은 논쟁을 재연하는 것만으로 그 생명이 끝날 수도 있다. 이 점은 깊이 있게 통찰되어야 할 것이다.

건강증진은 과다비용으로 인한 의료의 위기에 대처할 주요 패러다임이 될 가능성이 있다. 하지만, 그것은 동시에 자본주의 국가에서 지배적인 위치를 점하는 자본측의 이익을 대변하는 이데올로기의 도구로 전락할 가능성도 갖고 있는 것이 사실이다. 국민의 건강을 최고의 우선 순위로 하는 국민의 참여 및 통제가 지속적으로 필요할 것으로 보인다.

끝으로 건강증진의 미래를 전망해 보면, 앞으로 정부나 민간 차원에서 계속적으로 지원이나 관심이 증가할 것으로 보인다. 건강증진의 효과적인 실천에 대해서 과학적으로 구명·보완되어야 할 점이 아직은 많기 때문에, 그 이론이나 학설들은 지속적인 연구를 통해 더욱 세련·발전되어 갈 것으로 전망된다.

참고문헌

Breslow L.(1983) The potential of health promotion. In : Mechanic D. *Handbook of health, health care, and the health professions*. New York : The Free Press.

Burkitt A.(1983) Health education. In : Clark J., Henderson J.(ed.) *Community health*. New York : Churchill Livingston.

Castillo–Salgado C.(1984) Assessing recent developments and opportunities in the promotion of health in the American work place. *Soc. Sci. Med.* vol.19 : 349–358.

Doyal L.(1983) *The political economy of health*. Pluto Press.

Lalonde M.(1975) *A new perspective on the health of Canadians*. Ottawa : Information Canada.

Noack H.(1987) Concepts of health and health promotion. In : Abelin T., Brzezinski Z.J., Carstairs V.D.L.(ed.) *Measurement in health promotion and protection*. WHO Regional Publications, European Series No.22. Copenhagen : WHO/Europe.

Taylor R.B., Ureda J.R., Denham J.W.(1982) *Health promotion : principles and clinical applications*. Norwalk : Appleton–Century–Crofts.

WHO(1988) *The Adelaide recommendations : healthy public policy*. Copenhagen : WHO/Euro.

WHO(1991) *To create supportive environments for health*. The Sundsvall Handbook. Geneva : WHO.

Waitzkin H.(1982) *The second sickness*. The Free Press.

제 2 장

인체의 구조와 성장 · 발달

1. 인체의 구조와 기능
2. 인체의 성장 · 발달
3. 성장 · 발달의 기준 및 평가
4. 성장 · 발달의 장애
5. 기능발달의 장애

제 2 장 인체의 구조와 성장 · 발달

학습목표

1. 인체의 구조와 각 기관의 기능에 대하여 학습한다.
2. 인체의 성장 · 발달 개념 및 원리를 이해한다.
3. 신체평가의 의의와 평가 방법에 대하여 이해한다.
4. 발달장애의 개념과 요인에 대하여 이해한다.

1. 인체의 구조와 기능

1) 인체의 구성 요소

인체는 수많은 미세한 구조물로 이루어진 유기체이다. 즉 세포, 조직, 기관 및 계통의 4단계 구조물로 되어 있다.

(1) 세포

인체를 구성하는 가장 기본적인 단위는 세포이다. 세포는 구조상 기본 단위인 동시에 기능상 기본 단위이기도 하다. 세포는 그 모양과 기능, 형태가 각각 다르지만 기본적인 활동에는 많은 공통점이 있다.

(2) 조직

인체의 세포는 기능적 전문성(functional specialization)에 의해 같은 성질을 가진 세포들끼리 모여서 근육이나 뼈와 같이 하나의 조직(tissue)을 만들게 된다. 이러한 조직에는 ① 몸을 구성하는 기관, 조직, 세포의 활동을 전체적으로 통합하여 움직이도록 조절하는 신경조직, ② 힘을 발생시키고 몸이나 내장의 운동을 담당하는 근육조직, ③ 내부기관들이 안정된 위치에 자리잡게 해 주는 결합조직, ④ 기관의 표면을 덮고 내부의 관과 연결관의 바탕이 되며, 피부 외층을 구성하고 있는 상피조직, ⑤ 인체의 형태를 유지함과 동시에 내부장기를 지지하고 보호하는 골조직 등이 있다.

(3) 기관

몇 개의 세포나 조직은, 다른 종류의 세포나 조직들과 모여서 좀 더 복잡한 기능을 가진 집합체인 기관(organ)을 만든다. 기관이 특정한 기능을 발휘하기 위해서는 여러 개의 조직들이 이용된다.

(4) 계통

하나의 기관으로 어떤 특정한 기능은 할 수 있지만, 몸의 다른 부분과는 서로 유기적인 관계를 맺을 수 없기 때문에 기관 하나만으로는 개체의 생명을 유지할 수 없다. 그러므로 보다 적절한 기능을 발휘할 수 있도록 여러 개의 기관이 연결되어 기관계통(organ system)을 이루게 된다.

2) 골격계(skeletal system)

성인의 골격은 약 206개의 뼈(骨 : bone)와 이들과 관련된 연골(cartilage)로 구성되어 있다(그림 2-1). 초기 태아의 골격은 투명한 연골과 섬유막으로 구성되어 있는데, 태아 6~7주부터 골이 형성되기 시작하여 성인기까지 계속된다. 골의 형성과정에는 두 가지가 있는데, 하나는 막성골(膜性骨)이라 하여 섬유막 내에서 직접적으로 뼈가 형성되는 경우이며, 다른 하나는 연골성골(軟骨性骨)이라 하여 연골 내의 골단연골과 골막에서 뼈가 형성되는 경우이다. 이 두 종류의 골화(ossification)는 형성과정은 다르나 성골의 구조에는 차이가 없다.

(1) 골의 구조

① **골질**(bony substance)

골의 표층부를 이루는 치밀질은 조직이 치밀하며 단단하다. 골의 내부를 이루는 해면질은 얇은 골판으로 되어 있고 그 사이에는 작은 공간이 있는데 골수로 채워져 있다.

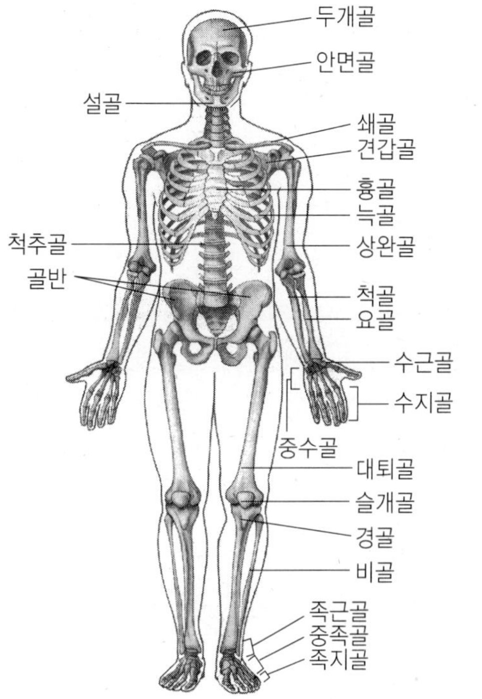

[그림 2-1] 골격계의 구조

② **연골질**

연골질은 골의 관절면과 성장선에서 볼 수 있다. 연골로 된 관절면은 관절에 탄성의 완충을 돕는 기능을 가지며 관절연골이라 한다. 성장선은 골의 장축방향으로 성장을 지배하는 것으로 장골(long bone)에서는 골단연골(epiphyseal cartilage)이라 한다. 성장선의 연골질은 골의 발육이 중단하며 골화하여 나중에는 치밀질로 된다.

③ **골수**

장골의 경우, 골간(骨幹)은 그 바깥쪽이 치밀질로 되어 있고, 안쪽의 해면골 부위는 골수강동(marrow cavity)을 이루고 있으며 그 안에 골수가 들어 있다. 골수에는 적색골수(red marrow)와 황색골수(yellow marrow)가 있다. 적색골수는 조혈작용을 하며, 적혈구, 백혈구, 혈소판을 생산한다. 성인의 골간에는 지방화된 황색골수가 포함되어 있는데, 황색골수는 지방을 저장하는 기능이 있다.

④ 골막

관절면을 제외한 모든 골의 표면은 대부분 질긴 섬유성의 골막으로 싸여 있다. 골막은 혈관, 임파, 신경을 포함하고 있으며, 골의 성장기간에는 조골(造骨)기능을 가지며, 성골에서는 골의 영양을 지배한다.

(2) 골의 기능

골격기능은 다음의 여섯 가지로 요약할 수 있다.

① **지주(support)기능** : 많은 근육의 부착점이 되고, 인체의 외형을 유지하는 지주역할을 한다.

② **보호기능** : 많은 내장기관들이 골격에 의해 보호되고 있는데 뇌는 두개골, 척수는 척추, 심장과 폐 등은 늑골, 생식기관은 골반뼈에 의하여 보호되고 있다.

③ **운동 추진기능** : 근육이 수축할 때 지렛대 역할을 하고, 관절이 움직일 때 운동이 일어나는 지점이 된다.

④ **무기물의 저장기능** : 칼슘과 인 등 무기물질을 저장하고 있다가, 적절하게 공급한다.

⑤ **혈액세포 생성 및 저장기능** : 혈액을 생산하는 적색골수가 있어서, 적혈구와 백혈구, 혈소판을 생성시킨다.

⑥ **에너지의 저장기능** : 황색골수의 세포 내에 저장되어 있는 지방질은 화학적 에너지원으로서 중요하다.

3) 근육계(muscular system)

근육은 근수축을 통하여 몸체나 내장의 운동을 일으키며, 자세를 유지하고 체열(body heat)을 생성한다. 근육은 자극에 의해 흥분하여 활동전위를 일으키는 조직이지만 신경과는 달리 흥분했을 때 수축하는 성질이 있다.

근조직은 구조와 수축 방법의 차이에 따라 골격근, 심근, 평활근의 세 가지로 나뉜다(표 2-1).

[표 2-1] 근육의 분류와 특징

근육의 종류	주요 기능	횡문의 유무	지배신경
골격근 [속근(백근), 지근(적근)]	골격의 위치관계 변화 또는 유지 → 신체의 운동과 자세 유지	유	체성 신경 (운동뉴런)
심 근	심장의 펌프 작용	유	자율신경
평활근	장기의 운동	무	자율신경

자료 : 貴邑 외, 1988

(1) 골격근(skeletal muscle)

근섬유에 가느다란 횡문(橫紋)이 있어 횡문근(striated muscle)이라고도 한다. 관절을 사이에 두고 두 개의 골을 부착하고 있는 근으로, 관절을 굽히거나 펴는 것을 돕는다. 골격근은 수천 개의 가늘고 긴 근세포가 다발처럼 모여서 된 것으로 자동적인 수축능력은 없고, 체성신경계의 운동신경 지배에 의해서 흥분하고 수축한다.

적근은 미오글로빈이나 미토콘드리아의 함량이 많아 적색을 나타내며, 지속적으로 천천히 운동함으로 지근(slow muscle)이라고도 부른다. 심폐지구력과 지속적으로 사용되는 근육에 많이 기여하고 있다. 백근은 순간적인 근력을 사용할 경우 발달하게 되는 근육이다. 단시간에 빠른 수축을 하는 근육으로 속근이라고도 하며, 무산소성 에너지(ATP-PC, 젖산)를 공급원으로 한다.

(2) 평활근

평활근은 위, 장, 방광, 혈관, 자궁 등의 관이나 주머니 형태로 된 장기의 벽을 이루는 근육이다. 평활근에는 자율신경의 지배를 받아서 수축하는 평활근(다원성 평활근)과 신경의 지배 없이도 자기자신이 수축하는 능력을 가진 평활근(단원성 평활근)이 있다.

(3) 심근

심근은 심장의 외벽을 형성하고 있는 근조직으로서, 심장의 펌프작용을 한다. 골격근과 평활근의 중간 특징을 가진다.

4) 순환계(circulation)

(1) 순환계의 구조와 기능

순환계는 운반계로서 혈관계와 림프계로 대별된다. 소화관에서 섭취된 음식물의 영양분을 체외조직으로 보내는 것과 체내에서 생긴 노폐물을 신장에 보내는 것이 순환계의 작용이다. 이외에도 내분비선에서 분비된 호르몬의 운송, 근육이나 간장에서 발생한 체열의 운송에도 중요한 역할을 한다.

(2) 심장의 구조와 기능

순환계의 중심기관인 심장은 끊임없이 펌프작용을 하여 혈액을 혈관계로 내뿜어 보내는 곳

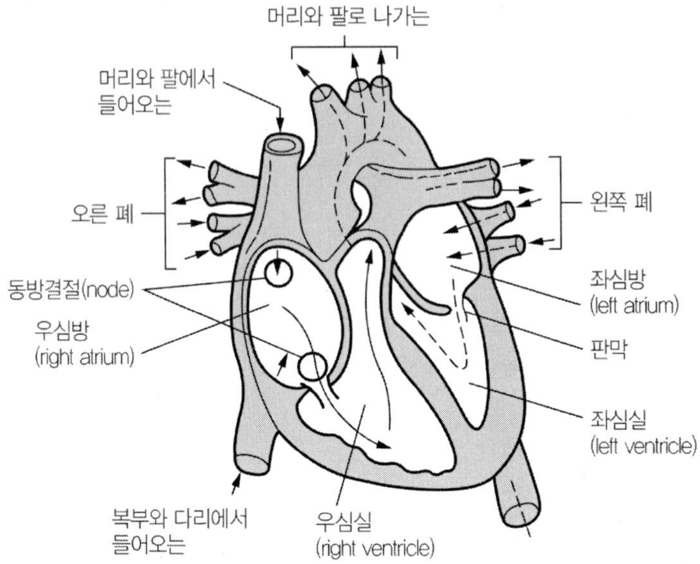

[그림 2-2] 심장의 구조와 혈액 순환 방향

이다. 자신의 주먹만한 크기로 무게가 약 300g인 정도인 심장은 좌우 두 개의 심방(atrium)과 두 개의 심실(ventricle)로 나누어져 있고, 우심방・우심실은 정맥피가, 좌심방・좌심실은 동맥피가 흐른다. 우심방과 좌심방 사이에는 심방중격이 있고 양심실 사이에는 심실중격이 있어서 혈액을 섞이지 않도록 하고 있다(그림 2-2).

심방과 심실 사이에는 혈액의 역류를 막아 주는 판막이 있는데 우심방과 우심실 사이에는 삼첨판이 있고 좌심방과 좌심실 사이에는 승모판막이 있다. 또한 심실과 대혈관 사이에는 폐동맥판이 있다. 한편, 혈액순환계는 대순환(체순환)과 소순환(폐순환)으로 나누어진다.

① **체순환계**(systemic circulation)

좌심실 ⇨ 대동맥 ⇨ 소동맥 ⇨ 조직(모세혈관) → 소정맥 → 대정맥 → 우심방

‖ 가스교환 (조직(모세혈관))

② **폐순환계**

우심실 → 폐동맥 → 폐(모세혈관) ⇨ 좌심방

‖ 가스교환 (폐(모세혈관))

＊보기 : ⇨ 동맥혈, → 정맥혈

(3) 혈액(blood)

혈액은 혈장과 세포성분으로 되어 있다. 전 혈액량은 몸무게의 약 8%에 해당되며 그 중 80%가 수분이다.

혈장(plasma)은 담황색의 투명한 액체로서 음식물에서 얻어지는 영양소, 세포의 대사과정에서 발생된 탄산가스를 비롯한 노폐물과 지혈에 필요한 화학물질인 글로블린(globulin)을 함유하고 있으며, 이를 목표지점까지 운반한다. 혈장에서 섬유소인 피브린(fibrin)을 제거한 것이 혈청이다. 적혈구(red blood cell)는 무핵 세포로서 수명은 약 120일 정도이다. 산소와의 친화력이 높은 철을 함유한 단백질인 헤모글로빈을 갖고 있다. 골수에서 만들어지며 신체 각 부에 산소를 공급하는 역할을 한다.

백혈구(white blood cell)는 유핵의 세포로서 이물질을 삼키거나 항체를 생산하여 면역기능을 가지고 있을 뿐만 아니라 조직을 재생하는 기능도 갖고 있다. 골수 및 림프절에서 만들어진다. 혈소판(platelets)은 무핵이며 직경 2~3μm의 원판형 소체이다. 수명은 2~10일 정도이며 주기능은 지혈작용이다.

혈액의 주요 기능은 다음과 같다.

① 폐로부터 섭취한 산소, 소화기에서 흡수한 영양소, 내분비선에서 분비된 호르몬을 목표지점에 운반한다.

② 조직에서 생산된 대사산물을 배설기로 운반한다.

③ 화학수용기가 내분비선 중에 적합한 화학성 자극을 공급한다.

④ 체액의 삼투압을 조절하고, 수소이온 농도(pH)를 일정수준으로 유지한다.

⑤ 체열을 운반함으로써 체온을 균일화하는데 도움을 준다.

⑥ 백혈구의 작용으로 면역성을 확보한다.

(4) 혈관과 혈압

혈관은 크게 동맥(artery), 정맥(vein), 모세혈관(capillaries)으로 분류되며 전신에 혈액을 공급하는 통로 역할을 한다. 혈압(blood pressure)은 심실이 수축하여 동맥으로 혈액을 펌프질할 때의 압력을 말한다. 혈압의 정상범위는 수축기 혈압이 100~140mmHg이고 확장기 혈압은 50~80mmHg이다. 혈압은 연령, 성, 체격, 온도, 운동량 등에 따라 변한다.

5) 소화와 흡수

(1) 소화기계의 구조와 기능

소화기계란 구강, 식도, 위, 소장, 대장, 직장 등으로 이루어지는 소화관과 소화액의 분비활동을 담당하는 위액선, 위소장막, 췌장, 담낭 등의 소화 부속기관까지를 포함한다(그림 2-3).

소화기계의 기능은, 첫째, 음식물이나 수분을 섭취하고 고형 노폐물을 배설한다. 둘째, 섭취한 음식물을 분해하여 소화관 벽을 통과할 수 있는 저분자 물질로 소화한다. 셋째, 저분자 물질로 된 섭취물을 소화관공에서 흡수한다. 이로 인해 흡수된 물질은 체세포에서 직접 대사되거나, 혹은 간장 등에서 대사되어 이용가능한 상태가 된다.

(2) 소화

소화란, 복잡하고 분자가 큰 화학구조를 가진 음식물을 간단한 구조의 물질로 바꾸는 과정

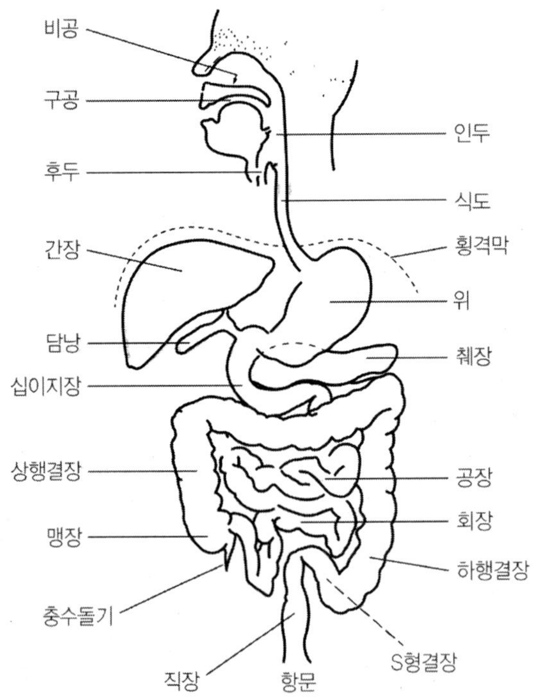

[그림 2-3] 소화기계

이다. 대부분의 소화효소는 타액, 위액, 체액 속에 분비되어 소화작용을 하지만 장상피세포가 생산하는 소화효소는 장액 내에 분비되지 않고 세포 내에 존재하면서 소화작용을 한다. 효소의 소화작용을 돕는 물질로는 위액 중의 염산, 담액 중의 담즙, 산소나 장액 등이 있다.

(3) 흡수

소화에 의해 흡수가능한 저분자로 된 영양소와 비타민, 염류 및 수분은 점막을 통과하여 림프나 혈액 속으로 들어간다. 이러한 작용을 소화관에 있어서 흡수라 한다. 흡수는 소화기 중에서도 약 90%가 소장에서 행해지고 10%가 위와 대장에서 행해진다.

6) 호흡(respiration)

(1) 가스교환

호흡이란 체내 · 외간의 가스교환을 말한다. 우리 몸은 외부환경으로부터 산소를 체내로 끊임없이 받아들이고, 영양소 산화(대사)의 결과로 발생하는 이산화탄소를 체외로 보내야 하는데, 이것이 바로 호흡이다.

호흡에는 외호흡과 내호흡의 두 종류가 있다. 외호흡(폐호흡)은 폐 속에서 폐포와 폐조직의 모세혈관을 통하여 흐르는 혈액 사이에서 가스교환이 이루어지는 것을 말하고, 내호흡(조직호흡)은 신체의 말초조직 내에서 혈액과 세포 사이에 이루어지는 가스교환을 말한다.

(2) 호흡기계(respiratory system)

외호흡을 행하는 장기를 호흡기라 하며, 이것은 기도, 폐, 흉곽으로 분류한다(그림 2-4).

① **기도**(air way, air tract) : 비공, 인두, 후두, 기관지

② **폐**(lung) : 종말기관지, 폐포관, 폐포

③ **흉곽**(thorax, thoracic cage) : 척추, 늑골, 흉골 등의 기본골조와 거기에 부착되고 있는 근육근, 횡격막 등

(3) 호흡운동

폐를 확대 혹은 축소시켜 폐 내의 공기를 받아들이는 호흡운동은 폐의 힘으로 행해지는 것이 아니라 폐를 수용하고 있는 흉곽과 횡격막의 작용에 의해서 타동적으로 행해진다. 즉 흉곽과 복부근육의 장력이 횡격막을 위로 밀어 주면 공기가 밖으로 나가게 되고, 숨을 들이마

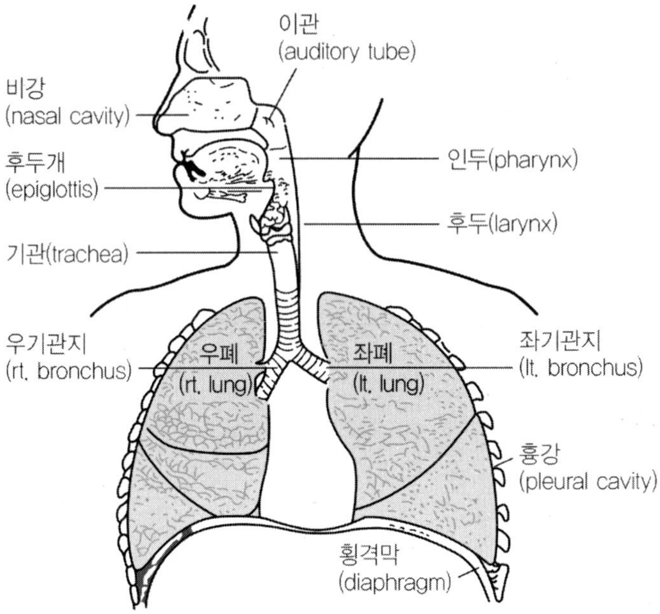

[그림 2-4] 호흡기의 구성

실 때는 가슴 속이 확장되어 압력이 낮아져서 폐가 확장되어 외부공기가 들어온다. 이때 흉곽의 운동에 의한 호흡을 흉식호흡, 횡격막의 운동에 의한 것을 복식호흡이라 한다. 호흡수는 기온, 운동, 정신상태에 따라 달라지며 성인의 경우 1분 동안에 12회에서 20회 정도이다.

7) 비뇨기계(urinary system)

비뇨기계는 두 개의 신장(kidney), 두 개의 요관(ureter), 그리고 방광(bladder), 요도(urethra)로 되어 있다. 비뇨기계의 주된 생리적 기능은 대사의 결과로 생산된 노폐물을 제거하는 것과 체액 및 전해질을 조절하는 것이다.

(1) 신장의 구조

신장은 척수의 좌우에 위치하며, 우측 신장이 좌측 신장보다 약간 아래로 처져 있다. 좌우 합한 신장의 무게는 약 300~350g이며 강낭콩 모양을 하고 있다.

신장은 신동맥을 통하여 혈액을 공급받으며, 심장의 펌프기능에 의해 보내어지는 혈액의 약 20%가 신장으로 들어와서 이 중의 약 1/1,000은 소변이 되고 나머지는 거의 재흡수 된다.

(2) 신장의 기능

대동맥으로부터 신동맥을 통과한 혈액이 사구체에서 여과된 액을 원뇨(原尿)라 하며 이 원뇨의 성분은 혈장에서 단백질을 제거한 것과 거의 같다. 사구체에 유입되는 혈장의 약 20%는 여과되며, 나머지는 세뇨관으로 보내어지는데 여기서 약 99%가 재흡수되고 약 1%는 방광으로 보내어져서 오줌으로 배출된다.

신장은 체액 조절기능도 가지고 있으며, 몸속의 전해질인 나트륨, 칼륨, 염소의 양을 조절하고 산 · 염기의 평형을 유지하는데도 관여한다.

(3) 방광(bladder)과 요로

신장에서 방광까지 이어 주는 관을 요관이라 하고, 방광에서 체외 배출구까지를 요도라고 하며, 이 전체를 요로라고 한다. 신장에서 배출되는 노폐물, 즉 소변은 요관을 거쳐 방광으로 들어가서 일시적으로 머문 뒤 요도를 통하여 몸 밖으로 배출된다.

방광은 남성의 경우 직장(直腸) 앞에, 여성은 질과 자궁 앞에 위치하고 있으며, 평활근의 발달로 신축성이 크다. 방광의 수용능력은 500~600mℓ 정도이고 오줌이 방광에 차면 뇨의(尿意)를 느끼게 되는데 이것이 대뇌를 자극하여 방광근육이 수축되고 방광의 아래쪽 출구에 있는 요도조임근이 열려 소변을 보게 된다. 요도의 구조에 있어서는 여성의 요도는 직선형으로 길이가 3~5 cm, 직경 8mm로 짧고 굵으며, 남성의 요도는 곡선형으로 길이 약 20cm, 직경 7mm 정도로 가늘고 길다.

8) 신경계

(1) 신경계의 구성

신경계는 중추신경계와 말초신경계로 나누어지며, 중추신경계는 뇌와 척수로 되어 있고 말초신경계는 자율신경과 수의신경(체성신경)으로 되어 있다. 신경을 구성하는 신경세포는 뉴런(neuron)이라고 하는데, 위의 두 신경계는 각각 수많은 신경세포의 기능에 의하여 활동한다. 뉴런은 몸체인 신경세포체와 거기에서 늘어난 한 개의 긴 축삭과 비교적 짧은 실모양의 돌기인 여러 개의 수상돌기로 되어 있다. 수상돌기는 체내에 정보를 수집하는 역할을 하며, 축삭은 정보를 밖으로 전달하는 역할을 한다.

(2) 신경계의 기능

신경계의 기본적인 기능은 인체 내 · 외에서 일어나는 여러 가지 변화를 잘 감지하여 이 변화에 대해서 신체가 적절하게 반응하고 적응할 수 있도록 지시하는 것이다. 여러 가지 수용기(감각기)로부터 얻어진 정보는 말초신경계를 통하여 중추신경계로 전달된다. 중추신경계는 여러 곳에서 보내 온 정보를 통합·조정하여 그 정보에 대한 적절한 반응을 다시 말초신경계를 통하여 근육이나 분비선 등에 지시하게 된다.

말초신경계는 수의신경계와 자율신경계로 나누어진다. 수의신경계는 중추신경계를 외부자극에 반응하는 수용기와 몸을 움직이는 골격근에 연결하며, 자율신경계는 중추신경계를 내부자극에 반응하는 수용기와 내부환경을 변화시키는 효과기에 연결한다. 자율신경계에는 교감신경과 부교감신경이 있는데 교감신경(sympathetic nerve)은 방광수축을 억제하고 아드레날린 호르몬 분비를 자극하여 심장, 근육 및 폐의 혈관을 이완시키고 피부와 내장기의 혈관을 수축시킴으로써 내부장기에 흐르는 혈액을 골격근에 재분배시킨다. 부교감신경(parasympthetic nerve)은 소화작용을 돕고, 심장박동을 느리게 하며 방광의 정상적인 수축을 돕는다.

(3) 뇌의 구조와 기능

중추신경의 중심기관인 뇌(brain)는 대뇌(cerebrun), 소뇌(cerebellun), 간뇌(시상, 시상하부)로 되어 있다(그림 2-5).

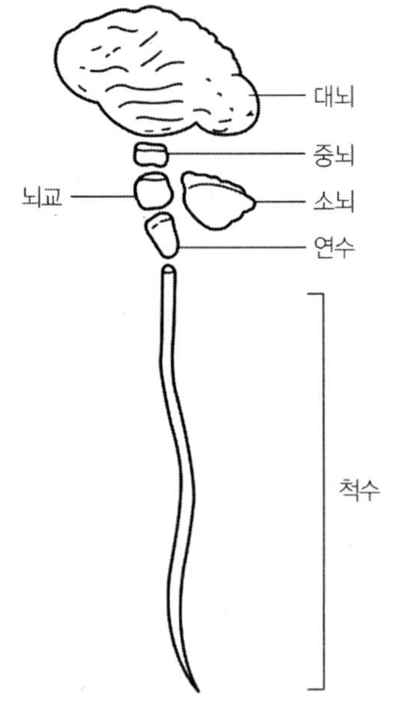

[그림 2-5] 중추신경계

대뇌의 8할은 두 개의 반구(cerebral hemisphere)로 되어 있어서 왼쪽 반구는 논리적 사고, 언어능력 등 과학적 능력과 관계하며, 신체의 오른쪽을 통제한다. 오른쪽 반구는 공간적, 직관적인 예술성에 관계하며 신체의 왼쪽 신경과 연결되어 있다. 대뇌는 수질과 피질로 나누어지며, 회백질인 피질은 사고, 판단, 추리, 감정 등을 담당하고, 백색의 수질은 신경섬유에 의해 흥분의 통로역할을 한다.

소뇌는 몸의 자세나 운동을 조절하며 뇌 전체의 약 1할을 차지한다. 간뇌의 시상은 척수나 연수로부터 오는 흥분을 대뇌피질에 전달하며 시상하부는 체온, 호르몬의 농도와 식욕을 조절한다. 또한 뇌하수체를 조절하여 우리 몸의 평형을 유지하는 것을 돕는다. 연수는 하품, 기침 등의 반사중추가 모여 있고 심장박동, 호흡, 운동, 음식물의 연동작용을 조절한다.

9) 내분비계(internal secretion, endocrine system)

인체 내의 선상기관(腺狀器官)에는 도관(導管)을 가진 것과 갖지 않는 것이 있다. 관이 있는 것은 관을 통해서 분비물을 피부나 소화관으로 내보내지만, 관이 없는 것은 직접 혈액 중에 분비물을 보내거나, 일단 림프에 들어가서 혈액 안으로 분비물을 보낸다. 이처럼 도관이 없이 혈액 중에 분비하는 기관을 내분비선(endocrine glands)이라고 하며 그 분비물을 호르몬(hormone)이라 한다. 그리고 도관을 가진 것을 외분비선이라 하며, 췌장이나 생식선과 같이 내분비선이면서 외분비선인 것도 있다.

내분비선이 행하는 호르몬의 분비를 내분비라고 한다. 내분비선에는 뇌하수체, 갑상선, 상피소체, 췌장, 부신, 난소, 정소 등이 있고 그 외에 송과체, 흉선이나 타액선을 내분비선에 포함시키기도 한다(그림 2-6).

(1) 뇌하수체(pituitary gland)

하수체는 발생학적으로 다른 선성(腺性) 하수체와 신경성 하수체로 되어 있으며, 선성 하수체는 전엽과 중간부로 되어 있고 신경성 하수체는 후엽에 속하는데, 이것이 합쳐져서 작은 완두콩 크기(약 0.7g)의 소기관을 이룬다.

하수체는 인체기능을 조절하는 여덟 가지의 주요 호르몬을 생산한다. 성장 · 발달에 중요하게 작용하는 성장호르몬, 난소와 고환의 성숙을 돕는 성선자극호르몬, 분만을 돕는 옥시트린, 젖의 분비를 촉진하는 수유자극호르몬, 항이뇨작용을 돕는 바소프레신(vasopressin)과 그 밖의 부신피질자극호르몬, 갑상선자극호르몬, 멜라닌 색소자극호르몬 등이 있다.

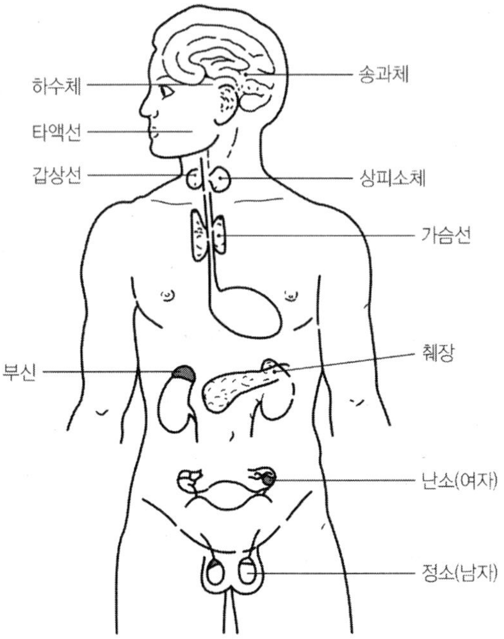

[그림 2-6] 내분비선

(2) 갑상선(thyroid gland)

갑상선은 후두의 하부와 기관 상부의 일부를 앞쪽에서 둘러싸고 있으며 무게 20~30g의 나비모양을 하고 있다. 몇 개의 소엽(小葉)으로 나누어져 있으며, 싸이록신이라는 요오드 성분을 많이 내포한 호르몬을 분비한다. 싸이록신은 물질대사, 성장・발육, 신경기능에 대한 촉진작용을 한다.

(3) 상피소체(parathyroid gland)

상피소체는 보통 갑상선의 안쪽에 있는 상하 두 쌍의 작은 콩알크기 소체로서 위치와 수는 개인차가 있다. 상피소체 호르몬은 칼슘(Ca) 대사에 관여하여 혈액 중의 칼슘량을 일정수준으로 유지시키는 기능을 한다.

(4) 췌장(pancreas)

췌장은 췌액을 분비하는 소화선이지만 당질대사 등을 조절하는 호르몬을 분비하는 내분비선이기도 하다. 이 호르몬은 췌장 중의 란겔한스섬의 선세포에서 분비된다.

(5) 부신(adrenal glands)

좌우의 신장 위에 위치하며 우측은 삼각형, 좌측은 반달모양에 가까운 형태로 무게는 약 7~9g 정도이다. 부신피질호르몬과 부신수질호르몬으로 나누어지며 다음과 같은 작용을 한다.

① 부신피질호르몬의 작용

전해질 · 당질 · 단백질 · 지질대사, 스트레스에 대한 저항력을 높이는 작용, 흉선 · 임파선 조직, 물의 대사

② 부신수질호르몬의 작용

동공의 확대, 심기능의 촉진, 혈관수축, 기관지의 평활근 이환, 소화운동, 방광이완, 소화액 분비 억제 등

(6) 생식선(gonads)

남성호르몬(testosterone)은 주로 정소의 간(間)세포에서 만들어지며 정자형성 촉진작용, 단백동화작용, 남자생식기 및 부생식기의 발육을 촉진한다.

여성호르몬은 난포호르몬(estrogen)과 황체호르몬(progesterone)의 두 종류가 있다. 난포호르몬은 발정(發情)을 촉진하고 2차 성징 발달, 하수체 전엽호르몬의 분비억제작용을 하며, 황체호르몬은 자궁 내에 난자가 착상하기 쉽게 하고 임신을 유지시킨다. 유선을 발달시키는 작용을 한다.

2 인체의 성장 · 발달

1) 성장 · 발달의 개념과 원리

(1) 성장 · 발달의 개념

성장, 발달이라는 용어는 이론적 입장이나 학문영역에 따라서 구별하여 쓰기도 하고, 때로는 같은 뜻으로 쓰기도 하며, 경우에 따라서는 복합명사화하여 '성장 · 발달'이라 쓰기도 한다. 구별하여 쓰여질 경우, 성장(growth)이란 용어는 형태의 양(量)적인 변화를 의미하고,

발달(development)이란 용어는 기능이 성숙해 가는 질(質)적 변화과정을 뜻하는 개념으로 주로 쓰여지고 있다. 또, 성장을 심신(心身)의 구조와 기능의 양적 질적 변화과정으로 보고, 발달은 성장의 개념에 발전적(發展的) 진보적(進步的) 성격을 더한 개념으로 보는 견해도 있다.

그러나 인간을 발생학적 관점에서 파악하고자 할 때 양자의 관계는 불가분(不可分)의 관계이며 명확하게 구별하여 쓰기 어려울 때가 많다. 왜냐하면, 성장과 발달의 개념을 세분화하여 의미를 달리한다고 하더라도 기본적인 원리는 일치하기 때문이다. 그러므로 최근, 보건의료 분야에서도 성장과 발달의 협의(狹義)적 개념인 형태의 양적인 변화와 기능의 질적인 변화를 모두 수용하여 성장・발달이란 용어를 사용하는 경향이 많아지고 있다.

성장・발달과 비슷한 말로는 성숙(maturity)과 발육(growth)이란 용어가 쓰여지고 있는데, 성숙이란 성장・발달이 궁극적으로 도달하고자 하는 상태, 즉 유전적으로 예정되어 있는 성장・발달의 최종 상태 혹은 그것에 이르는 과정(Hurlock, 1950)으로 정의된다. 발육은 신체의 형태적인 증가를 가리키는 말로, 성장과 동의어(同義語)로 쓰이는 경우가 많다.

한편, 수정단계에서 시작된 성장・발달현상은 절정기인 청소년기를 지나면서 서서히 그 속도를 늦추게 되고, 장년기에 들어서 정지현상이 나타나며 뒤 이어서 퇴보현상을 보이게 된다. 즉 신체적 성장・발달이 중지되며, 운동기능의 쇠약과 함께 감각기능 및 소화・호흡・배출기능도 저하되며 면역기능이나 조절기능에도 혼란이 발생한다. 여성들은 출산기능이 끝나게 되며 남성의 생식기능도 쇠퇴하게 되는데, 이러한 현상을 노화(senility)라고 한다.

(2) 성장・발달과정의 특징

성장・발달과정의 특징을 요약하면 다음과 같다.

① 변화의 과정

출생하여 유아기, 아동기, 청년기로 성장하면서 어린이의 몸과 마음은 연령과 함께 변화해 간다. 인간에게 있어서 이러한 변화과정을 성장・발달이라 한다. 그런데 이 변화 과정은 영속적(永續的)인 것을 의미하므로 질병에 의한 생리적 변화와 같은 일시적인 변화는 성장・발달에 포함되지 않는다.

② 구조화의 과정

발달은 단순한 변화만을 의미하는 것은 아니다. 어린이는 연령과 함께 키와 몸무게가 증가하고 구사하는 어휘의 수(數)와 기억량이 늘어난다. 이것은 양(量)적 증대를 의미한다. 또 체형이 남자답게 혹은 여자답게 변하고 사고력이 높아지며, 2차 성징(性徵)의 발현 등 질적인 변화도 볼 수 있게 된다. 유아와 아동과 청년은 형태가 다르고, 신체적으로나 정신적으로도 구조가 바뀐 것이다. 그러므로 성장 · 발달은 구조화의 과정이라고 할 수 있다.

③ 분화와 통합의 과정

미세운동 기능을 획득하기 이전에는 손가락 부위와 손바닥 전체로 물건을 잡지만, 얼마 후에는 손끝만 사용하여 미세한 물건도 집어 올린다. 언어 사용에 있어서도 '맘마'라는 통합적인 한 단어가 밥, 우유 등 구체적으로 세분화되어 간다. 이처럼 양적 질적 변화는 전체적인 것이 차츰 부분적이고 특수한 것으로 분화하여, 각 부분이 독특한 기능을 발휘하는 변화를 갖는다. 그런가 하면, 피아노 연주와 같이 손가락이 악보와 지휘자의 지휘에 맞게 움직이듯이 손과 발, 눈과 뇌의 움직임이 하나로 통합되어 조화를 이루게 된다.

④ 재체제화(再體制化)의 과정

성장 · 발달이란 양적 변화의 과정임과 동시에 질적 변화의 과정이기도 하며, 분화와 통합에 의해서 끊임없이 재체제화되어 가는 과정임을 알 수 있다. 그리고 이 재체제에 의해서 끊임없이 구조화를 거듭하여 보다 더 고차원의 단계로 진전해 가는 과정이라고 생각할 수 있다.

⑤ 적응성을 높이는 과정

이러한 변화에 의해 인간의 생활은 환경에 더욱더 적절하고 효과적으로 적응해 간다고 볼 수 있다. 즉 인간과 환경과의 관계를 보다 잘 조화되고 안정된 관계로 변화시켜 가는 것을 의미한다. 이러한 점에서 성장 · 발달이란 인간이 환경에 잘 적응해 가는 변화의 과정이라 할 수 있다.

⑥ 진보 · 향상의 과정

성장 · 발달적 변화는 퇴보적인 방향이 아니라 성숙을 지향하는 전진적(前進的)인 변화라고 할 수 있다. 이러한 의미에서 성장 · 발달이란 쇠퇴 · 퇴화 등의 하강적, 소극적인 방향으로의 변화는 포함되지 않으며 진보 · 상승 · 향상이라는 적극적인 방향으로의 변화만을 의미한다 하겠다.

(3) 성장 · 발달의 원리

사람은 누구나 다양하게 성장 · 발달을 경험하게 되지만, 그 다양성 중에서도 공통으로 보여지는 성장 · 발달의 형태, 즉 일반적인 원리를 발견할 수가 있다. 이것을 '성장 · 발달의 원리' 혹은 '성장 · 발달의 법칙'이라 부른다.

① 성장 · 발달의 순서성(順序性)

성장 · 발달에는 일정한 순서가 있다. 대부분의 어린이들은 보행기능을 획득하기 이전에 먼저 기는 단계, 일어서는 단계를 거쳐서 비로소 걷게 된다. 언어발달에 있어서도 옹아리 후에 사회어를 말할 수 있게 되고, 사고(思考)의 발달 또한 구체적인 사고 후에 추상적인 사고가 가능하게 된다.

② 성장 · 발달의 방향성(方向性)

성장 · 발달에는 일정한 방향이 있다. 일반적으로 신체의 발육은 '머리 쪽에서 다리 쪽' '중심부에서 말단부' 방향으로 진행한다. 물체를 잡아 쥐기까지의 운동기능 발달과정에서도 방향성을 관찰할 수가 있는데, 초기에는 어깨근육을 주로 사용하며, 점차 팔과 팔꿈치, 손목, 손가락의 순서로 진행해 간다.

③ 성장 · 발달의 연속성(連續性)

성장 · 발달은 연속적인 과정이다. 개체의 발생에서 죽음에 이르기까지의 과정은 시기에 따라 속도의 늦고 빠름의 차이는 있지만, 기본적으로는 단절이나 비약이 없는 연속된 과정이라고 할 수 있다.

④ 성장 · 발달의 시기와 속도

성장 · 발달은 시기에 따라서 속도가 달라진다. 성장 · 발달은 앞에서 말한 바와 같이 연속적인 변화이지만, 심신의 기관이나 기능의 양적 증대에는 시기에 따라 늦고 빠름, 크고 작음의 리듬이 있다.

⑤ 성장 · 발달의 개인차, 성차(性差)

성장 · 발달에는 개인차와 남녀차가 있다. 성장 · 발달은 일정한 순서나 방향에 따라서 연속적으로 진행되지만, 모든 개체가 같은 속도로 발달하는 것이 아니므로 동일시기라 할지라도 도달한 발달수준에는 항상 개인차가 있다.

⑥ 성장 · 발달의 상관성(相關性)

성장 · 발달의 각 속성은 서로 관련성을 가지고 있다. 지적(知的)으로 우수한 아동의 추적연구에서, 지능과 신체적 발달, 건강, 정서적 안정 등의 사이에는 정(正)의 상관이 있다고 보고되어 있는 것이 그 예이다. 심신의 각 영역은 서로 밀접하게 관련을 가지고 발달함과 동시에 전체적으로는 하나의 통합을 이루어 간다고 할 수 있다.

⑦ 개체(個體)와 환경과의 상호작용

성장 · 발달은 개체와 환경과의 상호작용에 의해서 일어난다. 개체와 환경은 서로 관련성을 가진 전체적 체제를 형성함으로서 개체는 성장 · 발달해 간다. 개체의 성장 · 발달이 유전적 소질과 환경적 조건과의 역동적인 상호작용에 의해서 일어나므로, 성장 · 발달은 유전과 환경과의 상호작용에 의하여 생긴다는 표현도 가능한 것이다.

⑧ 분화와 통합의 과정

성장 · 발달은 분화와 통합의 과정이다. 개체가 성장 · 발달해 가는 과정에 있어서, 그 기관의 형태나 기능이 미분화된 하나의 막연한 전체를 이루고 있던 상태에서 분화를 이루고 보다 특수적이며 독립적인 것이 된다. 그러나 그것은 단지 분화로 끝나는 것이 아니라, 분화한 부분이 축적되고 통합되어서 새로운 개체로 구조화되어 가는 과정인 것이다.

(4) 성장 · 발달에 관여하는 조건

인간의 신체적 발육(성장) · 발달에 영향을 미치는 요인은, 내적인 주체적인 것과 외적인 객체적인 것으로 크게 나눌 수 있다. 전자는 유전, 선천적 소질, 내분비, 질병 및 신체적 결함 등을 들 수 있고, 후자로는 환경적 조건으로써 영양, 운동, 휴식과 수면, 심리적 상황, 사회 경제적 조건, 지역 환경적 조건 등을 들 수 있는데, 이러한 조건은 상호 독립적인 것이 아니라 상호 관련성이 큰 것으로 생각된다.

2) 신체적 성장 · 발달의 양상

(1) 신체적 발달의 의의(意義)

신체적 성장 · 발달(physical growth and development)은 신체의 형태나 기능의 성장적 변화를 발생학적 관점에서 파악하고자 하는 개념이다.

신체의 성장 · 발달은 정신적 성장 · 발달과 운동기능 발달의 기초가 되며 이러한 정신적 발달과 운동기능 발달에 따라서 어린이의 생활환경이 넓어지고 풍요한 경험도 갖게 되어 바람직한 생활습관을 형성할 수가 있다. 이러한 일련의 과정들이 균형있게 지속적으로 전개될 때 지적, 정서적, 사회적으로 건전한 인격체로서의 삶이 가능해 진다.

(2) 체격의 발달

① 체격의 의의

체격이란 근육, 골격, 영양상태 등을 나타내는 신체의 외관적 특징을 말하며 이것은 키, 몸무게, 가슴둘레, 머리둘레 등의 신체 측정적 특징에 의해서 형태적으로 파악된다.

② 체격의 발달적 변화

체격의 발달적 변화는 대체로 4시기로 구분할 수 있다(그림 2-7).

Ⅰ. 생후 1년간의 급속한 발달을 보이는 시기(제1발육급진기)

Ⅱ. 1세에서부터 사춘기 이전까지

Ⅲ. 사춘기(남자 11세~15세, 여자 10세~13세경까지의 발달시기 : 제2발육급진기)

Ⅳ. 사춘기 이후부터 성인까지의 완만한 발달시기

체격을 나타내는 주된 항목인 키, 몸무게, 가슴둘레를 예로 들어 각각의 발달적 변화양상에 대하여 알아보기로 하겠다.

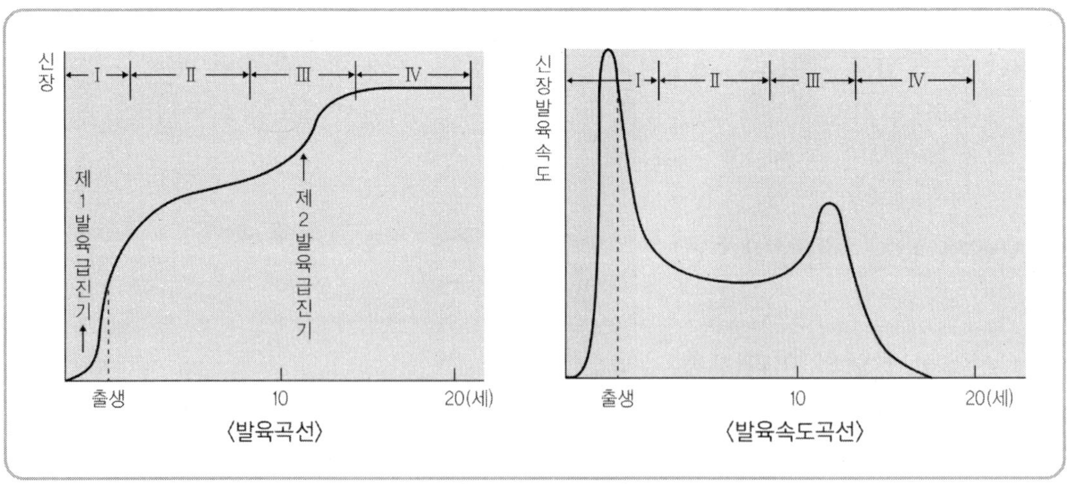

[그림 2-7] 성장 발달의 과정

㉠ 키

골격발달상태의 지표가 되는 항목으로서 유전적 요인이 강하게 작용하지만 발육기의 영양상태도 영향을 미친다. 출생시는 약 50cm로 남자는 여자보다 약간 크다. 생후 1년이 되면 약 1.5배가 된다. 4세 6개월 정도 지나면서 출생신장의 2배가 되는 100cm를 넘고, 만 13세에 3배가 되는 150cm에 달한다. 사춘기 초기에는 여자의 키가 남자를 상회하지만 여자는 14세경부터 신장의 성장 속도가 완만하게 되고 16~17세경에 정지한다. 남자는 16세경에서 완만하게 되어 18세경에 정지한다.

㉡ 몸무게

인체의 총 중량을 kg 단위로 나타낸 것으로 주로 근육, 지방, 내장기관, 혈관, 혈액 등의 발달지표가 된다. 출생시는 약 3kg으로 남자가 조금 무겁다. 생후 3개월경에는 출생시 체중의 약 2배, 만 1세까지는 출생시 체중의 3배인 9kg 이상으로 늘어난다. 만 6세에서는 남자가 약 20kg, 여자 약 19kg으로 출생시 체중의 6배가 조금 넘게 된다. 여자는 17세경부터 남자는 18세경부터 증가속도가 둔하게 되어 성인에 달하게 된다.

㉢ 가슴둘레

흉곽 주위의 길이를 cm 단위로 나타낸 것으로 심장이나 폐장 발달의 지표가 된다. 흉곽은 심장, 폐장 등을 수용하고 폐활량과도 관계된다. 출생시는 33cm 정도로, 머리둘레보다 작은 편이지만 만 1세에서 남자 약 47cm, 여자 약 46cm가 된다. 10세경에는 출생시의 2배에 달하게 되는데 이것은 성인흉위의 약 80%에 해당한다. 사춘기 초기에는 여자의 흉위가 남자를 상회한다. 여자는 17세경부터, 남자는 18세경부터 증가가 감소되다가 곧 정지하게 된다.

이상과 같이, 신체발달에는 성차(性差)가 있고, 9~13세 때에는 일시적으로 여자의 체격이 남자를 상회하는 시기가 있으며 개인차도 크다.

(3) 인체 조직 기관의 발달

인체는 표피, 골격, 신경 등의 수많은 조직으로 구성되어 있으며 호흡기, 순환기, 소화기, 생식기관 등의 여러 기관과 림프선, 편도선, 갑상선, 장(腸)의 분비선 등의 내분비선으로 구성되어 있다. 이들 신체의 여러 기관과 조직은 서로 밀접하게 관련을 가지고 있으면서도 각각 독자적인 발달과정을 유지한다. 또한 이들 각 부분의 발달은 결코 직선적으로 진행하는 것이

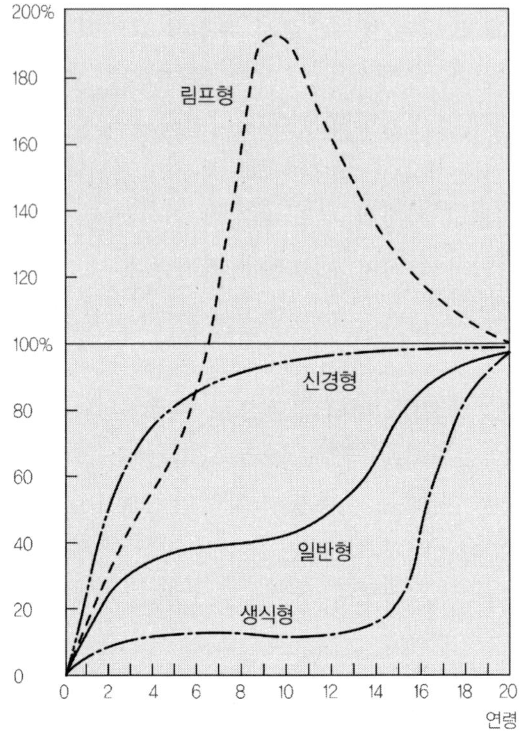

[그림 2-8] Scammon의 신체기관별 발달곡선

아니라 일정한 리듬을 가지면서 진행한다는 사실을 이해하여야 한다.

[그림 2-8]은 Scammon의 신체기관별 발달곡선이다. Scammon은 신체 각 부의 발달을 그 발육 형태에 따라 림프형, 신경형, 일반형, 생식형의 네 가지로 분류하고 있다. 그는 출생 시부터 성인에 이르기까지의 신체기관별 발달과정을 비교하여 그래프로 나타내었다.

① **일반형**(general type) : 골격, 근육, 내장기관 등 전체적인 신체조직의 발달 곡선은, 출생 이후 2세까지 매우 급격히 상승하며 아동기에는 일시적으로 완만해진다. 청소년기에 다시 급속히 상승하다가, 그 후에는 완만한 정지 상태에 들어간다. 이것은 신장, 체중 등의 신체 발달과정과 거의 일치하는 형이다.

② **신경형**(drain and head type) : 뇌수, 척수, 감각기관 등의 신경조직 발달곡선은 영・유아기에 급상승하여 6세경에는 성인의 약 90% 수준에 도달하고, 12~14세경에는 대부분 상승을 멈추게 된다. 그러므로 신장에 대한 두장(頭長)의 비율은 영・유아기에 가장 크고, 뇌의 중량은 3~4세까지 급속히 증가하여 6세경에는 성인의 약 90%에 도달하며

청소년기에는 거의 100%에 가깝게 발달한다.

③ **생식형**(reproductive type) : 모든 생식기관의 발달과정 형태로서, 신경형과는 반대로 사춘기 전까지는 매우 완만하게 진행되다가 사춘기 이후 급속한 발달을 보이기 시작하여 20세경에는 100%에 도달한다.

④ **림프형**(lymphoid type) : 편도선, 림프선, 아데노이드 등의 분비조직 발달곡선은 출생 후 급속히 상승하여 11~12세경에 정점에 도달한 다음, 차츰 하강하여 20세경에 100%에 달한다. 림프액의 기능은 병균을 퇴치하여 신체건강을 유지하는 것이다. 급속한 성장을 보이는 아동기에는 신체적 구조가 불안정하고, 세균에 대한 저항력이 약한 때이므로 림프기능이 현저히 발달하여 신체적 건강을 보호하는 역할을 한다.

(4) 체형의 발달

체형(body type)이란 신체의 전체적인 외형을 뜻한다. 성장과정에는 선천적 · 후천적 요인이 작용하므로 개인차(個人差)가 다양하게 나타나지만, 기본적으로 연령에 따라 일정한 성장 패턴을 가지는데, 외형적으로는 영 · 유아, 아동, 청년, 중년, 노년의 구별을 명료하게 나타낸다. 체형의 연령적 변화에 대해서는 Jackson의 수치가 오래 전부터 사용되고 있다. [그림 2-9]에서 보는 것처럼 2개월되는 태아는 2두신(二頭身; 頭部가 全身의 1/2을 차지함), 5개월 태아는 3두신, 출생시에는 4두신이 된다. 2세에 5두신, 6세에 6두신, 12세에 7두신, 성인은 7.5~8두신이 된다고 한다.

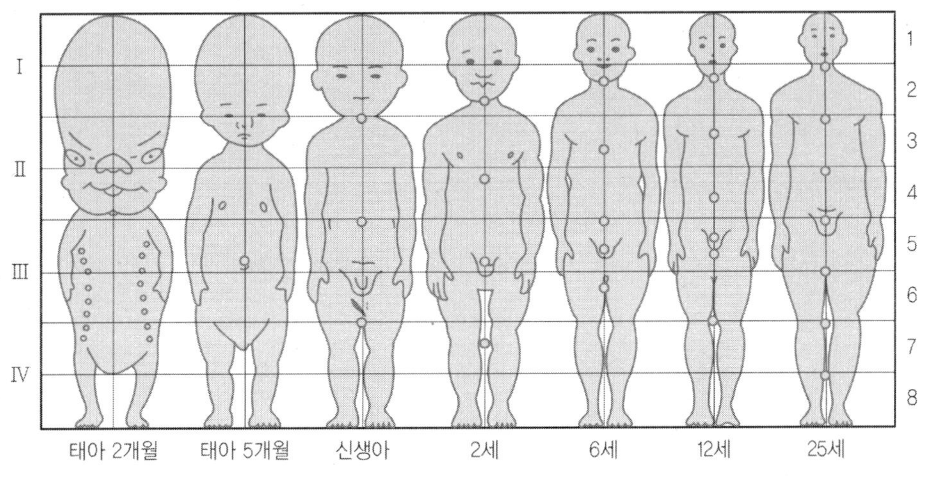

[그림 2-9] 체형의 발달적 변화

전신체(全身體)의 발달에 있어서는 다리길이의 변화가 가장 두드러진다. 신생아의 다리는 자기 키의 1/3보다 조금 길지만, 성인이 되면 약 1/2로 발달한다. 한편, 신체의 중심선이 신생아기에는 팔꿈치의 조금 아래쪽을 지나게 되나 성인이 되면 손목의 조금 위쪽을 지나게 된다.

이러한 결과에서, 발달과정의 체형은 단지 성인을 축소한 모습이 아니라, 발달단계에 따라서 각기 다른 양상을 보이는 것이며 신체 각부(各部)는 똑같은 비율로 발달하는 것이 아님을 확인할 수 있다. 또한, 신체발달의 순서 혹은 방향은, 머리에서 다리 쪽으로, 중심부에서 말단부로 진행하는 원리를 알 수 있다.

(5) 운동기능(능력)의 발달

① 운동기능의 의의

운동기능은 크게 두 가지로 분류된다.

첫째, 전신적(全身的) 운동기능 : 신체의 대근군(大筋群)이 작용하는 경우로서 걷기, 달리기, 멀리뛰기, 던지기, 매달리기, 물건을 들어올리기 등의 전신적 운동능력이다.

둘째, 국부적(局部的) 운동기능 : 신체의 소근군(小筋群)에 의한 운동기능으로서, 일반적으로는 손끝이나 손목의 움직임같이 신속하고 정교하며 미세한 운동으로, 특히 눈과 손끝의 협응(協應)운동 등이 여기에 속한다. 젓가락 사용하기, 글쓰는 동작, 단추 끼우기 등 손의 조작적인 능력이 포함된다.

② 운동기능의 발달적 변화

운동발달은 신체발달과 같이 일반적인 발달원리가 적용된다. 주요한 발달원리는 다음의 세 가지로 요약할 수 있다.

첫째, 전체운동에서 특수운동으로 분화한다.

둘째, 특수운동의 분화는 신체 상부에서 하부로 진행한다.

셋째, 특수운동의 분화는 신체 중심부에서 말초부로 진행된다.

③ 발달단계에 따른 운동발달 개요

첫째, 신생아기에 보여지는 운동은 외부의 자극 없이도 손발을 펴기도 하고 발을 차기도 하는 전신적 무의미한 운동이며, 파악반사, 바빈스키반사(Babinski's reflex), 모로반사(Moro reaction) 등 중추에 의한 조정을 받지 않는 운동이다. 주로 불완전하고 미분화적인 전체운동으로서 국부적인 미분화 운동은 극히 적다.

둘째, 영아기에는 운동기능이 발달하기 시작하여, 무의미한 운동이나 반사운동이 소실되고 안고, 서고, 걷는 등 중추에 의해 지배받는 운동이 가능하게 된다. 불완전한 전체운동은 점차 완전한 운동으로 발달하며, 많은 특수운동이 분화하여 특수운동 상호간에는 밀접한 역동적 관계가 성립되고, 어느 정도는 자기 생각대로 자기의 신체를 움직일 수 있게 된다.

셋째, 유아기가 되면 시각, 청각, 운동감각, 위치감각, 자세감각 등이 발달하게 되고 신경과 근육의 영향력이 커져서 협응(協應)동작이 가능하게 되므로 달리기, 뛰기, 던지기 등의 전신적 운동이 발달한다. 이와 더불어 손끝의 운동기능도 차례로 발달한다. 신경기능과 근육운동의 협응이 가능하게 되므로 목적을 가진 능동적 운동을 할 수 있게 되어 팔다리 움직임의 정확도를 높여간다. 5, 6세까지는 일상생활에 필요한 기초적인 운동은 어느 정도까지 가능하게 된다.

넷째, 아동기가 되면 유아기보다 민첩성, 정확성, 협응성을 더하게 되어 각종 스포츠 모방 활동이 가능해진다. 일반적으로 아동기는, 국부적 운동발달이 두드러짐과 동시에 소근(小筋)의 활동이 우위를 차지하게 된다. 따라서 운동이 더욱 정교해지고 눈, 손, 발의 협응이 현저하게 발달하는 것이 큰 특징이다. 이 시기에는 신체적 기능과 함께, 협동의식이나 경쟁심이 발달하므로 동료들과 함께 하는 게임이나 스포츠에 강한 관심을 갖게 되고 친구들과 협동하여 운동하는 기술의 발달로 새롭고 복잡한 기교를 요하는 운동기능도 획득할 수 있게 된다.

다섯째, 청년기는 운동능력이 급속하게 발달하여 정점에 달하는 시기이다. 청년기가 되면 근력이나 지구력도 늘고, 각종 스포츠의 복잡한 기능을 습득할 수 있게 되며, 고도의 능력 발휘를 필요로 하는 운동도 가능해지고 근력의 본격적인 연습도 가능하다. 손과 발의 국부적인 운동도 능숙하게 할 수 있게 된다. 청년기에 급속하게 발달하는 기본적 운동능력인 악(握)력, 배근력 등은 근육의 강도, 운동속도 및 정확도가 문제가 되지만 이들 능력은 일반적으로 남자는 13~15세경, 여자는 12~13세경에 두드러지게 발달한다. 종합적 운동능력은 근력, 신경계의 조정능력, 지구력 등이 종합된 능력으로, 이것은 12~3세경까지는 남녀가 거의 같이 발달하지만, 그 후 여자는 정체되고 남자는 급속하게 발달한다.

(6) 생활습관의 형성

① 생활습관의 의의

어린이들은 자기가 태어난 사회문화에 의해 생활형태를 제약받게 된다. 한국에 태어난 어린이는 한국의 문화형태에 따른 생활습관을 익히지 않으면 안된다. 올바른 생활습관은 건강 유지뿐만 아니라 독립된 인격을 가진 훌륭한 사회인으로 성장할 수 있도록 돕기 때문이다. 따라서 어린이들은 심신을 건강하게, 그리고 조화롭게 발달시켜 갈 수 있는 생활양식을 몸에 익혀야 한다. 영유아기에 꼭 익혀야 할 생활습관은 식사, 수면, 배설의 생리적 생활에 관한 습관과 옷입기, 청결유지 등이다. 이는 일상생활의 가장 기본적인 습관이므로 기본적 생활습관(fundamental habits)이라고 한다.

기본적 생활습관을 영유아기에 습득시키는 것은, 유아교육에 있어서 중요한 과제의 하나이다. 이것은 본래 가정에서 형성되는 것이기 때문에 어린이가 자라고 있는 가정환경이나 부모의 양육태도에 따른 영향이 크다고 하겠다.

② 기본적 생활습관의 형성

기본적 생활습관의 형성은 대체로 만 5세경에 완료하는 것이 일반적이다. 즉, 이 시기가 되면 어린이는 어른의 손을 빌리지 않고 자기 주변의 일을 스스로 행할 수 있게 된다. 물론 생활습관 내용이나 자립 시기에 관해서는 개인, 가정, 지역의 차이가 있다.

㉠ **식사 습관** : 이유식, 식기사용, 식욕의 통제, 식탁예법의 습득, 편식예방 등이 포함된다. 식사의 자립은 다음과 같은 순서로 진행된다.

ⓐ 혼자서 컵의 물이나 우유를 마신다. — 1년 6개월

ⓑ 숟가락을 사용하며 음식물을 입에 가져간다. — 1년 6개월

ⓒ 숟가락과 그릇을 양손으로 사용한다. — 2년 6개월

ⓓ 혼자서 젓가락을 사용하며 먹을 수 있다. — 3년

㉡ **수면 습관** : 낮에는 깨어 있고 잠은 밤에 잔다고 하는 리듬의 확립과 혼자서 잠자리에 들 수 있는 습관 형성이 중심이 된다. 영유아기는 대개 수면시간이 길고 2세까지는 낮잠도 필요하다. 개인차가 크지만 대체로 수면시간은 다음과 같다.

ⓐ 1~2세 — 10~15시간

ⓑ 3~5세 — 10~13시간

㉢ **배설 습관** : 방광이나 직장의 괄약근의 활동을 의식적으로 소변의사와 대변의사로 연결시키며, 또 적당한 장소에 따라 대변의사를 통제하며 이를 언어와 연관시키는 과정으로서 배설의 자립기는 개인차가 매우 크고, 생활환경 및 양육태도 등의 영향이 매우 크다.

ⓐ 자신이 대변의사를 알린다. — 1년 6개월~2년 6개월

ⓑ 밤에는 기저귀가 필요 없게 된다. — 3년

ⓒ 혼자서 소변을 볼 수 있다. — 3년 6개월
ⓓ 혼자서 대변을 볼 수 있다. — 5년

㉣ **옷 입는 습관** : 옷을 입고 벗는 행동의 자립이 목표가 된다. 평소 잘 착용하는 표준적인 의복의 경우는 다음과 같은 단계를 거친다.
ⓐ 혼자서 팬티를 벗는다. — 1년 6개월~2년
ⓑ 혼자서 셔츠나 바지를 벗는다. — 2~3년
ⓒ 혼자서 신발을 신는다. — 3년
ⓓ 어른의 도움 없이 옷을 입고 벗을 수 있다. — 5년

㉤ **청결 습관** : 손을 씻는 습관이나 얼굴을 씻는 습관 등이 중심이 되고 다음과 같은 순서로 확립되어 간다.
ⓐ 어른의 도움을 받으며 손을 씻는다. — 1~2년
ⓑ 혼자서 손을 씻는다. — 3년
ⓒ 입을 헹군다. — 3년
ⓓ 이빨을 닦는다. 코를 푼다. 자기 얼굴을 씻는다. — 4년
ⓔ 머리를 빗는다. — 5년

이상 다섯 가지의 기본적인 생활습관과 함께 정리정돈이 중요하다. 정리정돈에 대한 습관은 완구의 정리에서부터 시작하여 유아기를 통하여 그림책이나 의복 등을 정해진 장소에 둘 수 있도록 하는 가정교육이 필요하다. 아동기에는 그러한 정리정돈을 스스로 할 수 있도록 유아기 가정교육의 목표를 설정하여야 한다. 이러한 생활습관 교육은 양친의 일상생활 태도가 특히 중요하다.

유아기의 생활습관 교육은 ① 어린이의 발달 단계에 대한 바른 이해, ② 개인차의 존중, ③ 일관성 있고 자신 있는 안정된 육아태도 하에서 행해져야만 비로소 효과를 거둘 수 있는 것인데 그것은 어린이의 장래 생활태도나 인격형성에도 큰 영향을 미치게 되기 때문이다.

3 성장 · 발달의 기준 및 평가

1) 형태발육 평가의 의의

형태발육 평가의 의의는 첫째, 발육상태를 파악하는 데 있고, 둘째, 그것에 근거한 건강상

태의 파악에 있으며, 셋째는 1차검진(screening)을 통하여 발육의 이상을 발견하는 데 있다.

2) 형태발육 평가와 신체측정

객관적인 평가를 위해서 가능한 정확하고 적합한 측정항목을 선정해야 하는데, 예를 들면 영・유아에게는 키, 몸무게, 가슴둘레, 머리둘레가 가장 유효한 측정항목이 되지만, 학령기 이후에는 머리둘레보다는 앉은키, 다리길이, 어깨폭, 허리폭 등이 중요한 측정항목이 된다. 영양실태 평가가 강조될 때는 팔둘레(上腕圍)나 피하지방의 두께에 대한 측정도 필요할 것이다. 그리고 단일항목에 의한 평가뿐만 아니라 2개 항목 이상에 의한 종합적인 평가방법도 이용되어지고 있는데, 많이 사용되는 것이 체질량지수(BMI), 카우프지수(Kaup-Index), 로어지수(Rohrer Index) 등이 있다.

3) 형태발육 평가를 위한 기준치의 선정

평가를 위한 신체발육 기준치는 가능한 대규모의 집단을 대상으로 전국적으로 조사하여, 성별 및 연령별로 나타내는 것이 일반적이다. 여기에서 기준치는 이상치(理想値 : 발육과정에서 장애없이 바람직한 발육이 경과했다고 가정했을 때의 이상적인 표준치)와 현상치(現狀値 : 현상의 평균이라고 생각할 수 있는 현상치적 성격을 가진 것)의 두 가지로 생각할 수 있는데, 실제로는 현실성이 없는 이상치보다는 현상치 쪽을 많이 채택하고 있다. 즉, 통계적으로 무작위 추출법에 의해 선택된 표본 실측치(實測値)의 대표치를 사용하는 것이 보통이다.

4) 평가방법

기준치(대표치)는 평균값을 사용하는 방법과 중앙값을 사용하는 방법 등이 있으나, 일반적으로 집단의 분포특성에 따라 결정하게 된다. 키와 같이 정규분포를 나타내는 계측항목에서는 평균값이 사용 가능하나, 피하지방(皮下脂肪)의 두께 등은 정규분포를 보이지 않은 경우가 대부분이므로 중앙값으로써 나타내는 것이 바람직하다. 평균값을 이용하는 경우에는 ±1/2 SD를 표준으로 하여 +3/2 SD 범위를 상급, −3/2 SD범위를 하급으로 하여, 이 범위를 벗어날 때를 이상(異狀)으로 평가하는 것이 일반적이다. 중앙값에 의한 평가에는 퍼센타일법(percentile method)이 있는데, 이 방법은 측정값에 대한 누적도수 백분율을 만들어서 3%tile 이하와 97%tile 이상을 이상치(異狀値)로 평가한다.

4 성장 · 발달의 장애

1) 발달장애의 개념

신체의 발달장애란, 신체발달이 일상적인 범위를 벗어난 속도로 진행되거나, 어떤 병적 요인 혹은 좋지 못한 조건 때문에 표준수준에서 현격히 벗어난 상태를 뜻한다.

발달장애를 일으키는 요인이나 조건은 다음과 같다.

① **수정 전의 요인** : 염색체의 구성이나 구조, 그리고 염색체 내의 유전자의 분자 배열 등의 이상 상태

② **태아기의 요인** : 주로 임신초기의 태내 환경조건이 요인이다. 임신초기의 약물복용 부작용이나, 풍진바이러스에 의한 선천풍진증후군, 임신후기의 양수과다 및 과소에 의한 장애가 그 예이다.

③ **주산기** : 임신 28주에서 생후 7일까지를 주산기라 하는데, 이 시기에는 가사(假死)미숙, 중증황달 등의 심신장애의 요인이나 조건이 많다.

④ **출생 후** : 영양, 환경, 질병, 육아태도 등이다.

2) 형태발육의 장애

(1) 선천성 발육장애

선천성 발육장애는 태아기의 발육장애를 말한다. 그 원인으로서는 유전성과 태내환경에 의한 것이 있다. 예로는 신경계(공뇌증, 수두증), 소화기계(장폐색 항문폐쇄), 순환기계의 선천이상 등을 들 수 있다. 입술 · 목 · 사지의 기형, 선천대사이상, 단백 · 당질 · 지질대사이상도 여기에 속한다.

(2) 염색체 이상과 발육장애

인간의 염색체 수는 23쌍(46개)이며 그 가운데 체염색체는 22쌍, 성염색체는 1쌍으로 되어 있다. 상동 염색체 이상의 대표적인 것이 다운증후군(Down syndrome) 인데, 제21번째의 상염색체가 하나 더 많은데서 기인하며, 정신발달 지체와 신체 성장발달 장애를 수반한다. 성염색체의 이상으로는 터너증후군(Turner syndrome)과 크린휄터증후군(Klinefelter syndrome)을 들 수 있다.

(3) 소인증(小人症)

소인증의 원인은 여러 가지로 생각할 수 있으나 많이 알려진 질환으로는 골 질환, 영양·대사이상, 순환기 및 호흡기장애 등이며, 그 밖에도 사춘기의 발육급진이나, 사춘기 지발증(思春期 遲發症 : 2차 성징이 체질적으로 3~4년 늦게 나타나는 것), 내분비성 질환(갑상선 기능저하나 성장 호르몬 분비장애) 등에 의한 원발성(原發性) 소아증 등이다.

(4) 장신장(長身長)

하수체성 거인증은 하수체(下垂體)의 기능항진(機能亢進)에 의한 성장호르몬의 과잉분비가 원인이며, 신체적 균형을 유지하는 경우가 대부분이고 지적 장애는 거의 없는 것이 보통이다. 그리고 선단비대증(先端肥大症)은 성장호르몬의 과잉분비가 골단선(骨端線) 폐쇄 이후에 일어난 경우이며 손, 발, 머리, 턱끝이 돌출하여 특이한 용모를 보인다.

(5) 비만증

비만증은 단순성 비만증과 증후성(症候性) 비만증으로 나눌 수 있다.

단순성 비만증은 특별한 기초 질환이 없이 비만상태를 나타내는 것으로, 그 원인으로는 유전적 체질과 같은 선천적 요인과 과식이나 운동부족 등과 같은 후천적 조건을 생각할 수 있다.

증후성 비만증은 뇌의 시상하부(視床下部) 혹은 부신(副腎)의 병적인 변화 등에 의한 기초질환의 증상으로써 생기는 비만증이다. 발생빈도는 낮은 편이며 쿠싱증후군(Cushing syndrome), 프레더윌리증후군(Prader-Willi syndrome), 카부키배우증후군(Kabuki mask syndrome) 등이 있다.

(6) 저체중(低體重)

비만증과는 반대로 신체적으로 너무 마르거나 여윈 것도 문제가 된다. 신체적으로 야윈다는 것은 "영양상태의 불량"을 말하며, 피하지방이 비정상적으로 감소한 상태이다.

(7) 기타 형태발육 장애

최근 문제가 되고 있는 형태발육 장애로써는 척추측만증이 있다. 척추측만증은 신체를 전후 방향으로 보았을 때 척추가 옆으로 휘어져 심하면 비틀어져 버리는 중대한 질환이다. 대부분은 학동기의 후반에서 사춘기에 걸쳐서 나타나며, 남자보다 여자 쪽에 출현율이 높다.

5 기능발달의 장애

기능발달의 장애는 형태발육의 장애를 동반하는 것과, 형태발육의 장애와는 무관한 발달장애가 있다. 전자는 신경계 및 근육을 중심으로 한 운동기관의 질환이며, 후자는 신경계 질환과 정신발달 지체가 그 대상이다.

여기서는 그 대표적인 것에 대해서만 간단히 살펴보기로 한다.

1) 형태의 장애를 동반하는 기능발달 장애

(1) 뇌성소아마비

뇌성소아마비는 태아기에서 주산기를 거쳐 신생아기에 뇌의 장애가 발생한 것이 원인이며, 소아의 신경질환 가운데 가장 중요한 위치를 점하고 있다. 마비와 근육긴장(緊張)에 의한 운동장애를 나타내는 경우가 보통이며, 정신장애를 동반한 경우와 동반하지 않는 경우가 있다.

(2) 폴리오(polio)

폴리오(polio)는 척수성 소아마비라고도 불리우며, 폴리오 바이러스에 의해 감염되는 법정 전염병이다. 발열 후, 사지의 마비가 오며 발달장애를 동반한다. 근래에 백신의 개발로 거의 예방할 수 있게 되었다.

2) 형태 장애와는 직접적인 관련이 적은 기능발달 장애

(1) 신경계 질환

많은 신경계 질환 가운데서도 진행성 근(筋) 디스트로피(dystrophy)가 대표적이며, 이 질환은 진행성으로 근육의 변성을 일으키는 유전성 질환이며 발생 메카니즘에 대해서는 아직 명확히 밝혀지지 않고 있다. 근 디스트로피 중에서 가장 빈도가 높은 것은 뒤시엔느(Duchene)형이며, 남자에게서는 대개 4살을 전후해서 잘 넘어지거나 보행이 곤란하게 되는 증상이 나타난다.

(2) 기타

정신발달 지체 및 행동발달 장애 등을 들 수 있는데, 발달장애 정도에는 개인차가 크고, 원인을 알 수 없는 경우가 많기 때문에 예방이나 대책이 무척 어렵다. 그러나 각종 기능훈련이나 재활훈련을 통한 기능회복 훈련이 매우 높은 성과를 올리고 있는 것으로 보고되고 있다.

참고문헌

김　명. 한・일 청소년의 신체발육에 관한 비교 연구. 한국발육발달학회지 1996 ; 4.

김계숙. 인간 성장・발달과 건강. 신광출판사, 1990.

박소현, 신태선. 기본인체해부학. 신광출판사, 1992.

박순영. 한국인의 체위기준치에 관한 연구. 보건교육학회 학술발표회 초록집 1995 ; 15-21.

박천만. 다운증후군 아동의 건강지도를 위한 발육챠트의 작성. 한국보건교육학회지 1998 ; 15(1), 97-114.

이석인 편. 체육해부기능학. 중앙대학교 출판부, 1994.

전국대학보건관리학교육협의회. 보건학원론. 계축문화사, 1994.

前田如桎, 後藤英二他. 保健科學. 金芳堂, 1987.

정혜경. 건강과 생활. 수문사, 1994.

홍현순. 기초건강학. 학우사, 1995.

황 징. 기초의학 생물학. 홍문당, 1992.

황수관, 자세경, 조수열. 생리학. 광문각, 1993.

高石昌弘, 小島武次他. からだの發達. 大修館書店, 1992.

貴邑富久子, 根來英雄. シンプル生理學. 南江堂, 1988.

金明, 松浦義行. 視覚障碍兒の身體的發育發達の研究. 日本體育學會「體育學研究」 1986 ; 31(1), 23~37.

Park CM. *An Anthropometric Study on the Growth in Down Syndrome*, Ph.D. Dissertation, University of Tokyo 1995. 130.

Tanner JM. *Use and abuse of growth standards*. in : Falkner F & Tanner JM(eds) : Human Growth. 3, 2nd Ed., Plenum Press, 1986. 95-109.

Tortora GJ and Nicholas P. *Anagnostakos, Principles of Anatomy and Physiology* (6th ed), New York, Harper & Row, Publishers, 1990.

World Health Organization. *The Growth Chart, A Tool for Use in Infant and Child Health Care*, World Health Organization Geneva, 1986.

제 3 장

건강한 성, 사랑 및 결혼

1. 성과 사회
2. 남녀의 생식구조 및 생리
3. 성병
4. 성과 사랑
5. 배우자 선택과 행복한 결혼

제 3 장

건강한 성, 사랑 및 결혼[1]

학습목표

1. 성에 대한 기본적 이해를 학습한다.
2. 성에 대한 기본적 해부 생리학적 구조를 이해한다.
3. 성병의 개념, 종류 및 증상을 학습한다.
4. 사랑에 대한 건강한 가치관을 학습한다.
5. 결혼에 대한 가치관을 학습한다.

1 성과 사회

1) 성에 대한 규범과 가치

과거에는 동서양을 막론하고 성은 기피하는 주제였다. 특히 우리나라는 오랜 유교문화로 인해 성을 금기시해 왔다. 성에 관한 문제는 그 인간이 속해 있는 문화나 규범에 따라 다양한 견해, 성윤리 및 도덕관이 형성되고, 이것은 교육, 결혼, 가정 등의 사회문제와 연결되어 있다. 중세 시대에는 인간의 성행위란 단지 종족 번식을 위한 수단으로써 자손을 갖기 위해서 행해져야 하고 그 외의 성행위는 죄악시되는 분위기였던 반면, 오늘날은 서로 동의만 하면 어떤 행위의 성행위도 할 수 있으며, 이를 개인적으로 간주하는 경향이 있다. 물론 두 견해 모두 극단적인 예라고 할 수 있다.

성과 관련된 언어, 성적 매력을 높이기 위해 사용된 장식, 의복 등은 시대나 사회에 따라 표현되는 정도가 다르지만 성적 매력을 표현하는 수단이었다. 거의 모든 문화권에서 발견되

1) 이 장은 손애리의 『새로 쓰는 성교육』에서 내용을 요약 정리한 것임

는 공통점은 남성 혹은 여성이냐에 따라 서로 다른 성행동의 규범이나 가치, 즉 이중적 규범이 존재한다는 사실이다. 전통적으로 성에 있어서 남성은 적극적이고 능동적인 반면 여성의 성적 표현은 제한되어 왔으며 성행위의 결과적인 책임(예를 들면 원치 않는 임신, 성폭행 등)은 여성의 몫이었다.

유럽에서 사회구조의 변화는 남녀의 성적 역할의 변화를 초래했다. 여성의 사회참여 비율이 높아지고 남성이 가족을 경제적으로 부양하는 가부장적 가족구조가 변화함에 따라 전통적인 성에 대한 가치와 태도도 변화되었다. 성행위의 결과에 대해서도 남녀가 공동으로 책임을 져야 하며 남성도 자녀 양육의 일정한 몫을 담당해야 한다는 개념으로 바뀌어 가고 있다. 우리나라의 경우도 1990년대에 들어 여성과 남성의 초혼연령 상승, 40대 이상의 미혼 여성과 남성의 비율 증가, 이혼율의 증가, 기혼여성의 취업률 증가 등의 사회구조적 변화는 성에 대한 도덕 및 윤리관의 변화를 초래했다. 사람들이 일생 중 독신으로 지내는 기간이 점차 길어질 뿐만 아니라 인생 전반에 걸쳐 반복적으로 나타나게 되어 사람들은 성을 좀 더 적극적으로 추구하게 되었다. 또한 대중문화의 영향으로 성이 상품화되었으며 이로 인해 성에 대한 개념과 가치는 혼란을 초래하게 되었다.

2) 문화적 특성에 따른 성관습

(1) 금기

많은 문화권에서 월경과 임신 중의 성행위를 금기(taboo)로 하고 있으며, 특히 이슬람 문화권에서는 월경 중의 여자를 포옹하는 것조차 금하고 있다. 또 어떤 문화권에서는 사냥기간 동안, 전쟁에 나가기 전, 또는 추수하기 전이나 후에 성행위를 하는 것을 불길하게 생각하였고, 근친간의 성행위는 거의 모든 문화권에서 금기로 여긴다.

(2) 성인의식

많은 문화권에서 소년과 소녀가 완전한 성인으로 취급받는 의식을 행하며, 이 의식 후 성행위를 하는 것이 허용되었다. 성인의식은 대부분의 경우 육체적인 고통이 따르며, 너무 어린 나이에 행해져 성의 의미를 이해하기 힘든 경우가 많았다.

(3) 파과의식

여자가 결혼연령에 도달했을 때 처녀성을 빼앗는 의식을 파과의식(defloration ceremony)이라 한다. 대부분 부족장이나 제사장에 의하여 이루어졌으며 주로 손가락이나 다른 딱딱한 물체를 이용하여 처녀막(hymen)을 파괴하였고, 이 의식을 거쳐야 여성은 성인으로서 대우를 받았으며, 결혼도 허용되었다.

(4) 일부다처

대부분의 현대사회는 일부일처(monogamy), 즉 한 명의 남자와 한 명의 여자 사이의 혼인만을 법적으로 인정하나 20세기 초반만 하더라도 많은 문화권 내에서 두 사람 이상의 아내를 인정하는 일부다처제(polygamy)를 허용하고 있었다. 일부다처는 현재도 이슬람 문화권과 아프리카 종족 내에서 찾아볼 수 있다.

(5) 일처다부

일부다처와는 반대로 한 여자가 여러 명의 남편을 두고 있는 경우로 일부다처나 일부일처에 비해 드물다. 이 제도는 남자의 숫자가 여자보다 월등히 많거나 여성우위인 사회에서 생겨났다.

3) 성에 관한 연구

지난 세기 동안 많은 학자들은 성에 대한 개념과 새로운 이론을 확립하고자 하였다. 초기의 성 연구는 비과학적이고 다소 부정적인 측면이 내재되었으나 성에 대해서 좀 더 많은 이해를 할 수 있는 계기가 되었다.

1910년 허쉬펠드(Hirshfeld)는 동성애가 성도착증이 아니라는 것을 밝혔으며, 그 후 앨프레드 킨제이(Alfred Charles Kinsey, 1894~1956)는 인간의 성적 행동을 분석하기 위하여 최초로 통계학적 방법을 도입하였으며, 이를 이용하여 새로운 많은 사실을 밝혀냈다. 약 5,300명의 남자와 5,940명의 여자를 개인적인 면담을 통하여 작성한 성생활 기록을 바탕으로 두 권의 저서(1948년의 『남성의 성적 행동〔Sexual behavior in the human male〕』과 1953년의 『여성의 성적행동〔Sexual behavior in the human female〕』)를 출판하였다. 혼전 성관계, 혼외 성관계, 동성연애, 동물과의 성 접촉 등에 관한 내용은 그 당시 매우 충격적이었다. 이 보고서에 나타난 중요한 발견은 보편적이라 인정되었던 성행위나 그렇지 못하다고 생각되었던 성행위가 일반인들 사이에서 많이 행해지고 있다는 사실이었다. 예를 들면 남성의 96%, 여성의 85%가 자위행위의 경험이 있다는 것이다. 킨제이 자신은 자위행위가 신체상·의학상 전혀 무해하며 여성의 경우는 오히려 적당한 자위행위로 얻는 만족이 결혼생활의 행복에 도움을 줄 수 있다고 주장하였다. 왜냐하면 대부분의 여성들이 성교 동안에 오르가즘을 전혀 느끼지 못한 것으로 조사되었기 때문이다. 또 하나 킨제이 보고서의 충격적인 내용은 남자와 여자의 각각 37%와 28%가 동성애 경험이 있거나 호기심을 갖고 있다는 것과 여성들이 성교시 연속적으로 여러 번 오르가즘을 느낄 수 있다는 다중성 오르가즘(multiple orgasm)의 발견이었다. 이 보고서에 따르면 중산층 이상의 사람들이 하층 계급에 비하여 여러 가지 다양한 성행위를 즐기고 있는 것으로 나타났다.

물론 킨제이의 보고서는 연구결과 자체보다는 표본추출이 어떻게 이루어졌는가, 어떤 계층의 사람들을 대상으로 조사하였는가에 대한 비판을 받아 연구의 결과를 일반화하는 데는 무리가 있다. 그리고 보고서를 작성하기 위해 면담을 했던 사람들이 모두 자발적인 지원자들이었으므로 대부분은 자신들의 성생활을 드러내기 좋아하는 개방적인 성격의 소유자일 가능성이 크다는 비판을 받았다. 하지만 여러 가지 비난에도 불구하고 킨제이의 연구는 인간의 성적 행동을 신뢰성 있게 분석한 것으로 평가받고 있으며 다른 학자에게 많은 영향을 미쳤다.

매스터스와 존슨(Masters and Johnson, 1966)은 킨제이의 연구에 영향을 받아 인간의 성적 반응에 대한 생리실험을 하였다. 276쌍의 부부와 106명의 독신 여성, 그리고 36명의 독신 남성으로 구성된 지원자들을 대상으로 성행위 동안에 일어나는 여러 가지 생리적인 변화를 관찰하였다. 이들의 연구는 다양한 성적 자극에 의해 인간의 신체, 특히 음경(페니스), 질, 유방, 유두 등이 어떠한 반응을 보이는지에 관해 과학적인 설명을 시도하여, 성불능, 불임 등의 제반 성문제를 임상에서 적용할 수 있게 하였다.

헌트(Hunt)는 1974년에 『1970년대의 성적 행동(Sexual Behavior in the 1970's)』의 보고서는 미국 전역의 24개 도시에 거주하는 사람들을 무작위 추출하고 각 개인을 면접하여 그 내용을 분석하였다. 헌트는 여러 가지 다양한 직업, 교육수준, 인종, 주거환경 등의 인구학적 특성을 가지고 있는 928명의 남자와 1,044명의 여자를 대상으로 그들의 전반적인 성적 양상을 조사하여 70년대 초반의 성적인 변화를 킨제이 시대의 결과와 비교하였다. 비록 킨제이보다 샘플 숫자는 적었으나 샘플 추출의 다양성에 있어서는 킨제이보다 더 정확하다는 평가를 받았다. 그의 결과에 따르면 킨제이 이후 혼전 성관계가 훨씬 증가하였으며 서로 다른 사회계층 간의 성관계도 매우 다양해졌음을 알 수 있었다.

1976년에 발표된 『하이트(Hite) 보고서』는 여성들의 성에 대한 전반적인 면을 다루어 주목을 받았으며, 다른 성 연구가와는 달리 폐쇄형(객관식) 질문을 사용하지 않고 서술형의 질문을 사용했기 때문에 통계처리를 할 수는 없었으나 각 설문에 답한 여성들의 성 행동을 좀 더 면밀히 분석하였다. 이 보고서에서 놀라운 사실은 단지 30%의 여성만이 성관계시 오르가즘을 느끼며 대부분은 자위행위에 의하여 오르가즘에 도달한다는 것이다. 하지만 하이트의 설문에 답한 3,019명의 여성들은 대부분이 사회적으로 활동이 많은 여성해방운동가, 낙태 자율화 지지자 등이었기 때문에 그 보고서의 결과를 전 미국여성의 의견으로 일반화할 수 없다는 비판을 받았다. 1987년 하이트의『여성과 사랑(Woman and love)』에 의하면 응답한 4,500명의 직장여성 중 77%가 남자로부터 보다 인간적인 대우를 받기 원하는 것으로 나타났으며, 결혼한 여성 중 70%가 혼외정사의 경험이 있다고 보고하였다.

4) 섹스(Sex)와 섹슈얼리티(Sexuality)

영어로는 성(性)을 sex와 sexuality로 표현한다. 그러나 우리나라에서는 둘 다 성으로 번역을 한다. 하지만 엄밀히 말하면 두 단어의 개념은 구분할 필요가 있다.

섹스(sex)의 어원은 라틴어의 sexus에서 비롯된다. sexus란 말은 'seco'의 변형으로서 영어로 cut(나누다, 자르다)의 뜻이다. 그러므로 성이란 인간을 남성과 여성으로 나눌 때의 성이 여기에 포함된다. 다시 말해서 섹스는 생물학적 성으로 우리가 남성의 생식기, 즉 음경을 가졌느냐, 아니면 여성의 생식기인 질을 가졌느냐에 의해서 결정되는 성이다. 섹슈얼리티(sexuality)는 훨씬 더 큰 개념이다. 이것은 우리가 태어날 때 시작되어서 죽을 때 끝나는 일생동안의 과정으로 나타나는 것이다. 섹슈얼리티(sexuality)는 생물학적 성 뿐만 아니라 우리가 속해 있는 사회나 문화에 따라 남성으로서 혹은 여성으로서 어떻게 생각하고 느끼는지에 관해서도 포함된 개념이다. 이것을 우리는 사회적 혹은 심리적 성(gender)이라 한다. 그러므로 사회적 성(gender)은 개인이 속한 사회문화에 따라 통용되는 남성다움 혹은 여성다움에 대한 심리적 감정이다. 섹슈얼리티(sexuality)는 남녀관계에서 우리가 어떻게 행동을 해야 하는지, 사랑과 애정을 어떻게 표현해야 하는지, 우리의 몸에 관해서 어떻게 느끼는지, 우리가 어떤 사람에게 성적 매력을 느끼는지 등이 포함된 매우 포괄적인 개념이라고 할 수 있다.

섹스(sex)는 출생과 동시에 선천적으로 결정된 것이고 사회적 성(gender)은 사회·문화적 환경의 영향을 받으면서 형성되기 시작한다. 학교나 가정에서의 부모나 교사의 태도에 따라 또는 TV 드라마에 나오는 주인공의 역할에 따라 '남성답다' 또는 '여성답다'라는 내용이 전달되고 습득된다. 이와 같이 성역할의 사회화는 출생할 때부터 여성과 남성에게 부여되어 있는 그 사회의 가치관을 의식적 혹은 무의식적으로 받아들이게 됨으로서 자신이 속해 있는 사회가 기대하고 있는 성역할과 규범을 배우는 과정이다. 섹슈얼리티(sexuality)는 생물학적 성, 사회적 성의 개념뿐만 아니라 남녀간의 행동, 느낌, 의미 및 사회적 관행까지도 포함하는 포괄적 개념이다.

위에서 살펴본 바와 같이 서양에서는 sex, gender 및 sexuality의 의미가 뚜렷하게 다르다. 우리나라를 비롯한 동양에서는 모두 성(性)으로 번역하여 오해가 생기는 부분도 없지 않으며 이러한 성의 개념이 어떻게 이해되느냐에 따라 성교육의 범위가 달라질 수 있다. 최근에는 성교육을 영문으로 표기할 때 'sex education'에서부터 'education for human sexuality'

로 많이 쓰는 경향이 있다.

2 남녀의 생식구조 및 생리

1) 여성의 생식 해부(구조)

남성과 여성이 유전(염색체) 및 호르몬적인 분화의 시기에 부응하여 진행되는 성의 발달은 성장기를 지나 사춘기 후반에 이르게 되면 생식기의 성숙이 절정에 도달하게 된다. 남성과 여성의 생식기관은 발생 초기에는 유사한 해부학적인 구조를 보이지만 사춘기가 되면서 확연한 차이를 보인다. 해부학적으로 말한다면 여성의 생식기관 구조도 남성의 경우와 같이 내부와 외부구조로 되어 있다. 여성 생식기관은 외부생식기와 내부생식기로 구분한다.

(1) 외부생식기(External Structures) : 외음부(Vulva)

남성과 여성의 외부에서 보이는 생식기관을 외부생식기(genitals)라 부르며 이는 라틴어 genere, 즉 '아이를 낳다'라는 말에서 유래되었다. 여성의 외부생식기는 크게 치구(mons pubis), 음핵(clitoris), 대음순(labia majora)과 소음순(labia minora)으로 구분할 수 있으며, 이를 통틀어 외음부(vulva)라고 부른다(그림 3-1).

① **치구**(Mons Pubis)

피하지방조직이 잘 발달되어 있는 부위이며, 사춘기 이후에 음모로 덮인다.

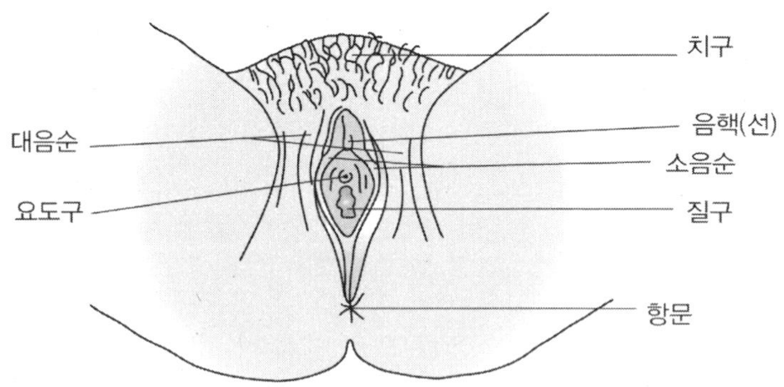

[그림 3-1] 여성의 외부생식기

② **음핵**(Clitoris)

남성의 음경과 상동기관이며 외음부의 위쪽 끝에 위치한다. 성적으로 예민하며 신경과 혈관이 많아 흥분하면 발기하는 작은 조직이다.

③ **대음순과 소음순**(Labia Majora and Labia Minora)

대음순은 치구에서 항문 쪽으로 뻗어있는 종으로 된 피부의 주름으로서, 길이 7~8cm, 너비 2~3cm, 두께 1~1.5cm 정도이며 아래로 가면서 약간 경계가 희미해진다. 치구와 연결되어 있는 윗부분은 넓고 아래로 갈수록 점점 좁아져 회음으로 이어지는데 외성기의 윤곽을 이루고 있다. 해부학적으로 대음순은 남자의 음낭과 상동기관이다.

소음순은 대음순 안쪽에 위치하고 있으며, 역시 종으로 된 피부의 주름이다. 모양과 크기에 있어 개인차가 많다.

㉠ **질전정**(vestibule)

좌・우의 소음순 사이에서 앞부분은 음핵에, 뒷부분은 회음에 의해 둘러싸인 함몰부이다. 성숙된 상태에서는 요도, 질, 좌우 바르톨린선 관, 좌우 요도측선의 관이 열려 있다. 질전정의 점막 아래에는 양쪽으로 질 전정구가 있는데 태생학적으로 음경의 해면체에 해당된다.

㉡ **바르톨린선**(Bartholin's glands or Vestibular glands)

질구 양쪽에 한 개씩 위치하고 있는 점액을 분비하는 선으로, 성적으로 흥분하면 점액성 분비물이 분비되어 질 입구와 그 근방을 윤활하게 해 준다. 바르톨린선은 질의 괄약근 아래에 있으며 직경 0.5cm~1cm, 관의 길이는 1.5cm~2cm이다.

(2) 내성기(Internal Structures)

체내의 생식기관을 내성기라 하며 직접 생식에 중요한 역할을 하는 것은 대부분 내부생식기이다. 내성기는 질(vagina), 자궁(uterus) 및 자궁경부(cervix), 난소(ovaries), 난관(Fallopian Tubes)으로 구분된다.

① **질**(Vagina)

외음부에서 자궁까지의 길이 8~9cm 정도 되는 근육의 관으로서 신축성이 강하고 탄력성이 있다. 신경은 분포되어 있지 않으며, 해부학적 구조로 볼 때 질의 앞부분에는 요도와 방광이 있고, 뒷부분에는 직장이 있다. 질 분비물의 산성도(pH)는 분비되는 난소 호르몬의 성상에 따라 다양해지는데, 성인 여자의 경우 일반적으로 4.0~5.0 사이이다. 질 입구의 조임근은 항문과는 8자근으로 연결되어 있으므로 항문을 조이면 이에 따라 질 입구도 조이게 된다. 질 입구을 제외한 질벽에는 음경에 강한 자극을 줄만한 수의근이 없음으로 질 자체는 음경을 압박하거나 자극을 줄 수 없다.

㉠ **처녀막**(Hymen)

질 입구를 덮고 있는 탄력성 있는 얇은 막으로 모양과 경도에 있어서 상당히 개인차가 있다. 처녀막의 입구는 직경이 매우 다양하여 바늘구멍 크기에서 한 손가락 또는 두 개의 손가락이 들어갈 수 있는 경우도 있다. 또한 입구의 모양은 대개 반월형 또는 원형이나 사람에 따라서는 체모양(cribriform), 사이막형 혹은 격막형(septate)인 경우도 있다(그림 3-1). 일반적으로 처녀막 파열시 출혈이 동반되는 것으로 믿고 있으나 모든 여성에게 해당되는 것은 아니다. 손상되지 않은 원상태의 처녀막이 처녀성의 상징인 듯 여겨지기도 했으나 이는 잘못된 생각이다. 처녀막의 파열과 함께 다량의 출혈이 있을 수도 있으며, 드물지만 처녀막이 매우 질겨서 성교 전에 절개가 필요한 경우도 있다.

㉡ **그레펜베르그 스팟**(Gräfenberg Spot : G spot)

질 내의 요도 아래쪽에 있는 단단한 조직을 자극하면 남성의 사정과 비슷한 현상을 일으키는 부분을 G 스폿이라고 한다. 1950년 독일의 산부인과 의사이자 성과학자인 그레펜베르그(Gräfenberg)는 여성의 질 내에 강렬하게 성감을 일으키는 부분이 있어서 그곳을 자극하면 사정과 같은 반응을 일으킨다고 보고하였다. 그의 이름 첫 자를 따서 G 스폿이라고 이름을 붙였으며, G 스폿은 질 입구로부터 3~4cm 안쪽 질 상부에 있다. 모양은 난형이며 크기는 완두콩 정도인데 자극을 가하면 팽창한다. 이곳에는 요도로 통하는 수많은 구멍이 있고, 팽창된 부분으로부터 분비액이 나온다. 이것은 요도로 통하는 작은 구멍 속에 정액과 같은 액체가 되어 요도 내로 흘러들어가 사출되는데, 이 현상을 여성의 사정반응이라 하며 이 때 여성은 강렬한 오르가즘을 느끼게 된다.

㉢ **질분비**(Vaginal Secretions and Lubrication)

질은 성적으로 흥분하면 그 내부가 분비물에 젖게 된다. 질액이 질 전체에서 스며나오는데 이 때 나온 질액(윤활액)을 애액(love fluid)이라고도 한다.

② **자궁**(Uterus)**과 자궁목관**(경부)(Cervix)

두꺼운 근육 벽으로 된 속이 빈 장기로서, 마치 서양 배를 거꾸로 놓은 듯한 모양이다. 자궁의 크기와 모양은 사람마다 다양하며 나이와 출산력이 큰 영향을 미친다. 출산경험이 없는 여성의 경우 보통 길이 6~8cm, 넓이 5cm, 깊이 3cm, 무게는 50~70g 정도 되며 방광과 직장 사이에서 앞쪽으로 굽어져 있다.

③ **난소**(Ovaries)

난소는 여성에서 감수분열이 일어나는 유일한 기관이다. 여성 생식기관 중 가장 중요한 기관으로, 자궁의 좌우에 한 개씩 부착되어 있는 타원형의 기관이다. 길이 2.5~5cm, 넓이 1.5~3cm, 두께 0.6~1.5 cm로 개인마다 크기가 상당히 다양하다. 출생 시에는 좌·우 난소에 약 75만개의 미성숙난포(원시난포)가 구성되어 있으나 점차 소실되어 사춘기에 이르렀을 때는 약 40만 개의 미성숙난포가 남게 되는데, 좌·우 난소에서 교대로 한 개씩 성숙시켜 각 월경주기에 성숙난포를 배란시킨다. 여성의 일생동안 배란되는 난자의 수는 약 450개 정도이다. 또한 난소에서는 대표적인 여성 호르몬인 난포호르몬(estrogen)과 황체호르몬(progesterone)을 생산한다.

④ **난관**(Fallopian Tubes)

자궁의 위쪽 좌·우에 붙어 있는 가늘고 긴 관으로, 깊고 굴곡이 있다. 두께는 부위에 따라 다양하여 가장 좁은 부위는 직경이 2~3mm, 팽대부의 가장 넓은 부위는 5~8mm이다. 길이는 사람마다 다르나 보통 12cm 정도이고, 말단 부분(난관 팽대부)이 나팔모양으로 넓게 벌어져 있다고 해서 나팔관이라고도 하는데 그 끝은 손가락 모양으로 갈라져 있다(난관체부). 섬모운동과 연동운동으로 난자의 수송에 중요한 역할을 하며, 난관섬모운동의 방향은 자궁강을 향하고 있다.

(3) 유방(Breasts)

유방은 분만 후에 유즙을 분비하므로 기능상 여성의 생식기관과 관계가 있고 젖샘(유선)은 유즙을 분비하고 생산하는 부위와 이를 유두로 연결시키는 관으로 이루어져 있다. 사춘기에 성호르몬의 분비가 증가하면서 유방 내의 샘조직(glandular tissue)들이 확대되기 시작한다. 이 성호르몬의 양이 월경 주기나 피임약의 복용, 임신 기간이나 유방 내 샘조직의 부피에 따라 변하는 것이므로 여성의 유방 크기나 모양이 생리적으로 달라지는 현상을 보게 된다. 같은 생리적 주기의 여성들을 비교해 보면 대부분 거의 비슷한 샘조직을 갖고 있는 것이 관찰

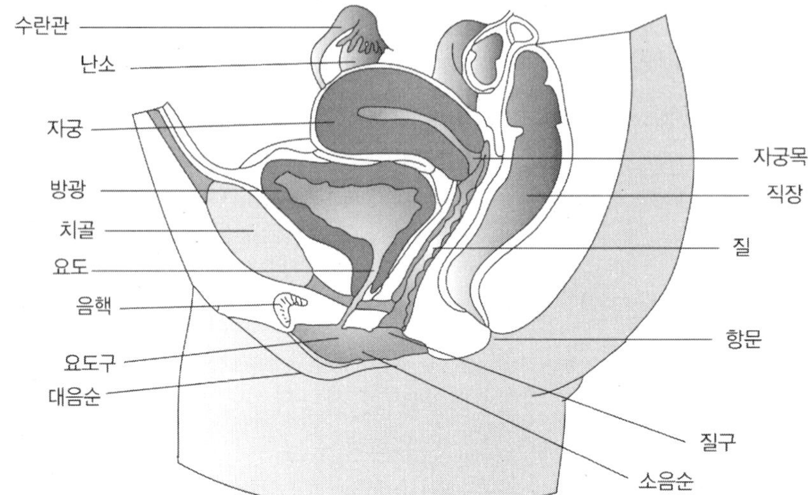

[그림 3-2] 여성의 생식구조

되나 겉으로 나타나는 유방의 크기가 달라 보이는 이유는 이 젖샘조직 사이에 분포하는 지방량의 차이에서 비롯된다. 대체로 왼쪽의 유방이 오른쪽의 유방보다 약간 크다(Rome, 1992).

2) 여성의 생식 생리(Female Sexual Physiology)

여성의 생식주기(reproductive cycle)는 많은 생리적 과정이 관여되지만 크게 두 가지 과정, 즉 난소주기(ovarian cycle)와 월경주기(menstrual cycle)로 구분한다. 이 주기는 30~45년 간 매달 일어나는 과정이며, 이는 호르몬의 변화에 의해서 일어난다.

(1) 생식기 호르몬(Reproductive Hormones)

호르몬은 체내의 항상성을 유지할 뿐 아니라 모든 생리현상의 발현과 생물학적 성숙에도 관여하는 중요한 물질이다. 인체 내에서 분비되는 수많은 호르몬 중에서 특히 성의 발달에 관계하는 호르몬을 성선자극호르몬(gonadotropins)이라 한다. 성선자극호르몬으로 난포자극호르몬(Follicle-Stimulating Hormone : FSH), 황체형성호르몬(Luteinizing Hormone : LH), 에스트로겐(estrogen : 난포호르몬), 프로게스테론(progesterone : 황체호르몬), 안드로겐(androgen) 등이 있다(표 3-1).

[표 3-1] 여성생식호르몬

호르몬(Hormone)	분비되는 장소	기 능
에스트로겐 (Estrogen : estradiol, estrone, estriol 포함)	난소(난포), 부신피질 (adrenal glands), 태반	이차성징의 발달, 생식기간의 성숙, 배란, 자궁점막의 증식, 정기적 월경주기, 임신유지
프로게스테론(Progesterone)	난소(황체), 부신피질 (adrenal glands)	가슴발달촉진, 자궁내막을 분비기로 유도, 정기적 월경주기, 임신유지
생식샘자극분비호르몬 (Gonadotropin-releasing hormone : GnRH)	시상하부 (hypothalamus)	생식선의 성숙을 촉진, 정기적 월경주기
난포자극호르몬 (Follicle-stimulating Hormone : FSH)	뇌하수체(pituitary)	정기적 난소기능, 난포의 발달
황체형성호르몬 (Luteinizing hormone : LH)	뇌하수체(pituitary)	에스트로겐과 프로게스테론의 생산을 도움, 난포의 성숙 및 배란
인간융모성선자극호르몬 (Humanchorionicgonadotropin : HCG)	태아(embryo)와 태반	임신의 지속을 도움
테스토스테론(Testosterone)	난소, 부신피질	성적 흥미를 자극하는 데 도움
옥시토신(Oxytocin)	시상하부 (hypothalamus)	분만시 자궁을 수축함
프로락틴(Prolactin)	뇌하수체	젖의 분비를 자극
프로스타글란딘 (Prostaglandins)	모든 체세포	호르몬 반응, 근육수축

난포자극호르몬(FSH)은 고환과 난소의 정상적인 성장을 촉진한다. 이 난포자극호르몬은 추후에 성인의 여성에게서 진행되는 배란에 필수적인 요소이며 성숙하고 있는 난자(난세포)를 둘러싸고 있는 난포(follicle)가 에스트로겐을 분비하도록 유도하는 기능을 갖고 있다. 또한 성인 남성의 정자 형성 과정에서도 난포자극호르몬은 중요한 역할을 한다.

황체형성호르몬(LH)은 여성의 난포성장의 최종 단계에서 난포자극호르몬과 함께 작용한다. 황체형성호르몬은 여성의 황체세포를 자극시켜 프로게스테론을 분비하도록 유도한다.

젖샘자극호르몬(Lactogenic Hormone : LTH)이나 황체형성호르몬(LH)은 프로락틴(prolactin)을 포함하고 있으며 임신 후반기부터 유방에서 모유의 분비를 촉진한다.

위에서 언급한 성선자극호르몬들은 남성과 여성의 생식기관계의 내부 조직을 1차적으로 조절하고 통제하여 남성과 여성 간에 나타나는 근본적인 생리적 구별을 가져오는 주요인으로 작용하고 있다. 대표적인 여성호르몬은 에스트로겐과 프로게스테론이다. 에스트로겐은 생식기관의 성숙, 월경과 임신에 관여하며, 프로게스테론은 가슴의 발달을 촉진하고, 자궁내막을 분비기로 유도하고 수정란이 착상할 수 있도록 준비해 준다. [표 3-1]은 여성의 생식기에 관여하는 호르몬이다.

(2) 난자형성(Oogenesis)과 난소주기(Ovarian Cycle)

여성의 생식과정은 여성이 태어나기 이전부터 매우 복잡한 과정을 거친다.

① 난모세포의 발전(Oocyte Development)

사춘기가 시작되면서 얼마간의 난모세포는 감수분열을 계속하도록 자극받는다. 제1난모세포는 염색체를 46개 가지고 있다. 감수분열은 일차감수분열에서 이차감수분열로 이어진다. 분열한 세포들 중에서 제2난모세포라 부르는 것은 꽤 크고, 1차 극체라 부르는 것은 작다. 최종적으로 생성된 세포는 부모 세포가 핵 속에 가지고 있는 염색체의 절반인 23개를 갖고 있다.

커다란 제2난모세포는 정자와 결합하여 수정될 수 있는 미래의 난세포(난자 : ovum)이다. 난자는 맨눈으로 관찰이 가능할 만큼 크다. 정자와 달리 핵이 응축되어 있지 않고 편모가 없으며 대량의 세포질을 갖고 있다. 난모세포는 또 다시 똑같지 않게 나뉘어져 2차 극체와 수정할 수 있는 비교적 큰 난세포 혹은 접합자를 만든다. 이렇게 만들어진 하나의 제2난모세포 혹은 미래의 난세포와 하나의 극체는 난자형성(oogenesis)이라 부르는 과정의 결과이다. 수정된 후 제2차 난모세포는 2차 극체와 태아를 만들 접합자로 분열하며, 극체는 더 이상 기능을 하지 않고 곧 퇴화한다.

② 난소주기(Ovarian Cycle)

여성의 난소에서는 약 28일을 주기로 하여 난포의 발달, 성숙난포로부터 난자배출 및 황체 형성이라는 일련의 과정이 반복적으로 일어나는데, 이를 난소주기(ovarian cycle)라고 한다.

㉠ 원시난포

출생하기 전 성장기간 동안에 난소의 피질 바깥쪽에서 세포의 작은 그룹들이 수백 만 개의 원시난포(primordial follicles)를 만든다. 이러한 각각의 원시난포는 한 개의 큰 난모세포(primary oocyte)로 구성되어 있으며, 이 난모세포는 난포세포라고 하는 얇은 상피세포층에 빽빽하게 둘러싸여 있다. 난모세포는 성장기 초기에 감수분열을 하기 시작하나 그 과정은 곧 끝나고 사춘기까지 계속되지는 않는다. 일단 원시난포가 나타나면 다른 새로운 것은 형성되지 않고, 대신 난소에서 난모세포의 수가 감소하는데, 그 이유는 많은 난모세포가 퇴화되기 때문이다.

원래 생성된 수백만 개의 난모세포 중 1백만 개 정도만이 출생 무렵까지 남아 있고, 사춘기에는 약 40만 개 정도가 남는데, 실제적으로 여성의 생식가능기간에 난소에서 배란되는 난포의 수는 약 400개 정도이다.

ⓛ **난소주기**(Ovarian cycle)

난소의 주기는 시상하부와 뇌하수체 전엽에서 에스트로겐과 프로게스테론의 상호작용에 따라 난소의 활동과 난모세포의 성숙을 보통 3단계의 주기로 설명하며, 난소주기는 약 28일이 된다.

ⓐ 난포기(Follicular phase)

주기 첫 날에 뇌하수체 전엽은 많은 양의 난포자극호르몬(FSH)을 분비하며, 그 반응으로 난소는 성장한다. 이와 동시에 많은 원시난포들은 성숙해진다. 이 성숙의 과정 중에 난모세포는 커지고, 둘러싼 난포세포들은 과립세포라고 하는 층을 이룬 상피세포를 만들면서 유사분열에 의해 분화한다. 투명층이라 불리는 당단백이 생겨 과립세포와 난모세포를 분리시키는데, 이 시기를 1차 난포라고 한다. 한편 난포 밖의 난소세포는 2개의 세포층으로 나뉘어진다. 안쪽의 느슨한 결합조직과 혈관으로 된 내혈관층(난포내막) 밖의 치밀결합조직세포로 된 외섬유층(난포외막)으로 되어 있는데, 이 난포외막은 결합조직세포로 꽉 차 있다. 난포세포들은 증식을 계속하여 6~12개의 세포층이 형성되었을 때, 액으로 가득 찬 여러 개의 불규칙한 공간이 나타난다. 이러한 공간들은 곧 하나의 난포동을 형성하기 위해 결합하고 난모세포는 난포의 한쪽 면으로 눌린다. 이 단계의 난포는 직경이 0.2mm 가량이며, 이를 2차 난포라고 부른다. 그 과정이 시작된 지 10~14일 만에 난모세포는 완전히 성숙한다. 성숙난포(그라피 안난포 : mature or Graafian follicle)는 직경이 10mm 혹은 그 이상 되고, 액이 가득 찬 강은 수포처럼 난소 표면 바깥쪽으로 부푼다. 성숙난포 안에 있는 난모세포는 비교적 두꺼운 투명층으로 둘러싸인 큰 구형의 세포이며, 투명층 밖은 방사관으로 싸여 있다. 난포 안에 있는 난포세포들은 난모세포에 영양분을 공급한다. 그리하여 오직 하나의 난포만이 완전한 성숙에 이르고 나머지 난포들은 퇴화한다.

ⓑ 배란기(Ovulatory phase)

배란기는 약 11일경부터 배란이 일어나는 14일까지의 기간이다. 에스트로겐의 분비량이 최고조에 달했을 때 시상하부는 뇌하수체 전엽으로부터 황체형성호르몬을 분비하게 된다. 이 호르몬은 성숙된 난포로 부풀려지며 그 벽이 약해지기 시작하고 최종적으로 난포가 파괴되고 난모세포와 난포액이 난소의 표면을 통하여 밖으로 나올 수 있도록 난소의 외벽을 뚫고 나오게 하는데 이 과정을 배란(ovulation)이라고 한다.

ⓒ 황체기(Luteal Phase)

황체기는 배란 직후인 14일부터 난소주기의 28일간 지속된다. 황체형성호르몬에 의한 자극으로 황체는 에스트로겐의 양이 많아짐에 따라 또 하나의 중요한 호르몬인 프로게스테론을 분비하기 시작한다. 황체형성호르몬의 유출은 난포에서 황체로의 변화를 촉진한다. 난자가 수정되지 않으면 황체형성호르몬의 혈중농도가 서서히 떨어져 황체는 쇠퇴하고 프로게스테론의 생산은 중단된다. 그러나 만약 수정란이 착상되면 황체의 활동은 태아발육을 위해 황체형성호르몬과 같은 호르몬이 계속 유지된다.

(3) 월경주기 혹은 생리주기(Menstrual Cycle)

① **월경주기의 단계**(Phases of Menstrual Cycle)

여성의 생리주기 혹은 월경주기, 월경(menses)은 자궁내막에서의 규칙적이고 반복되는 변화에 의해 특징지워질 수 있다. 이와 같은 주기는 보통 13세경에 시작하여 중년까지 계속되며, 중년 이후에는 그 주기가 멈춘다. 여성의 첫 번째 월경(초경)은 난소와 여성생식조절체계의 다른 조직들이 성숙해지고, 어떤 호르몬에 반응할 수 있게 된 이후에 시작된다. 이때 성선자극호르몬(GnRH)의 시상하부 분비는 난포자극호르몬(FSH)과 황체형성호르몬(LH)을 역치단계에까지 분비하도록 뇌하수체 전엽을 자극한다. 난포자극호르몬(FSH)은 이 기간 동안에 난포의 성숙을 촉진하도록 난소에 작용하며, 난포의 과립세포는 에스트로겐과 약간의 프로게스테론을 생산한다.

에스트로겐은 젊은 여성에게 다양한 이차 성징의 발달을 촉진하며, 반복적인 월경주기 동안에 에스트로겐은 이런 특징을 발달・유지시키는 일을 맡고 있다. 월경주기의 첫 주 혹은 그 정도의 기간에 증가되는 에스트로겐의 농도는 자궁내막이 두꺼워지는 것을 비롯하여 자궁내부의 변화를 가져온다. 한편 성장하고 있는 난포는 그 주기의 14일째까지 성숙을 끝

마치고, 마치 수포와 같은 것이 부풀어 난소 표면 위에 나타난다. 이와 같이 자궁 내에서 일련의 변화가 일어나는 것을 월경주기라 하며 그 기간은 약 28일이다. 월경주기는 월경기(Menstrual Phase), 증식기(Proliferating Phase), 분비기(Secretory Phase)로 구분한다.

㉠ **월경기**(Menstrual Phase)

월경의 시작은 월경주기의 끝과 새로운 주기의 시작을 의미한다. 월경이 진행되는 동안에 자궁내막층이 벗겨지면서 분비물, 혈액이 배출된다. 월경(menstrual flow)은 보통 주기의 28일째에 시작하여 에스트로겐의 농도가 비교적 낮은 3~5일 동안 계속된다. 월경기는 새로운 월경주기의 시작으로 먼저 에스트로겐과 프로게스테론의 혈중농도가 낮기 때문에 시상하부와 뇌하수체 전엽은 활성화되기 시작하고, 그 결과 난포자극호르몬(FSH)과 황체형성호르몬(LH)의 농도는 곧 증가되는데 월경 후 5일째부터 일어나며 월경기가 끝나게 된다.

㉡ **증식기**(Proliferating Phase)

증식기는 약 9일 동안 지속된다. 이 기간 동안 자궁내막은 두꺼워지고 에스트로겐의 농도가 높아진다. 황체형성호르몬은 황체의 발달과 프로게스테론의 분비를 촉진한다. 배란 즉 난모세포의 배출은 대개 다음 월경이 시작되기 전 14 ± 1일경에 난포자극호르몬과 황체형성호르몬의 양이 최고치에 달하는 시기에 일어난다. 난포자극호르몬의 분비가 증가된 결과로 난자를 에워싸고 있는 난포 내에 있는 액체의 압력이 증대되어 난포가 터지면서 자궁관의 자궁관술에서 난모세포를 방출하는 현상이 바로 배란이다.

㉢ **분비기**(Secretory Phase)

배란에 이어 난소 내에 있는 난포의 잔여물들과 난포내막이 급속한 변화를 겪는다. 즉, 난포 액으로 채워져 있던 공간이 혈액으로 가득 차는데, 이 혈액은 곧 응고되고 황체형성호르몬(LH)의 영향으로 난소 내에 황체(corpus luteum)라고 하는 새로운 분비구조를 형성한다. 이 황체가 두 번째로 중요한 여성 호르몬인 프로게스테론의 분비를 담당하는 새로운 분비 기관이 되는 것이다. 결과적으로 황체가 형성되었기 때문에 프로게스테론의 혈중농도는 급격히 증가한다. 증가된 프로게스테론은 자궁내막에 작용하여 혈관과 분비조직의 증식을 초래하고, 또 자궁선에 작용하여 글리코겐과 지방질을 많이 분비하도록 한다. 그 결과 자궁의 내막조직은 태아에게 유리한 환경을 공급하는 영양소와 전해질 등의 액으로 가득 차게 된다.

혈중 에스트로겐과 프로게스테론의 증가는 뇌하수체 전엽으로부터 황체형성호르몬(LH)의 분비를 억제하게 되며, 또한 황체는 난포자극호르몬(FSH)의 분비를 억제하는 인히빈(inhibin)호르몬을 분비한다. 따라서 황체가 활동하는 동안 난소 내의 다른 난포세포는 성장하지 못한다. 그렇지만 배란 중에 방출된 난자가 수정되지 않으면 황체는 그 주기의 대략 24일째에 퇴화하기 시작한다.

황체가 퇴화하면 에스트로겐과 프로게스테론의 분비가 급격히 감소하게 되고, 뒤따라 자궁내막에 있는 혈관들은 수축된다. 이 작용으로 두꺼워진 자궁내막에 산소와 영양소 공급이 감소되고, 일부 조직인 탈락막(decidua)은 곧 퇴화되어 떨어져 나가게 된다. 파괴된 세포 부스러기와 모세혈관에서 새어나온 혈액이 합해져 질을 통해 나가는데, 이를 월경(menses)이라고 하며, 보통 월경주기의 28일째에 시작하여 에스트로겐의 농도가 비교적 낮은 3~5일 동안 계속된다.

② **폐경**(menopause)

월경주기는 사춘기 이후부터 40대 후반이나 50대 초반까지 비교적 규칙적인 간격으로 계속된다. 그러다가 어느 순간에 이르면 월경주기가 불규칙해지기 시작하고, 이로부터 몇 달 혹은 몇 년 후에는 완전히 멈추게 되는데, 이때를 갱년기 혹은 폐경기(climacterium)라고 부른다.

이러한 폐경(menopause)은 난소의 퇴화가 주원인으로 여겨지고 있다. 즉, 약 35년 간의 반복적인 주기를 거친 원시난포는 뇌하수체의 성선자극호르몬(GnRH)에 대해 거의 반응을 하지 않는다. 따라서 난포는 더 이상 성숙해지지 않고 배란이 일어나지 않는다. 많은 여자들이 부신안드로겐에서 약간의 에스트로겐을 계속 합성하기는 하지만, 에스트로겐의 혈중 농도는 크게 감소한다.

감소된 에스트로겐 농도 및 프로게스테론의 결핍으로 인해 여성의 2차 성징도 다양한 변화를 일으키며, 질과 자궁, 난관의 크기가 줄어들기도 한다. 또 비뇨생식기계의 상피세포가 얇아지고, 골질의 감소로 골다공증이 야기되며 피부가 얇아진다.

폐경기 여성의 약 50% 가량은 얼굴과 목 등의 상체에 홍조(hot flashes)라고 부르는 더운 느낌의 불쾌한 혈관운동 증세를 경험한다. 그런 느낌은 30초에서 5분 정도 지속되며 한기와 땀이 동반될 수도 있다. 또 폐경기의 여성은 다양한 형태의 두통과 복통 및 피로를 경험한다. 이런 혈관운동증세의 원인은 잘 알려지지는 않았으나, 성호르몬의 농도가 감소한데 따른 반응으로 시상하부에 의한 성선자극호르몬(GnRH) 분비의 변화 때문이다.

③ 월경과 관련된 문제점(Menstrual Effects)

㉠ 월경전 증후군(Premenstrual Syndrome : PMS)

월경전 증후군은 가임기 여성들이 월경주기에 따라 반복적으로 나타나는 여러 가지 형태의 신체적 · 정서적 · 행동적인 증상으로 인해 일상생활에 상당한 지장을 받는 현상을 말하는데, 여성 호르몬의 과다생성과 분비에 의한 것으로서 가임 여성의 약 40%에서 볼 수 있다.

월경 2~3일 전부터 월경이 시작될 때까지 소름이 끼치고 손에 쥐가 나거나 마비되는 듯한 느낌, 현기증과 피곤함, 복통, 유방압통, 체중증가, 부종 등의 육체적 증상과 더불어 불안, 우울, 초조감, 음식탐닉, 신경과민 등의 정신적 증상을 합해 150~200여 가지의 복합적 증상이 있다. 심한 경우 물건을 훔치기도 한다. 이러한 증세에는 개인차가 있는데, 전혀 아무런 장애가 없는 사람도 있으나 건강한 사람이라도 월경전 증후군 증상이 있을 수 있다. 그러나 정도가 심하면 비정상으로 보아야 한다.

㉡ 월경곤란(Dysmenorrhea)

어떤 여성의 경우 월경 중에 골반경련(pelvic cramping), 월경통을 경험하게 되는데 이를 월경곤란증이라 한다.

㉢ 무월경(Amenorrhea)

노화로 인해서 월경을 하지 않는 경우(폐경)를 제외하고 월경을 하지 않는 것을 무월경이라 한다.

(4) 여성의 성적 반응(Female Sexual Response)

① 발기

음핵과 질 입구 주위에 있는 발기성 조직은 성적 자극에 반응한다. 이 자극으로 척수의 천골부에서 나오는 부교감신경 충동이 발기성 조직과 관계가 있는 동맥을 확장시키면 혈액의 유입이 증가하고 유출이 줄어들며 발기성 조직이 부푼다. 동시에 질은 팽창하고 늘어나기 시작한다. 질구 양쪽에 한 개씩 위치하고 있는 점액을 분비하는 바르톨린선(Bartholin's gland)에서 성적으로 흥분하면 점액성 분비물이 분비되어 질 입구와 그 근방을 윤활하게 해 준다.

② 오르가즘(Orgasm)

성적 자극이 최고조로 격렬해지면 부교감신경 충동이 대전정선의 점액을 질전정으로 분비하도록 자극한다. 이 분비는 질전정을 둘러싸고 있는 조직들과 질의 아래쪽 끝을 축축하게 하고 매끄럽게 하여 음경이 질 속으로 쉽게 삽입될 수 있게 한다. 음핵은 특별히 자극에 민감한 감각신경섬유로 가득 차 있다. 이러한 자극의 절정은 오르가즘(orgasm)이라 부르는 생리·심리적으로 안정된 즐거운 기분을 말한다. 오르가즘이 발생하면서 척수의 천골과 허리부분을 포함하여 일련의 반사작용이 시작된다. 이 반사작용의 반응으로 회음근이 수축하고 자궁과 난관의 근육이 활성화된다. 이러한 근육수축은 정자가 여성의 생식기를 지나 난관 위쪽 끝으로 이동하는데 도움을 주는 것으로 알려지고 있다. 오르가즘이 지나면 발기성 조직 안으로 혈액의 유입이 감소되고, 회음근과 생식기의 근육이 이완된다.

3) 남성의 생식해부생리

(1) 남성의 생식 해부(구조)

① 외성기(External Structures)

남성의 외부 생식구조는 음경과 음낭으로 되어 있다.

㉠ 음경(Penis)

남성의 생식기관 중에 우리가 흔히 성생활의 실행 기관이라 부르는 음경이 있다. 인간의 음경은 다른 종과는 달리 그 내부에 뼈대나 근육 구조가 없다. 음경은 가운데에 요도가 통해 있는 둥근 통과 같은 기관으로서, 방광 내에 고여 있는 소변을 배설하는 역할 이외에 질 내로 사정되는 정액의 통로 역할도 겸하고 있다. 해면체 조직으로 되어 있어 보통 때는 축 처져 있고 아주 연하나 성적으로 흥분하게 되면 많은 혈액이 모여 음경은 딱딱하게 커지면서 발기한다. 사정이 끝나면 음경 내의 해면조직을 채웠던 혈액이 빠져나가면서 본래의 상태로 돌아가 이완되면서 크기는 다시 작아진다. 길이는 평균 7~8cm 정도이고 중앙부에서 잰 둘레도 대체로 길이와 같으나 발기하면 길이와 둘레가 모두 커진다.

음경의 제일 앞부분을 귀두(glans penis)라 하며 남성의 생식기관 중 성감에 가장 민감한 곳이다. 여기에 요도구가 열려 있는데, 소변과 정액은 이곳으로부터 체외로 방출된다. 남아의 출생 시 이곳은 음경꺼풀(prepuce, foreskin)이라는 여분의 피부로

덮여 있는데 흔히 포경수술을 통하여 표피를 제거하고 음경 귀두를 노출시키기도 한다. 귀두 끝부분에 요도의 출구가 있으며, 이곳을 통해서 소변과 정액, 그리고 정자가 배출된다. 귀두의 가장 윗부분은 화관모양으로 생겼다고 하여, 이를 코로나(corona)라고 한다. 코로나와 몸체(shaft)가 만나는 부분에 생기는 급경사진 형태의 부위를 썰커스(sulcus)라고 한다.

음경의 크기는 동서고금을 막론하고 관심과 흥미의 대상이 되어 왔지만, 실제로는 여성의 질은 다양한 크기의 음경을 적당히 맞추어 받아들일 수 있으므로 음경의 크기와 정상적인 성생활과는 무관하다. 더욱이 발기되지 않은 이완상태에서의 작은 음경은 성적 흥분상태에 이르면 평상시의 큰 음경보다 상대적으로 더 많이 확대된다. 예를 들면 8cm 음경은 발기 시 4cm 정도밖에 늘어나지 않지만 6~7cm 음경은 거의 두 배나 늘어나게 된다. 더구나 여성의 경우 성적 흥분을 느끼는 G 스폿은 질 입구로부터 약 3cm 정도 부위에 있기 때문에 남성의 음경이 아무리 크더라도 여성에게 더 큰 성적 감흥을 주지 못한다. 그러므로 여성파트너나 남성들이 음경크기에 대해서 특별히 신경을 쓰고 과민반응을 하는 것은 바람직하지 못하다.

㉡ 음낭(Scrotum)

고환과 부고환, 정관의 일부가 들어가 있는 주머니로서 음경 후방에 늘어져 있는 주름이 많은 주머니이다. 정자는 체온보다 약 1℃ 정도 낮은 온도에서 생산되는데 고환과 같이 남성의 중요한 기관이 체외에 나와 있는 것은 그 때문이다. 그러므로 너무 꼭 끼는 팬티나 청바지는 정자 생산에 좋은 영향을 주지 못한다.

② 내성기(Internal Structures)

남성의 내부 생식기관은 정자의 형성과 안드로겐 분비를 담당하고 있는 두 개의 고환(testes), 정세관(seminiferous tubules), 좌우 양측으로 존재하는 부고환(epididymis), 정관(vas deferens), 정낭(seminal vesicles), 사정관(ejaculatory duct), 전립선(prostate gland)과 카우퍼선(Cowper's or bulbourethral glands)으로 구성되어 있다(그림 3-3).

㉠ 고환(Testis)

여성의 난소와 비교되는 것으로, 성세포인 정자와 남성호르몬인 테스토스테론(testo sterone)이 만들어지는 곳이다. 감수분열이 일어나는 유일한 기관이며, 남성 생식기관 중 가장 중요한 기관이다. 고환은 복강 밖에 느슨하게 매달려 있는 음낭이라 불리

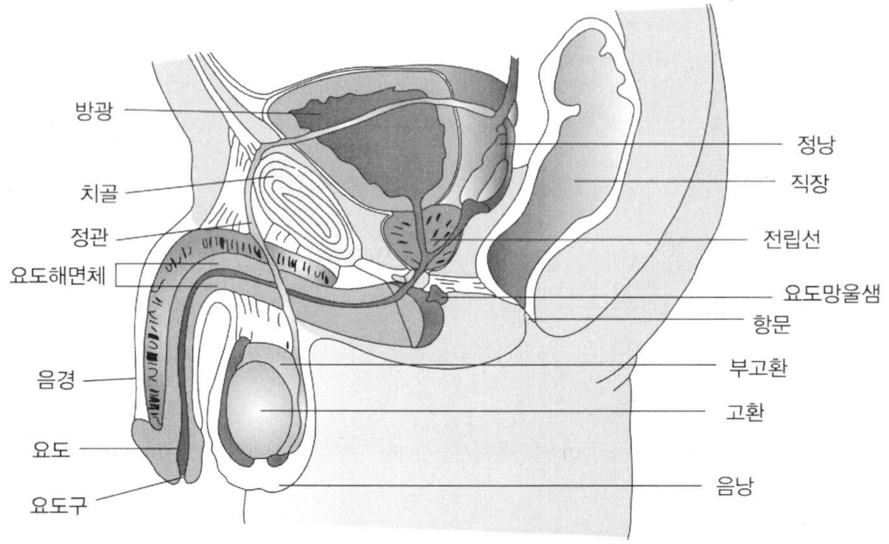

[그림 3-3] 남성의 생식 해부구조

는 주머니 형태의 피부 속에 들어 있다. 각 고환은 흰색을 띠고 있으며 타원형 모양으로 크기는 작은 계란 정도인데 그 곁의 측면에 붙어 있는 부고환에 고환 수출관으로 연결되고 있다. 고환을 단면으로 잘라 현미경으로 관찰해 보면 용수철처럼 촘촘하게 꼬인 아주 미세한 관인 정세관(seminiferous tubules)을 무수히 포함하고 있으며 수백 개의 작은 소엽들로 구성되어 있다(그림 3-3). 이들 각 정세관의 벽에 종자상피조직(germinal tissue)이 자리잡고 있는데 바로 이 안에서 정자가 끊임없이 생산된다. 정자형성(sper matogenesis)의 모든 단계가 끝나고 완전히 성숙된 정자(sperm 또는 spermatozoa)가 만들어지면 고환을 떠나 부고환에 연결된 고환수출관으로 이동을 한다.

㉡ **부고환**(Epididymis)**과 정관**(Vas Deferens)

고환의 위쪽에서 고환과 연결되어 있는 연필 굵기 정도의 것으로서, 한쪽은 고환에 다른 한쪽은 정관에 연결되어 있다. 부고환의 가는 관과 연결되어 있는 정자의 수송관으로, 음낭의 가운데를 지나 위로 올라가고 방광의 뒤쪽으로 내려와 방광의 가까운 요도 입구에 열려져 있다(그림 3-3).

㉢ **정낭**(Seminal Vesicles), **전립선**(Prostate Glands) **및 카우퍼선**(Cowper's Glands)
정낭은 정관에 의해 운반되어 온 무수한 정자를 사정으로 방출될 때까지 일시 보관해 두는 주머니이다. 일정기간이 지나도 사정되지 않은 정자는 소실되어 체내에 흡수된다. 정낭에서는 정액의 일부인 정낭액이라고 하는 투명한 한천과 같은 액을 분비한다.

전립선(샘)은 밤알과 같은 형태의 기관으로서 방광에 가까운 요도를 싸고 있으며, 정낭과 합류한 정관은 이 전립선을 통해서 요도 가운데에 열려 있다. 전립선에서는 아주 진한 우윳빛 액체가 분비되는데, 이것과 정낭에서 분비되는 정낭액, 고환에서 생산되는 정자가 혼합된 것을 정액이라고 하고 정자의 운동이 보다 용이하도록 돕는 역할을 한다. 이곳은 젊은 남성에게는 감염이 매우 잘 되는 곳이며 나이든 남성의 경우 전립샘에서 나타나는 암의 발생률이 꽤 높아 남성사망자의 약 2~3%를 차지한다는 보고도 있다(그림 3-3).

(2) 남성의 생식 생리(Male Sexual Physiology)

정자의 형성과 유지 및 남성의 성적 특징의 발달은 크게 시상하부와 뇌하수체 전엽 및 고환에서 분비되는 호르몬들에 의해 조절된다. 시상하부는 성선자극분비호르몬(GnRH)을 분비하는데, 이는 혈관을 통하여 뇌하수체 전엽으로 들어간다. 그 결과 뇌하수체 전엽은 혈중으로 황체형성호르몬(LH)과 난포자극호르몬(FSH)이라고 하는 성선자극호르몬들을 방출하게 된다. 간질세포자극호르몬(ICSH)이라고도 하는 황체형성호르몬(LH)은 고환의 간질세포의 발달을 촉진하

[표 3-2] 남성생식호르몬

호르몬(Hormone)	분비되는 장소	기 능
테스토스테론(Testosterone)	고환, 부신피질	정자생산을 자극, 이차성징의 발달, 주기적 성욕을 갖게 함
성선자극분비호르몬 (Gonadotropin-releasing hormone : GnRH)	시상하부(hypothalamus)	정자생성 동안 뇌하수체 자극
난포자극호르몬 (Follicle-stimulating Hormone : FSH)	뇌하수체(pituitary)	고환에서의 정자생산 자극
간질세포자극호르몬(ICSH)	뇌하수체(pituitary)	고환의 간질세포의 발달을 촉진하여 남성 호르몬인 테스토스테론을 분비
인히빈(Inhibin)	고환	FSH의 분비를 억제함으로써 주기적으로 정자를 생성하도록 함
리랙신(Relaxin)	전립선	정자운동성을 증가

여 남성 호르몬인 테스토스테론을 분비하게 하며, 난포자극호르몬(FSH)은 정세관의 지지세포(Sertoil's cell)를 분화・성숙시키고 정자발생세포를 자극하여 정자 형성을 촉진한다(표 3-2).

① 성호르몬

남성호르몬은 통틀어 안드로겐(androgen)이라는 용어로 부르는데, 그 중 대부분은 고환의 간질세포에 의해 생산되고, 일부는 부신피질에서 합성된다.

테스토스테론이라고 하는 호르몬은 안드로겐 중에서 가장 많으며 혈액으로 들어가 혈장단백과 결합하는데, 이는 다른 스테로이드호르몬의 경우처럼 표적세포의 수용체와 결합함으로써 효과를 나타낸다. 표적세포에 결합하지 못한 테스토스테론은 대개 간에 의해 담즙이나 오줌으로 배설될 수 있는 형태로 변한다. 이러한 테스토스테론의 분비는 태아의 발육기간에 시작되어 13~15세 사이에 급속히 증가한다.

고환에서 황체형성호르몬은 간질조직세포인 라이디히(Leydig)세포에서 테스토스테론의 합성과 분비에 관여한다. 난포자극호르몬은 테스토스테론과 함께 세정관에서 정자생산을 자극한다. 그러므로 정상적인 정자생산에는 황체형성호르몬과 난포자극호르몬이 모두 필요하나 테스토스테론 생산에는 황체형성호르몬만 필요로 한다.

안드로겐(androgen)의 주된 기능은 성선자극호르몬의 분비조절, 성분화 과정에서의 남성화, 사춘기 이후의 성 성숙과 기능을 유도하는 것이다. 생물학적으로 안드로겐은 활동성 있는 호르몬, 즉 디하이드로테스토스테론과 에스트로겐으로 변환되며, 디하이드로테스토스테론은 남성 성분화와 남성화에 관여한다.

안드로겐은 남성과 여성에서 모두 에스트로겐으로 변환된다. 그러므로 테스토스테론의 생리적 효과는 테스토스테론 자체의 효과와 활동성 있는 안드로겐과 에스트로겐 대사물의 효과가 합쳐 이루어진다.

㉠ 테스토스테론(Testosterone)의 작용

테스토스테론은 수정 후 8주가 되면 태아의 고환세포에서 생산되며, 이는 음경, 음낭, 전립선, 정낭 및 다양한 관들을 포함하는 남성 생식기관의 형성을 자극시킨다. 또한 앞에서 언급한 바와 같이 고환을 음낭으로 내려가게 한다.

사춘기에 이르면 테스토스테론은 고환의 성숙과 생식기계의 여러 부속기관들을 자극하여 남성의 2차 성징의 발달을 일으킨다. 이러한 2차 성징은 성인 남성의 육체적 특징을 형성하는데, 첫째는 얼굴・가슴・겨드랑이・치골부분에 체모의 성장을 증가시키고, 둘째는 후두가 커지고 성대의 주름이 두꺼워지면서 변성이 된다. 셋째는 피부가 두꺼워지며, 넷째는 어깨가 넓어지고 허리가 비교적 가늘어지며 근육이 발달한다. 다섯째는 골격이 크고 튼튼해진다. 또 다른 테스토스테론의 작용으로는 세포의 신진대사와 혈액의 평균 적혈구 수를 여자보다 더 많게 하기 위해 적혈구의 생산을 증가시킨다.

㉡ 호르몬의 분비 조절

남성의 2차 성징은 간질세포에 의해 분비되는 테스토스테론의 양과 직접적으로 관련이 있다. 그 양은 시상하부의 음성 피드백(negative feedback) 기전에 의해 조절된다. 혈액에서 테스토스테론의 농도가 증가함에 따라 시상하부는 억제되고, 성선자극호르몬(GnRH)에 의한 뇌하수체 전엽의 자극은 감소된다. 이어서 뇌하수체에서 황체형성호르몬(LH(ICSH))의 분비가 감소되면 간질세포에 의한 테스토스테론의 합성이 감소한다. 테스토스테론의 혈중농도가 떨어지면 시상하부는 활성화되고, 그것은 다시 한 번 뇌하수체가 LH를 분비하도록 자극한다. LH 분비의 증가는 간질세포들이 더 많은 테스토스테론을 생산하게 해서 혈중 농도가 올라간다.

㉢ 남성주기(Male Cycle)

남성과 여성을 비교한 연구에서 남성과 여성 모두 비슷한 심리적, 행동적 주기를 가지는 것으로 나타났다. 여성은 월경주기에 따라 변화가 잘 구분되는 반면에 남성은 테스토스테론의 분비 수준에 따라 영향을 받는지에 대해서는 분명하지 않다. 남성도 여성처럼 에스트로겐과 프로게스테론 분비량에 따라 분명하게 드러나지는 않지만 여성의 경우와 마찬가지로 주기변화를 경험한다. 하루를 기준으로 볼 때 남성의 테스토스테론의 양은 저녁 8시경에 가장 낮으며, 아침 4시경에 가장 높다(Gorman, 1992). 일 년을 기준으로 할 때는 봄에 다소 낮으며 가을에 높다. 테스토스테론의 분비량이 기분, 정서나 정신적 과정에 어떤 영향을 미치는지는 밝혀지지 않고 있지만, 한 연구에서는 정신적 수행에 관한 실험을 한 결과 남성은 가을보다는 봄에 더 수행을 잘했다는 연구가 있다(Gouchie and Kimura, 1991). 다른 연구에서는 남성의 기분은 4~9주 정도의 주기로 변화되고 있다는 연구도 있다(Ramey, 1972).

② 정자형성(Spermatogenesis)

고환에서 정자를 생산하는 것을 정자발생(spermatogenesis)이라고 하며, 이는 정세관에서 이루어진다. 정세관의 상피세포는 지지세포(Sertoli's cells)와 정자발생세포(spermatogenic cells)로 구성되어 있는데, 지지세포들은 정자세포(spermatid)를 생성하는 정자발생세포들을 도와주고, 영양분을 공급하며 조절해 준다.

정자세포의 발생과정은 먼저 아직 분화되지 않은 정자발생세포들인 정조세포(spermatogonia)로부터 시작되는데, 이 세포들은 46개의 염색체를 갖고 있다. 사춘기 이후에 바깥층의 정조세포가 분열·성장하여 제1정모세포(primary spermatocytes)가 되며, 이는 1차 감수분열의 과정에서 2개의 제2정모세포로 나누어지면서 22개의 상동염색체와 1개의 성염색체(X, Y 중 하나)를 갖게 되고, 이는 다시 두 번째 감수분열을 통하여 각각 2개씩 4개의 정자세포(spermatid)가 되지만 염색체 수는 변동이 없다.

정자형성은 남성의 생식능력이 있는 동안에 계속 일어나고, 생성된 정자는 각 정세관의 관강에 모인 다음 고환망을 지나 한동안 머물면서 성장하게 되는 부고환에 이른다.

③ **정자**(Sperm)

정자는 여성의 난자와 상대되는 주요 생식세포이다. 남성은 사춘기가 되면 최초의 사정이나 몽정이 이루어지면서 고환에서 성숙한 정자가 생산된다. 하나의 성숙한 정자(sperm)는 길이 0.06mm의 올챙이처럼 생긴 가느다란 모양이며, 납작한 머리와 원통형의 몸, 가늘고 긴 꼬리로 이루어져 있다(그림 3-4). 윤곽이 달걀형인 정자의 머리는 주로 핵으로 이루어져 있고, 23개의 염색체를 가진 염색질로 꽉 차 있으며, 여기에는 유전인자가 내포되어 있다. 또한 앞쪽 끝에는 수정 시 난세포를 뚫고 들어갈 수 있도록 리소좀 같은 효소를 함유하고 있는 첨단체(acrosome)라고 하는 작은 부분을 가지고 있다.

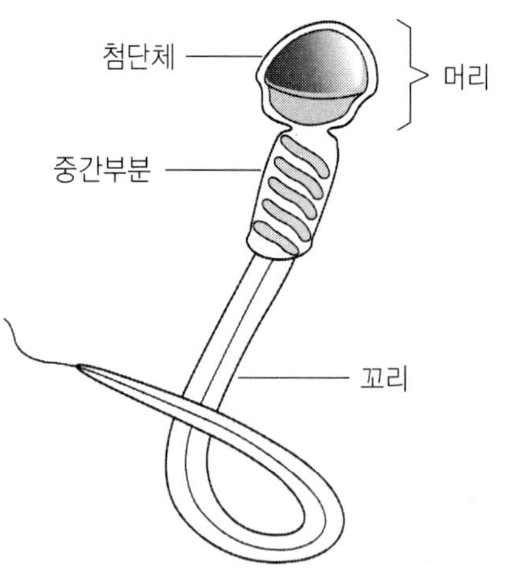

[그림 3-4] 정자의 구조

④ **정액**(Semen)

사정하는 동안에 요도에 의해 바깥으로 운반되는 액을 정액(semen)이라고 한다. 이는 고환에서 나온 정자들과 정관, 전립선, 구요도선에서 나온 분비액으로 이루어져 있으며, pH 약 7.5의 약알칼리성으로 다양한 영양소를 가지고 있다. 또한 정자의 생존과 여성 생식기 내에서의 운동성을 강하게 해 주는 프로스타글란딘(prostaglandins)을 함유하고 있다.

사정할 때 정액의 양은 2~5ml 정도이며 그 속에 들어 있는 정자의 수는 1ml당 평균 약 1억 2천만 개이다. 정자는 여성의 생식기 속에서 정자의 첨단체의 막이 약화되어 난자의 막을 뚫고 들어갈 때 단백질 분해효소가 나와 난자의 벽을 용해시킨다. 정자는 남성 생식기관에서는 여러 주 동안 살 수 있으나, 밖으로 나오면 하루나 이틀 밖에 생존할 수가 없다.

⑤ **남성의 성적 반응**(Male Sexual Response)

㉠ **발기**(Erection)

음경의 발기 조직은 동양혈관망이 발달해 있는데, 혈관의 내강은 보통 싸고 있는 평활근섬유의 수축이 부분적으로 일어나는 관계로 작다. 성적 자극 시에 평활근이 이완하고, 척수의 천골부에 있는 부교감신경이 흥분하여 음경으로 가는 동맥을 확장시키면 음경은 팽창하게 된다. 동시에 동양혈관으로 들어간 혈액의 양이 많아짐으로 인해 압력이 높아지고 주위의 정맥을 압박하여 음경 밖으로 나가는 정맥은 혈액의 흐름이 줄어든다. 결과적으로 혈액은 발기성 조직에 축적되며 음경은 부풀어지고 늘어나서 발기(erection)가 된다.

㉡ **오르가즘**(Orgasm) **및 사정**(Ejaculation)

성적 자극의 절정을 오르가즘(orgasm)이라고 하는데, 이것은 생리적으로 즐거운 기분과 정신적인 안정이 함께 느껴진다. 또 남성의 오르가즘은 방출과 사정을 수반한다. 방출(emission)은 고환에서 나오는 정자와 전립선 및 정낭에서의 분비물이 요도로 나와 정액을 형성하는 것을 말하는데, 방출은 척수로부터 나오는 교감신경에 의한 반응으로 일어난다. 이 신경의 흥분은 고환관, 부고환, 정관 및 사정관의 벽 안에 있는 평활근의 연동수축을 자극하며, 동시에 다른 교감신경은 정낭과 전립선의 수축을 유도한다.

요도가 정액으로 가득 차면 감각신경이 자극되어 천수로 들어가고, 그 반응으로 운동신경은 음경의 발기성 조직을 수축시킨다. 이로 인하여 발기 조직은 압력이 높아지고 요도를 통하여 정액이 밖으로 나가게 되는데, 이 과정을 사정(ejaculation)이라고 한다. 방출과 사정은 순서가 정연하여 구요도선의 분비액이 제일 먼저 분비되고, 이어서 전립선액의 분비, 정자의 이동, 마지막으로 정낭에서 정액의 사정이 뒤따른다. 보통 사춘기 남성에게 있어 자발적인 방출과 사정이 잠을 자는 동안 많이 일어나는데, 이를 몽정(nocturnal emissions)이라고 하며, 이는 사춘기적 발달과 성적 성숙이 수반되는 호르몬의 농도 변화 때문에 일어난다.

3 성 병

성병은 개인의 문제뿐만 아니라 사회적 문제이기도 하다. 성병에 대하여 개인적으로 치뤄야 하는 대가는 심각한 물리적·정신적 고통, 질병 및 심지어는 죽음까지도 초래할 수 있다. 성병 중 임질, 매독, 클라미디아는 엄마와 아이의 생식기관과 관련된 질병으로 사망의 3분의 1을 차지한다(Strong & DeVault, 1996). 성병은 STD(Sexually Transmissible Disease: STD) 혹은 VD(Veneral Disease)라고 불리나 현재는 VD보다는 STD로 더 많이 사용된다. VD는 성접촉으로 인한 질병, 예를 들면 매독이나 임질을 나타내는 용어의 의미가 내포되어 있으나 STD는 직접적 성접촉으로 인한 감염뿐만 아니라 직접적인 성접촉 이외의 방법으로도 성감염이 이루어 질 수 있다는 의미를 내포하고 있다. 예를 들면 HIV 혹은 간염(Hepatitis B)과 같은 질병도 포함하는 좀 더 포괄적인 용어라 할 수 있다. STD는 또한 사회병(social disease)으로 언급되기도 한다.

1) 클라미디아(Chlamydia)

클라미디아는 클라미디아 트라코마티스(Chlamydia trachomatis)로 불리며 박테리아와 바이러스 둘 다에 의해서 감염된다(Addiss, Vaughn, Hillis Ludka, Amsterdam, and Dais, 1994; Hatcher et al., 1994). 클라미디아는 가장 흔한 성병중의 하나로서 남성과 여성의 성인은 물론 신생아와 어린이에게도 감염될 수 있다. 이 병은 보통 성접촉을 통해 퍼지는 세균이 기인한다. 여성의 생식기 감염 시 난관 손상 및 폐쇄를 일으킴으로써 불임과 자궁외임신의 원인이 될 뿐 아니라 임신부의 감염 시에는 임신 경과 및 예후, 태아상태 등에 영향을 미칠 수 있다. 클라미디아는 인간에게만 감염되며, 성적 접촉이나 감염부위의 점막에 직접 노출됨으로써 감염이 된다.

감염자의 약 80%는 무증상이거나 미약한 증상만을 나타내므로 감염과 그 후유증의 처치에 어려움이 많으며, 남성의 경우 비임균성 요도염의 40% 정도를 차지하고 약간의 요도 분비물이나 배뇨 곤란 등이 동반된다. 여성은 복통, 출혈, 미열 등의 증상이 있다. 한국인의 경우 산부인과 방문 환자의 약 15%가 이 병에 이환된 것으로 알려져 있다.

클라미디아 감염의 위험군으로는 25세 이하의 젊은 사람, 결혼하지 않은 여성, 저소득층, 경구용 피임제를 사용하는 사람, 다수의 성교 상대자를 가진 사람, 임질에 이환된 여성 등으로 알려져 있다. 요도염의 50%는 클라미디아와 관련이 있으며, 일부 환자에게서는 바르톨린선염(bartholinitis), 산후 자궁내막염을 일으키고 수직감염을 통해 신생아에게 결막염 및 폐렴을 일으킬 수 있다.

치료방법으로 1~2주 정도의 항생제 치료 후 3~4주 후에 다시 검사를 받아야 하며, 모든 성 상대자에 대한 검사와 치료가 시행되어야 한다. 항생제 요법의 실패율은 약 5%이며 재발률은 20~40%인데 임균과 동시에 감염되었거나 젊은 사람의 경우 재발이 잘 된다. 치료를 하지 않고 내버려 두었을 경우 골반염증성질환(Pelvic Inflammatory Disease: PID) 및 불임을 초래할 수 있다. 골반염증성질환의 30~50%가 클라미디아와 관련이 있으며, 대부분 증상이 없거나 비전형적 증상을 나타내어 치료의 지연을 초래하고 자궁외임신이나 불임 등의 후기 합병증을 가져온다.

2) 박테리아에 의한 성병(임질, 매독)

(1) 임질(Gonorrhea)

임질은 인류역사상 가장 오래되고 흔한 성병 중의 하나이다. 원인균은 콩팥 모양의 그람음성 쌍구균으로 점막과 선의 원주상피세포와 이행상피세포를 침범하며 병원성 임균은 섬모(pili)를 가지고 있다. 임질은 여러 형태의 성적 접촉을 통해서 이루어진다. 즉 오랄 섹스(Oral Sex), 키스, 성기 접촉, 항문성교 등 모든 성접촉에 의해서 전염된다. 임질을 가진 남자와 단 한 번의 성교로 여자가 전염될 수 있는 확률은 50%이다. 남자의 경우 단 한 번의 성교로 임질이 감염될 가능성은 20~50% 정도이다.

잠복기는 3~5일이며 젊은 사람들이 많이 감염되는데 도시인, 저소득층, 다수의 성 배우자를 가진 사람, 첫 성교를 이른 나이에 경험한 사람, 임질로 진단된 환자와 성접촉을 가진 사람 등이 위험군으로 알려져 있다.

남성의 경우 증세가 분명하여 바로 치료할 수 있다. 남성의 90~95%는 요도분비물, 배뇨곤란 및 빈뇨 등의 증상이 나타난다. 적절한 치료를 받지 않으면 부고환염, 전립선염, 서혜부 임파선염, 요도 농양, 음경 부종 등의 합병증을 동반하게 된다. 여성의 경우 임균에 감염되었을 때에 절반 이상이 아무런 증상이 없기 때문에 자신도 모르는 체 치료를 하지 않아 감염원이 될 수 있다. 임균에 감염되었을 때에 나타나는 증상으로는 질 분비가 많아지고, 외부성기에 자극을 느끼며, 배뇨시 통증이 오고, 비정상적인 월경이 나타난다. 그리고 감염자의 90% 이상이 자궁경부 감염이며, 요도감염이 70%, 항문감염이 30~40%, 인후감염이 10% 정도 나타난다.

발견하지 못하여 치료를 하지 않고 방치할 경우 여성은 남성보다 더 심각한 질병을 초래할 수 있다. 임균은 자궁목부로부터 자궁, 자궁관, 난소로 퍼질 수 있으며, 나중에는 급성 난관염 또는 골반 염증성 질환이 발생하여 불임이나 자궁외임신 등의 후유증을 남길 수 있다.

남녀 모두에게 있어 임균은 혈액을 통해서 여러 기관으로 퍼진다. 그래서 관절에 가면 관절염(임균성 관절염)을 일으키고, 심장에 가면 임균성 심내막염, 뇌로 가면 임균성 뇌막염 등을 일으키나, 이런 질병의 발생률은 드물고 치료가 가능하다.

1940년대에는 페니실린에 의해 100% 치유가 가능했으나 페니실린에 저항하는 균종의 출현으로 이제는 널리 사용되지 않으며, 성교 상대자도 반드시 함께 치료를 받아야 한다. 부적절한 예방이나 치료는 오히려 임질 감염을 은폐시키며 만성화하여 임질 만연의 요소가 될 수 있다. 1주일 정도의 치료 후 3~7일 사이에 적절한 곳에서 재배양 검사를 하게 되는데, 임균에 대한 양성반응이 나타나면 대부분의 경우 치료되지 않은 성교 상대자로부터의 재감염에 의한 것이다. 치료를 하지 않고 내버려 두었을 경우 골반염증성질환(Pelvic Inflammatory Disease: PID) 및 불임을 초래할 수 있다.

(2) 매독(Syphilis)

매독은 성 접촉이나 태반을 통해 감염되는 만성 성병으로 상처 없는 피부나 점막을 통해서도 감염되며 원인균은 스피로헤타의 일종인 매독트레포네아(Treponema pallidum)이다. 매독의 발병률은 오늘날 임질에 비해서 적은 것으로 보고되고 있으며 남녀 2:1의 비율로 나타난다. 또 이들 남성 환자 중에는 그 절반이 동성연애자인 것으로 보고되었다.

매독은 성행위에 의해서 전염되는 것이 가장 큰 감염경로이며, 때로는 수혈에 의해서도 전염될 수 있고, 임신부로부터 신생아에게 전염되기도 한다. 선천성 매독은 임신 중 어느 시기에도 태반을 통과할 수 있으며 태아에게 치명적인 영향을 미친다. 후천성 매독은 시간에 따

[표 3-3] 매독의 종류

후천성 매독	1기 매독(Primary syphilis)	감염된 지 1년 이내임
	2기 매독(Secondary Syphilis)	
	조기잠복기(Early Latent Syphilis)	
	만기잠복기(Late Latent Syphilis)	감염된 지 1년 이상임
	3기 매독(Tertiary Syphilis)	
선천성 매독	조기 선천성 매독(Early Congenital Syphilis)	생후 2년 이내에 증상이 나타남
	만기 선천성 매독(Late Congenital Syphilis)	생후 2년 이후에 증상이 나타남

라 제1기 매독(Primary Syphilis), 제2기 매독(Secondary Syphilis), 잠복기(Latency), 3기 매독(Tertiary Syphilis)으로 분류된다. 매독의 진단은 보통 혈액검사로 이루어지며 몇 가지 진단법이 있다. 매독증상이 나타나면 곧바로 전문의의 치료를 받으면 쉽게 나을 수 있다. 치료를 하지 않고 내버려 두었을 경우 내장기관과 눈의 궤양, 심장병, 통증, 심한 월경 장애를 유발할 수 있다(김정옥, 2001).

3) 질염(Vaginal Infections)

질염이란 질에서 일어나는 모든 질병의 일반적 명칭이다. 즉 세균감염, 알레르기 반응, 에스트로겐 결핍증, 화학약품에 대한 민감성 등을 모두 포함하는 개념이다. 이러한 질병은 성행위

질염의 예방법

질은 정상적으로도 많은 종류의 미생물을 가지고 있다. 이들 중에 어떤 것들은 질 내부의 정상적인 생리에 기여를 하는 것들도 있다. 예를 들면 질의 적당한 산도를 맞추는 데 공헌을 하기도 한다. 그러나 이것이 급격히 너무 증가하면 감염증을 일으키고 병리증세를 가져온다. 라슨(Larson)과 갈라스크(Galask, 1982)에 의하면, 평소에도 평균 7가지의 박테리아가 질에서 발견되고, 그 외에도 효모(yeast)나 바이러스들도 보인다고 한다. 그러나 이들 미생물과 질의 감염증의 관계는 아직 완전히 알려져 있지는 않다. 왜 어떤 미생물의 감염을 찾지 못하는 데도 질의 통증이나 가려움증의 증상을 갖게 되는지, 또 그 반면에 왜 많은 여자들이 명백히 세균에 감염된 것이 테스트 결과에 나오는데도 분비물도 안나오고 증상이 왜 나타나지 않는지 밝혀지지 않고 있다(Osborne, 1982). 질염은 불편하기 때문에 당사자나 성교 상대를 위해서 그것을 예방하는 것이 좋으며 전문가들이 지적한 예방법을 제시하면 다음과 같다.

- 면 팬티를 입는다. 나일론이나 합성섬유 팬티나 팬티호스는 열과 습기를 조절하지 못해서 세균 증식에 좋은 환경을 만든다.
- 너무 자주 질 내부를 세척하는 것을 피한다. 이것이 질을 자극할 수 있고 또 자연적으로 항상 존재하는 미생물들을 씻어내는 결과를 가져올 수 있다(많은 권위자들이 하루에 몇 번씩 세척하는 것은 특별한 경우를 제외하고는 필요하지 않다고 충고하고 있다).
- 대변 후에 닦을 때에는 항상 앞에서 뒤쪽으로 닦아야 한다. 왜냐하면 항문의 세균이 질에 전달되는 것을 방지할 수 있기 때문이다.
- 항생제를 필요 없이 과용하지 않는다. 항생제는 때로 이로운 세균이 정상적으로 질 속에 존재하면서 병원균이 질속에 급속히 늘어나는 것을 방지해주고 있는 균형을 깨뜨린다.
- 부드러운 비누와 물로 성기와 항문을 규칙적으로 닦는 습관을 가진다. 그러나 피부자극성 시판 약제인 스프레이는 피한다.
- 항문성교 후에 바로 질에 성교하는 것은 피한다. 이것은 항문의 박테리아를 질에 감염시키는 방법이 된다.
- 질에 불쾌감을 주거나 통증을 유발하는 어떤 형태의 성행위도 피한다.

자료 : 하재청 외, 1997

에 의해서 일어나는 것이 대부분이지만 그렇지 않은 경우가 30% 정도 된다. 질염은 질 내벽을 흐물흐물하게 하거나 성교 중에 통증, 성기능 문제, 불쾌한 냄새를 유발한다. 질염은 트리코모나스증(Trichomoniasis), 마닐라 질염(Manilial Vaginitis) 혹은 캔디다스증(Candidiasis), 헤모필러스 질염(hemophilus vaginitis)이 있다.

4) 바이러스성 성병(성기 사마귀, 음부포진, 간염, HIV/AIDS)

(1) 성기 사마귀(Genital warts)

성기 사마귀는 인구육종 바이러스(Human Papilloma Virus: HPV) 감염에 의해 발생되는 질병의 하나로서, 잠복기는 3주에서 8개월(평균 3개월)이며 전염력은 25~60%이다. 성교시 직접적으로 침범받는 곳에 주로 발생하여 대부분이 밖으로 성장해 나오는 것으로 시간이 지남에 따라 구진이 모여 닭벼슬이나 배추꽃 모양이 되기도 한다. 대부분 약간의 소양감은 있으나 통증이 없으며, 크기가 커지며 괴사를 일으켜 이차감염이 초래되고 이로 인해 출혈이나 분비물이 나타난다.

성기 사마귀의 치료는 흔히 국소적인 세포독성 약물의 사용이나 파괴요법이 이용되는데 냉동요법(cryotherapy), 레이저치료(lazertherapy), 전기소작술(electrocautery) 등이 성공적인 파괴요법으로 사용된다. 모든 치료 방법은 어느 정도의 재발을 초래하며, 재발한 여성이나 40대 이후에 발병한 여성에게서는 악성종양과 관련이 있다는 연구결과가 있다.

(2) 음부포진(Genital Herpes)

음부포진은 대체로 성교에 의해서 전염된다. 즉 성기를 서로 접촉하거나, 입과 성기를 접촉하거나, 항문성교를 하거나, 또 입과 항문을 접촉할 때 단순포진 바이러스(Herpes simplex virus: HSV)가 옮게 된다. 그 밖에도 피부에 상처가 있을 때에는 몸의 어느 부분을 통해서도 전염이 가능하다. 외성기에 통증을 동반하는 단순포진 바이러스(Herpes simplex virus: HSV) 감염은 전 세계적으로 널리 분포되어 있는 성병이다. 15~40세 사이의 중상위 계층으로, 성관계가 많고 성 상대자가 자주 바뀌는 사람에게서 많이 발생한다. 바이러스가 체내에 존재하면서 면역기전에 의해 제거되지 않으므로 더 이상의 성 접촉이 없어도 재발할 수 있으며 이로 인한 정서적, 정신적 장애가 신체적 장애보다 더 심각한 문제를 초래할 수 있다.

일차감염은 3~7일의 잠복기를 가진 후 동통, 소양감, 배뇨곤란, 서혜부 림프선종 등의 국소증상으로 시작된다. 성기의 여러 부위에서 감염성 바이러스를 함유한 병변이 1~3일 후에 출현하며 홍반과 소양감을 동반한 구진이 1~3 mm 직경의 작은 수포로 발전하고, 이러한 수포들은 서로 결합하고 파열되어 큰 궤양이나 농포를 형성하며 4~15일간 지속된다. 일차감염자의 39~77%에서 발열, 두통, 근육통, 권태감 등의 전신증상이 나타나며 병변 출현 후 첫 4일 동안 심하다가 첫 1주일째 서서히 감소한다.

일차감염 환자의 38%~56%가 6개월 내에 한 번은 재발을 경험한다. 재발성 질환은 초기 감염보다 대개 증상이 경미하지만 재발을 예측할 수 없고 증상의 강도와 기간, 바이러스 방출의 기간이 아주 다양한 특징이 있다.

현재까지 HSV의 만족스러운 치료 방법은 알려져 있지 않다. 다만 증세를 약화시키고 재발의 빈도를 줄이며 바이러스의 방출기간을 단축하여 타인에게 전염될 기회를 막는 것이 일차 감염의 치료목적이다. 환자의 정서 및 병의 정도에 대한 적절한 상담이 필요하다.

(3) 간염(Hepatitis)

바이러스성 간염은 간에 바이러스가 감염되어서 생기는 병이다. 전혀 증상이 나타나지 않는 경우도 있고 아주 심한 증상이 나타나기도 한다. 내장기관에 약하게 나타나는 증상으로 식욕감퇴, 소화불량, 설사 등이 있다. 급성증상으로는 황달, 구토, 복통 등이 나타난다. 바이러스성 간염에는 세 가지, 즉 A형, B형 그리고 비(非)A, B형이다. A형 간염은 15~45일간의 잠복기를 가지며 주로 항문과 입을 경로로 전염된다. 예를 들면 음식을 통해서, 혹은 감염된 물에서 잡은 조개를 덜 익혀서 먹는 경우에 전염된다. 그런데 최근 미국의 보고에 의하면, 동성애를 하는 사람에게 감염률이 높은 것으로 조사되고 있으며, 입과 항문의 접촉이 많기 때문이라고 추측하고 있다. 또한 이성 성행위자들 간에도 입과 항문의 접촉이 있다면 똑같은 감염의 위험이 따른다고 볼 수 있다.

B형 간염은 주로 혈액에 의해서 전염된다 하여 "혈청간염"이라고도 불린다. 하지만 혈액 외에도 타액이나, 정액, 질 분비액, 그리고 다른 체액에 의해서도 전염된다. 미국의 조사에 의하면 연간 20만 명의 B형 간염환자 중에서, 많은 사람들이 성행위 경로에 의해서 전염된 사람들로 보고되고 있고 동성애자들에서 감염률이 높은 것으로 조사되었다. 그 이유는 항문 성교에 의한 직장점막 손상이 감염의 원인일 것으로 추측되며, 감염된 타액이 항문 혹은 정액이 항문으로 들어가서 감염될 수도 있다.

미국의 경우 B형 간염환자는 40만 내지 80만 명이 있는 것으로 보고되고 있으며 전 세계적으로는 1억 5천만 명 내지 2억 명의 감염자가 있는 것으로 보고되어 있다. 한국은 정확한 통계자료가 없어서 환자 수를 알 수 없는 실정이다.

비(非)A, B형 간염은 수혈로 전염되는 경우가 가장 흔하며 성행위에 의해서 전염되지 않는다. 간염의 진단은 혈액검사를 통하여 한다. 즉 혈액에서 분리해 낸 효소들을 측정하거나, 혈액의 항체테스트를 하며, 치료는 입원을 할 필요는 없고, 약물치료로 한다. 현재에는 B형 간염에 대해서는 백신이 나와 있어서 안전하고 효과적으로 예방을 할 수가 있다.

(4) 후천성 면역결핍 증후군(Acquired Immunodeficiency Syndrome: AIDS)

에이즈는 HIV(Human Immunodeficiency Virus: HIV)라는 일종의 바이러스의 감염으로 일어나는 질병이다. 이 바이러스의 가장 큰 전염경로는 성행위에 의한 것이고, 드물게는 바이러스에 감염된 주사바늘로 혈관주사를 통해서도 감염된다. 이 바이러스는 피부에 상처가 생겼을 경우 침투해 들어갈 수 있다. 일단 RNA 유전자를 갖고 있는 HIV는 다른 RNA 바이러스와는 달리 숙주세포에서 증식하지 못하고, 증식하기 위해서는 숙주세포 내에서 반드시 RNA를 원판으로 한 DNA 복사판을 만들어야 하며 이러한 과정 중에 역전사효소가 관여한다. 체내에 들어가면 이 바이러스는 Th-세포(T-helper cell)라는 백혈구 세포들을 공격하며, 이 세포의 기능의 변화와 수를 감소시켜 심각한 세포성 면역체계의 장애를 초래한다. 또한 손상된 Th-세포(T-helper cell)나 그 파괴된 잔존 물질이 각종 식세포에 의해 탐식되면 이들 식세포들도 감염되어져 전체적인 면역기전이 파괴되므로 각종 기회감염을 초래하고 죽음을 초래한다.

에이즈의 특징은 장기에 대한 바이러스의 직접적인 영향과 정상적인 면역체계의 변화로 인한 후유증으로 결국 죽음을 초래한다. 현재 인체면역결핍 바이러스(Human Immunodeficiency Virus: HIV)에 감염된 환자의 20~25%가 여성으로, 과거에 비해 여성 에이즈환자의 비율이 증가하고 있는 추세이다. 이는 과거에 동성연애자나 마약중독자간의 전파가 주종을 이루었으나 이제는 이성 간의 성 접촉에 의한 전염이 주종을 이루기 때문이다.

HIV의 주전파 경로는 감염된 환자의 혈액에 대한 직접적인 접촉이나 성 접촉, 신생아에 대한 수직감염으로 세 가지가 있다. 모유 수유 시에도 전파의 가능성이 있으나 일상적인 접촉, 즉 악수, 포옹, 가벼운 키스, 피부의 접촉을 통해서는 감염되지 않고 모기나 기타 곤충을 통해서도 감염되지 않는 것으로 알려져 있다. 주사침이나 주사기를 공유하는 정맥 내 마약사용자간의 경우 직접적인 혈액 접촉으로 전파되며, 혈우병 등의 수혈이 필요한 환자에게도 드물게 전파될 수 있다. 감염된 환자의 정액이나 질액에서 HIV를 검출할 수 있으며, 남성에서 여성으로의 감염이 훨씬 높고, 직장 점막이 질 점막보다 얇으므로 항문 성교시에 더 잘 전파된다. 매독, 음부포진, 연성하감 등의 성병 질환 존재시 점막의 파열을 초래하므로 HIV의 전파가 잘 일어난다.

건강한 사람이 감염자와 한 번 성접촉을 가졌을 때 전염될 확률은 0.1% 정도이다. 그런데 여자의 경우는 남자의 경우보다 전염률이 상대적으로 더 높다. 이러한 남녀의 전염률의 차이

[표 3-4] HIV 감염경로별 감염률 (감염률은 100번 감염위험에 노출되어 걸릴 확률)

대 상	감염률
• 남성이 여성에게 감염시키는 경우(콘돔없이 일반적인 질 성관계)	0.1~0.2
• 여성이 남성에게 감염시키는 경우(콘돔없이 일반적인 질 성관계)	0.033~0.1
• 남성이 남성(여성역할)에게 감염시키는 경우(콘돔없이 일반적인 항문 성관계)	0.5~3.0
• 주사기 공유	0.3
• 모자감염	13~48
• 수혈	90~100

자료: The World Bank Policy Research "Confronting AIDS"

는 아마도 해부학적인 구조의 차이 때문으로 생각된다. 또한 마약 중독자가 동료 마약중독자가 감염된 사실을 모르고 주사기를 한번 함께 사용하였을 때 전염될 확률은 0.3%이다. 그리고 감염된 임신부가 출산시 신생아가 감염될 확률은 13~48%이며, 병원에서 오염된 혈액을 수혈 받았을 때 감염될 확률은 거의 90~100%인 것으로 추측된다.

에이즈는 쉽게 전염되지 않는다는 것이 지금까지 연구한 학자들의 견해다. 그러나 그 위험 행위가 어떤 상황에서 이루어지는가에 따라 에이즈 감염 확률도 매우 크게 변할 수 있다. 일반적으로 통용되고 있는 감염 확률은 [표 3-4]와 같다.

첫 감염 후 평균 14주 경에 발열, 무력감, 근육통, 설사 등의 유행성 독감(influenza)과 유사한 전신 증세가 나타나나 자연치유되며, 이러한 증세가 소실되면서 혈청항체가 증가하여 혈청검사에 양성을 보이기 시작한다. 에이즈에 감염되면 대개는 에이즈 증상이 나타나기까지 수년간 아무런 증상도 없이 정상인과 똑같은 생활을 하게 된다. 일부 감염자에서는 이 시기에 목이나 겨드랑이, 사타구니 등에 임파선이 붓는 경우도 있다. 그러나 이 시기에 아무런 증상이 없다 하더라도 면역기능은 계속 감소하게 되며, 또한 남에게 전파시킬 수 있는 감염력도 갖고 있다. 이 시기 이후 상당한 기간 동안 무증상으로 지속되며 에이즈의 평균 발현 기간은 10년으로 알려져 있다. 에이즈의 발현되기 수개월 또는 1~2년 전에 몇 가지 전구증상이 나타난다. 전구증상으로서는 밥맛이 없고, 피곤하고, 잠잘 때 심하게 땀을 흘리거나, 이유 없이 열이 나고, 설사가 계속 되면서, 심한 경우에는 체중이 빠지게 된다. 또한 여러 가지 피부병이 나타나기도 하고, 기억력이 나빠지거나, 집중력이 떨어지고, 몸의 균형을 잡기가 힘들어지면서, 심한 경우에는 글씨 쓰는 것조차 힘들어진다. 특히 한 달 이상의 고열, 10% 이상의 체중감소, 한 달 이상의 설사증상이 AIDS발현이 가능한 위험집단일 경우 HIV 항체검사와 의사의 관찰이 필요하다. 에이즈로 이행하면 대개는 2~3년 후에 위중한 감염증과 암으로 인해 사망하게 된다.

에이즈 치료 원칙은 HIV에 대한 치료와 다른 세균에 대한 기회감염을 예방하는데 있다. HIV 양성 반응이 나타나면 국립보건원에 보고하여 정부에 등록한다. HIV에 감염된 후 6개월 이내에 95% 이상에서 에이즈 항체를 검출할 수 있다. 결핵이나 다른 성병에 대한 검사와 함께 B형 간염이나 인플루엔자 등에 대한 백신 접종을 하고 심리적, 행동학적인 상담이 시행되어야 한다.

성병 예방법

성병에 감염되는 위험을 줄이는 방법과 일단 성병에 걸렸을 경우 타인에게 전염시키는 위험을 줄일 수 있는 지침은 다음과 같다.

- 성병에 대한 기본 지식을 습득하라.
  제반 성병의 증상을 미리 알고 있으면, 성병 감염자와의 접촉에서 벗어날 수가 있고, 또 일단 감염이 되었을 때에도, 바로 감염사실을 알아내서 적절한 치료를 빨리 받을 수 있다.

- 자주 성기를 관찰하는 습관을 가지라.
  생식기가 예전과 다르게 느껴지고, 생식기에서 이상한 분비물이 나오면 성병의 신호일 수 있다. 자신의 생식기와 상대방의 생식기를 자주 관찰한다. 만일 의심스러운 대상포진 이라든지 피부 궤양이 보일 때에는 절대로 그것을 간과하지 말라.

- 여러 명과 성교를 하지 마라.
  성접촉을 하지 않음으로써 100% 성병을 예방할 수 있다. 성행위 상대를 무질서하게 바꾸는 것은 성병감염 기회를 높인다. 오랫동안 관계를 유지하는 사랑하는 사람과의 지속되는 성 접촉이 가장 안전한 방법이다.

- 정직하라.
  만일 성병에 감염된 것이 확인됐을 때는, 상대에게 그 사실을 알려라. 그렇게 함으로써 전염을 막을 수 있고, 상대도 함께 검진을 받을 수 있게 된다. 반면에 상대방의 감염여부가 의심스러울 때에도 주저하지 말고 상대방에게 사실을 알려 달라고 요구하라.

- 성교시는 항상 살정제와 함께 콘돔을 사용하라.
  성교시는 항상 살정제와 함께 콘돔을 사용해야 성병에 걸릴 위험을 줄이거나 예방할 수 있다. 그러면 자신이 감염되는 것도 방지할 수 있고 또 상대방에게 자신의 균을 감염시키는 것을 예방할 수 있다. 여성의 경우 질속에 질좌약(거품, 젤리, 크림) 등을 사용하면 임질의 감염을 줄일 수 있다.

- 서둘러서 검진하고 치료하라.
  성병에 감염되었다고 생각하는 사람은 병원이나 의사에게서 의료적 치료를 받아야만 한다. 성병은 자연치유되지 않으므로 의사의 처방된 약을 복용하는 것이 중요하다.

4 성과 사랑

사랑은 인간이 세상을 살아가면서 경험할 수 있는 가장 행복하고 오묘한 감정이다. 하지만 사랑은 가장 황홀하면서 가장 고통스런 체험이기도 하다. 사랑은 한 개인의 삶에 있어서 기쁨과 슬픔, 환희와 고통, 행복과 불행을 좌우하며, 삶의 질(quality of life)을 결정짓는 중요한 요인이다. 이처럼 우리의 삶에서 그토록 중요한 부분을 차지하고 있는 사랑은 무엇인가? 인간의 역사가 시작된 이래 '사랑'을 정의하려는 노력은 끊임없이 이어지고 있으나 아직까지 모든 사람이 수긍할 수 있는 정의는 없는 것 같다. 왜냐하면 사랑의 경험은 개인마다 다르고 독특하기 때문이다.

우리는 사랑에 대해서 가르치지도 않고 또 배우려 하지도 않는다. 사랑은 자연스럽게 이루어지는 것이고 또 그래야 한다는 생각이 일반적이다. 많은 경우 성장과정 속에서 소설, 영화, 드라마 등을 통해 사랑에 대하여 극히 단면적이고 현실과 동떨어진 이해와 환상을 갖는 경향이 있다. 이렇게 사랑에 대해 무지한 상태에서 이성관계에 노출되어 잘못된 의사결정을 하는 경우가 허다하다. 특히, 청소년의 경우 사랑에 대한 무지로 인해 잘못된 성행동을 하고 불행과 고통을 초래하는 경우가 많다. 진정 아름답고 성숙한 사랑을 위해서는 사랑에 대한 깊은 이해가 필요하다. 정신분석학자이자 사회심리학자 프롬(Erich Fromm)의 네 가지 기본 요소, 즉 책임감(responsibility), 존경하는 마음(respect), 서로 잘 알고 이해하는 마음(knowledge), 서로 아끼고 보호해 주려는 마음(care)이 필수적으로 수반되어야 하며 이러한 사랑은 성과 관련된 여러 문제점을 예방할 수 있을 것이다. 사랑과 성은 우리 일생에 있어서 매우 중요한 결정이며 가장 중요한 과업 중의 하나이다. 그러므로 이 장에서는 사랑에 대한 이해 및 이론을 통해 사랑에 대한 고귀한 가치와 책임감 있는 성행동을 강조함으로써 성으로 인해 유발될 수 있는 문제를 예방하고자 하는 것에 초점을 두어 기술하고자 한다.

1) 사랑의 유형

(1) John Lee의 여섯 가지 사랑유형

사랑이 개인마다 독특하고 다양하여 정의를 내리기 어려운 것처럼 사랑의 유형을 명확히 분류하기는 어렵다. '사랑'은 다양한 형태가 있고 그 속성과 관련된 심리상태도 매우 다양하다. Lee(1973)도 『A typology of styles of loving』이라는 논문에서 사랑의 유형을 [표 3-5]와 같이 여섯 가지 유형으로 분류한 바 있다(Borrello & Thompson, 1990 ; Lee, 1973, 1988).

[표 3-5] John Lee의 여섯 가지 사랑유형

에로스(Eros) : 아름다움을 사랑	• 주로 상대의 외모의 아름다움으로 인해 생기는 사랑이다. • 에로스적 사랑을 하는 사람은 자신이 이상적으로 생각하는 외모를 가진 사람을 찾는다.
루더스(Ludus) : 유희적 사랑	• 유희적 사랑으로서 이런 사랑을 하는 사람은 한 사람과의 관계에 자신을 매어 놓지도 책임지려 하지도 않는다. • 대신 여러 사람과 유희적인 사랑을 택하는 경향이 있다.
스토게(Storge) : 동료적 사랑	• 어떤 사람과 가까이 지내며 서서히 발전하는 애정의 결과로 생긴 사랑이다. • 이런 사랑을 하는 사람은 강렬한 정열 없이 서서히 조심스럽게 지속적인 책임감 있는 관계로 나아간다.
마니아(Mania) : 소유적 사랑	• 강렬한 낭만적 사랑으로서 이런 사랑을 하는 사람은 질투가 많고 상대에 대해 집중적으로 몰두하게 된다. • 또한 상대로부터 강렬한 사랑을 기대하고 반복적인 확인을 요구한다.
아가페(Agape) : 이타적 사랑	• 이타적 사랑으로서 받는 것을 기대함이 없이 주는 사랑이다. • 온유한 보살핌과 무조건적 헌신이 주요한 요소이다.
프라그마(Pragma) : 실용적 사랑	• 합리적 사랑으로서 이런 사랑을 하는 사람은 교육, 종교, 직업 등 여러 가지 현실적 조건을 고려하여 적당한 사람을 찾고 선택한다.

(2) Lasswell & Lobsenz가 제시한 여섯 가지 사랑의 유형

앞에서 언급한 Lee의 연구를 보완하여 Lasswell은 사랑의 유형을 여섯 가지로 분류하였고 사랑의 유형검사의 척도를 개발하였다(Lasswell & Lobsenz, 1980).

① 동료적 사랑(Companionate love)

이 유형은 두 사람이 오랜 기간 동안 친구로 지내다가 사랑으로 발전된 사랑의 스타일이다(best friends' love). 이와 같은 사랑은 마치 사이 좋은 형제애와 같은 것이어서 정서적으로 안정되고 상호 의존적이며 따뜻한 지원을 아낌없이 주고받는다. 동료적 사랑은 상대방에 대한 뜨거운 열정이나 일방적인 헌신이 개입되지는 않으나 깊은 신뢰와 친근감에 바탕을 둔 사랑이다. 사랑(loving)과 좋아함(liking)은 흔히 상대방에 대해 갖는 애정의 강도에 의해서 구분되는데, 동료적 사랑에서 느끼는 감정은 좋아함에 가깝다고 할 수 있다. 동료적 사랑은 삶 속에서 오랜 기간 밀접한 관계를 가져온 사람에 대해 느끼는 애정과 의리를 의미한다. 평생 동안 인생의 풍파를 함께 헤쳐 온 노부부간의 사랑이 이러한 사랑의 대표적 예라고 할 수 있다.

② 유희적 사랑(Playful love)

유희적 사랑(playful love)은 놀이와 같이 재미와 쾌락을 중요시하는 즐기는 사랑이다. 마치 '사랑'이라는 게임을 하듯이 어느 정도의 거리감을 두고 상대방과 사랑의 관계(game playing love)를 유지한다. 장기간에 걸친 사랑의 계획은 생각하지도 않으며, 같은 사람과 자주 데이트하는 것조차 피한다. 왜냐하면 그러한 사랑의 행위는 안정되고 지속적인 사랑의 관계로 빠지게 만들 것이라는 우려를 하게 되기 때문이다. 따라서 상대로 하여금 정서적으로 조바심을 갖게 만드는 것이 특징이다. 이러한 유형의 사랑을 즐기는 사람 중 대부분은 자신감 있고, 자기중심적이며 상대방에게 많은 것을 요구하거나 반대로 아무것도 기대하지 않는다. 이들은 한 사람과의 관계에 자신의 평생을 바치려 하지 않으며 상대방과의 관계에서 쾌락과 즐거움이 줄어들면 다른 대상을 찾는다. 플레이보이들의 사랑이 대표적인 예라고 할 수 있다.

③ 실용적 사랑(Pragmatic/Logical love)

논리적 혹은 실용적(logical/pragmatic love) 사랑에 빠진 사람은 두 사람의 관계에서 얻을 수 있는 실질적인 가치에 중점을 둔다. 사랑의 대상을 선택할 때에도 사랑의 관계가 안정적이고 지속적일 수 있는 서로의 조건을 고려한다. 상대방의 성격, 가정배경, 교육수준, 종교, 취미 등을 고려하여 자신과 맞는 사람을 선택한다. 자기가 이상적이라고 생각하는 배우자로서의 자격요건을 갖추지 못한 사람과는 절대로 사랑을 하지 않는다. 따라서 논리적인 사랑을 추구하는 사람들은 일반적으로 그들이 원하는 이상적인 상대방의 특징을 잘 알고 있으며, 그러한 사람이 나타날 때까지 끈기를 갖고 기다린다. 이들은 상대에 대한 요구 조건이 서로 잘 맞으면 낭만적인 사랑은 저절로 생겨난다고 믿고 있다. 만약 상대방과 서로 맞지 않는다고 생각될 때에는 그 이유를 논리적으로 분석하여 일단 해결하는 방향으로 노력하지만 그 노력의 효과가 없을 때에는 단호하게 결별한다. 이러한 결별의 과정도 논리적으로 진행하기 때문에 많은 시간과 끈기를 필요로 하지 않는다. 우리나라에서 이루어지는 '선'이나 '중매'를 통해 상대를 만나고 사랑하게 되는 경우가 이러한 사랑의 예라고 할 수 있다.

④ 소유적인 사랑(Obsessive/Possessive love)

상대방을 완전히 소유하고 또 자신도 상대에게 완전히 소유당하고자 하는 유형의 사랑(possessive love)이다. 따라서 항상 상대방을 잃지 않을까 하는 우려를 하게 된다. 완전히 소유했다고 생각되면 사랑의 희열을 만끽하지만 그렇지 않을 때에는 실망과 질투심에 사로잡힌다. 소유적인 사랑을 하는 사람은 상대방에게 과대하게 의존적이며, 많은 것을 요구하며, 상대방의 사랑을 잃을까 항상 과민한 상태가 된다. 따라서 상대로 하여금 큰 부담감을 갖게 만든다. 사랑의 관계가 끝나면 일반적으로 분노를 느끼고 다시는 서로를 보지 않는 관계가 된다.

⑤ **낭만적인 사랑**(Romantic/Passionate love)

낭만적인 또는 열정적 사랑(romantic/passionate love)은 뜨거운 열정이 중요한 요소가 되는 강렬한 사랑이며 상대와 완벽한 감정적이고 정서적인 관계를 갖기를 갈망한다. 이러한 사랑은 사랑하는 사람과 하나가 되고 싶은 욕망, 사랑하는 사람에 대한 과대평가나 우상화, 강렬한 감정을 수반하는 집착 등의 특징을 지닌다. 사랑이 영원할 것이라는 신념, 사랑하는 사람에 대한 계속적인 생각, 사랑을 위해서는 무엇이든지 하려는 충동과 더불어 강렬한 성적인 요소가 개입된다. 낭만적 사랑을 추구하는 사람은 상대뿐만 아니라 때로는 사랑 그 자체에 빠지게 된다. 로미오와 줄리엣의 사랑이 대표적인 예라고 할 수 있다. 낭만적 사랑은 대부분의 사람들이 선망하는 사랑의 유형이기도 하다. 그러나 낭만적 사랑은 흔히 불안정하며 지속적이지 못하고 심리적 고통을 수반하는 경우가 많다. 이러한 사랑은 첫눈에 반해서 사랑에 빠지는 경우가 많으며 '눈먼 사랑'으로 기술되기도 한다. 신체적인 매력에 손쉽게 좌우되며, 따라서 사랑에 빠지자마자 신체적 접촉이 곧바로 이루어지기도 한다. 초기에 경험할 수 있는 강력한 매력과 정열은 영원히 유지될 수 없기 때문에 사랑이 식게 되면 현실을 환상으로 바꾸어 버리거나 상대가 완벽한 파트너가 아니라는 사실을 인정하고 그에 상응한 사랑을 나누기도 한다.

⑥ **이타적인 사랑**(Altruistic/Unselfish love)

이 유형의 사랑은 상대를 무조건 돌봐주고 지지해 주며, 조건 없이 용서하는, 그리고 극단적인 경우에는 자기의 모든 것을 희생하는 형태의 사랑(unselfish love)이다. 아름다운 사랑은 무한정 주는 것이지 받는 것이 아니라는 사랑의 철학이 깔려 있다. 사랑의 대상이 사랑받을 자격을 가지고 있는지의 여부나 그로부터 돌아오는 보상적인 대가에 상관없이 변함없이 주는 헌신적인 사랑이다. 이런 종류의 사랑에서는 자기희생이 중요한 요소가 된다. 이타적 사랑은 고전적인 종교적 사랑으로서 성경의 고린도전서 13장에 묘사되어 있듯이 언제나 온유하고 오래 참으며 시기하지 않고 보답을 기대하지 않는 숭고한 사랑을 말한다. 신의 사랑, 부모의 사랑이 이러한 이타적 사랑의 대표적인 예이다.

Amelang(1991)의 연구에 의하면 사랑의 유형 중 낭만적인 사랑, 동료적인 사랑, 유희적 사랑은 상대방에 의해 영향을 받는 반면 실용적 사랑, 소유적인 사랑, 이타적인 사랑은 개인의 성향에 의해서 영향을 받는다고 한다.

2) 사랑의 단계

처음 만난 그 느낌이 언제까지나 계속된다면 다툼도, 이별도, 아픔도 없을 것이다. 그러나 누구나 잘 알고 있듯이 사랑에도 흐름이 있다. 생각만 하여도 가슴이 저며 오고 손만 잡아도 심장이 멈출 것 같던 가슴 벅찬 사랑이 어느 순간부터 무감각, 무감동적으로 변하게 되기도 하고, 늘 옆에 있을 때는 모르다가 잠시 헤어져 있으면 진한 허전함을 느끼기도 한다. 심리학자들의 사랑의 단계에 관한 연구를 살펴보면 다음과 같다.

(1) Reiss의 사랑의 4단계

Reiss는 사랑의 발달단계를 친밀감 형성(rapport), 자기노출(self-revelation), 상호의존(mutual dependency), 개인욕구 충족(personal need fulfillment)의 4단계로 구분하였다. 사랑의 발달은 바퀴처럼 또는 순환 과정같이 몇 단계를 거쳐 이루어진다.

① 제1단계 : 친밀감 형성(Rapport)

남녀간의 사랑이 싹트려면 서로 우호적인 감정을 가져야 한다. 이 단계에 있는 두 파트너는 함께 있음으로 해서 아주 편안함을 느끼며, 더 깊은 관계로 발전시키고자 하는 욕망을 갖고 있다. 사회적, 문화적 배경 또는 교육, 종교, 가정환경 등이 유사할 때 쉽게 유발된다. 하지만 유사성이 없다고 하더라도 서로 상이한 점들에 대한 흥미나 내가 가지지 못한 점을 상대방이 가지고 있어 보완이 될 때 가까워지고 싶은 욕구가 들 수 있다.

② 제2단계 : 자기노출(Self-revelation)

서로 괜찮다는 호감이 생기면 다음 단계로 넘어 간다. 즉, 두 사람이 정보를 주고받게 되는 단계로 서로 자신의 느낌과 생각을 표현하고 나눔으로서 두 사람의 관계가 더욱 밀접하게 된다. 자기표현을 통해 상호신뢰와 사랑한다는 짙은 느낌을 상대방에게 전달할 수 있다. 이 과정을 거쳐야 친밀한 감정이 생기고 서로에 대한 신뢰감이 더욱 확고해진다.

③ 제3단계 : 상호의존(Mutual dependence)

관계가 진행되면 두 사람은 좀 더 많은 시간을 함께 보내고 싶어한다. 이 단계에서는 점점 더 사랑의 농도가 진해져 '서로 의존하려는 느낌'이 들기 시작한다. 상대방과 함께 있지 않을 때에는 잃어버린 듯한 허전함을 갖게 된다. 이 단계는 감정뿐만 아니라 행동으로도

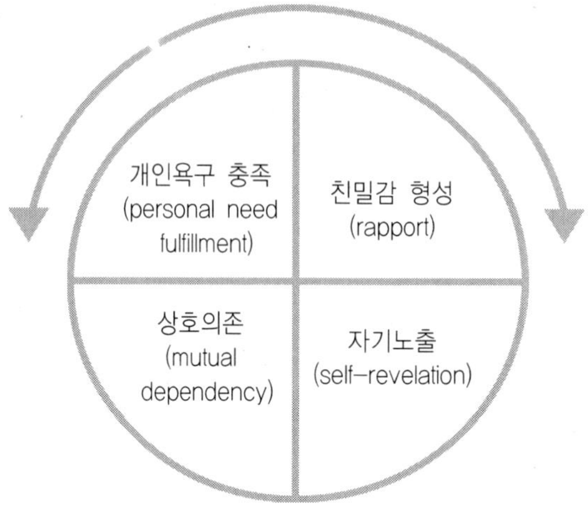

[그림 3-5] 사랑의 수레바퀴 이론

의존이 이루어지며 어느 정도 상대에 대한 구속력을 가진다. 그러나 이 시기에 연인들 간에 의존성이 너무 높으면 상대를 너무 속박하게 되어 사랑이 깨질 수 있다.

④ **제4단계 : 개인욕구 충족**(Personal need fulfillment)

이 단계에 이르면 두 사람 각자가 자신의 개인적인 욕구를 사랑을 통해 충족시키고 있다는 강한 느낌을 갖게 된다.

사랑의 발달 과정 중 중요한 것은 사랑이 친밀감 형성의 단계로부터 개인욕구 충족의 단계에 이르렀다고 해도 이 사랑이 계속 유지되지 않는다는 점이다. 어떤 상황이나 계기로 인해 거꾸로 진행되어 사랑이 상실될 수도 있다. 우리는 사랑이 변하지 않을 것이라고 믿고 싶지만 항상 그 자리에 머물러 있는 것은 아니다. 사랑을 유지하기 위해서는 끊임없는 노력이 필요하다. 즉 상대를 이해하려는 마음, 상대에게 좀 더 잘 보이고 싶은 노력이 필수적이라고 할 수 있다.

(2) Goldstein의 사랑의 단계

① **제1단계**(Falling in love)

이 단계에서는 정서적으로 모든 느낌이 고조되어 흥분감과 짜릿함에 사로잡히게 된다. 자신과 상대방에게 늘 좋은 느낌을 가지며 사랑이 자신의 인생을 바꾸어 줄 것이라는 생각을 갖고 있다. 상대방의 좋은 점만을 보려고 노력하고 부정적인 면은 느껴지지 않는다. 장밋빛 안경을 끼고 상대방을 관찰하게 된다. 즉, 두 사람이 서로의 매력에 끌려 서로에게 빠져 있는 상태이다.

② 제2단계(Disappointment)

이 단계는 장밋빛의 안경이 벗겨지면서 시작된다. 서로의 차이점과 갈등이 느껴지고 쌓이기 시작한다. 문제는 이러한 차이점이나 단점을 받아들이고 이해하고 이를 어떻게 해결해 나가야 하는가에 초점을 두어야 한다. 어떤 사랑의 관계에서도 이와 같은 문제점들은 존재한다. 이를 받아들이고 해결하기 위한 노력과 끈기가 있으면 다음 단계로 넘어가게 된다.

③ 제3단계(Acceptance)

두 사람이 경험하게 되는 갈등과 불안의 존재를 수용하고 이 문제들이 두 사람의 관계에 부정적인 영향을 미치지 않도록 노력한다. 따라서 두 사람은 상대방에 대한 신뢰와 자신감을 갖게 되고 더욱더 깊은 친밀감을 나누게 된다.

3) 사랑의 삼각형이론

사랑은 매우 다양하고 미묘한 체험이라서 그 실체를 파악하기 어렵다. 그러나 사랑의 기본적인 구성요소와 사랑의 다양한 형태를 설명하는 이론이 심리학자 Robert Sternberg(1986)에 의해 주장된 사랑의 삼각형이론(Triangular Theory of Love)이다. 이 이론에 따르면 사랑은 친밀감(intimacy), 열정(passion) 및 헌신(decision/commitment)의 세 가지 요소로 구성되어 있고, 이 세 가지 구성요소의 존재여부에 따라 여덟 가지 사랑의 종류로 구분하여 설명하고 있다.

(1) 사랑의 세 가지 구성요소

Sternberg는 사랑이 친밀감, 열정, 헌신이라는 세 가지 요소로 구성되어 있다고 주장한다(그림 3-6).

첫째, 친밀감(intimacy)은 가깝고, 편하며, 서로를 잘 이해하고, 결합되어 있다는 느낌이다. 친밀감은 사랑의 '따뜻한' 측면으로서 사랑이 따뜻하고 푸근하게 느껴지는 것은 이러한 친밀감 때문이다. 친밀감은 사랑의 정서적 측면을 반영하는 특성이다. 이러한 친밀감은 만남의 횟수와 교제기간에 비례하여 서서히 증가된다. 그러나 친밀감은 어느 정도 높은 수준에 이르면 더 이상 증가하지 않으며 서로 친밀하다는 것을 의식하지 않게 되는 상태로 발전한다.

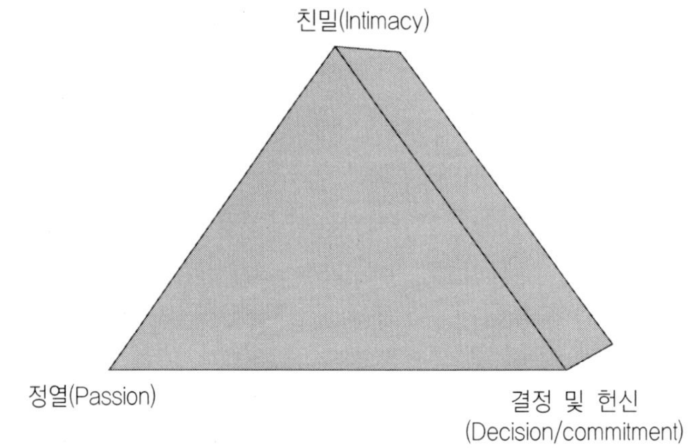

[그림 3-6] 사랑의 삼각형 구성요소

둘째, 사랑하는 이와의 사이에서 느끼는 신체적 매력, 성적인 흥분이나 호감, 육체적 접촉에 대한 욕구가 열정(passion)이다. 이는 사랑의 '뜨거운' 측면이다. 열정은 연인들을 생리적으로 흥분시켜 들뜨게 하고 사랑하는 사람과 함께 있고 싶고 일체가 되고 싶은 강렬한 욕망을 불러일으킨다. 열정은 친밀감과 달리 급속히 발전한다. 때로는 상대방을 처음 만난 순간부터 강렬한 열정을 느끼게 되기도 한다. 그러나 열정은 오래 지속되기 어렵다. 이는 마치 마약처럼 처음에는 급히 빠져들다가 습관화되면 처음과 같은 강렬한 자극을 느끼지 못하면서 행동을 지속한다. 연인과의 교제기간이 길어짐에 따라 열정의 강도는 감소하거나 다른 형태로 변화되는 것이 일반적이다.

셋째, 결정 및 헌신(decision/commitment)은 상대방을 사랑하고 유지하겠다는 인지적 결정과 행동적 표현을 의미한다. 헌신은 사랑하는 사람과의 사랑을 지키겠다는 선택이자 결정이며 책임의식이기도 하다. 헌신(투신)은 단기적으로는 어떤 사람을 사랑하기로 한 결정이고 장기적으로는 사랑을 지속시키기 위한 자기 헌신을 의미한다. 아울러 헌신은 사랑하는 사람과의 지속적인 관계를 위해 자신을 구속시키는 행위를 포함한다. 사랑의 가장 대표적인 헌신행위는 약혼과 결혼이며 그밖에 사랑의 약속과 맹세, 사랑의 징표나 선물의 교환, 주변 사람들에게 연인을 소개하는 일, 연인과 함께 고통스런 일을 돕고 견디는 일 등이 이에 해당한다.

사랑의 구성요소는 시간이 흐름에 따라 변화된다. 사랑이 계속되는 경우 인지적 요소인 헌신은 사랑의 강도가 강할 때 최고조에 도달했다가 안정을 유지하는 반면 친밀감은 시간의 경과와 함께 서서히 자라나게 된다. 한편 열정은 시간이 흐를수록 현저한 퇴조를 보이다가 평

[표 3-6] 사랑의 삼각형을 구성하는 세 가지 요소(친밀감, 열정, 헌신)의 특징

속성	구성 요소		
	친밀감	열정	헌신
안정성	상당히 높음	낮 음	상당히 높음
의식적 조절가능성	보 통	낮 음	높 음
단기관계에서의 중요성	보 통	높 음	낮 음
장기관계에서의 중요성	높 음	보 통	높 음
애정관계에서의 보편성	높 음	낮 음	보 통
생리적 반응의 관여도	보 통	높 음	낮 음
의식적 자각도	상당히 낮음	높 음	상당히 높음
체험되는 강도	불안정함	높 음	불안정함

자료 : Stenberg, 1986

정을 유지하게 된다.

(2) 사랑의 여덟 가지 유형

사랑의 삼각형이론은 사랑의 유형을 분류하는데도 흥미있는 관점을 제공한다. 세 요소의 존재여부에 따라서 여덟 가지의 조합이 생길 수 있다. 이러한 조합에 의해 사랑의 유형을 여덟 가지로 분류할 수 있다. [표 3-7]은 사랑의 유형과 그 특징들을 보여 주고 있다.

[표 3-7] 사랑의 구성요소에 따른 사랑의 유형

사랑의 유형	구성 요소		
	친밀감	열정	헌신
비사랑	−	−	−
우정	+	−	−
짝사랑	−	+	−
공허한 사랑	−	−	+
낭만적 사랑	+	+	−
허구적 사랑	−	+	+
동료적 사랑	+	−	+
완전한 사랑	+	+	+

주 : + = 있음. ; − = 없음.
자료 : Stenberg, 1986

① **비사랑**(Nonlove) : 사랑의 요소(친밀감, 열정 및 헌신)가 없음

세 요소 중 아무것도 갖추지 않은 관계는 사랑이라고 할 수 없으며 우리가 일상적으로 만나고 지나치게 되는 많은 사람들과의 무의미한 대인관계가 이에 속한다.

② **좋아함 또는 우정**(Liking) : 친밀감만 있음

친밀감만 있는 경우로서 친구관계에서 느끼는 우정과 같은 것이다. 뜨거운 열정과 상대에 대한 헌신적 행동은 없지만 가까움과 따뜻함을 느끼는 상태를 말한다.

③ **짝사랑**(Infatuation) : 열정만 있음

열정만 있는 상태이다. 우연히 어떤 사람을 보고 첫눈에 반해 뜨거운 사랑의 감정을 느끼지만 말 한번 걸어보지 못하고 혼자 가슴앓이를 하는 경우가 이에 해당한다. 말 한번 걸어보지 않았기 때문에 친밀감이나 헌신행위가 이루어질 기회가 없다. 그러나 짝사랑의 대상을 생각하거나 멀리서 보기만 해도 가슴이 뛰고 설레며 다리에 힘이 쭉 빠지는 등 신체적 흥분상태를 수반한 열정을 경험하게 된다.

④ **공허한 사랑**(Empty Love) : 헌신만 있음

열정이나 친밀감이 없이 헌신행위만 있는 경우이다. 사랑 없이 결혼생활을 하는 부부가 이러한 공허한 사랑의 유형에 속한다. 열정과 친밀감 없이 돈과 사회적 명예를 가진 늙은 남자와 결혼하는 젊은 여자도 이런 사랑의 한 예이다. 또는 사랑으로 결혼했지만 오랜 결혼생활 속에서 열정은 다 식고 잦은 다툼으로 친밀감이나 정도 다 없어졌지만 자녀를 위해 결혼관계를 유지하는 부부들이 이러한 예에 해당된다.

⑤ **낭만적 사랑**(Romantic Love) : 열정과 친밀감만 있음

열정과 친밀감은 가지고 있지만 헌신행위가 없는 사랑의 경우이다. 서로 친밀감과 열정을 느끼지만 결혼과 같은 미래에 대한 약속이나 확신 없이 서로를 사랑하는 경우이다. 휴가나 여행에서 만나 며칠 동안 나누는 뜨거운 사랑이 그 예이다.

⑥ **허구적 사랑**(Fatuous Love) : 열정과 헌신만 있음

열정을 느껴 헌신행위를 하지만 친밀감이 형성되지 못한 사랑의 경우이다. 흔히 할리우드식 사랑이라고도 한다. 만난 지 며칠 만에 열정을 느껴 약혼하고 보름 만에 결혼하는 식의 사랑을 말한다. 이 경우에는 열정을 가지고 있고 결혼이라는 헌신행동도 있다. 그러나 진정한 의미의 친밀감이 형성되고 서로를 깊이 이해할 시간이 부족하다. 흔히 이런 사랑은 지속되기 어렵다.

⑦ **동료적 사랑**(Companionate Love) : 친밀감과 헌신만 있음

친밀감과 헌신/투신행위는 있으나 열정이 없거나 식어버린 사랑이다. 오랜 결혼생활을 한 부부간의 관계에서는 이런 사랑이 흔하다.

⑧ **완전한 사랑**(Consummate Love) : 친밀감, 열정, 헌신 모두 있음

세 가지 요소를 모두 갖춘 경우의 완벽하고 이상적인 사랑이다. 이러한 사랑을 얻는 것은 마치 살을 빼는 노력과 같이 불가능하지는 않지만 매우 어렵다. 그러나 더욱 어려운 점은 살을 뺀 후에 그 체중을 유지하기 어렵듯이 이러한 사랑을 성취한 후 이를 지속시키는 일이다.

이상에서 살펴본 사랑의 여덟 가지 유형은 사랑의 삼각형을 구성하는 세 가지 요소의 유무에 근거한 구분이다. 사랑의 구성요소가 불연속적으로 존재하기보다는 연속선상의 크기로 나타나므로 실제의 애정관계는 위에서 살펴본 사랑의 유형들이 혼합된 형태이거나 사랑의 특정한 유형들 중간에 위치하기도 할 것이다.

사랑의 형태는 시간이 흐르고 관계가 지속됨에 따라 한 형태에서 다른 형태로 변해가는 것이 일반적이다. 완전한 사랑으로 결혼한 부부의 경우 세월이 흐름에 따라 열정은 식고 친밀감과 헌신만 남아 동료적 사랑으로 변하는 것이 일반적인 현상이다. 완전한 사랑으로 결혼했으나 부부간의 갈등으로 열정과 친밀감마저 상실한 채 자식들을 위해 살아가는 부부는 공허한 사랑으로 변한다. 사랑하는 사람들은 완전한 사랑을 어떻게 지속적으로 유지하느냐는 문제에 부딪히게 된다. Sternberg는 결론적으로 "중요한 것은 사랑의 표현 없이는 아무리 크고 완전한 사랑도 변한다는 것이다. 우리는 사랑의 표현방법을 연구해 볼 필요가 있다."라고 말하고 있다. 사랑의 구성요소는 [그림 3-7]에서처럼 시간의 흐름에 따라 변화된다. 사랑이 계속되는 경우 인지적 요소인 의지는 사랑의 강도가 최고조에 달했다가 안정을 유지하는 반

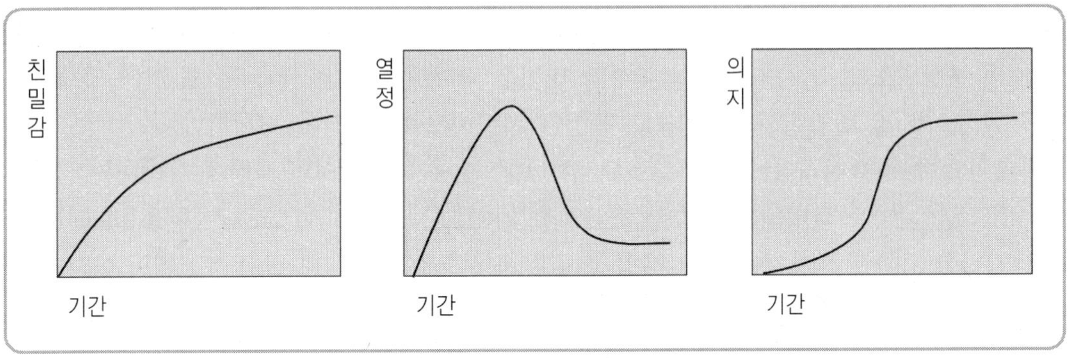

[그림 3-7] 시간의 흐름에 따라 변화는 사랑의 세 가지 요소

면 친밀감은 시간의 경과와 함께 서서히 자라나게 된다. 한편, 열정은 시간이 흐를수록 현저한 쇠퇴를 보이고 비교적 일찍 평정을 유지하게 된다.

(3) 사랑의 도형적 분석

사랑의 삼각형이론은 사랑에 대한 재미있는 분석을 가능하게 한다. 사랑의 세 가지 요소는 사랑 삼각형의 세 변을 구성한다. 각 변의 길이는 그 변이 대표하는 요소(친밀감, 열정, 헌신)의 정도나 강도를 의미한다. 이와 같이 사랑의 세 요소를 삼각형의 세 변에 대응시키면 재미있는 시사점을 얻을 수 있다.

친밀감, 열정, 헌신의 세 요소를 수량화하여 측정하는 일은 매우 어려운 일이다. 그러나 Sternberg(1990)는 사랑의 요소를 측정하기 위해 '사랑의 삼각형이론 척도'를 개발하였다. 현재 누군가와 애정관계를 맺고 있는 사람은 이 척도를 통해 상대방에 대한 사랑을 평가해 볼 수 있다. '사랑의 삼각형이론 척도'에서 계산된 세 요소에 대한 총점은 각 요소의 크기나 강도를 반영하며 사랑 삼각형을 구성하는 세 변의 길이가 된다.

측정된 세 변의 길이로 삼각형을 만들어 보라. 이때 어느 한 변이 지나치게 길어서 그 길이가 다른 두 변 길이의 합보다 크면 삼각형을 만들 수 없다. 또 다른 두 변이 짧아서 그 길이를 합해도 나머지 한 변의 길이에 미치지 못하면 삼각형이 되지 않는다. 즉, 삼각형을 구성하는 세 변 중 두 변의 길이 합이 다른 한 변의 길이보다 짧을 때 삼각형이 구성될 수 없다는 기하학의 원리가 사랑에도 존재한다는 것이다. 사랑이 되기 위해서는 세 구성요소의 균형적 존재와 발달이 필요하다는 것이다. 사랑의 세 요소가 지나치게 불균형적으로 구성되어 있는 애정관계는 그만큼 불완전한 사랑이라고 할 수 있다.

또한 세 변으로 구성된 삼각형의 넓이는 사랑의 양 또는 크기를 반영한다. 그리고 삼각형의 모양은 사랑을 구성하는 요소들 간의 균형 정도를 나타낸다. 삼각형은 다양한 넓이와 모양을 가진다. 삼각형의 넓이, 즉 사랑의 크기는 세 가지 구성요소가 함께 크지 않으면 모양이 납작해지고 그 면적은 협소해진다. 또한 아무리 두 개의 구성요소가 크다 하더라도 나머지 한 개의 구성요소가 작으면 역시 삼각형의 면적은 작아진다. 이런 점들은 세 가지 구성요소가 균형적으로 잘 발달한 사랑이 크고 풍성한 사랑이 된다는 점을 시사한다.

사랑의 삼각형은 여러 관점에서 구성될 수 있다. 먼저 현실에서의 사랑을 나타내는 삼각형과 이상적인 사랑을 나타내는 삼각형을 구성할 수 있다. 그리고 이 두 삼각형을 비교함으로써 현실적인 사랑과 이상적인 사랑 간의 괴리를 파악할 수 있다. 세 변의 길이뿐만 아니라 삼각형의 면적과 모양의 비교를 통해 현실적 사랑이 이상적 사랑에 비해 어떤 점에서 차이가 있는지 시각적으로 평가할 수 있다. 이러한 분석을 통해서 현실적 사랑에 어떤 요소가 부족하며 따라서 어떤 요소를 더욱 성장시켜야 하는지에 대한 시사점을 얻을 수 있다.

또 사랑의 삼각형은 사랑하는 두 연인 각자의 관점에서 그려질 수 있다. 사랑하는 두 사람이 현재의 사랑에 대해서 각자의 삼각형을 만들 수 있다. 각자가 만든 삼각형의 모양과 넓이에 의해서 서로에 대해 지니는 친밀감, 열정, 헌신의 정도를 평가해 볼 수 있다. [그림 3-8]에서처럼 두 사람의 삼각형을 비교함으로써 현재의 사랑에 대한 두 사람의 차이점을 비교할 수 있다. 이러한 비교를 통해서 서로에 대해 어떤 사랑요소를 강하게 경험하고 있는지 또는 어떤 사랑요소가 부족하다고 느끼고 있는지를 알 수 있다. 따라서 상대방을 위해 부족한 사랑요소를 채워 주기 위한 노력이 필요하다. 더 나아가서 두 사람이 각자 이상적으로 생각하는 사랑의 삼각형을 그려볼 수 있다. 그리고 이상적인 사랑의 삼각형을 서로 비교해 봄으로써 이상적으로 추구하는 사랑의 형태가 어떤 것인지 또 이상적인 사랑의 형태에 있어서 두 사람 간에 어떤 차이가 있는지를 알 수 있다. 이상적으로 여기는 사랑 삼각형의 모양에 있어서 두 사람간의 차이가 클수록 서로 추구하는 사랑이 다름을 의미한다. 이는 서로에 대해서 기대하고 서로에게 제공하는 사랑요소에 괴리가 있음을 뜻하며 두 사람 사이에 갈등이 생길 가능성이 많다는 것을 시사한다. 따라서 서로 지향하는 사랑의 삼각형 모양이 비슷해지도록 서로 대화하고 조정하는 것이 필요하다.

사랑의 삼각형을 이용한 사랑의 도형적 분석은 사랑에 대한 많은 시사점을 던져준다. 그러나 오묘한 사랑의 체험을 삼각형에 비교한다는 것은 지나친 단순화이다. 또한 사랑의 형태를 형상화하고 사랑의 크기를 수량화한다는 것은 상당히 무모한 일이기도 하다. 따라서 이러한 도형적 분석을 과신하는 것은 위험한 일이다. 다만 이러한 분석을 통해서 좀 더 온전하고 서로에게 만족스러운 사랑을 만들어가기 위한 건설적인 시사점을 얻는 것이 중요하다(권석만, 1997).

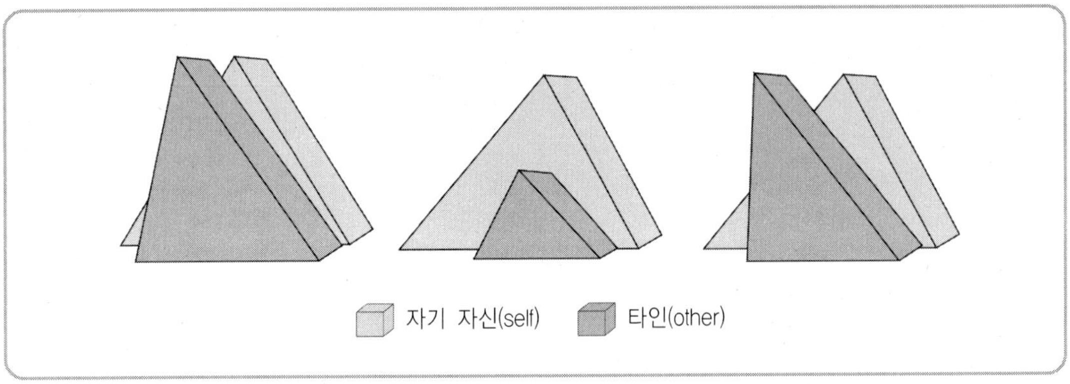

[그림 3-8] 두 사람간의 사랑의 차이

◉ 자가진단 : 나의 사랑은 어떤 모양일까?

Sternberg(1990)는 사랑의 세 구성요소를 측정하기 위해 '사랑의 삼각형이론 척도(The Triangle of Love Scale)'를 제작하였다. 현재 이성친구가 있고 이성친구에 대한 자신의 사랑을 삼각형이론에 비추어 살펴보고자 한다면, 아래의 척도를 활용하여 사랑의 삼각형 모양을 만들어 볼 수 있다.

〈사랑의 삼각형이론 척도〉

아래의 문장들은 현재 당신이 사귀고 있는 이성친구에 대한 당신의 심리상태를 기술한 것입니다. ㅇㅇ는 이성친구의 이름을 뜻합니다. 각 문장이 ㅇㅇ에 대한 당신의 상태를 나타내는 정도를 아래와 같이 적절한 숫자에 ㅇ표해 주십시오.

1	2	3	4	5	6	7	8	9
전혀 아니다				상당히 그렇다				극히 그렇다

1. 나는 ㅇㅇ의 행복을 위해서 적극적으로 지원한다 ············ 1 2 3 4 5 6 7 8 9
2. 나는 ㅇㅇ과 따뜻한 관계를 맺고 있다 ············ 1 2 3 4 5 6 7 8 9
3. 나는 힘들 때 ㅇㅇ에게 의지할 수 있다 ············ 1 2 3 4 5 6 7 8 9
4. ㅇㅇ는 힘들 때 나에게 의지할 수 있다 ············ 1 2 3 4 5 6 7 8 9
5. 나는 ㅇㅇ와 나의 모든 것을 공유할 의향이 있다 ············ 1 2 3 4 5 6 7 8 9
6. 나는 ㅇㅇ로부터 상당한 정서적 지지를 받고 있다 ············ 1 2 3 4 5 6 7 8 9
7. 나는 ㅇㅇ에게 상당한 정서적 지지를 주고 있다 ············ 1 2 3 4 5 6 7 8 9
8. 나는 ㅇㅇ와 말이 잘 통한다 ············ 1 2 3 4 5 6 7 8 9
9. 나는 내 인생에서 ㅇㅇ를 매우 중요시한다 ············ 1 2 3 4 5 6 7 8 9
10. 나는 ㅇㅇ와 친밀감을 느낀다 ············ 1 2 3 4 5 6 7 8 9
11. 나는 ㅇㅇ와 편안한 관계를 느낀다 ············ 1 2 3 4 5 6 7 8 9
12. 나는 ㅇㅇ를 정말 이해하고 있다고 느낀다 ············ 1 2 3 4 5 6 7 8 9
13. 나는 ㅇㅇ가 나를 정말 이해하고 있다고 느낀다 ············ 1 2 3 4 5 6 7 8 9
14. 나는 내가 ㅇㅇ를 정말 신뢰한다고 느낀다 ············ 1 2 3 4 5 6 7 8 9
15. 나에 관한 매우 개인적인 정보를 ㅇㅇ와 공유하고 있다 ············ 1 2 3 4 5 6 7 8 9
16. ㅇㅇ를 보기만 해도 흥분된다 ············ 1 2 3 4 5 6 7 8 9
17. 나는 낮에도 ㅇㅇ에 대해서 생각한다 ············ 1 2 3 4 5 6 7 8 9
18. ㅇㅇ와 나의 관계는 정말 낭만적이다 ············ 1 2 3 4 5 6 7 8 9
19. 나는 ㅇㅇ이 매우 매력적이라고 느낀다 ············ 1 2 3 4 5 6 7 8 9
20. 나는 ㅇㅇ를 이상형으로 생각한다 ············ 1 2 3 4 5 6 7 8 9

21. 나는 ㅇㅇ처럼 나를 행복하게 만드는 사람을 상상할 수 없다 1 2 3 4 5 6 7 8 9
22. 나는 다른 어떤 사람보다도 ㅇㅇ와 함께 있고 싶다 1 2 3 4 5 6 7 8 9
23. ㅇㅇ와의 관계보다 더 중요한 것은 이 세상에 없다 1 2 3 4 5 6 7 8 9
24. 나는 ㅇㅇ와 신체적으로 접촉하는 것을 특히 좋아한다 1 2 3 4 5 6 7 8 9
25. ㅇㅇ와의 관계에는 '마술적'인 점이 있다 1 2 3 4 5 6 7 8 9
26. 나는 ㅇㅇ를 찬미한다 1 2 3 4 5 6 7 8 9
27. 나는 ㅇㅇ없는 인생을 생각할 수 없다 1 2 3 4 5 6 7 8 9
28. ㅇㅇ와 나의 관계는 열정적이다 1 2 3 4 5 6 7 8 9
29. 낭만적인 영화나 책을 볼 때면 ㅇㅇ를 생각한다 1 2 3 4 5 6 7 8 9
30. 나는 ㅇㅇ에 대해서 공상을 하곤 한다 1 2 3 4 5 6 7 8 9
31. 내가 ㅇㅇ에 대해서 염려하고 있다 1 2 3 4 5 6 7 8 9
32. 나는 ㅇㅇ와의 관계를 지속시키기 위해 최선을 다하고 있다 1 2 3 4 5 6 7 8 9
33. 다른 사람이 우리 사이에 끼어들지 않도록 나는 ㅇㅇ에 대해 헌신할 것이다
.... 1 2 3 4 5 6 7 8 9
34. 나는 ㅇㅇ와의 관계가 흔들리지 않을 것이라는 점에 대해 자신있다 1 2 3 4 5 6 7 8 9
35. 나는 어떤 난관에도 불구하고 ㅇㅇ에게 헌신할 것이다 1 2 3 4 5 6 7 8 9
36. ㅇㅇ에 대한 나의 사랑은 남은 인생 동안 계속되리라고 예상한다 1 2 3 4 5 6 7 8 9
37. 나는 ㅇㅇ를 위해서 항상 강한 책임감을 느낄 것이다 1 2 3 4 5 6 7 8 9
38. ㅇㅇ에 대한 나의 사랑은 확고한 것이다 1 2 3 4 5 6 7 8 9
39. 나는 ㅇㅇ와의 관계가 끝나는 것을 상상할 수 없다 1 2 3 4 5 6 7 8 9
40. 나는 ㅇㅇ에 대한 나의 사랑을 확신한다 1 2 3 4 5 6 7 8 9
41. 나는 ㅇㅇ와의 관계가 영원히 지속될 것으로 생각한다 1 2 3 4 5 6 7 8 9
42. 나는 ㅇㅇ와 사귀는 것을 잘한 결정이라고 생각한다 1 2 3 4 5 6 7 8 9
43. 나는 ㅇㅇ에 대한 책임의식을 느낀다 1 2 3 4 5 6 7 8 9
44. 나는 ㅇㅇ와의 관계를 계속 유지할 작정이다 1 2 3 4 5 6 7 8 9
45. 설혹 ㅇㅇ와 갈등이 생긴다 해도, 나는 여전히 우리 관계를 유지할 것이다
.... 1 2 3 4 5 6 7 8 9

* **채점** : 1번에서 15번까지의 점수를 합하십시오. 이 점수가 당신의 친밀감 점수입니다. 16번에서 30번의 점수를 합산한 것이 당신의 열정 점수입니다. 31번에서 45번까지의 점수를 합산한 것은 당신의 헌신 점수입니다.

* 세 구성요소의 점수를 각각 세 변의 길이로 하여 삼각형을 만들어 보십시오. 당신의 사랑 삼각형은 어떤 모양을 하고 있는가? 어떤 구성요소가 가장 크고 어떤 구성요소가 가장 작습니까? 이것은 당신의 사랑에 대해 무엇을 의미합니까? 당신의 이성친구도 이 척도에 응답을 했다면 이성친구의 사랑 삼각형은 어떤 모양입니까? 당신의 사랑 삼각형과 비교할 때, 어떤 차이가 있습니까? 이러한 차이를 어떻게 해소할 수 있습니까?

자료 : Sternberg, 1990

5 배우자 선택과 행복한 결혼

1) 선택 : 결혼을 할 것인가, 말 것인가?

왜 결혼하기로 결심하는지에 대한 질문에 많은 사람들은 사랑이라고 대답을 한다. '사랑'은 사회에서 사람들이 결혼을 결심하게 하는 주요 원인이며, 사랑하지 않는 사람과 결혼을 생각해 봤다는 사람은 아무도 없다(Simpson, Campbell & Berscheid, 1986). 대부분의 사람들은 결혼 후에도 사랑은 결혼관계의 필수요인이라고 생각하며, 사랑은 결혼을 유지시켜 주는 필요조건이며 사랑의 종말은 결혼의 끝이라고 생각한다.

그러나 사랑이 결혼을 하게 되는 유일한 원인은 아니다. 많은 사람들이 결혼을 왜 하는지에 대한 이유로 안정되고, 친밀하게 대화상대가 있어서 외롭지 않게 보내려고 결혼을 한다고 대답한다. 남편과 아내는 이런 관점에서 여러 종류의 역할을 수행한다(Nass, 1978).

첫째는 결혼은 치료적 역할을 한다. 치료적인 역할에서 남편 혹은 아내는 배우자의 문제에 대해 충고를 해 주거나 자문을 해 주고 도와준다. 둘째는 오락적 역할이다. 남편과 아내는 여가활동을 같이 하면서 즐긴다. 스포츠에 참여한다든가, 영화를 같이 보러 가는 것 혹은 다른 여가 시간을 같이 보내는 것 등이다. 셋째는 성적 역할을 한다. 결혼이란 성적 활동을 도덕적으로 승인하는 수단이다. 사회가 전보다는 개방적이고 혼전 성관계가 과거보다 많이 이루어지고 있으나 여전히 많은 사람들은 결혼 후의 성관계를 도덕적이라고 생각한다. 결혼을 통해서만 아이를 가지고 기르는 것이 사회적으로 용납된다. 미혼모의 수가 예전에 비해 많이 늘어나고는 있으나 대부분의 사람들은 여전히 결혼을 부모가 되는 선행조건으로 생각하고 있다. 마지막은 경제적 역할이다. 어떤 이들은 결혼을 경제적 보호를 받는 수단으로 여긴다. 과거보다는 경제적 이유 때문에 결혼하는 것이 줄었다고 하여도 경제적 조건은 결혼을 결정함에 있어서 중요한 역할을 한다. 부모들도 자신의 아들이나 딸이 선택한 장래의 배우자가 적절한 경제적 배경을 가진 집안의 출신이 아니거나 장래가 촉망되는 직업을 가지고 있지 않을 경우 결혼을 반대하는 경우가 그 예라 볼 수 있다.

2) 배우자의 선택 : 어떤 사람을 선택할 것인가?

사람들은 어떤 결혼상대자를 선택하여 결혼하기까지 어떤 과정을 거치는 것일까? 1980년에 Janda와 Klenke-Hamel의 모델에 의하면 우리가 굵은 입자의 밀가루를 체로 쳐서 골라내듯이 사람들은 여과 과정을 통하여 장래의 배우자를 결정한다고 하였다. 다음 그림에서 보는 바와 같이 여과모델에 따르면 첫 번째 여과기는 엉성하게 구성된 기본특성, 예를 들면 근접성이 부족한 후보자를 제거하는 것이다. 이 첫 번째 여과기에서 선택된 후보자에 대해서 그 다음 여과기에서 자신과 어느 정도 유사하며 자신의 부족한 부분을 얼마나 채워줄 수 있는지를 바탕으로 여과된다. 다음으로 상호간의 매력을 거르는 여과기가 남는다. 이 여과기는 가장 섬세하다. 그 다음 여과기에서는 기대에 대한 호환성과 결혼관계에서 각자 맡을 역할에 대한 개념을 바탕으로 사람을 선별한다. 이러한 여과과정을 거치는 동안 아마 극소수의 사람들이 이 모든 과정을 통과하고 최종적으로 선발될 것이다.

비록 사람들이 이 여과과정을 의식하지 못할지라도 배우자를 선택할 때 그대로 적용하고 있으며, 또 사용되는 여과의 순서는 사람마다 다양할지라도 사람들은 장래의 남편 혹은 아내

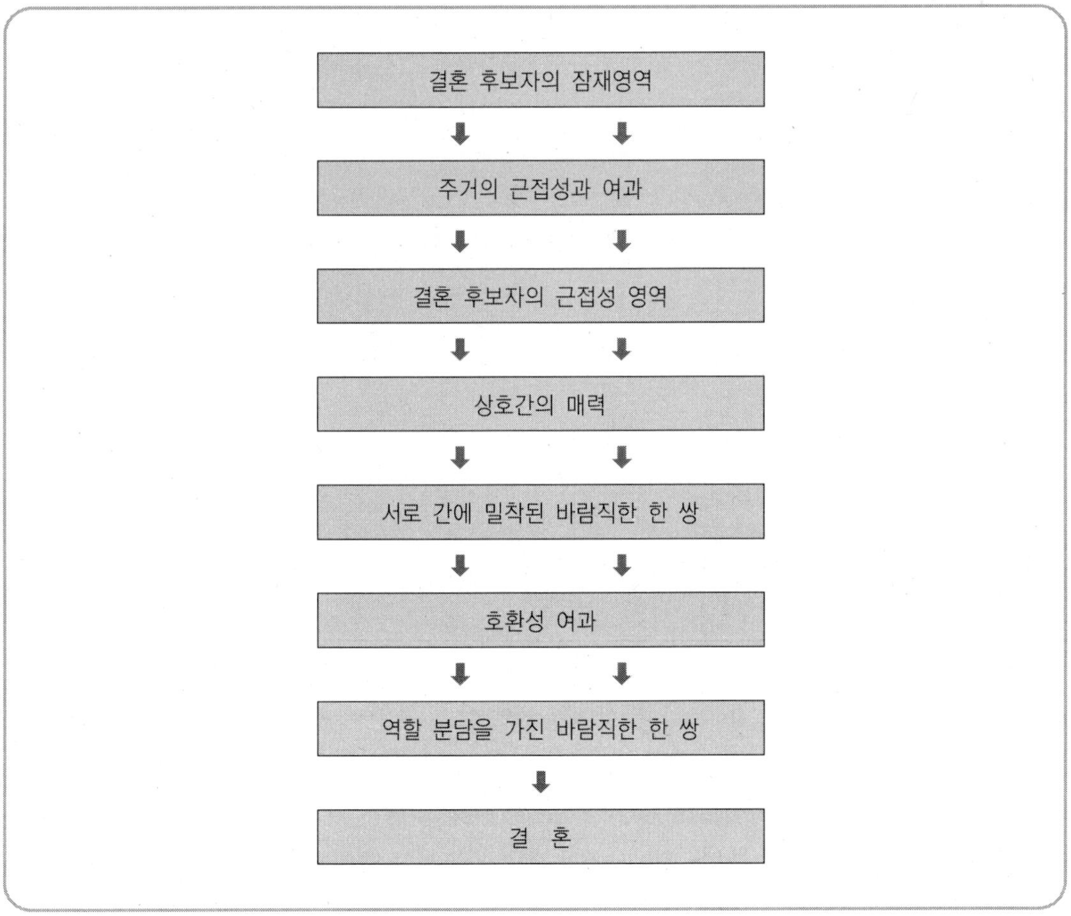

[그림 3-9] 배우자 선택의 여과모델

자료 : Janda & Klenke-Hamel, 1980

[표 3-8] 장래의 배우자에 대한 선호도

1. 친절과 이해심	
2. 활달한 성격	
3. 지성미	
4. 육체적 매력*	
5. 건강	
6. 낙천적 성격	
7. 창조성	
8. 아기를 좋아함	
9. 대학졸업**	
10. 돈버는 능력**	
11. 많은 유산 상속자	
12. 좋은 가정주부	* : 남성이 여성보다 더 선호함
13. 종교적인 문제	** : 여성이 남성보다 더 선호함

자료 : Buss & Barnes, 1986

에게서 자기 나름의 좋아하는 특성을 찾는다. 미국 대학생을 대상으로 한 다음 조사의 결과를 보면 결혼에 가장 중요한 특성으로 '친절과 이해', '활달한 성격', 그리고 '지성'이었다. 또한 남녀에 따라 서로 다른 특성을 선호함을 알 수 있는데 남자는 여자보다 육체적 매력을 더 중요하게 여겼으며, 돈을 잘 버는 능력과 대학교육은 남자보다는 여자에게 더 중요한 특성으로 나타났다(Buss & Barnes, 1986).

이상에서 살펴본 바와 같이 결혼이라는 과정은 매우 복잡하게 일어난다. 성공적인 결혼을 하는 것은 사랑을 하는 것보다 더 어려운 것 같다. 우리는 이런 것 저런 것 다 따지면 과연 결혼할 쌍이 얼마나 되지? 사랑하기만 하면 되지? 하는 생각을 할 수 있다. 특히 나이가 어려서 결혼할수록 자신이 원하는 특정한 선호만을 보고 결혼하는 경우가 많다. 다시 말하면 전체적인 판단을 하지 못하고 내가 원하는 어떤 것을 가지고 있어서라든지 혹은 어떤 특정한 점이 좋아서 결혼한다.

결혼의 역할로 중요한 것 중 하나가 상대방에게 서로 조언해 주고 충고를 해 주는 치료적 역할을 한다. 그러므로 서로의 가치나 태도가 다를 경우 상대로부터 지지를 받기 어려우므로 대화를 기피하게 되고 결국 불화를 낳는다. 또한 서로 취미가 비슷하여 같은 스포츠에 참여한다든가, 영화를 같이 보러 가는 것, 산책을 하는 등 서로 좋아하는 것이 비슷해야 같이 있는 시간이 행복하고 힘들지 않을 것이다. 사랑에 깊이 빠져있을 때는 자신이 좋아하지 않는 일이라고 하더라도 이를 함께 해결해 나갈 수 있다고 생각한다. '사랑하면 문제가 되지 않아'

라고 생각하지만 결혼 후에는 이러한 문제가 그리 쉽게 해결되지 않는다. 그러므로 서로 다른 점(이질성)이 두드러지게 나타나는 경우 상대방을 불편하게 만들 수 있으며, 싫어하는 것을 고치려고 노력하는 것은 쉽게 지칠 수 있으므로 서로 유사한 신념, 태도, 가치를 가지고 있고 좋아하는 것이 비슷한 배우자를 선택하는 것을 우선적으로 고려해야 할 것이다.

결혼 선택 시 고려해야 할 사항

- 당신과 파트너의 나이가 아직 결혼하기에 너무 어리지 않은가? 어린 나이에 이루어진 결혼은 대체로 불행해지거나 이혼하는 사례가 많다.
- 파트너와 함께 있을 때 서로의 의견 차이로 인한 논쟁과 갈등으로 주로 시간을 소비하지 않는가?
- 파트너와 늘 함께 있지만 서로의 생각이 잘 맞지 않고 상호 이해가 부족하지 않은가?
- 상대방이 당신의 지적 능력을 인정하고 존경해 주는가?
- 상대방은 대체로 나의 의견이나 생각을 지지해 주는가?
- 결혼 후 성역할에 대해서 나와 같은 생각을 가지고 있는가?
- 상대방은 대체로 내가 좋아하는 음식을 좋아하고 나와 취미가 유사한가?
- TV나 비디오 등 오락물에 의존하지 않고도 상대방과 아주 즐겁게 하루 종일 시간을 보낼 수 있는가?
- 서로 함께 하는 시간을 즐기기는 하지만 아주 이기주의적이고 상대방에 관해서는 전혀 관심이 없지 않은가?
- 물질적인 가치관이 서로 다르지 않은가?
- 당신이 지극히 싫어하는 특징을 상대방이 갖고 있음을 잘 알고 있으나, 상대방의 마음이 상할까봐 이러한 대화를 나누지 못하고 있지 않는가?
- 당신의 부모(부친 또는 모친)가 결혼을 반대할 경우, 그 사유가 과연 타당한 것인가?
- 파트너의 부모(부친 또는 모친)가 결혼을 반대할 경우, 그 사유가 과연 타당한 것인가?
- 파트너의 부모와 당신의 관계가 나쁜 경우, 또는 당신의 부모와 파트너의 관계가 나쁜 경우, 과연 두 사람의 결혼을 추진해야 하는가?
- 두 사람의 결혼이 본인들의 의사라기보다는 양가의 재산 정도, 사회적 지위 등의 영향에 의해 결정되지 않았는가?
- 결혼만 하게 되면 모든 문제(예 : 음주, 금전낭비 등)가 잘 해결될 것이라는 근거 없는 기대를 갖고 있지 않은가? 이러한 문제들은 결혼 후 더 악화되는 경우가 많다.
- 파트너의 존재가 순전히 성욕의 만족에 있다고 생각되지 않는가?
- 혼전 성관계를 가졌다는 사유 때문에 결혼을 해야 한다고 생각하지 않는가?

자료 : 홍성묵, 1999

참고문헌

손애리, 이호진(2009) 새로 쓰는 성교육. 퍼시픽북스.

Sohn, A., Chun, S., & Reid, E. A. (2011). Adolescent optimistic bias toward HIV/AIDS in seoul, south Korea. *Asia-Pacific Journal of Public Health, 24*(5), 816-825. Kim, J., & Sohn, A. (2014). Smoking and alcohol drinking related to experience of harmful shops among korean adolescents. *Osong Public Health and Research Perspectives, 5*(3), 138-147.

Sohn, A., & Park, S. (2012). HIV/AIDS knowledge, stigmatizing attitudes, and related behaviors and factors that affect stigmatizing attitudes against HIV/AIDS among Korean adolescents. *Osong Public Health and Research Perspectives, 3*(1), 24-30.

Sohn, A., & Park, S. (2012). Changes in human immunodeficiency virus-related knowledge and stigmatizing attitudes among korean adolescents from 2006 to 2011. *Osong Public Health and Research Perspectives, 3*(2), 107-112.

Sohn, A., & Cho, B. (2012). Knowledge, attitudes, and sexual behaviors in HIV/AIDS and predictors affecting condom use among men who have sex with men in south Korea. *Osong Public Health and Research Perspectives, 3*(3), 156-164.

제 4 장

스트레스

1. 스트레스의 개념 및 이해
2. 스트레스의 증상
3. 스트레스와 관련된 비합리적인 사고, 가정, 믿음들
4. 스트레스 평가
5. 스트레스의 관리

제 4 장 스트레스

학습목표

1. 스트레스란 무엇인가에 대하여 이해한다.
2. 스트레스의 증상과 질병을 설명한다.
3. 스트레스와 관련된 비합리적 사고와 믿음을 이해한다.
4. 스트레스의 평가에 대하여 설명한다.
5. 스트레스의 관리에 대하여 이해하고 설명한다.

현대인이 겪는 스트레스와 정신건강의 문제에 대한 관심은 날로 증가하고 있다. 사회변화, 가족성원의 급작스러운 사망이나 실직 등의 일련의 사건들, 그리고 가정 및 직장 등 일상생활 속에서의 긴장들은 현대인의 정신건강을 크게 위협하고 있으며, 지나친 스트레스는 암과 같은 만성질환의 주요 원인이 된다고 지적되고 있다.

일반적으로 정신건강이란 한 개인이 자기 능력을 최대한 발휘하고 환경에 대해 적응하며, 일상생활에서 언제나 독립적, 자주적, 건설적으로 처리해 나갈 수 있고, 질병에 대한 저항력과 정신적 성숙, 원만한 가정생활과 사회생활을 할 수 있는 상태를 말한다. 정신건강에 대해 여러 학자들의 견해들이 있다. Carl Rogers는 건전한 성격을 가진 사람들은 자기를 수용할 줄 알고 있을 뿐만 아니라 자기 통제가 가능한 사람들이라고 하였다. Rene Dubos는 정신건강을 스트레스에 적응하여 나가는 능력, 지적 능력, 문제해결 능력 등 건전한 사고능력과 안정된 가치관을 가진 상태라고 하였다. 이러한 연유로 많은 학자들이 스트레스의 원인들을 밝혀내고 이에 대처하는 방안들을 모색하는 데에 관심을 보여 왔다.

1 스트레스의 개념 및 이해

인간의 삶은 하나의 자극과 변화에 대한 반응의 끊임없는 과정이다. 우리는 정신과 신체에 주어진 많은 요구(要求) 속에서 살아간다. 더욱이 현대사회는 빠른 변화를 하고 있다. 우리는 이러한 변화의 희생자가 되어서는 안 되며, 오히려 변화를 조절해야만 한다.

"아주 많은 스트레스를 받고 있다" 또는 "그 일은 나에게 엄청난 스트레스다". 이러한 말 속에 '스트레스'라는 용어는 이미 우리들에게 친숙한 것이다. 그러면 과연 스트레스란 무엇인가?

스트레스는 어떤 요구(要求)에 대한 정신과 신체의 각성(覺醒)반응을 말한다. 스트레스는 일생을 살아가는 데에 있어 항상 존재하는 것이다. 각성상태는 인간이 살아가는 데 있어 필수적이다. 인간은 끊임없이 어느 정도의 각성상태에서 생각하고, 느끼고, 행동한다. 스트레스는 이로운(긍정적) 것으로 또는 해로운(부정적) 것으로 경험될 수 있지만, 스트레스가 지나치게 높거나 낮으면 정신 또는 신체에 해를 초래하게 된다.

스트레스는 삶의 한 부분이다. 변화란 우리에게 적응을 요구하므로 어떠한 변화도 스트레스이다. 우리는 생물학적 및 심리학적 스트레스, 환경과 사회적 상황에서의 스트레스에 직면한다. 우리는 항상 마감시간에 쫓기고 사람들과 만나야 하고 복잡한 대중교통에 접하고 돈에 대해서도 걱정한다. 실제로 스트레스는 사람마다 다르게 지각하기 때문에 정확히 정의하고 규명하는 것이 어려울 수 있다. 어떤 사람에게 심한 불안과 스트레스를 일으키는 것이 다른 어떤 사람에게서는 최선을 다하는 동기와 도전의 기회를 제공해 줄 수도 있다. 게다가 오늘 스트레스를 일으킨 것이 반드시 내일도 스트레스를 유발시키지는 않는다.

적당한 스트레스는 생활의 활력소가 될 수 있다. 캐나다의 생리학자인 Selye에 따르면 어떠한 관점에서 스트레스는 유용하다고 주장한다. 그러나 스트레스가 지속되고 지나치게 된다면 적응할 수가 없게 된다. 하바드대학교의 Yerkes와 Dodson이 제안한 Yerkes-Dodson의 법칙에 따르면 어느 정도까지 스트레스 또는 불안이 증가할 때까지는 수행능력과 효율성이 증가하지만, 계속 스트레스가 쌓이게 되면 수행능력과 효율성은 급속하게 감소하게 된다고 한다. 실제 우리의 삶에서 대부분의 스트레스는 긍정적인 영향보다 부정적인 영향으로 나타난다. 보통 우리가 스트레스를 논할 경우에는 삶의 압박감과 사건들에서의 부정적인 측면을 뜻한다. 즉 해로운 스트레스(distress)를 뜻하는 경우가 흔하다.

투쟁 또는 도주 반응(fight or flight reaction)은 생존에 중요한 생리적 반응이다. 신체적 또는 정서적 스트레스이든, 실제적 또는 상상적인 스트레스이든간에 모든 스트레스에 직면하면 뇌에서 교감신경계를 활성화하여 adrenaline, noradrenaline과 관련된 여러 가지 호르몬들이 빠르게 분비되어 신체가 행동할 준비를 하게 된다.

예를 들면, "길을 횡단하려는데 갑자기 자동차가 달려들어 온다고 상상해 보자. 뇌에서는 이러한 상황을 위협적인 것으로 해석하여 adrenaline을 분비하도록 명령한다. 이러한 adrenaline은 심박동, 혈압, 호흡, 대사를 증가시키고, 근육으로의 혈류를 증가시켜 위험한 곳에서 벗어나는 행동을 하게 할 것이다. 일단 위험에서 벗어나면 분비된 adrenaline은 자동차를 피해서 뛰어가는 행동으로 인하여 소진되고, 심박동・호흡・혈압은 정상으로 돌아오게 되며, 안도의 한숨을 쉬고나서 가던 길을 재촉할 것이다."

오늘날 우리가 직면하게 되는 많은 스트레스들은 투쟁 또는 도주의 신체적 반응만으로 대처할 수 없는 경우가 많다. 스트레스에 의한 생리적 반응은 일어나지만 신체적 반응이 실제로 일어나지는 못하는 경우에는 해소되지 못하게 된다.

예를 들어, 중요한 약속이 있는데 교통 체증이 심한 도로에서 운전을 하는 경우 우리는 늦어지는 것에 대해 초조하고 화가 나기 시작할 것이다. 우리의 뇌에서는 너무 늦게 가고 있다는 긴급한 메시지를 보내면서 투쟁 또는 도주 반응을 촉발시키게 된다. 하지만 증가된 adrenaline을 소진할 수 없기 때문에 이러한 상황 후에도 얼마동안 신체적으로 흥분되고 화가 나 있게 될 것이다.

어떤 사람은 스트레스에 상당히 취약하고, 어떤 사람은 스트레스를 잘 이겨낸다. 스트레스를 잘 이겨내는 사람들의 특성은 스트레스를 위협으로보다는 새로운 기회 또는 도전으로 생각하고, 자신의 삶의 상태를 조절할 수 있다고 느끼며, 가정・직장 등 모든 활동에서 적극적이고 긍정적인 동기를 가지고 자신이 하고 있는 모든 것에 만족하며, 열정적으로 최선을 다하는 삶의 열정을 갖고 있다. 이러한 도전(challenge), 조절(control), 몰입(commitment)의 특성을 시카고대학 심리학자인 Kobasa는 소위 3C라고 언급하였다. 이러한 특성 외에 한 가지 요소를 더 포함한다면 이는 친밀감(closeness)으로, 친밀한 대인 관계와 사회적 지지를 가지고 있는 사람들은 고립감을 느끼는 사람들보다 스트레스를 잘 견디어 낸다.

스트레스 그 자체보다 스트레스에 대한 개인의 지각, 즉 지각되는 위험의 정도와 스트레스를 처리하는 대처방식이 중요하다.

대처(coping)란 개인의 내적 요구와 환경적 요구, 이 둘 사이의 갈등이 개인의 대응 능력을 초과하거나 이에 부담이 될 때 이를 해결하는 역동적 과정을 말한다. 스트레스에 대한 대처방식은 두 가지로 분류할 수 있다. 하나는 스트레스를 일으키는 상황 또는 문제 그 자체를 변화시키는 방식인 문제중심의 대처(problem focused coping)와 다른 하나는 스트레스를 일으키는 상황 또는 문제를 다루기보다는 그 상황에서 경험하는 정서적 반응을 조정하려는 정서 중심의 대처(emotinal focused coping)로 분류할 수 있다. 일반적으로 문제중심의 대처가 정서중심의 대처보다 효과적인 것으로 간주되고 있으나 그 두 대처가 서로 촉진하는 경우도 있고 서로 방해 작용을 할 수도 있다.

적극적이고 긍정적인 대처가 아닌 소극적이고 억압적 또는 회피적인 대처방식은 스트레스 자극에 부정적인 반응을 초래할 수 있다. 이를테면 억압적이고 회피적인 대처방식은 암의 발생과 진행에 부정적 영향을 미친다고 보고하고 있다. 보다 효과적인 대처방식을 위해서는 규칙적인 운동, 긍정적 믿음(통합력, 내구력, 낙관주의), 문제해결기술, 의사소통기술, 사회적 지지, 물질적 재원, 지역사회 서비스 등의 대처자원(coping resources)이 요구된다.

1) 스트레스에 대한 잘못된 믿음들

(1) 모든 스트레스는 나쁘다.

스트레스는 해로울 수 있지만 도움이 될 수도 있다. 즉 긍정적인 스트레스는 어떤 일을 마감시간까지 끝낼 수 있도록 해 주고 새로운 상황과 응급상황에 대처할 수 있도록 해 준다. 또한 스트레스는 새로운 도전을 할 수 있도록 해 주고, 최대의 능률을 발휘할 수 있도록 하는 삶의 활력소를 제공해 줄 수도 있다.

(2) 스트레스 관리는 스트레스를 없애는 것이다.

스트레스는 제거할 수도 없고, 제거해서도 안 된다. 스트레스는 일생을 살아가는 데 항상 존재하며 오로지 죽은 사람에게서만 존재하지 않는 것이다. 따라서 스트레스 관리는 가능한 한 해로운 스트레스를 짧고 드물게 일어나도록 삶을 조율하는 것이다.

(3) 전심전력을 다하면 어려운 상황에 반드시 성공적으로 적응할 수 있다.

모든 사람들은 적응력에 한계가 있다. 오랜 기간 동안 개인의 스트레스 한계 이상으로 신체적, 사회적, 심리적 압력을 받으면 결국 탈진될 것이다. 그러나 힘들게 일하는 것이 항상 고통일 수만은 없고, 즐거움일 수도 있다. 적절한 휴식과 함께 전력을 다한다면 삶에서 성취감을 맛볼 수 있을 것이다.

(4) 스트레스에 대해서는 할 수 있는 것이 아무것도 없다. 온통 스트레스뿐이다.

나누어서 하나하나 정복해 나가라. 전체적으로 보면 스트레스는 실제로 압도적일 수 있다. 그러나 스트레스를 하나하나 나누어서 보면 한 단계씩 스트레스를 관리하는 기술들을 배울 수 있다. 상황을 항상 조절하거나 변화시킬 수는 없지만 스트레스가 위협에 대한 지각이자 그 지각에 대한 반응이라는 것을 알게 되면, 이러한 지각과 반응을 논리적으로 조절할 수 있을 것이다.

(5) 성공하기 위해서 반드시 스트레스를 받아야 한다.

예를 들면, 끊임없는 투쟁, 항상 바쁜 생활 스타일, 매사에 경쟁적이고 여러 가지 일들을 동시에 하려고 하는 것이 성공의 열쇠라고 믿는다. 하지만 우선순위를 정하고 일을 위임하고 자신의 일을 미룰 수 있는 사람들이 하루종일 일만 하는 사람들보다 더 효율적일 수 있다.

(6) 행복한 삶이란 스트레스 요인이 전혀 없는 상태이다.

정신과 신체에 주어지는 스트레스 요인들은 항상 존재한다. 스트레스 요인들과 이들에 대한 해석과 대처방법을 조절함으로써 지나치게 부담을 받지 않도록 하는 것이 중요하다. 인생의 성취는 적절한 스트레스를 받는 것에 달려있다.

(7) 이 상황(직업을 바꾸기, 배우자를 떠나기, 상사를 바꾸기)에서 벗어나기만 하면, 스트레스는 없어질 것이다.

만약 이러한 잘못된 믿음을 갖는다면, 어떤 상황에서는 외부의 환경을 바꾸어도 해결되지 않기 때문에 위축될 것이다. 스트레스를 받는 도시 사람이 시골로 이사하면, 그들은 '스트레스를 받는' 시골사람이 될 뿐이다. 도시 생활 그 자체보다는 도시 생활에 대한 지각반응이 스트레스를 일으키기 때문이다. 상황을 바꾸는 것이 항상 스트레스를 감소시키는 만병통치약은 아니다. 오히려 스트레스에 대한 생각을 바꿈으로서 스트레스의 경험을 변화시키고 스트레스 반응을 완화시킬 수 있다. 직업 또는 가정을 변화시키기에 앞서서 먼저 생각을 변화시키는 것이 가능하고 현실적인지를 알아보아야 한다. 그것이 가능하지 않으면, 상황 또는 환경을 변화시키도록 해야 한다.

(8) 스트레스를 조절하기 위해 타협하는 사람은 무능력자이다. 나는 무능력자가 되고 싶지 않다.

이는 흑백논리 사고의 좋은 예이다. 흑백논리는 스트레스를 일으킬 수 있고, 변화를 불가능하게 만든다. 단정적인 것과 우유부단함, 승리와 패배, 흑과 백 사이의 균형을 찾도록 해야 한다.

(9) 신체적 운동은 스트레스를 대처하는 데 에너지를 고갈시킨다.

적절하며 지속적인 신체적 운동은 삶에 적응하는 에너지를 놀랄 만한 정도로 증가시킨다. 많은 사람들이 "나는 운동할 만한 충분한 에너지가 없다. 오히려 나에게 주어진 모든 요구를 충족시키기 위해선 더 많은 에너지가 필요하다."고 말한다. 그러나 이러한 이야기는 운동생리에 대한 지식 부족에서 오는 변명에 불과하다. 물론 과도한 업무로 육체적으로 아주 지쳐 있을 때, 중한 질병에서 막 회복되었을 때와 같은 경우는 예외가 될 수 있다.

(10) 스트레스는 어른들에게만 영향을 준다.

스트레스는 젊은 사람, 또는 나이든 사람 모두에서 존재한다. 어린이와 청소년들도 성인들과 같이 스트레스를 경험하고, 성인들과 마찬가지로는 과도한 스트레스에 의한 질병의 위험성을 갖고 있다.

2 스트레스의 증상

우리는 일상생활에서 항상 사소한 스트레스를 경험하며 이러한 스트레스는 축적될 수 있다. 스트레스에 지나치게 오랫동안 노출되면 신체적 증상을 일으킬 수 있고, 많은 질병을 악화시킬 수도 있다.

스트레스의 증상들은 사람마다 다양하게 나타나는데, 신체적 증상들에는 입과 목이 마르고, 떨리고, 심장이 두근거리며, 설사와 변비가 생기고, 소변이 자주 마려우며, 두통, 불면증, 피로감, 목과 어깨의 결림, 요통과 흉통, 식욕의 변화, 소화불량 등이 나타난다.

정서적 증상들에는 불안, 우울, 기분변화, 신경과민, 자존감 저하, 불안정감, 지나친 민감성, 분노, 좌절감, 공격심 또는 적대감, 죄책감 등이 나타날 수 있으며, 그 밖에 인지적 증상으로 주의 집중력 저하, 우유부단, 건망증, 혼돈, 기억력의 저하도 생길 수 있고, 백일몽이 많아지고, 한 가지 생각에 지나치게 집착하게 되며, 유머감각이 없어지고, 일의 능률 저하와 잦은 실수, 판단력의 저하도 수반될 수 있고, 다른 사람과의 대인관계에도 영향이 올 수 있다. 이를테면 다른 사람을 불신하거나, 비난하고 흠을 잡으려 하고, 약속을 자주 잊어버리고, 지나치게 방어적인 태도를 취하게 된다.

지나친 스트레스는 협심증, 당뇨, 관절염, 고혈압과 같은 질병을 악화시킬 수 있고, 관상동맥 질환, 긴장성 두통, 요통, 근육의 경련을 직접적으로 유발시킬 수 있다.

스트레스는 면역기능에 변화를 일으켜 사별, 알츠하이머병의 간호인, 이혼한 사람 등에서 임파구 감소반응이 나타나고, 바이러스 감염이 쉬워지고 병의 회복이 늦어지거나 재발이 높다. 또한 알레르기 반응, 천식발작 및 암 발생에 영향을 줄 수 있다.

스트레스와 관련 있는 질환은 고혈압, 뇌졸중, 관상동맥질환, 위·십이지장 궤양, 편두통, 긴장성 두통, 암, 알레르기, 천식, 류마치성 관절염 등이 포함된다. 그밖에 스트레스는 건강한 생활습관을 변화시킬 수 있다. 즉 지나친 알코올 섭취, 지나친 흡연, 약물 남용 등으로 질병에 걸릴 위험성이 높아질 수 있다.

스트레스에 의한 다양한 신체적, 심리적, 행동적 증상들은 다시 스트레스를 증가시키고, 증가된 스트레스는 또 다시 증상을 악화시키게 되는 스트레스의 악순환을 일으키게 된다.

3 스트레스와 관련된 비합리적인 사고, 가정, 믿음들

우리들 중 대부분은 처음에는 당황스럽고 끔찍하게 보였으나, 나중에 덜 심각한 것으로 느껴지는 상황을 경험해 본 적이 있다. 나중에 돌이켜 보았을 때 처음의 생각은 매우 과장되었거나 상황에 어울리지 않았다는 것을 알게 된다. 이러한 즉각적이고, 왜곡되고, 부정적인 사고를 자동적 사고(automatic thought)라고 부른다. 이러한 자동적 사고들은 지각된 스트레스 유발인자에 대한 반사적 반응으로 심사숙고한 결과로 나타나기보다는 무의식적이며, 습관적이고, 반사적으로 떠오른다.

예를 들어, 극장에서 누군가 당신 앞에 앉아 친구와 잡담을 하기 시작한다면, 당신은 다음과 같은 반응을 할 수 있다.

"아니, 이런 일이!"

"왜, 하필 내 앞에서"

"… 다른 자리를 골랐어야 했어."

"… 왜, 항상 나에게만 이런 일이 일어나지."

"… 참을 수 없어!"

"… 대사를 전혀 들을 수 없을 거야."

"… 영화 내내 얘기하겠지."

"… 정말 괴로운 밤이 되겠군."

이러한 반응은 자동적이며, 생각을 멈추거나 선택할 수 없고, 희생당했다거나 비참한 기분으로 끝맺는다. 이러한 과정은 마치 끝없이 돌아가는 테이프와 같다. 우리는 실제로 자동적 사고를 인식하거나 현실적인 평가 없이 무조건 믿는다. 아주 강력하게 이러한 생각들에 의해 영향받을 수 있고, 이러한 자동적 사고는 당신이 일상생활을 바라보는 관점에 큰 영향을 미친다.

누구든지 염세적이거나, 우울하거나 절망적인 기분에 빠지기를 싫어한다. 이러한 부정적인 감정들은 너무 강렬해서, 현실은 정반대의 상황일지라도 우리는 이러한 감정들이 부정적인 생각들을 만든다고 믿는 경향이 있다. 하지만 실제로는 이러한 부정적인 생각들이 고통스러운 감정들을 만든다. 부정적인 감정에서 벗어나기 위해서는 우선 부정적인 감정이 부정적인 생각으로부터 올 수 있다는 것을 이해해야 한다.

사람들이 생각하고 느끼는 것과 그들이 행동하는 방법은 많은 부분이 그들의 믿음, 태도, 그리고 가정에 달려 있다. 그러나 이 믿음들이 모든 상황에 절대적인 것으로 보거나, 아주 잘못된 인식일 때에는 문제를 일으킬 수 있다. 자신의 생각이 옳다고 느끼게 되면, 자신의 관점에 맞는 것들만 선택적으로 인식하고 집중하는 확정적 편견을 만들게 된다. 이러한 편견은 우리의 기분을 좌우한다. 더욱이 자신의 믿음들과 부정적인 기대들은, 그것들이 현재 상황이나 미래에 대해 왜곡하고 잘못 이해했을 때 그대로 실현될 수 있다. 이런 상황에서는, 이 믿음들에 대한 집착 자체가 스트레스를 일으킨다. 이러한 믿음에 대한 생각을 멈출 때, 사람들이 항상 자신을 인정하기를 바랄 수 없고, 언제나 모든 것을 완벽하게 할 수 없다는 것을 깨닫게 된다.

심리학자인 Albert Ellis는 이 과장된 믿음에 도전하고 그들을 현실적인 평가로 대치하기 위해 합리적-감정 치료(Rational-Emotive Therapy)라 불리는 모델을 개발하였다. 모든 과장된 믿음, 잘못된 가정, 부정적 태도들을 비합리적인 믿음들이라고 언급하였다. 기본 전제는 많은 감정적 고통이, 우리가 세상을 해석하는 비합리적인 방법 때문이라는 것이며, 이러한 비합리적인 믿음은 행동을 왜곡하고, 가능성에 한계를 지우며, 극복할 수 있는 우리의 능력을 제한하는 자기-패배적인 자동적 사고를 일으킨다고 가정하였다. Ellis는 이러한 열 가지의 기본적인 비합리적 생각들, 가정들, 그리고 믿음들을 보고하였다.

1) 비합리적인 생각들, 가정들, 그리고 믿음들

(1) 성인은 동료, 가족, 친구들로부터 사랑과 인정을 받는 것을 절대적으로 필요로 한다.

(2) 자신이 하는 일에 있어서 실패 없이 유능하고 거의 완벽해야 한다.
(3) 어떤 사람들은 흉악하고, 사악하며, 이들은 반드시 처벌받아야 한다.
(4) 사람들과 일들이 내가 원하는 대로 되지 않으면 끔찍하다.
(5) 외부 사건 대부분은 인간의 고통을 불러 일으킨다 — 사람들은 단순히 사건에 의해 감정이 유발되어 반응하게 된다.
(6) 알려져 있지 않고 불분명하거나 위험성이 있는 모든 것에 대해서 공포와 불안을 느껴야 한다.
(7) 삶의 난관과 책임을 직면하는 것보다 피하는 것이 쉽다.
(8) 자기 자신보다 강하고 의지할 수 있는 무언가가 필요하다.
(9) 과거는 많은 부분에서 현재를 결정한다.
(10) 행복은 휴식, 비활동, 그리고 지속적인 여가를 통해 성취될 수 있다.

자동적 사고들과 과장된 믿음들을 깨닫고 재구성하는 또 다른 유용한 모델은 David Burns의 연구에 기초를 둔 것이다. 수년간의 연구와 임상 경험을 통해 그는 부정적인 감정 상태를 초래하는 비논리적인 사고방식이라고 정의되어지는 '인지적 왜곡'의 열 가지 범주를 발견하였다.

2) 일반적인 인지적 왜곡들

(1) 흑백논리

사람들은 상황을 극단적이고 흑이냐 백이냐는 식으로 평가하려는 경향이 있다. 예를 들어, A학점만 받던 한 학생이 시험에서 B학점을 받고는 "나는 완전히 실패자야"라고 결론내렸다. 이런 종류의 생각은 종종 완벽주의에 근거한다. 어떤 실수나 불완전도 완전한 실패나 부적합, 무가치의 신호로서 두려워하게 된다.

(2) 지나친 일반화

하나의 부정적인 사건을 연속되는 패배의 패턴으로 본다. 입사 면접에서 한 번의 불합격이 평생 실업자로 지낼 것 같은 두려움을 일으킨다. 거절의 고통은 대개 지나친 일반화를 통해 만들어진다.

(3) 사고의 부정적 여과

특정 상황에서 하나의 부정적인 부분을 선택하고 그것을 곰곰이 생각하여, 모든 상황을 부정적으로 지각한다. 예를 들어, 중간고사를 마친 한 학생이 100문제 중 20개를 답하지 못하여 우울해졌다. 학생의 시험결과에 이렇게 써 있었다. "축하합니다! 당신은 100문제 중 80개를 맞췄습니다. 이제까지 올해 최고 성적입니다."

(4) 긍정적인 면의 평가절하

이것은 중간 정도 혹은 긍정적인 경험도 부정적인 것으로 바꾸려는 경향이다. 예를 들어, 찬사를 받았음에도 스스로에게 이렇게 생각한다. "그들은 단지 훌륭하다고 말을 하는 것뿐이다." 이런 생각은 일생동안 좋은 것을 받아들일 수 없기 때문에 가장 파괴적인 비논리적 생각들 중 하나이다.

(5) 지나친 속단

사실로 입증이 되지 않은 것에 대하여 가장 나쁘다고 결론짓는다. 예를 들어, 친구의 자동응답기에 메시지를 남겼는데 바로 회답이 없을 때, 친구가 자신과 말하고 싶지 않아 하는 것으로 자동적으로 생각하거나, 정기적인 유방촬영검사를 기다리면서 자신이 암이라는 소리를 듣게 될 것이라고 생각하는 것이다.

(6) 과장

부정적 사건이나 실수의 의미를 과장한다. 예를 들어, 버스가 오지 않고 중요한 모임이 있을 때, 스스로에게 "나는 모임에 참석할 수 없을 거야."라고 말한다. 반대로 긍정적인 측면이나 사건을 부적절하게 과소평가하기도 한다. 예를 들면, 일처리를 잘해서 칭찬을 받았을 때 "대단치 않아"라고 얘기한다.

(7) 감정적 추론

자신의 감정을 진실의 증거로 생각한다. 예를 들어, 자신이 무능하다고 느끼면서, "그래서 나는 쓸모 없는 사람임이 틀림없어"라고 생각한다.

(8) "해야만 한다"라는 말

"나는 이 일을 해야만 한다"고 말함으로써 자신에게 동기를 부여하려고 한다. 이러한 말은 자신에게 압력과 분노를 일으킬 뿐만 아니라, 역설적으로 무감동이고 동기부여가 없게 한다.

타인에게 "해야만 한다"라는 말을 하면 대개 타인을 괴롭게 하며, 타인의 수행이 자신의 기대에 못 미쳤을 때, 좌절감을 느끼고, 괴로워하게 된다.

(9) 꼬리표 달기

실수를 하였을 때, 하나의 실수로 받아들이는 것이 아니라, "나는 바보야" 혹은 "나는 멍청해"라고 자신에 대한 꼬리표를 다는 것이다.

(10) 귀인화와 비난

부정적인 일에 대해 그럴만한 근거 없이 책임감을 느낀다. 예를 들어, 학생이 숙제를 하지 않았을 때, 선생님은 자신이 동기를 부여하지 않았기 때문이라며 무가치감과 무능감을 느끼는 것이다. 이것은 필요 없는 죄책감과 자기-비난을 일으킨다. 반대로, 어떤 사람은 부정적인 일에 대해 남을 탓한다. 예를 들어 어떤 남편이 이렇게 말했다. "내 아내가 좀더 지적이었더라면 나는 성공했을 것이다."

3) 기분, 감정, 태도와 스트레스

죄책감, 분노, 적대감, 공포, 불안, 자존감 저하 등은 인간의 생리적 과정뿐 아니라, 사고와 행동에 의해서 영향을 받는다. 많은 사람들은 자신의 감정을 잘 다루지 못하거나 감정에 압도당하기 때문에 정서적 고통을 겪으며, 가족, 문화 등 영향에 따라 다양한 방법으로 이러한 감정들에 대처하게 된다. 예를 들어 어떤 가족들은 감정을 잘 조절하여 아이들을 편안하게 격려하지만 많은 가족들은 그렇지 않다. 어떤 가족은 남자만이 화를 낼 수 있고, 여자만이 울 수 있는 것으로 여긴다. 또 어떤 가족에서는 아이들로 하여금 자신의 감정을 표현하도록 하는 반면, 다른 가족에서는 아이들이 감정을 표현하지 못하도록 하기도 한다. 자신에 대해 어떻게 느끼고 감정을 표현하는가는 어려서부터 시작된다. 주변 환경에서 중요한 사람을 스스로 모방하거나, 그들로부터의 지시 또는 훈계에 의해 영향을 받기도 한다. 반면에 문제에 효과적으로 대처하고 취약한 감정들을 터놓고 얘기할 만한 역할을 해 줄 모델이 없어 결국 자신의 문제들을 혼자서 끌어안고 있을 수도 있다.

어떤 문제가 생겼을 때, 인간은 현재 자신의 위치에서 그 문제들을 변화시키는 데 필요한 행동을 취할 수 있다. 우울, 분노, 공포, 죄책감 등은 인간 경험의 부분이며, 그러한 감정들을 모두 막을 수는 없다. 많은 상황들이 우리로 하여금 슬픔, 두려움, 분노의 감정들을 느끼게 하며, 때론 이런 감정들은 자연스러운 것이다. 우리가 피하고자 하는 것은 이런 감정들 중 한 감정에 빠져드는 것이다.

(1) 우울감

우울감은 상실감, 좌절감, 절망감 등의 다양한 감정과 행동들을 포함한다. 이는 '슬픈 느낌'에서 삶이 무의미하다는 정도까지 다양한 범위를 갖는다. 미래를 암담한 염세론적으로 보고 있다. 우울감은 자존감의 상실과 그에 따른 무가치감, 무능감을 포함한다. 이러한 감정들은 신체적, 심리적 증상들을 악화시킬 수 있다.

(2) 죄책감

죄책감은 무언가 하지 말아야 할 일을 했거나, 해야 할 일을 하지 못함에서 출발한다. 이러한 '나쁜' 행동은 그 행동의 주체가 '나쁜' 사람임을 의미한다. 이러한 자기비난의 개념이 죄책감의 기초가 된다. 죄책감이 없다면 우리는 양심의 가책이나 후회 같은 건강한 감정을 가질 수 없다.

자책이나 후회감은 자기 자신이나 다른 사람에게 해를 준다는 인식에서 생겨나지만, 이러한 감정은 자신이 나쁘거나, 악하거나, 부도덕하다는 것을 의미하지는 않는다. 자책과 후회는 비난할 만한 행동에서 생겨나며 죄책감은 자기비난, 사고의 왜곡에 근거하기도 한다. 자신에 대해 죄책감을 느끼게 되면, 다음과 같은 악순환에 빠지게 된다.

나는 죄책감을 느낀다. → 그러므로 나는 나빴었다. → 나는 나쁘기 때문에 고통받아 마땅하다. → 그래서 나는 분명히 나쁜 사람임에 틀림이 없다.

자기 처벌 사고는 이러한 악순환을 강화시키고, 죄책감을 유발하는 생각들은 자신의 '나쁨'에 대한 믿음을 강화시키는 비생산적 행동들을 일으키게 된다.

(3) 분노와 적대감

분노는 적대감과는 다르다. 분노는 특정한 사람이나 어떤 것에 대한 강렬한 불쾌감을 말한다. 적대감은 적대, 대립 또는 사고나 원리에 있어서의 저항을 포함한다.

누군가 자신을 잘못 취급하거나 자신의 이익을 빼앗는다고 느낄 때 분노를 경험하게 된다. 분노는 항상 자신이 '옳다'는 생각을 한다. 많은 사람들은 분노를 억제하는 것이 책임감과 자부심을 보여주는 것이라고 생각한다. 분노는 무기력감, 불안정감, 실망 또는 공포의 감정들에서 생겨날 수도 있다.

분노는 때로 적절하고 목적을 제공하기도 한다. 분노는 사람들로 하여금 불편하고 소모적인 상황를 변화시키도록 한다. 하지만 구조적으로 해결되지 않은 분노와 적대감은 무기력감과 조절되지 않는다는 느낌을 가지게 한다.

적대감은 '타인의 본질과 의도에 대한 냉소, 또는 기본적 불신, 분노보다 흔하고 강렬한 경험, 분노감을 노골적이고 공격적인 행동으로 표현하려는 경향'이라고 정의되기도 한다. 따라서 적대적인 사람들은 우리가 일상생활에서 경험하는 사소한 스트레스 또는 대인갈등에 의해서 보다 쉽게 분노를 느끼고 화를 내게 된다. 적대감을 갖는 사람은 스트레스 상황에 심한 생리적 반응을 보이고 관상동맥질환의 발생에 높은 위험성을 갖는다고 한다.

모든 마음의 상태는 그 자체가 생리적이다. 분노나 적대감은 얼굴 표정, 자세, 사회적 행동, 생리적 각성, 신체적 증상들에서 반영될 수 있다. 분노한 사람들은 험악하고 성급하며, 쉽게 흥분하고 타인의 도움을 거절할 수 있다. 중요한 것은 적대감을 갖는 사람들은 신체가 각성된 상태에 있으며, 생리적 반응이 증가되어 반복적으로 투쟁-도피 반응을 자극한다. 분노와 적대감은 건강과 안녕에 손상을 준다.

(4) 공포와 불안

건강한 공포와 신경증적 불안은 다르다. 건강한 공포를 일으키는 사고들은 현실적이며, 위험에 대해 경각심과 경고를 준다. 반면에 신경증적 불안은 현실성에 거의 바탕을 두지 않은 왜곡된 사고에서 생겨난다. 이러한 종류의 불안은 부적절하고 건강하지 못하다. '만약에'라는 질문에 집착하게 된다. 예를 들면, '직업을 갖지 못하면 어떡하지?' '내가 실수를 하면 어떡하지?' '그가 나를 좋아하지 않으면 어떡하지?' 등이다. 결코 일어나지 않을 미래의 사건들에 대해 걱정하면서 시간과 에너지를 낭비하거나 과거의 일들에 집착할 것이다.

(5) 낮은 자존감

자존감은 자신에 대한 자신의 판단에 기초하기 때문에, 자신이 성취한 것에 의해 결정되지 않는다. 종종 성공한 유명한 사람들도 자신을 낮게 생각하고 있는 것을 볼 수 있다. 낮은 자존감은 자신의 성취를 넘어서는 기대에서 기인하며 스트레스의 근원적 원천이다. 자신이 만들어내는 이런 스트레스는 종종 완벽주의, 자신감의 결여, 불안, 질투심과 무능감, 분노와 적대감으로 표현된다. 낮은 자존감 때문에 생기는 스트레스는 일상생활 속에 파고들어 다른 사람들과의 상호작용을 왜곡시킨다. 자신에 대한 이러한 부정적 시각은 다른 사람들이 자신에 대한 인상을 느낄 기회를 가지기도 전에 다른 사람들에게 전달될 수 있다.

낮은 자존감을 가진 사람들은 "나는 또 실패할거야", "나는 제대로 하는 게 없어", "난 늘 이럴거야"와 같이 자신에 대한 모든 부정적인 종류의 생각들을 가지고 있다. 이들은 자신이 다른 사람들보다 열등하다고 생각하며, 결국에는 새로운 상황에 대처해 나갈 수 없을 것이라는 두려움이 깔려 있다. 낮은 자존감을 갖고 있는 사람들의 스트레스의 저변에서 David Burns가 말한 "소리 없는 가정"을 찾을 수 있다.

① 나는 늘 사람들을 기쁘게 해 주어야 하고 모든 이들의 기대를 충족시켜야 한다.
② 누가 나를 비판한다면, 그건 내가 뭔가 잘못되었다는 뜻이다.
③ 나는 기본적으로 결함 투성이이고 다른 이들보다 열등하다.
④ 나는 늘 완벽하려고 노력해야 한다.

(6) 삶에 대한 태도(해석 방식)

Seligman, Vaillant, Peterson은 99명의 남자 Harvard대 졸업생들의 삶과 건강을 1945년부터 장기간 추적한 연구를 하였는데, 가장 흥미있는 결과는 대학 시절에 전반적으로 낙관적인 사람이 비관적인 사람들보다 인생의 후반부에 더욱 건강했다는 사실이다. 45세 때 비관론자들은 긍정적으로 생각하는 학우들에 비해 더 많은 건강상의 문제점들을 가지기 시작하였다. 어떤 이론은 비관적인 태도가 면역계의 약화와 관련이 있다고 한다. 다른 이론들은 비관론자들이 담배를 피거나, 술을 마시거나, 한곳에 가만히 앉아 있으려는 등의 건강하지 못한 행동들을 쉽게 하게 된다고 하였다.

Seligman은 삶에 대한 태도는 변할 수 있다고 주장한다. 우울증 환자에 대한 최근 연구에서 그는 인지치료가 환자의 방식을 비관적인 것에서 낙관적인 것으로 바꾼다는 것을 알게 되었다. 삶에 대한 태도(해석방식)를 알게 되면 그것을 변화시킬 수 있으며, 이에 대한 연구는 노력해 볼 만한 가치가 있음을 증명하고 있다.

4 스트레스 평가

스트레스를 평가하고 측정하는 방법은 복잡하고 다양한데, 현재까지의 평가 방법은 일반적으로 스트레스 요인(stressor)에 대한 측정, 스트레스 반응(예 ; 생리적, 인지 및 행동적 반응 등)에 대한 측정, 스트레스 반응에 대한 개인적 조정(대처 기제, 성격 유형 등)에 대한 측정으로 구분된다.

스트레스 요인을 평가하기 위해 초기에 개발된 Holms와 Rahe의 '사회 재적응 평가 척도'는 주요 생활 사건에 초점을 맞추어 죽음, 질병, 이혼, 이직 등과 같이 개인의 지속적인 생활양식에 중대한 변화를 초래하는 사건들에 관심을 두었다. 하지만 이 연구들은 사건들의 변화를 지나치게 강조하고, 개인적 사건의 특징이나, 개인의 대처 기술과 자원을 고려하지 않았다는 데 문제점을 가지고 있었다.

1980년대 들어오면서, 사소한 생활 사건(minor life event)에 대한 관심이 고조되어 왔는데, 환경과의 일상적인 상호작용에서 일어나는 짜증스럽고, 좌절과 걱정을 주는 일들, 예를 들어, 궂은 날씨, 사소한 언쟁, 경제적 염려, 가정 문제, 교통 문제 등과 같이 일상생활에서의 사소한 일들이 개인의 건강에 영향을 주는 중요한 스트레스 요인으로 작용한다고 제시되었다. 이러한 사소한 생활 사건들은 일상생활에서 매일 경험되며, 개인의 건강에 해롭고 부정적인 영향을 주는 중요한 것들이며, 사소한 생활 사건이 주요 생활 사건보다 스트레스의 중요한 요인일 뿐 아니라, 질병 발생에 보다 높은 예측 인자로 작용할 수 있다. 또한 사소한 생활 사건이 신체적 증상, 심리적 증상에 미치는 직접적인 영향은 주요 생활 사건이 미치는 영향보다 더 클 수 있다.

이러한 사소한 생활 사건들에 초점을 맞춘 평가척도에는 Daily Life Experience(DLE) Checklist, Hassle Scale, Inventory of Small Life Events, Daily Stress Scale, Daily Stress Inventory(DSI) 등 다양하다. 국내에서도 주요 생활 사건을 기초로 하여 개발된 척도들과, 최근 일주일간의 스트레스를 평가하는 스트레스 지각 검사 등이 있으며, 또한 사소한 스트레스 요인들을 평가하는 한국어판 일상생활 스트레스 평가척도(Daily Stress Inventory)가 개발되었다.

5 스트레스의 관리

1) 대처와 문제해결

스트레스 상황을 대처하는 데 많은 기술이 사용될 수 있다. 한 상황에서 효과적인 것이 다른 상황에서는 효과적이지 않을 수도 있기 때문에 다양한 대처 전략들을 세워야 한다. 무엇보다도 기억해야 할 것은 대처 기술은 수용과 행동 사이의 균형을 찾고, 그냥 내버려 두어야 할 것과 조절해야 할 것 사이의 균형을 찾는 기술이다.

만약 스트레스 상황에서 대처할 수 있다고 느낀다면, 이것은 스트레스의 해로운 영향을 최소화하고 완충시킬 것이다. 더 이상 위협으로 느끼지 않고 단지 도전으로 느낄 것이며, 이것은 다른 신체적인 영향을 미칠 것이다. 이완 반응을 규칙적으로 유도함으로써 얻는 경험은 자동적 사고들, 과장된 믿음들, 또는 왜곡된 사고를 멀리하고, 자신이 반응하기 원하는 방식을 선택하는 기술들을 제공한다. 다음 기술들은 다양한 대처 전략들을 제공한다. 각 상황에서 가장 효과적인 기술을 신중하게 선택할 필요가 있다.

(1) 미루기

문제나 스트레스를 더 효과적으로 다룰 수 있을 때까지 그냥 두라. 이것은 Scarlett

O'hara의 대처 기법 — 내일 일은 내일 생각하자 — 으로 불린다. 예를 들어, 비행기 연착으로 인해 생긴 스트레스는 좋은 잡지를 보는 것으로 다루어질 수 있다. 또는 당신이 이미 누군가와 문제에 직면할 준비가 되어 있으나 상대방이 그렇지 못하다면, 내일까지 기다리는 것이 효과적일 수 있다. 지금 다루는 것보다 미루는 것이 더 용이하기 때문에 문제에 직면하는 것을 연기하는 것이다.

(2) 직접적인 실행

지금 즉시 하라! 예를 들어, 그 문제에 대해 즉각적으로 실행하는 것은 행동을 바꾸거나(예 : 담배를 끊거나, 운동 프로그램을 시작하는 것), 문제에 직면하거나, 환경을 바꾸거나, 친구들과 연락하거나, 또는 자발적으로 맡는 것을 의미할 수 있다. 그러나 행동에 대한 두려움이 스스로를 제한하는 것처럼, 분별 없는 행동도 제한적일 수 있다.

(3) 득실 고려하기

문제를 다른 관점에서 바라보는 또 다른 방법은, 가능한 해결책들에 대한 목록을 작성하고 각각의 방법들에 대하여 득실을 고려하는 것이다.

(4) 이완

스트레스를 느낄 때, 즐길 수 있거나 이완시킬 수 있는 어떤 일을 하라. 예를 들어서 바쁜 하루가 끝나는 무렵, 이완 훈련을 하거나 잠깐 동안의 산책을 다녀올 수 있다. 놀거나 웃거나 긴장을 풀 수 있는 시간을 가질 수 있는 사람이 더 생산적이고 만족스러울 수도 있다.

(5) 재구성

재구성은 때로 '상황에 대해 다시 정의하기'라고 불리기도 하는 것으로서 한 사건을 여러 가지 관점으로 바라보는 것이다. 전형적인 예를 들면 반 정도 찬 물컵을 바라보면서 '반이나 찼구나 또는 반이나 비었구나'라고 생각하는 것이다. 이런 방법으로 상황을 바라보면 더 이상 나쁘다고 느끼지 않을 것이고, 자유롭게 새로운 해결책을 가지고 그 문제를 재검토할 것이다.

(6) 긍정적 문구

긍정적 문구는 단순한 긍정적인 사고, 즉 자신에게 의미 있는 짧은 문구나 단어이다. 이것은 흔한 격언일 수도 있으며, 특별히 자신의 좌우명일 수도 있다. 긍정적 문구를 사용하는 특히 효과적인 시간은 이완 반응을 유발한 직후이다. 마음이 평안할 때 더 잘 받아들일 수 있다. 자신의 긍정적 문구를 카드에 써서 눈에 잘 띄는 곳에 놓아두는 것이 좋은 방법일 수 있다.

긍정적 문구의 사용은 부정적인 혼잣말을 긍정적인 메시지로 재구성하는 효과적인 방법이고, 이렇게 하는 것이 해로운 생각들에 의해서 만들어진 스트레스를 감소시킨다. 빠른 시간 안에 긍정적 문구는 유용한 대처방법으로 습득될 수 있을 것이다.

(7) 사회적 지지

가족, 친구들, 직장동료와 전문가들은 스트레스를 받을 때 지지 기반이 될 수 있다. 자신의 문제를 타인에게 말하는 것이 도움이 된다. 단지 울분을 토할 뿐만 아니라 타인에게서 다른 관점을 들을 수 있다.

(8) 영적인 믿음

개인적인 믿음 체계를 상기하라. 이것이 삶의 위기뿐만 아니라 일상생활의 사소한 문제들에 대처하는 데에도 기초적인 역할을 할 수 있다. 개인적인 믿음 체계가 이완 반응을 유도하는 데 사용될 수 있다.

(9) 감정 정화

감정 발산의 방식을 찾아라. 때때로 소리지르거나 웃는 것이 감정적인 에너지를 발산할 수 있게 하고 스트레스 상황의 좋은 해결이 될 수 있다.

(10) 일지쓰기

자신의 생각과 느낌에 대한 일지 또는 일기를 기록하는 것은 스트레스에 대처하는 또 다른 방법이다. Pennebaker 박사는 자신의 깊은 생각과 감정에 다다르기 위해서 글을 쓰는 것이 다소 신체적, 정신적 건강을 향상시킬 수 있다고 하였다. 자신에게 스트레스를 유발하는 것들에 대해서 글을 씀으로서 자신이 다른 관점에서 바라볼 수 있도록 도울 수 있다.

(11) 수용

성공적인 대처는 수용과 실행 사이의 균형과, 그냥 놓아두기와 조절하기 사이의 미묘한 균형을 성취하는 지혜를 갖는 것이며, 또한 적절한 때에 적절한 전략을 선택하는 기술이다.

직접적으로 행동할 수 있는 상황이 될 때까지는 미루기, 이완, 유머, 수용이 가장 효과적이다. 또한 즉각적으로 반응할 필요가 있는 경우에는 미루기가 효과적이지 않다. 가령 집이 불타버렸을 때에 "내일 일은 내일 생각하자."고 말할 수 없을 것이다. 어떤 상황에서 효과적인 전략이 다른 상황에서는 효과가 없을 수도 있다. 성공적인 대처는 멈추어서 심호흡을 하고, 자신의 자동적 사고들, 믿음, 태도, 그리고 가정을 곰곰이 생각하고, 그 상황에서 가장 적절한 대처 방법을 선택할 시간을 갖는 것에 달려 있다. 하지만, 불행히도 스트레스에 만능인 전략이나 치료제는 없다.

우리들은 흔히 한 스타일을 일관되게 사용하는 경향이 있지만 대처에 관한 다양한 기술들을 습득하여 자신에게 적합한 스타일을 찾아보는 것이 도움이 될 것이다.

2) 스트레스 관리에 대한 원리

(1) 개인의 책임감

스트레스의 효과적인 관리는 자신만이 할 수 있다. 자신을 위해 다른 사람이 하는 것이 아니고 자신만이 도울 수 있을 뿐이다.

(2) 포괄적

스트레스를 조절하는 방법은 단지 하나의 마술적인 방법이 있는 것이 아니다. 규칙적인 운동이 도움이 될 수 있지만, 그밖에 식이 조절, 규칙적인 명상, 휴식, 취미 활동 등도 도움이 될 수 있다.

(3) 점진주의

많은 새로운 스트레스 관리방법을 한꺼번에 습득할 수 있는 사람은 아무도 없다. 너무 지나치게 무리하거나 빠른 변화를 기대하면, 쉽게 좌절하게 될 것이다. 인내심을 갖고 한두 가지의 스트레스 관리방법을 채택하여 집중하면 성취할 수 있을 것이다. 그 결과는 하루에 나타나는 것이 아니고 서서히 나타나게 된다.

(4) 균형

스트레스 관리에 가장 좋은 일상적 습관을 찾기 위해서는 자신에 대한 관심과 다른 사람의 안녕, 일과 휴식, 긴장과 평안, 생각과 행동, 위험과 안전, 변화와 안정, 자극과 평온 등과 같은 여러 가지 면에서 균형을 추구하기 위하여 노력해야 한다.

(5) 리듬

스트레스는 밀물과 썰물 같은 리듬을 가지고 있기 때문에 어떤 스트레스는 예측할 수도 있다. 스트레스 관리의 중요한 요소는 이러한 스트레스의 리듬을 의식적으로 조절하는 것이다. 현명하게 스트레스 관리를 위해서는, 의도적으로 스트레스 수준을 가능한 빨리 정상수준으로 전환시켜야 한다. 그렇게 함으로써 다음에 오는 스트레스를 다룰 수 있다.

(6) 인식

스트레스 자체를 이해하는 것이 중요하다. 즉 어떤 것이 스트레스이고, 그 스트레스가 어떻게 이롭게 혹은 해롭게 작용할 수 있는지 등을 이해하는 것은 스트레스를 관리하는 데 도움을 줄 수 있을 뿐 아니라, 보다 건설적인 대처 반응을 할 수 있게 한다.

(7) 행동

스트레스를 얼마나 잘 관리하느냐 하는 문제는 스트레스에 대한 인식과 더불어 어떻게 행동을 취하느냐 하는 것이다.

(8) 실험적

스트레스를 관리 조절하는 방법은 사람들마다 다양하다. 어떤 방법이 자신의 신체, 성격 및 생활 양식에 맞는지 실험해 볼 필요가 있다. 시험, 관찰, 반복적인 실험 및 필요에 따라 새로운 방법 등을 추구함으로써 자신에 맞는 스트레스 조절 방법을 찾아야 한다.

(9) 이기주의적 이타주의

스트레스 관리는 자신을 사랑하는 것뿐만 아니라 남을 사랑하는 것이 포함된다. 이러한 이타주의적 삶의 목표를 둔 사람들은 유난히 건강하고, 질병에서 보다 빨리 회복된다.

(10) 일생동안 지속

스트레스 관리는 한 번 해 보고 잊어버리는 것이 아니다. 오히려 스트레스 관리는 평생동안 지속하여야 한다.

3) 스트레스를 성공적으로 조절하기 위한 조언

(1) 현실적이어야 한다.

어떤 요구를 받았을 때 많은 사람들은 '노(No)'라는 대답을 하기 어려워 한다.

어떤 요구에 지나친 스트레스를 느끼며, 요구를 받아들이기 원치 않는다면 과감히 '노(No)' 라고 대답하라. 어떻게 '노(No)'라고 대답하는지를 배워라.

먼저 요구에 대한 당신의 느낌은 어떤가? 당신은 요구가 이루어지길 진정 원하는가? 당신에게 주어진 요구가 무엇인지 확실히 아는가? 이상의 질문에 동의할 수 없다면, '노(No)'라고 대답하라. 그리고 변명은 피하라.

(2) 수퍼맨 또는 수퍼우먼의 충동을 버려라.

아무도 완변한 사람은 없다. 자신에게 그리고 다른 사람에게도 완벽함을 기대하지 말라. 자기 자신에게 물어보라. 스스로가 실제로 무엇을 해야만 하는지? 얼마만큼 할 수 있는지? 마감시간이 현실적인지? 어떻게 적응할 수 있는지? 그리고 필요하면 주저하지 말고 도움을 청하라.

(3) 명상을 한다.

하루에 한 두 차례 10분-20분 동안 눈을 감고, 조용히 명상을 하는 것은 만성적인 스트레스를 완화해 준다. 이는 스스로 스트레스를 견디어 내는 힘을 증가시켜 줄 수 있다. 음악을 들으며 편안한 상태에서 즐거운 것들을 생각하거나 모든 잡념을 지워보아라.

(4) 마음 속에 그림을 그려본다.

스트레스 상황을 보다 성공적으로 조절할 수 있는 방법을 가능한 한 자세히 마음속에 그려본다. 이러한 마음의 그림은 자신감을 증가시키고, 힘든 일을 보다 잘 처리해 나갈 수 있게 한다.

(5) 한 번에 한 가지 일을 하라.

스트레스를 받고 있는 상태에는 일상적인 일도 때로는 견디기가 힘들 수도 있다. 이렇게 힘들어질 때 대처하는 가장 좋은 방법은 한 번에 한 가지 일을 하는 것이다. 우선 가장 급한 일을 선택하여 마무리 짓고 다음 일을 선택하라. 이렇게 일을 마쳤다는 성취감이 다음 일을 계속할 수 있도록 동기를 북돋워 준다.

(6) 규칙적인 운동을 하라.

규칙적인 운동은 스트레스를 해결하는 한 가지 방법이다. 최소한 20분-30분씩 일주일에 3번 정도의 신체운동은 신체와 정신을 건강하게 만든다.

(7) 취미를 갖는다.

자신이 좋아하는 취미활동이나 일에 몰입하면 근심과 걱정에서 벗어날 수 있다.

(8) 건강한 생활습관을 가져라.

과식과 지나친 커피, 알코올 섭취를 피하고 충분하고 균형있는 영양(저염, 저지방, 저콜레스테롤)을 공급하라. 적당한 휴식과 운동, 규칙적인 수면 습관을 갖도록 한다.

(9) 자신의 감정을 다른 사람들과 함께 나눈다.

혼자만 대처하려고 애쓰지 말라. 가족 또는 친구들과 대화를 자주 나누며 지지와 격려, 지원을 받아라.

(10) 가끔 양보하고, 융통성을 가져라.

4) 이완요법

이완반응을 일으킬 수 있는 기술들에는 호흡 기법, 명상, 근육이완기법, 바이오피드백(bio-feedback), 시각화 기법(visualization technique) 등이 있다. 이완반응을 유발하는 목적은 직접적이고 실제적이며, 변화를 일으키는 것이다. 여러 연구들에서 이완반응을 규칙적으로 유발시킴으로서 스트레스와 관련된 신체 증상이 감소하고, 수면 개선, 불안 감소, 자기수용 증가, 부정적 사고의 감소, 수행능력과 능률의 증강, 집중력과 인지력 증가 등의 심리적 변화들을 나타내게 된다.

(1) 명상

명상은 근 긴장, 불안, 약물남용, 고혈압 치료에 사용되어 왔다. 명상의 생리적 효과는 혈압, 심박동수, 호흡수 및 피부의 전기전도를 감소시키고, 팔과 다리에 혈류를 증가시킨다. 또한 명상은 여러 심리적 효과를 가지고 있다. 즉 불안을 경감시키고, 자기조절, 자기실현의 증가, 수면의 향상, 두통경감 및 정신건강에 긍정적인 효과를 갖는다.

명상 기법에는 초월명상, 통찰명상, 선, 벤슨 기법 등 다양하나, 접근방법은 대개 개방적인 집중을 하거나 집중에 전념하는 방법 중의 하나를 따른다. 개방적 집중은 명상을 하면서 떠오르는 생각들에 대해 비판하지 않고 자연스럽게 받아들이는 태도를 갖는 것으로, 명상 중 마음이 잡생각으로 흐트러지면 자신을 비난하거나 어떻게 해야 할지를 걱정하지 않고 자연스럽게 명상으로 되돌아 오는 것을 말한다. 집중에 전념한다는 것(집중명상)은 변하지 않거나 계속 반복되는 어떤 한 가지 대상 또는 행위(예, 호흡 관찰 ; 단어, 글귀, 기도문, 소리 등을 반복 ; 근육을 이용한 동작의 반복 등)에 집중하는 것을 말한다.

(2) 근육이완기법

① 점진적 근육이완기법

많은 연구들에서 암, 편두통, 긴장성 두통, 불안, 우울, 불면 등의 여러 장애에 근육이완기법이 치료적으로 도움을 줄 수 있음이 보고되었다. 다양한 근육이완기법들이 제시되어 왔지만, 가장 대중적인 방법은 1973년 Bernstein과 Borkovec에 의해 기술된 점진적 근육이완기법이다. 점진적 근육이완기법은 이완을 유도하기 위하여 근육을 긴장시켰다가 이완시키는 방법을 사용한다. 사람은 긴장하고, 당황하고, 불안함을 느끼게 되면 신체의 특정 근육들이 긴장하게 된다. 점진적 근육 이완훈련은 점차적으로 신체의 주요 근육집단을 긴장시키고 이완시킴으로써 이러한 긴장과 불안을 해소하는 방법을 배우는 것이다. 훈련동안 근육의 긴장 및 이완에 연관되어 있는 신체적 감각에 특별히 집중하는 것이 필요하다.

② 자율이완훈련

자율이완훈련은 신체적 감각을 훈련하기 위하여 자기암시를 하는 일련의 이완훈련 방법으로, 심박동, 호흡수, 근 긴장을 감소시키고, 뇌의 알파 파와 팔, 다리의 혈류를 증가시키며, 불안, 우울 증상을 경감시키고, 피로감을 감소시키며, 스트레스의 저항에 도움을 주는 심리적 효과를 갖는다. 많은 연구들에서 긴장성 두통, 편두통, 불면증, 고혈압 등에 효과적인 결과를 제시하고 있다. 여러 가지 변형된 기법들이 제시되고 있지만, 일반적으로 신체 전반에 걸쳐, 특정한 근육집단에 대하여 따스함과 나른함의 두 가지 신체적 감각에 초점을 두는 방법이 주로 사용된다.

③ 기타 근육이완요법

다양한 근육이완기법들이 제시되어 왔으며, 몸쭉펴기, 몸통돌리기, 제자리뛰기, 몸흔들기, 손털기, 손풀기, 다리힘풀기, 고개돌리기, 자기–마사지, 다리쭉펴기, 5분걷기 등이 그 예이다.

5) 운동

유산소 운동은 신체 및 심리상태에 긍정적 효과를 일으킨다. 즉 우울 불안을 경감시키고 자존감을 증진시키고 수면, 식욕, 집중력을 향상시킨다.

6) 기타

효율적인 시간관리, 효율적인 의사소통, 유머 등

참고문헌

조숙행(2001). 이완요법의 실제, 정신신체의학, 9(1) : 93–102.

조숙행(2004). 스트레스 평가와 관리, 대한의사협회지, 제47권 3호, 226–234.

조숙행, 이현수, 송현철, 김승현, 서광윤, 신동균, 고승덕(2000) : 한국어판 일상생활 스트레스 척도(K–DSI)의 표준화 연구, 정신신체의학 8(1) : 72–87.

Benson H(1993) : The relaxation response. In : Mind/body medicine. ed., by Goleman D, Gurin J, Yonkers, Consumer Report Books, pp233–258.

Benson H, Stuart EM(1992) : The wellness book : The comprehensive guide to maintaining health and treating stress–related illness, New York, Fireside Book, pp177–188.

Bernstein DA, Borkovec TD(1973) : Progessive relaxation training : a manual for the helping professions. Champaign, IL, Research Press.

Bernstein DA, Given BA(1984) : Progressive relaxation : abbreviated methods, In : Principles and practice of stress management, ed., by Woolfolk RL and Lehrer PM, New York, Guilford Press, pp43–69.

Burns DD(1989) : The Feeling Good Handbook : Using the New Mood Therapy in Everyday Life. New York : William Morrow, 1989.

Greenberg JS(1996) : Comprehensive stress management, 5th ed., Brown and

Benchmark.

Greiff B(1981) : Who heals the healers. keynote address, Massachusetts Health Council Confrence, Stress in the workplace : How can we cope? Boston, May 5.

Holmes TH, Rahe RH(1967) : The social readjustment rating scale. J Psychosom Res, 11 : 213.

Kobasa SC, Maddi SR, Kahan S(1982) : Hardiness and Health : A Prospective Study. J Personality and Social Psychology, 42 : 168–77.

Lazarus AA(1972) : Behavior Therapy and Beyond. New York : McGraw–Hill.

Lazarus RS, Folkman S(1984) : Stress, Appraisal and Coping. New York : Springer Publishing Company.

Maddi SR, Kobase S(1984) : The Hardy Executive : Health under Stress. Chicago : Dorsey Professional Books.

Makay M, Fanning P(1987) : Self–esteem : A proven program of cognitive techniques for assessing, improving and maintaining your self–esteem. Oakland, Calif. : New Harbinger Publications.

Miller JJ, Fletcher K, Kabat–Zinn J(1995) : Three–year follow–up and clinical implications of a mindfulness meditation–based stress reduction intervention in the treatment of anxiety disorders. Gen Hosp Psychiatry, 17(3) : 192–200.

Pelletier KR(1993) : What is mind/body medicine? In : Mind/body medicine. Ed by Goleman D, Gurin J, Yonkers, Consumer Report Books, pp19–38.

Peterson C, Seligman ME and Valillant GE(1988) : "Pessimistic Explanatory Style is a risk Factor for Physical Illness : A Thirty–Five–Year Longitudinal Study. J Personality and Social Psychology, 55 : 1 : 23–27.

Vaillant GE, Vaillant C(1990) : Natural History of Male Psychological Health, XII : A 45–year Study of Predictors of Successful Aging at Age 65. Am J Psychiatry, 147 : 31–37.

Williams R(1989) : The Trusting Heart. New York : Times Books.

Yerkes RM, Dodson JD(1908) : The relation of strength of stimulus to rapidity of habit–formation. J Comp Neurology and Psychology, 18 : 459–482.

제 5 장

흡연 · 음주 · 약물

1. 흡 연
2. 음 주
3. 약 물

제 5 장 흡연 · 음주 · 약물

학습목표

1. 약물의 의미를 이해한다.
2. 담배, 술 및 중독성 약물의 남용과 오용에 대해 이해한다.
3. 흡연, 음주 및 중독성 약물의 인체 영향을 이해한다.
4. 중독성 물질의 예방대책을 이해한다.

약물이라 함은 비식용으로 사용되는 합성 또는 비합성 생물학적 물질을 의미하며 대개는 인체 밖에서 만들어져서 인체 내로 투입되어 특정 작용을 하는 물질을 의미한다. 그러나 사람들에게 일반적으로 알려진 약물의 의미는 불법적으로 사용되는 기분전환 물질로 통칭되고 있으며, 그 이유는 그러한 물질들이 약물의 신체적 효과보다는 정신적 효과를 위해 사용되고 탐닉성과 중독성을 함께 지니고 있기 때문이다.

하지만 기호식품으로 인식되고 있는 담배나 술은 합법적인 물질이지만 중독성이 강하고 장기간 사용 시 긍정적인 측면보다는 인체에 심각한 부작용을 나타내기 때문에 일부 국가에서는 약물로 분류하고 있다. 특히 담배는 연소과정에 폐암 등의 질병을 일으키는 발암물질을 배출하며, 알코올은 간에서 분해되는 과정에 아세트알데히드(acetaldehyde)라는 발암물질이 생성된다. 이들 기호물질은 중독성이 강해 사용을 중지할 경우 금단증상을 유발하며, 지속적으로 사용할 경우 각종 질병을 일으킨다. 따라서 약물로 통칭되는 이러한 물질들에 대한 효과와 부작용에 대한 정확한 이해와 올바른 사용법을 이해하는 것은 매우 중요하다.

우리나라에서는 1995년 국민건강증진법의 공포와 함께 담배에 부과된 건강증진기금으로 대국민건강증진사업을 시행해 왔고, 건강생활실천사업으로 금연, 절주, 영양 및 운동 프로그램을 시행하고 있다. 이는 인구의 고령화로 인한 만성질환 증가에 대응하기 위한 것이며, 지역보건소를 중심으로 지역사회 중심의 금연, 절주, 운동 및 영양개선 사업이 대표적인 사례라 할 수 있다. 특히 통계적으로 나타난 수치에 의하면 우리나라는 흡연률과 음주율이 매우 높을 뿐 아니라 사용자의 연령도 점점 낮아지고 있으며, 여성 비율이 증가하고 있는 현실이다. 또한 만성질환 위험인자 감소를 위한 규칙적인 운동실천율과 건강 체력 향상을 위한 규칙적 운동실천율 또한 매우 낮음에도 불구하고 영양섭취는 과다하여 비만자가 증가하고 있다. 따라서 이미 중독성과 탐닉성이 있는 의약품은 물론이고 흡연, 음주, 비만, 운동은 건강생활 관련 요소로 세계적인 관심의 대상이 되어있을 뿐 아니라 국가의 국민건강증진사업을 통해 적극적으로 관리되고 있다.

1 흡 연

WHO의 보고서에 의하면 세계적으로 매년 약 3백50만 명이 흡연과 관련된 질병으로 사망하고 있으며, 2020년에는 매년 1천만 명이 희생될 것으로 전망하였다. 이는 AIDS, 결핵, 교통사고, 자살, 분쟁, 학살 등에 의한 사망자를 모두 합친 것보다 더 많은 수치이다. 특히 청소년시기의 흡연은 청소년의 세포, 조직 그리고 장기가 완전하게 성숙되지 않은 상태에서 담배의 강한 독성물질에 노출되었을 때 그 손상정도가 정상적인 세포나 조직에 비해서 훨씬 크기 때문에 건강에 심각하게 나쁜 영향을 줄 수 있다. 또한 흡연기간에 따라 피해가 크므로 청소년 시절의 흡연은 흡연피해를 장기화시키고 질병도 그만큼 일찍 발생시키게 한다.

담배를 피우면 평균적으로 담배를 피우지 않는 사람에 비해 수명이 약 10~15년 단축된다. 오래 전에 영국왕립의사회는 담배 1개피를 피울 때마다 5분 30초씩 수명이 단축된다고 밝힌 바 있다. 따라서 10대 청소년기에 담배를 피우기 시작한 사람은 흡연으로 사망할 확률이 높아져서 수명이 평균 22년이 단축되어 중년의 나이에 죽게 된다(한국금운동협의회, 2000). 세계 여러 나라의 연구에 의하면 담배를 피우기 시작한 지 대체로 30년이 지나면 폐암에 걸릴 가능성이 높아진다. 그러므로 최근 흡연 시작 연령이 20세 이하로 낮아졌고, 청소년 흡연율이 급속히 증가한 것을 고려하면 지금부터 30년 후에는 폐암으로 인한 사망이 훨씬 많을 것으로 예측되어진다.

청소년 흡연은 건강문제뿐 아니라 불안한 심리와 비행과도 연관되어 있기 때문에 정신건강에 해로워 사회적 차원의 문제로 파급될 수 있다. 청소년기의 흡연은 사회규범에서 첫 일탈행위로서 다음 단계의 청소년 비행으로 연결된다.

1) 흡연 실태

인류 역사상 담배를 처음 피운 것은 마야 문명을 일으킨 마야족이며, 그 후 아메리카 인디언들이 계속해서 흡연을 즐기게 되었고, 1497년 신대륙을 발견한 콜럼부스 일행이 유럽으로 전파하면서 전세계로 보급되었다. 15세기 말기부터 세계로 전파되기 시작한 담배가 아시아에 전파된 것은 1573년 중국 명(明)나라에 도입된 것이 처음이며, 우리나라에는 조선 광해군(光海君) 10년(1618년)에 중국으로부터 도입되었다(이희대, 1989). 초기에는 파이프(pipe) 담배를 피우던 것이 상례였으며, 그 후 잎담배를 말아 피우는 여송연(cigar)과 종이로 말아 피우는 궐련(cigarette)이 사용되다가, 담배 연기 때문에 생기는 거부 반응을 피하기 위한 상품으로 최근 전자담배가 유행하고 있다.

2014년도 질병관리본부의 국민건강영양조사결과에 의하면 우리나라 성인 남자 흡연율은 43.1%, 여자 흡연율은 5.7%였고, 이는 2002년의 조사결과 남자 61.8%, 여자 5.4%보다 감소하였다. [표 5-1]은 우리나라의 흡연율을 세계 각국의 수준과 비교한 것으로 남성의 흡연율(43.1%)은 선진국에 비해 월등하게 높은 반면 여성 흡연율(5.7%)은 상대적으로 낮은 편이다.

[표 5-1] 성인흡연율의 국제비교

성 별	한국 (2014)	일본 (2012)	미국 (2012)	영국 (2011)	프랑스 (2012)
남 자	43.1	34.1	15.9	20.3	28.7
여 자	5.7	9.0	12.5	18.1	20.2

자료: 1) 질병관리본부(2015). 2014 국민건강영양조사.
2) KOSIS(2015). http://kosis.kr/statHtml/statHtml.do?orgId=101&tblId=DT_2KAAC04_OECD#

2) 담배의 유독성분

인간의 중요한 기호품인 담배의 성분에 대해서는 한동안 의약적 효능이 있는 것으로 평가되었으나 담배 연기에 함유되어 있는 대부분의 화학물질은 인간의 건강을 해치는 유독성분으로 밝혀지고 있다. 16세기부터 인류의 기호품으로 널리 보급되기 시작한 담배의 성분에 대하여 17세기 중엽(1659년)까지만 하더라도 영국 의사 에버라드(Everard)가 그의 저서를 통하여 의약학적으로 만능적 효능이 있는 것으로 주장하여 한동안 그 학설이 통용되기도 했으며, 그로 인해 담배의 보급은 더욱 부채질되기도 했다(권이혁, 1985).

그러나 여러 학자들의 계속적인 연구에 의하면 담배에는 1천여 종의 화학물질이 함유되어 있으며, 그 중 주성분인 니코틴과 타르를 비롯하여 일산화탄소, 황화수소, 암모니아, 알데히드 등 30여종의 화학물질은 암(癌) 등 각종 질병을 유발하거나 인체에 치명적인 해독을 가하는 유독성분인 것으로 밝혀지고 있다(이희대, 1989). 이들 여러 유해성분 중 가장 독성이 강한 니코틴(nicotine)은 무색 유성(油性)으로 1개의 시가(cigar)에 포함되어 있는 분량을 성인의 혈관에 한꺼번에 주사하면 치사량에 해당된다. 담배 1개피에는 약 1mg 정도의 니코틴이 함유되어 있다. 니코틴의 성인 치사량은 40㎎이다. 그런데 다행히도 니코틴은 흡연자의 체내에 들어가기 전에 일부가 타서 없어지고 들여마신 후에도 그 중의 일부가 담배 연기를 통하여 다시 밖으로 나오기 때문에 실제 체내에 스며드는 양은 극소량에 불과하다.

니코틴은 아편과 거의 같은 수준의 습관성 중독을 일으키는 마약성 물질이며 중추신경계와 말초신경계를 자극하여 여러 가지 형태의 생리적 변화를 일으키는 것으로 밝혀져 있다. 생리적 영향은 신체 부위에 따라 복합적으로 작용하며, 섭취한 니코틴의 양에 따라 달라진다. 즉, 니코틴은 혈압뿐만 아니라 심장박동을 높이는 것으로 알려져 있으며, 그 변화 과정은 복잡하다. 이외에도 신경 내분비 효과를 갖는다. 예컨대, 니코틴이 인체에 들어오면 혈관과 뇌에 있는 세로토닌(serotonin), 뇌하수체 호르몬, 항이뇨 호르몬(vasopressin) 등과 같은 내분비 호르몬과 여러 종류의 신경전달물질(catecholamines)의 양이 증가한다(USDHHS, 1988). 그런데 이런 니코틴의 분비를 촉진시키는 호르몬의 대부분은 스트레스성 자극에 대하여 신체가 반응할 때 정상적으로 분비되는 호르몬이기도 하다. 이런 사실은 담배를 피운다는 것이 마치 스트레스를 받는 것과 같은 생리적 결과를 가져온다는 것을 입증하는 것으로 흡연이 스트레스를 감소시킨다는 일반의 믿음이 근거 없는 것이라는 것을 알 수 있다.

또한 아직 확실한 생리적 기전을 밝히지는 못하고 있지만, 흡연과 체중과의 관계에서 핵심이 되는 것은 바로 니코틴의 역할이다. 동물성실험에 의하면 니코틴은 체중 감소를 가져오는 것으로 보고 있다.

담배에 있는 일산화탄소는 니코틴과 함께 탄소성 혈색소(carboxyhemoglobin)를 만들기 때문에 담배를 피우는 경우, 혈색소의 10% 정도가 탄소성으로 바뀌게 되고, 이는 결국 산소 공급력의 저하로 최대 10% 정도의 혈액순환 감소효과가 있게 되는 셈이다. 따라서 숨이 쉽게 가빠온다던가 심장발작(heart attack)을 쉽게 일으킬 수 있고, 산모가 흡연하는 경우는 저체중아나 신생아 생존율 감소의 위험요인이 되는 것이다. 담배 연기에 함유되어 있는 여러 종류의 화합물질이 농축되어 갈색의 점성을 형성한 타르(tobacco tar)는 각종 암을 유발시키거나 암세포를 성장시키는 역할을 하기도 하고 폐기종을 일으키는 인자가 되기도 한다.

이와 같이 담배에 함유되어 있는 니코틴, 타르, 일산화탄소 등 각종 화학물질은 각종 암을 유발하거나 심장병을 비롯한 순환기계, 소화기계, 신경계 및 내분기계 질환을 일으키는 요인이 되고 있다.

3) 흡연과 질병

흡연자는 비흡연자보다 사망률이 높은 것으로 보고되고 있다. 일본 군마의대의 역학조사에 의하면 비흡연자에 비해 흡연자의 경우 남성은 1.44배, 여성은 1.46배 정도 사망률이 높다. 흡연이 인간의 건강에 해롭다는 것은 이미 앞에서 담배의 유독성분에서 대략 살펴본 바 있지만, 여기서는 각 질병 분류에 따라 구체적으로 살펴보기로 한다.

(1) 흡연과 암

최근 연구자료에 의하면 미국의 폐암사망률은 전체 사망률의 6%이고, 암 사망원인의 35%를 차지하고 있으며, 폐암사망률의 80~85%는 흡연과 깊은 관련이 있는 것으로 추정되고 있다(Fielding, 1992). 흡연량이 많을수록, 흡연력이 길수록, 담배 연기를 깊게 들이마실수록 폐암으로 사망할 위험이 커지는 것으로 알려져 있다. 필터가 달린 담배나 타르, 니코틴의 함유가 적은 담배를 피울 경우 폐암사망률이 감소할 수는 있으나 비흡연자에 비해서는 여전히 높다. 그러나 담배를 끊을 경우, 폐암사망률이 감소하며 10년 정도 금연한 경우에는 비흡연자와 비슷한 사망률을 나타냈다.

폐암 외에 식도암, 췌장암, 간암, 구강암, 후두암, 방광암, 담도암, 위암, 신장암 등도 흡연으로 인하여 유발된다는 사실이 연구결과 규명된 바 있다. 이중에서도 담배 연기에 직접 노출되는 기관과 관련되는 암질환인 후두암은 13.59배(비흡연자 1.0 기준), 구강암 7.04배, 식도암 2.57배 등으로 흡연이 이들 암 발생의 중요 위험인자 중의 하나라는 것을 알 수 있다(前田信雄, 1979).

(2) 흡연과 순환기계 질환

관상동맥 심장 질환은 흡연 이외에도 고혈압, 비만증, 당뇨병, 폐기능장애 및 운동 부족 등 여러 가지 요인이 있으나, 최근 미국 의학계의 연구 조사에 의하면, 1년 동안 이 질환으로 사망한 사람의 30~40%가 흡연이 원인이었다는 사실이 규명됨으로써(Fielding, 1992) 담배가 관상동맥 심장 질환의 가장 큰 원인이 되고 있음을 알 수 있다. 뿐만 아니라 뇌졸중, 고혈압, 말초혈관 질환, 동맥경화증 등의 순환기계 질환에도 흡연이 중요 위험요인의 하나로 여겨지고 있다.

담배를 계속 피울 경우, 니코틴이 혈관을 수축시켜 혈압을 높이고 이에 따라 전신의 말초혈관에 동맥경화성 병변(病變)을 일으켜 말초혈관 폐쇄성 질환을 일으키므로 흡연이 가장 무서운 위험인자로 알려지고 있으며, 복부 대동맥류에 의한 사망률도 흡연자가 비흡연자보다 2~3배 높다고 한다(김건열, 1986). 뇌졸중에 의한 사망률도 흡연자가 1.2~1.5배 높은 것으로 밝혀졌으며, 여자의 경우 경구피임제를 복용하면서 흡연을 하게 되면 심근경색증과 혈전증을 일으킬 위험성이 높다고 한다.

(3) 흡연과 호흡기계 질환

기관지염, 인두염, 편도염, 기관지천식 등 호흡기계 질환이 흡연의 영향을 받고 있음은 일반적으로 알려져 있다. 흡연자는 기침과 가래가 많으며 담배를 많이 피울수록 심하고 담배를 끊으면 이런 증상이 없어지게 된다. 정상적인 기관지에는 세균이 없으나, 담배를 피우게 됨에 따라 가래가 많이 생기고 세균감염에 대한 방어력이 저하되어 고령자뿐 아니라 젊은 사람에게도 만성 기관지염, 폐기종 등 호흡기계 질환이 발생하게 된다.

흡연자의 경우 소화 기관지의 기도저항이 커져서 공기가 잘 통하지 않고 폐포에 산소 공급이 잘 되지 않아서 저산소혈압을 일으키기도 한다. 만성 호흡기 질환으로 인한 사망률도 흡연과 밀접한 관계가 있다. 만성 기관지염은 바이러스성 질환의 감염, 공기오염, 흡연 등에 의해 발생할 수 있으나 상습 흡연이 가장 큰 요인이 된다고 한다.

미국과 영국에서의 연구 조사에 의하면 23년 이상 흡연한 사람들이 기관지염으로 사망하는 비율은 비흡연자보다 20배나 되나, 파이프 담배를 피우거나 잎담배인 여송연을 즐기는 흡연자의 사망률은 필터가 달린 권련을 피우는 사람의 절반 정도라고 흡연 방법의 개선을 촉구하고 있다.

(4) 흡연과 소화기계 질환

흡연이 소화 기능을 촉진시킨다는 설도 있지만, 소화불량과 변비증을 일으키고 때로는 만성 장염과 간장 질환을 유발시키기도 한다. 그러나 무엇보다도 흡연이 소화성 위궤양과 십이지장궤양의 원인이 되거나 증세를 악화시키는 작용을 하는데 주목된다. 연구보고에 의하면 흡연량이 많을수록 소화불량을 유발하는 한편, 흡연자는 비흡연자보다 위궤양 발병률이 5배이고, 십이지장궤양은 2배 정도로 나타나고 있어, 흡연이 소화기계 질환에도 큰 영향을 미치고 있음을 알 수 있다. 위궤양 발생의 경우, 동일한 흡연자일지라도 남자가 여자보다 발생 빈도가 더 높으며, 또 흡연 방법과 흡연량, 흡연 연수, 흡입하는 정도에 따라 궤양의 발생 빈도가 다르다고 한다. 위궤양으로 인한 사망률도 흡연자가 비흡연자보다 1.97배이며, 간경변 사망률은 1.25배로 밝혀져 있다(前田信雄 1979).

(5) 흡연의 기타 피해

앞에서 살펴본 바와 같이 흡연은 암을 비롯하여 각종 만성질환을 유발하는 것이 상례이나,

여기서는 임산부와 태아 등에 미치는 영향을 살펴보기로 한다. 미국 의학계의 조사 연구에 의하면 담배를 피우지 않는 임산부에 비해 흡연하는 임산부의 경우 자연유산이나 조산하는 예가 2배나 많으며, 임산부가 흡연하면 태아 발육이 완전치 못하여 출생아의 체중이 정상치에서 보통 150~200g 정도 미달하고 미숙아의 출생에도 비흡연자보다 2~3배 많은 것으로 조사되었다(이희대, 1989). 임산부의 흡연은 태아에게 산소와 영양을 공급하는 태반을 통과하는 혈류량을 감소시키기 때문에 저체중아 출산에 가장 큰 요인으로 작용하게 된다. 그리고 여성의 흡연이 불임률을 높인다는 것도 문제가 된다. 심지어 해산한 임산부가 계속해서 흡연할 경우 모유에 니코틴이 함유되어 신생아의 발육에 위해를 준다고도 한다(구성회 외, 1984).

흡연자가 들이마셨다가 내뿜는 담배 연기는 연기인 주류연(mainstream smoke)과 자연연소될 때 나는 연기인 부류연(sidestream smoke)으로 나눈다. 담배에서 나오는 전체 연기의 약 15%가 주류연이고 나머지는 부류연이다. 부류연에는 주류연보다 일산화탄소는 8배, 암모니아는 73배, 나프틸라민은 39배, 니트로사민은 52배가 많다.

타인이 피는 담배 연기에 의해 원하지 않음에도 불구하고 담배 연기를 마시게 되는 것을 간접흡연 또는 수동적 흡연(passive smoking)이라고 한다. 이들 간접흡연자들이 담배 연기로 인해 받는 피해는 직접 담배를 피는 사람들에 비해서는 적지만 상당한 것으로 밝혀져 있다. 간접흡연자가 마시는 담배 연기 속에는 실제 흡연자가 들이마시는 연기 속에 포함되어 있는 것보다 더 많은 물질이 들어 있다. 흡연자가 연기를 들이마실 때 이외에 담배에서 발생하던가 또는 흡연자가 내품는 연기 속에는 흡연자가 마시는 연기에 포함되어 있는 것보다 타르와 니코틴은 2배, 일산화탄소는 5배, 암모니아는 50배나 더 함유되어 있다. 이외에도 간접흡연은 가장 유독한 환경 오염물질로 취급되어지고 있다. 즉, 미국 환경청(Environmental Protection Agency) 기준에 의하면 간접흡연은 발암성 오염물질보다는 100배, 발암성 식품보다는 10,000배 정도가 더 위험한 것으로 밝혀졌다. 또한 미국 환경청의 보고에 의하면, 간접흡연은 폐암, 심장 질환으로 사망할 위험을 크게 할 뿐만 아니라 어린이들에게 폐렴과 기관지염 및 기타 호흡기 질환을 일으킬 위험이 크다. 특별히 담배 연기에 아주 민감한 사람(미국의 경우 전체 인구의 10~15%)들에게는 간접흡연에 조금만 노출되어도 많은 고통(눈이 가려움, 호흡곤란, 심한 두통, 구역질, 어지러움증 등)이 있을 수 있다.

간접흡연의 피해가 이렇게 크기 때문에 각국 정부는 공공 장소에서의 흡연을 제한하는 조치들을 하고 있으며, 한국의 경우에도 1995년 9월부터 발효된 국민건강증진법에 의거 흡연장소의 제한, 담뱃갑에 흡연 경고문 표기, 판촉활동의 제한, 자동판매기 설치제한, 금연구역 지정 및 관리, 19세 미만인 사람들에게 담배 판매 금지 등을 규정화하고 있다.

흡연은 또한 다른 발암 물질과 결합될 때 상승(synergy)효과를 내는 것으로 밝혀지고 있다. 예를 들면, 흡연자가 폐암에 걸릴 확률은 비흡연자에 비해 10배 높으며, 석면을 사용하는 작업장에서 일하는 근로자는 다른 작업장에서 일하는 근로자보다 폐암에 걸릴 확률이 6배 높다. 그런데 석면을 쓰는 작업장에서 일하는 흡연자는 다른 작업장에서 일하는 비흡연자보다 폐암에 걸릴 확률이 90배나 높다.

4) 흡연과 사회적 환경

흡연은 개인적인 차원에서 결정되는 행동이지만 담배를 피우게 되는 과정에는 여러 가지 사회적, 문화적 요인이 중요 결정요인이므로 흡연에 대한 올바른 이해는 이들 요인에 대한 정확한 지식 습득에서만 가능할 것이다. 본 절에서는 흡연에 영향을 미치는 사회 환경적 요인들이 무엇이며, 이들이 어떤 기전을 통해 개인으로 하여금 담배를 배우게 하며, 일단 시작한 흡연 행위는 개인과 사회에 부정적인 결과를 초래함에도 불구하고 계속 유지되는지 살펴본 후 금연 프로그램이 성공적이기 위해서는 어떤 요인들을 고려해야 하는지를 살펴보고자 한다.

흡연의 사회적 환경요인에 대한 이해는 거시적 차원과 미시적 차원으로 분리하여 살펴볼 수 있다(Dekker, 1975). 미시적 차원이란, 흡연 행위가 부모, 형제, 친구 또는 "의미 있는 타자(significant other)" 등에 의해 직접적인 영향을 받는다는 입장이다. 한편, 거시적 차원이란, 담배와 관련된 문화적, 정치 경제적 요인 등을 고려하는 입장이다. 이들 거시적 요인들과 미시적 요인들은 서로 복합적인 작용을 통해 각각의 흡연 행동 발전 과정–담배를 처음 배우는 과정, 계속적으로 흡연 행동을 유지하는 과정, 그리고 금연하는 과정–에 서로 상이한 영향력을 가지는 것으로 보인다. 각 과정에서 중요하게 영향을 미치는 요인들을 살펴보고자 한다.

(1) 담배를 배우는 과정에 영향을 미치는 요인

담배를 배우는 과정에 가장 중요한 영향을 미치는 요인은 또래 친구나 부모와 같은 의미 있는 타자 대중매체로 밝혀지고 있다(Syme and Alcalay, 1982). 대부분의 사람들이 담배를 처음 배우게 되는 시기는 10대 후반과 20대 초반으로 이 시기에는 부모의 영향력으로부터 가능한 벗어나서 나름대로의 독립적인 자아(self)를 정립하기 위해 노력하는 인생의 전환기이다. 이 시기의 다른 특징은 친구와 같은 동료집단과 강한 연대감 확보가 행동에 중요한 결정요인이 된다는 것이다. 청소년기에 나타나는 이러한 사회심리적 욕구는 흡연을 통해 상징적으로 충족될 수 있다. 흡연은 어떤 지위를 확보한 사람들 즉, 성인들에게만 사회적으로 허락되고 청소년들에게는 금지된 것이기 때문에 담배를 피운다는 것은 성인이라는 허위의식

(pseudoadulthood)을 상징적으로 충족시켜 주는 의미가 있으며, 성인들의 권위에 대한 도전의 의미도 있을 수 있다. 뿐만 아니라 청소년들에게는 흡연이 성인이 되는 하나의 구체적 통과의식(rite of passage)으로 인식되어 있다는 것이다. 10대 후반과 20대 초반에는 많은 청소년들이 주거 이동을 많이 하게 되며, 이러한 변화가 흡연하는데 촉매역할을 할 수 있다. 즉, 고등학교를 졸업하고 직장이나 대학진학 등으로 인하여 부모와 떨어져 생활하게 된다. 부모로부터의 통제가 약해지는 이런 인생의 전환기에는 흡연이나 음주 등을 쉽게 배울 수 있을 것이다. 우리나라의 경우 담배를 지급하는 군대 생활이 흡연에 쉽게 폭로되는 시기이기도 하다.

청소년기의 특징 중 하나는 또래집단과의 동질성을 크게 하기 위해 노력한다는 것이다. 비슷한 행동양태를 가졌기 때문에 친구가 되었는지 아니면 친구이기 때문에 비슷한 행동양태를 갖던 친구들 사이에는 비슷한 행동양식을 가진다는 것이다. 따라서 담배를 피우는 친구를 가진 청소년은 담배를 안 피우는 친구를 가졌을 때보다 담배를 배울 가능성이 훨씬 많을 것이다. 청소년기의 흡연행동은 친구들의 영향뿐만 아니라 부모나 형제, 자매에게서도 배운다. 담배를 피우지 않는 부모를 둔 청소년보다는 담배를 피우는 부모를 둔 청소년이 담배를 배울 가능성이 2배 이상이나 되며, 담배 피우는 형이나 언니를 둔 청소년의 경우는 훨씬 담배를 배울 가능성이 높다.

이처럼 흡연이 청소년만이 갖는 하위문화의 한 구성 요건이라면 흡연에 대한 대책은 무엇이 되어야 하는지에 대한 검토는 정책적으로 중요한 과제가 될 것이다. 미국에서는 최근 들어 청소년 흡연이 감소 추세에 있으며, 대부분의 청소년들이(조사 대상의 71%) 습관적으로 담배를 피우는 일에 대해 바람직하지 못하므로 배격한다는 태도를 보이는 것으로 보고되고 있다. 이러한 변화의 원동력은 무엇인가? 대중매체 등을 활용하여 흡연의 부정적인 영향을 부각시키는 보건교육으로 전체 사회가 경험하고 있는 흡연에 대한 태도변화를 청소년들도 수용한 결과라는 분석이다. 특히 청소년들로부터 가장 인기가 있는 연예인들이 극중 연기를 통해 전달한 금연 캠페인이 효과가 컸던 것으로 지적되고 있다. 이러한 미국의 경험은 흡연이 청소년 문화와 밀접한 관련성을 갖지만 환경의 변화에 따라 청소년 흡연도 변화될 수 있다는 교훈을 주며 이는 보건학적 의미가 크다 하겠다.

보건학적 입장에서 청소년 흡연은 중요한 의미를 갖는다. 즉, 흡연은 음주와 함께 다른 약물 사용이나 약물 남용에 이르게 되는 관문 역할을 하는 것으로 밝혀지고 있다. 담배를 피우는 청소년이 안 피우는 청소년보다 훨씬 더 마리화나나 코카인 같은 약물과 음주를 할 가능성이 많은 것으로 조사되었다(Johnston et al., 1987, 이원재 외 2000). 물론 이들 약물사용자가 모두다 흡연자일 수는 없지만 담배를 피우게 되면 다른 약물을 사용할 가능성이 커지므로 청소년에 대한 흡연예방대책은 그 파급효과가 크다. 청소년 흡연의 또 다른 보건학적 의미는 청소년들의 흡연기간이 성인보다 짧기 때문에 아직 흡연이 습관성 내지는 중독성으로 발전하기 전이라 금연을 성인보다 쉽게 실천할 수 있다는 것이다. 청소년을 위한 금연 프로그램이 성인을 위한 프로그램보다 효율성이 클 것이라는 사실은 시사하는 바가 크다.

지금까지 청소년을 위한 보건교육은 담배가 몸에 해롭다는 지식을 전달하려는 접근방법을 주로 사용하여 왔으나 최근에 와서는 흡연에 관한 전통적인 보건교육의 한계점을 극복하기 위해 여러 가지 대안들이 제시되고 있다. 이들을 요약해 보면 다음과 같다(Gray and Daube, 1980). 첫째, 금연만 따로 분리하여 별개의 프로그램으로 취급할 것이 아니라 건강, 학교생활, 부모・자식 관계 등과 같은 인간의 성장과 발달이라고 하는 보다 포괄적인 맥락에서 금연이 취급되어야 한다. 둘째, 담배를 피우지 않아 가질 수 있는 장점, 예컨대 흡연 중독자가 가질 수 없는 자유, 해방감, 독립성 같은 것을 강조해야 한다. 셋째, 담배를 피우지 않아도 친구로부터 따돌림받지 않게 된다는 것을 강조한다. 넷째, 소위 유명인사 – 영화배우, TV 탤런트, 유명가수, 정치지도자 등 – 중에서 담배를 피우지 않는 사람을 부각시킨다. 다섯째, 담배 피우는 것을 대신하여 줄 수 있는 바람직한 대안, 즉 운동, 음악 등과 같은 것을 제공한다. 여섯째, 담배를 피움으로써 감당해야 할 불이익 내지는 위험보다는 금연이라는 절제를 통해 얻을 수 있는 여러 가지 혜택을 강조한다. 마지막으로 흡연이 폐암을 일으킬 수 있다는 메시지는 청소년들에게 설득력을 갖지 못하므로 이보다는 청소년에게 가장 관심이 큰 것 — 예컨대, 신체적 매력, 운동 능력 — 에 흡연이 어떤 연관성을 갖는지를 다루어야 한다.

(2) 흡연을 지속시키는 사회적 요인

담배를 피우는 대부분의 사람들은 담배가 몸에 해롭다는 것을 알고 있지만 계속해서 피우는 것으로 보인다. 한국보건사회연구원이 조사한 국민건강 및 보건의식행태조사(남정자 외, 1995)에 의하면 남자 흡연자 중 63%, 여자 흡연자의 55%가 금연을 시도한 경험을 가지고 있는 것으로 나타나 있다. 담배가 해롭다고 하는 지식을 습득하고 담배를 끊어야겠다는 태도 변화까지는 쉽게 되나 이것을 실천하는 사람은 극히 적다. 왜 태도의 변화가 행동의 변화에 이르지 못하는지 이유를 살펴볼 필요가 있다.

사람들이 담배를 계속적으로 필 수밖에 없는지는 생리적, 심리적 및 사회문화적 이유에서 찾을 수 있다(Syme and Alcalay, 1982). 우선 흡연은 신체적 또는 심리적으로 중독된 행동이기 때문이라는 지적이다. 담배를 피우는 대부분의 사람들이 중독성을 부정한다고 할지라도 담배는 중독성 약물이며, 따라서 담배를 끊는 것은 어려울 수밖에 없다고 지적하고 있다. 담배에 중독된 사람들이 담배를 끊으려고 할 때 경험하는 것 중의 하나는 금단증상이다. 담배를 끊고 나면 안절부절 한다던가, 수면장애라던가, 멍청해진다던가, 불안감을 느끼거나, 위장장애, 판단 및 집중력 저하, 그리고 기타 정신활동(psychomotor performance)이 약해지는 증상을 느낀다는 것이다. 결국 이런 증상을 극복하지 못하면 다시 담배를 피우게 되는 것이다.

또 다른 이유는 흡연과 관련된 사회문화적 믿음과 가치체계이다. 대부분의 사람들은 흡연 이유를 긴장해소, 정신집중, 졸리지 않게 됨, 일에 생산성을 높이는 것으로 꼽고 있다. 흡연 그 자체뿐만 아니라 흡연과 관련된 행동(담뱃갑을 열고 담배를 꺼내서 입에 물고 성냥을 찾아 불을 붙인 다음 연기를 마셨다 내뿜는 일련의 행동)을 통해 대화의 여유를 찾을 수 있으며, 기쁠 때나 괴로울 때 함께 할 수 있는 “좋은 친구와 같은 것”으로까지 담배를 인식하고 있다는 것이다. 이와 관련된 또 다른 사회적 상징체계는 흡연이 하나의 사교적 행동으로 사용된다는 것이다. 담배를 권하는 것이 하나의 사교 예절이 되며, 회의 장소의 책상에 놓인 재떨이는 단순히 기능적 가치 이상의 상징적 의미를 내포하면서 흡연이 사회에서 바람직한 행동이라는 메시지를 전하는 것으로 볼 수 있다. 이처럼 각 개인이 담배를 끊고 싶어도 계속해서 피울 수밖에 없는 것은 여러 가지 신체적, 심리적, 그리고 사회적 요인들이 복잡하게 얽혀서 작용하고 있기 때문이다.

5) 금연

위에서 지적한 것처럼 흡연이 인체에 끼치는 해악이 크지만 금연을 할 경우 혜택 또한 크다. 금연을 어떻게 실천할 것인가?

금연을 쉽게 실천하지 못하는 사람들이 선택할 수 있는 방법에는 몇 가지가 있다. 행동과학적 이론에 근거하여 개발된 여러 가지 행동수정용 방법 또는 전문 치료기관에서 개설하는 금연 프로그램을 이용하거나 전문의사를 찾는 일이다. 지금까지 사용된 행동수정 방법들은 세 가지 정도로 요약할 수 있다(Witter et al., 1992). 즉, 혐오치료 방법(punishment and aversive treatment), 자극통제(stimulus control treatment), 그리고 대체적 흡연(substitute smoking)이다. 첫번째 방법은 짧은 시간 안에 담배를 많이 피우고 담배 연기도 깊게 들이쉬게 하는 등의 기법을 사용하여 결국 담배에 대한 혐오감이 흡연자 자신에게 저절로 들도록 하는 방법인데 심장 질환이나 기타 호흡기 기능이 원만하지 않은 사람에게는 위험한 방법이다. 자극통제 방법은 기본적으로 흡연은 주변 환경에 있는 촉진 자극(environmental cues)에 의하여 통제된다는 가정에 입각해서 다른 방법들 — 금연 실천 여부에 따라 금전적인 보상이나 처벌이 따르는 보상 방법(reward method) — 과 함께 사용되는 방법이다. 미국 암협회(American Cancer Society)가 개발한 흡연대체 행동은 여러 가지이다. 즉, 물을 마신다던가, 과일을 먹거나, 껌을 씹거나, 니코틴 대용물(껌이나 몸에 붙이는 것)을 사용하거나, 힘이 드는 운동을 하거나, 금연지역(도서관 또는 극장)에서 가능한 많은 시간을 보내던가, 식후 구강청결제를 사용하는 대체행동을 함으로써 담배 피우는 것을 줄여 나가자는 방법이다.

이들 행동과학적 이론에 근거한 개별적인 접근방법들은 단기적으로는 어느 정도 효과를 인정받고 있지만 장기적인 효과에 대해서는 의문이 있는 방법이다. 효과가 크지 못한 이유 중의 핵심은 흡연 행동이 신체적, 심리적, 그리고 사회적 차원을 갖는 다차원적인 것인데도 불구하고 마치 한 가지 차원만 갖는 것처럼 취급되어 왔다는 것이다. 다차원적으로 접근하는 금연 프로그램(예컨대 multiple risk factor intervention program)은 자극분석(stimulus analysis), 상황이나 환경적 자극을 통한 금연교육, 사회적, 그리고 재정적인 유인책, 집단지지(group support), 그리고 추후관리(longterm follow-up) 등의 기법을 사용하기 때문에 단지 흡연의 해악만을 강조하는 1차원적 금연 프로그램보다는 금연 실천율이 높다(Hughes et al., 1981). 5년이 지난 후에도 금연을 실천하는 사람이 40%에 이를 정도로 좋은 효과를 보이고 있다. 그러나 다차원적 접근방법을 사용한다고 할지라도 금연 프로그램에 참여했던 사람의 60%가 5년 후에는 여전히 담배를 피우고 있다는 사실은 프로그램의 성공을 위해서는 아직도 개선해야 할 여지가 많이 있다는 것을 변증한다 하겠다.

금연 프로그램의 효과를 극대화하기 위해서 반드시 충족되어야 할 요인들이 지적되고 있다(Schwartz and Dubitzky, 1968). 즉, 금연 실천 방법은 흡연자가 받아들일 수 있는 방법이어야 하며 금연을 실천하는 데 도움을 줄 수 있는 효과적인 것이어야 한다. 개인이 담배를 끊도록 주변의 여러 가지 사회적, 심리적, 그리고 환경적 요인들이 복합적으로 도와주어야 한다. 이와 더불어 전체 사회 환경이 흡연행동이 변화될 수 있는 분위기이어야 한다.

사회적 환경변화를 유도하기 위해 각 지역사회 단위에서 구체적인 전략 수립을 세우고자 할 때 고려해야 할 사항은 다음과 같다(Syme and Alcalay, 1982).

① 흡연이 건강에 미치는 부정적인 결과에 대하여 주민들에게 계속적으로 계몽하여 흡연에 대한 인식의 변화를 모색한다.

② 흡연이 모든 사람이 행하는 정상적인 행동이 아니라는 것을 인식할 수 있는 분위기를 만들어야 한다. 즉, 흡연에 제한을 가하는 조치들을 확대하여 흡연 자체를 귀찮고 어렵게 만들며, 담배를 피울 때마다 흡연이 몸에 해롭다는 것을 되새길 수 있도록 환경을 조성한다.

③ 금연을 조장하는 정책이 이루어지도록 중앙정부 또는 지방정부에 영향력을 행사한다.

④ 대중매체를 통한 금연 광고의 확대가 필요하다.

2 음 주

음주는 술을 마시는 행위를 말하며 술이란 에틸알코올(ethyl alcohol, C_2H_5OH)이 포함된 음료를 의미한다. 술이 인체에 미치는 영향은 술을 마심으로써 체내에 들어오는 알코올의 양에 따라 다르며, 알코올을 분해(소화)할 수 있는 개인의 생물학적 특성에 따라 달라진다. 일반적으로 알코올의 함량이 많은 술일수록 인체에 미치는 영향이 크다.

OECD(2012) 자료에 의하면 2010년 우리나라의 15세 이상 인구 1인당 술 소비량은 9.0리터이며 OECD 평균 9.4리터 보다는 적으나, 2014년 청소년건강행태온라인조사통계에 의하면 2014년 우리나라 중고등학생의 음주율은 43%로 약 2명 중 1명이 음주경험이 있는 것으로 나타났다.

"술은 적절히 마시면 약이고 지나치면 독이다"라는 말이 있다. 음주의 양면성을 잘 지적하는 것이다. 술이란 잘 다루면 개인이나 사회생활에 필요한 것이 될 것이나, 지나치게 마신다면 개인과 사회 모두에게 매우 해로운 것이 될 수 있다는 의미이다. 술은 칼로리가 높기 때문에 음식이 귀하던 시절에는 인류에게 훌륭한 에너지 공급원이었으며, 약품으로서 여러 가지의 가치가 인정되어 널리 사용되었다. 냉동 및 냉장 시설이 없었던 시절에는 부패되지 않으면서 휴대가 간편한 인간 에너지원의 확보가 중요하였던 바, 술은 이러한 요건을 잘 충족하기 때문에 자기 집에서 멀리 떠나서 생활하는 사람들, 예컨대 전쟁터의 군인들이 많이 애용하였다. 알코올이 갖는 약리학적인 속성은 조금만 마셔도 기분을 좋게 바꿔 주며, 마취제, 진정제 등으로 사용될 수 있을 뿐만 아니라 사람들 사이의 의사소통이 잘 되도록 도와주어 즐거움을 배가시킬 수 있는 효용가치가 많이 있는 물질이다.

그러나 술의 이런 효용성은 마시는 사람에 따라 정반대의 효과를 볼 수도 있다. 많이 마시거나 남용하면 개인의 심신과 사회의 다른 구성원에게 예상하지 않았던 결과가 초래될 수 있는 것이 술이다. 대학교 신입생 환영회에서 선배들의 술을 거절하지 못하고 계속 받아 마셨다가 결국 목숨을 잃게 된 사건은 음주의 부정적인 측면을 잘 나타내는 본보기가 된다. 음주로 선후배간의 결속을 다지겠다는 의도로 처음에는 술을 마셨겠지만 각 개인이 가지고 있는 알코올의 분해(소화)능력을 초과하는 정도로 술을 마시게 되어 처음에 전혀 예상하지 않았던 결과에 이르게 된 것이다. 이처럼 과음 또는 알코올 남용에 의한 피해는 마시는 개인 자신의 신체나 정신 건강에 피해를 줄 뿐만 아니라 가족, 직장, 지역사회 등 다른 사회 구성원 모두에게 피해를 줄 수 있으며, 피해의 정도나 범위가 크다.

술이 갖는 효용을 활용하려고 할 때 반드시 유의해야 할 것은 술에는 언제나 폐해가 동반될 수 있다는 것을 명심하여 이를 최소화하도록 하여야 할 것이다. 이때 음주로 인한 폐해는 각자마다 다르다는 것을 인정하는 것이 중요하다. 각자가 알코올을 분해할 수 있는 능력이 다르다는 것을 인정하고 소화능력(소위 주량) 이상으로 술을 마시지 않도록 하여야 한다. 물론 사회에는 자신의 소화능력 이상으로 술을 마셔야 하는 사회적 영향(social influence)이 있지만 이것을 극복할 수 있는 사회적 기술(social skill)을 습득하여 활용하는 것이 필요하다.

본 절에서는 음주의 부정적인 영향은 어떤 것이 있는지, 왜 사람들이 술을 마시는지, 술을 남용하지 않을 수 있는 방법 등을 살펴보고자 한다.

1) 음주의 영향

술을 마시면 어떤 일이 생기는가? 알코올은 혈액과 뇌 장벽을 통과하여 뇌에 작용함으로써 인간의 행동이나 인지능력에 변화를 일으킨다. 술을 마시게 되면 생각과 행동을 조절하는 대뇌의 작용이 둔해지며 판단능력과 대처능력이 떨어진다. 음주는 간경변, 간암 발생의 위험요인일 뿐만 아니라 식도암, 고혈압, 관상동맥질환, 신생아 결함, 교통사고, 자살 및 타살의 주요 원인이 된다. 이외에도 위장 및 췌장 질환, 신경계 질환, 감정장애 등과 같은 정신장애, 그리고 자연유산 등과 높은 연관성을 갖고 있다. 특히 세계적으로 높은 우리나라의 교통사고율은 음주와 높은 상관관계가 있다. 여기에서는 술을 마신 후 생길 수 있는 행동의 변화 때문에 나타나는 문제들에 한정하여 살펴본다.

술은 자동차 사고 등 각종 사고의 발생률을 높이는 중요한 요인 중의 하나이다. 술을 마시면 감각기능이 떨어지게 되고 이런 상태에서 운전을 하거나 기계를 조작하게 되면 정확성과 판단력, 속도감을 느끼는 능력, 돌발사태에 대한 대처능력 등이 떨어지기 때문에 사고를 일으키기 쉽다. 음주가 운전에 미치는 영향은 혈중 알코올농도에 따라 다르게 나타난다. 술을 마시고 직접 운전을 하면 이처럼 사고 낼 가능성이 높아지는 것과 마찬가지로 술을 마신 상태에서는 교통사고를 당할 가능성도 높아진다. 술을 마시고 어떠한 운전(자동차, 오토바이, 자전거, 경운기 등)이나 기계조작을 하지 않아야 한다.

알코올은 자동차 사고 이외에 각종 사고와도 밀접한 관계가 있다. 미국에서 보고된 추락사고에 관한 연구에 의하면 음주로 인한 치명적인 추락사고의 비율은 17~53%에 이르고 있고, 혈중 알코올 농도가 0.05~0.1이면 3배, 0.1~0.15는 10배, 그 이상이면 60배 이상의 추락사고 위험이 있다고 한다. 또한 화재 특히 담뱃불로 인한 화재 및 화상, 해상사고 및 익사도 음주와 관련이 높은 것으로 밝혀져 있다. 미국의 경우 음주와 관련된 화재가 평균 48% 정도이며 해상사고 및 익사의 경우에는 38%에 달하는 것으로 보고하고 있다. 동절기에 숙직자가 있음에도 불구하고 화재가 일어나는 경우를 보면 숙직자가 술에 취해 잠이 들어 화재발생 시

초기대처를 제대로 못한 경우가 많은 것을 기억할 필요가 있다.

술을 마시면 자신에 대한 통제력을 잃기 쉬우며 공격적이고 즉흥적인 판단을 하기 쉽기 때문에 여러 가지 폭력이나 범죄에 관계될 위험이 높다. 필연적인 인과관계에 대해서는 논란의 여지가 있지만 범죄와 알코올과의 관계는 밀접한 관계를 갖는다. 술 때문에 살인, 절도, 폭력, 성폭력을 하게 되는 것인지, 아니면 이러한 범죄를 하기 위하여 술을 마시는 것인지는 분명하지 않지만 술 마신 사람들이 범죄를 많이 저지르고 또한 술 마신 사람 중에 그 피해자도 많다는 점에서 음주가 사회문제의 원인을 제공하고 있다고 할 수 있다. 특히 성폭력의 경우, 음주가 성폭력을 촉발시키는 역할을 하는 것으로 알려져 있다. 가해자와 피해자가 술을 모두 마신 상태에서는 성폭력이 일어날 가능성이 매우 높다. 술을 마신 상태에서는 성충동을 절제할 수 있는 자제력이 약해질 뿐만 아니라 공격적인 행동을 할 가능성이 높아진다. 또한 술을 마신 경우에는 성폭력으로부터 자신을 방어할 수 있는 판단이나 운동능력이 떨어진다. 성폭력 연구에 따르면, 여자가 취하게 마시는 것을 보고 성적인 욕구를 간접적으로 상징하는 것으로 잘못 해석하는 남자들이 많기 때문에 술을 마시면 성폭력이 일어날 가능성이 매우 높아진다고 한다. 성폭력의 대부분이 서로 잘 알고 있는 사이에서 발생한다는 점과 음주가 관련성이 크다는 점을 잘 인식하여 직장 회식자리에서 술을 마실 경우 각별한 주의를 할 필요가 있다.

2) 음주동기

앞에서 지적한 것처럼 알코올은 개인뿐만 아니라 사회 전체에 부정적인 영향을 미치고 있음에도 불구하고 많은 사람들이 지속적으로 술을 마시고 있다. 하지만 정부의 건강생활실천사업의 하나로 절주운동 이후 음주인구는 조금씩 감소하는 추세이다. 즉, 국민건강영양조사의 통계에 의하면 19세 이상 우리나라 성인의 음주율은 1998년 68.4%(남자 83.3%, 여자 54.9%)에서 2014년에는 60%(남자 74.4%, 여자 46.4%)(국민건강영양조사, 2015)로 나타났다.

'왜 사람들이 술을 마실까?'에 대한 설명은 간단하지 않지만 다음의 몇 가지 이유로 요약될 수 있다. 즉 생물학적, 심리적, 사회문화적인 요인들과 이들 요인들의 상호작용에 의해서 음주행위를 설명하는 것이 가장 보편적인 설명이다.

생물학적 요인이란 유전적으로 술을 잘 마실 수 있는 체질을 타고났기 때문에 술을 즐겨 마시고 그러다 보니 알코올중독자가 될 수도 있다는 설명이다. 그러나 유전적으로 술을 잘 마시게 되어 있는 사람 모두가 다 음주자가 되는 것은 아니다.

술을 마시게 되는 심리적인 이유 중 가장 큰 것은 술을 마시게 되면 어떠어떠한 상태(기분)

가 되고 그 결과 어떤 긍정적인 보상을 얻을 수 있으리라는 기대감 때문에 술을 마시게 된다는 것이다. 술을 마시게 되면 '기분이 짜릿해진다'던가, '걱정을 잊을 수 있다', '긴장을 해소할 수 있다', '재미있는 시간을 가질 수 있다', '성적인 감각을 강화시켜 준다', '적극적 또는 공격적으로 될 수 있다' 등등의 술 마신 후에 결과될 수 있는 것(음주자에게 보상을 주는 것)에 대한 기대를 가지고 그것을 다시 체험하기 위해서 술을 마시게 된다는 것이다. 스트레스 해소를 위해 술을 마시는 것도 같은 맥락에서 설명할 수 있다. 복잡하고 힘든 사회생활을 하다 보면 생기는 스트레스가 많으며 이에 대한 가장 효과적인 대처 방법은 '술을 마시고 풀어야 한다'는 이유로 현대 한국인의 대부분이 스트레스 해소를 위해 술을 마신다고 한다. 그러면 과연 술을 마시면 스트레스가 해소되는가? 연구들에 의하면 소량의 술을 마실 때만이 스트레스가 해소될 수 있다고 한다. 지나치게 마실 경우에는 오히려 스트레스가 더 쌓이게 된다는 것이다. 즉 과다한 알코올은 신체에 스트레스를 주기 때문에 원래 해소하고자 했던 스트레스에 또 다른 스트레스가 더해지는 셈이다.

술을 마시게 되는 동기를 개인이 아닌 사회적인 수준에서도 찾아볼 수 있다. 친구 또는 동료들의 권유(이 경우 거절하면 사회적으로 불리한 결과가 초래된다고 인식함), 부모로부터의 학습 등의 사회적 영향에 의해 술을 마시게 된다. 음주가 갖는 사회적 믿음이 요인이 된다. 음주란 '일상으로부터의 탈출(time-out)을 의미한다', '정(情)을 나누는 것이다', '분위기를 부드럽게 한다' 등등의 사회적 믿음 때문에 술이 권장된다. 물론 술을 마신다는 것은 상징적인 의미도 있다. 술이 특정 계층의 사람들에게는 접근이 불가능한 재화일 경우에, 술을 마신다는 것은 사회적 지위를 가지고 있다는 것을 상징적으로 나타내는 것이 된다. 어린이나 청소년, 여자들의 경우 술 마시는 것이 허락되지 않고 성인 남자들만 마실 수 있도록 되어 있는 사회에서 술을 마신다는 것 자체만으로도 성인 남자들이 사회에서 누리는 혜택을 누린다는 상징적인 효과가 있을 것이다. 북한의 경우, 양주는 권력핵심부의 사람들만이 마실 수 있는 술이기 때문에 북한 주민들에게 있어 양주 한 잔은 양주의 약리학적인 맛 이상의 의미를 가질 것이다.

사회집단의 규범에 따라 음주자의 숫자가 다를 수 있다는 연구도 있다. 음주를 권장하는 집단, 완전히 금지하는 집단, 술 마시는 것에 대하여 애매모호한 규범을 갖는 집단, 조금만 마시는 것은 허락하지만 과음은 허락하지 않는 집단 등이다. 각 개인들은 소속 사회집단의 규범이 허락하는 범위 내에서 술을 마시게 된다. 유태인의 경우에는 종교의식에 술을 사용하기 때문에 술을 마실 수 있지만 과음을 허락하지 않는 규범을 가지고 있기 때문에 알코올 중독이 될 만큼 마시는 사람이 적은 반면 애매모호한 음주규범을 갖는 미국의 경우에는 뚜렷한 음주규범이 없기 때문에 알코올 중독자가 많다는 연구도 있다. 집단의 독특한 문화 때문에 직장에서 또는 동료들과 술을 마시게 되는 경우가 있다. 음주가 직장의 업무 추진의 하나로 조장되거나 또는 특정의 직업을 가진 근로자가 되면 술을 마실 위험이 많다는 것이다. 음주를 조장하는 문화가 근로자가 몸담고 있는 직장에 있기 때문에 근로자가 술을 마시게 될 위험이 많다는 것이다. 이러한 하위 문화에서는 술을 마시는 것이 정상적이며 바람직한 행동이 되고 술을 마시지 못하는 것은 비정상적이며 일탈행위에 속한다.

3) 문제음주자와 치료

개인이 지니고 있는 개인의 알코올 분해(소화)능력 이상의 양을 반복적으로 마시고 그 결과 개인의 사회생활, 가정생활, 신체상태 등에 문제가 반복적으로 생기는 것은 사회적으로 용납되는 음주수준을 넘어선 것으로 파악될 수 있고 이는 곧 알코올로 인해 문제가 있는 것으로 본다. 일반적으로 문제음주자(problem drinker) 혹은 알코올 중독자는 알코올 남용자와 알코올 의존자로 구분된다. 이들에 대한 대책, 즉, 치료방법에 관해서도 살펴볼 필요가 있다.

(1) 알코올 남용과 알코올 의존

알코올 의존의 핵심적인 증상은 알코올에 대한 통제 능력의 부족 또는 상실과 알코올의 확보 및 섭취에 대한 강박적인 집착증으로 요약된다. 알코올에 대한 통제 능력의 상실이란 알코올을 마시지 않아야 할 상황에서도 정도에 지나치게 마신다던지 일단 술이 한 잔만 들어가면 자기의지에 의해 술을 더 이상 안 마실 수 없어서 만취될 때까지 마시는 경우를 말한다. 강박적 집착이란 온 정신이 아침부터 잠자리에 들 때까지 알코올을 확보하려는 생각, 술 마실 장소에 대한 생각, 술 마실 기회를 위해 온갖 핑계를 다 만들어 내는 것 등등의 알코올에 대한 생각으로 정신이 온통 팔려 있는 것을 의미한다.

알코올 의존 환자인가 아닌가를 진단할 수 있는 확실한 기준은 나라마다 조금씩 다르며 여러 가지의 기준이 혼용되고 있는 실정이다. 가장 널리 쓰이는 것 중의 하나인 미국정신의학회의 기준에 따르면, 알코올 중독이라고 볼 수 있는 것을 두 가지로 구분하고 있다. 알코올 남용과 알코올 의존으로 구분하여, 알코올의 병적 사용과 사회생활 및 직업 기능의 장애가 있을 경우 알코올 남용이라고 하고, 여기에 내성이나 금단 현상이 추가될 때 알코올 의존이라 한다.

(2) 알코올 의존의 치료

현재 알코올 의존의 치료에 이용되고 있는 방법에는 약물치료, 상담치료, 가족치료, 심리

치료, 집단심리치료, 사회기술(social skill) 훈련, 행동치료 등등이 있으며 이들 중의 어느 한 방법이 다른 방법보다 더 우수한 것이라고 할 수는 없고 환자에 따라 여러 가지 방법을 혼용하여 치료하는 것이 효과적인 것으로 알려져 있다. 이런 방법들은 주로 정신병원이나 아니면 일반병원에 입원하여 치료하거나 통원 치료를 할 때 사용하는 방법이다. 이외에도 소위 단주(또는 금주)친목(Alcoholics Anonymous) 또는 가족친목(Al-Anon)과 같은 자생단체의 도움을 통해 치료를 할 수도 있다.

4) 음주와 건강관리

음주가 갖는 양면적인 영향을 고려할 때 가장 올바른 음주법이란 음주로 인한 부정적인 효과를 최소화하면서 긍정적인 효과를 최대로 할 수 있는 정도의 음주가 되어야 할 것이다. 그러나 이를 일상생활에 적용하여 실천한다는 것은 여러 가지 어려움이 따른다. 술이 인체에 미치는 영향이란 사람마다 다르다. 소위 체질에 따라, 같은 사람이라도 분위기, 또는 언제 마시느냐, 누구와 마시느냐, 어떤 장소에서 마시느냐, 무슨 술을 어떤 이유에서 마시느냐 등등에 따라 결과하는 효과는 상당히 다르게 나타날 수 있는 것이다.

알코올이 가져다 줄 수 있는 위험을 최소로 하는 소위 '안전음주'를 위한 지침이 호주의 '보건 및 의학 연구 국가위원회'에 의해 개발된 바 있다. 이에 따르면 책임질 수 있는 음주를 강조하고 있다. 이것은 술을 마셔야 할 개인적 또는 사회적 이유를 충족시키기 위해 술을 마시되 그 마시는 양은 이유를 충족시킬 수 있는 범위에서 최소이어야 한다.

좀더 구체적으로 보면,

① 남자는 매일 술을 마시는 경우, 절대 알코올이 40g(청주 2홉, 맥주 2병, 위스키 더블은 2잔 정도)을 넘지 않아야 한다. 남자와 여자의 생물학적인 차이가 있기 때문에 여자의 경우에는 매일 마실 경우, 절대 알코올이 20g(청주 1홉, 맥주 1병)을 넘지 않아야 한다.

② 특히, 임신 중에는 완전히 금주하는 것이 아주 바람직하다는 것을 강조 장려한다.

③ 운전을 해야 하는 사람이나, 기계를 운전해야 되는 사람, 그리고 위험한 상황에서 작업을 해야 하는 사람은 절대 술을 마셔서는 안된다.

④ 어떤 상황에서 얼마만큼의 양을 마시는 것이 절대 안전하다는 것을 말하기 어렵기 때문에 조금이라도 조심을 요하는 상황이라면 절대 마셔서는 안된다.

요약하면, 어떤 상황에서도 안심하고 마실 수 있는 절대 음주량이 있을 수는 없는 것이며, 확실한 것은 음주량이 늘수록 신체가 폐해를 입을 가능성은 커진다는 것이다.

3 약 물

1) 약의 기원

인간은 일생을 살아오면서 질병과 사고 등 많은 위험 속에 노출되어 있지만, 질병이나 상처를 치료하기 위한 효과적인 약을 개발하여 건강을 유지하고 있다. 의학지식과 기술이 발달한 오늘날에는 질병의 진단, 치료 및 예방에 필수적인 약을 개발하였을 뿐 아니라 면역반응을 억제하거나 기분을 좋게 하거나 수면을 유도하는 약에 이르기까지 매우 다양한 용도의 약이 개발되었으며 지속적으로 새로운 약이 개발되고 있다.

약의 발견과 사용의 기원을 정확하게 추정할 수는 없으나 원시인들은 여러 가지 병이나 통증에 잘 듣는 약을 알고 사용하고 있었다. 그 중에는 아직도 쓰이는 것이 있는데 아편, 인도대마, 코카, 키나껍질, 포도필린 같은 설사약, 그리고 에페드린 등이 있다. 기원전 1,700년 경으로 추정되는 이집트의 파피루스 에버스에는 대부분이 식물성인 약 700종의 약물이 기록되어 있다. 그리이스의 전설에 의하면 기원전 1,200년 경에 의사로 존재했으며 후세에 건강의 신으로 불리는 Asclepius의 딸인 Panakeia는 여러 가지 식물이나 땅에서 얻어낼 수 있는 약에 대한 지식을 가진 여신으로 숭배되고 있다. 그리고 의성(醫聖)으로 알려진 기원전 3~4세기 사람인 Hippocrates도 아마(亞麻), 사슴뿔 및 명반 등을 사용하였고, 중국의 의학도 복잡한 외과적 처치나 유용한 약을 많이 쓰는 매우 발전된 치료행태를 가졌다.

인간이 역사상 최초로 분리해 낸 효과적인 약의 성분은 독일인 Friedrich Sertürner(1783~1841)가 1805년 양귀비에서 분리한 몰핀이었으며, 1880년대에는 프랑스인 Louis Pasteur(1822~1895)가 최초의 광견병 예방접종약을, 1890년에는 독일인 Emil von Behring(1854~1917)이 디프테리아 항독소를 개발하였다. 독일인 Paul Ehrlich(1854~1915) 등은 1910년에 수면병과 매독의 치료에 효과적인 비소화합물 606호(살바르산)를 최초로 개발하였으며, 1935년에는 독일인 Gerhard Johannes Paul Domagk(1895~1964)가 포도상구균과 같은 세균의 감염에 효과적인 프론토실(Prontosil)이라는 화합물을 개발하여 소위 말하는 "설파제"라는 화학요법제 개발의 시초가 되었다. 1928년에는 영국인 Alexander Fleming(1881~1955)이 페니실린이라는 항생제를 발견하여 감염병 질환의 치료에 새로운 전기를 맞이하게 되었다. 아드레날린이라는 호르몬의 결정을 최초로 순수하게 분리하여 호르몬 관련 질병의 치료에 적용한 것은 1901년 이었으며, 1952년에는 클로르프로마진이 개발되면서 정신질환에 약물학적인 치료를 시작하였다. 그리고 지난 몇십년 사이에 질병의 치료에 효과적인 수많은 새로운 약들이 개발되어 인류의 질병을 치료하고 있다.

2) 약물의 작용과 부작용

약은 인체 내에서 자연적으로 생산되는 화학물질과 물리적으로 유사하기 때문에 효과를 나타낸다. 즉, 모르핀은 인체 내에서 생산되는 통증완화제인 엔돌핀과 유사하다. 최근 약물의 작용에 관한 설명은 약물수용체 이론인데 이는 약물이 인체의 특정 위치(세포)에 부착하는 것을 의미한다. 대부분의 약물은 인체 내에 있는 다중 수용체, 즉 심장, 혈액, 폐, 간, 신장, 뇌, 성선과 같은 장소에 부착하여 다양한 작용과 부작용을 나타낸다.

(1) 약물의 작용

약물은 화학적 특성과 사용목적에 따라 정제, 주사제, 트로키제, 분무제, 좌제 및 연고 등의 다양한 제제로 만들어져서 진단, 예방 및 치료의 목적으로 인체에 투여된다. 인체에 투여된 약물은 흡수, 분포, 대사 및 배설의 과정을 거치면서 목표로 하는 약효를 나타내게 된다.

대부분의 약은 일단 흡수되면 혈액 속으로 운반되어 특정 부위의 약물 수용체와 결합하여 기대하는 효과를 나타내게 된다. 예를 들면, 아스피린은 프로스타글란딘의 합성을 억제하여 진통, 해열 및 소염 작용을 하고, 위장약은 위산 분비를 억제하거나 위산을 중화시키거나, 위벽을 보호하며, 지사제는 특성에 따라 장의 연동운동을 억제하기도 하고, 장관 내의 흡착을 유도하기도 하며, 원인 세균을 사멸시켜 기대하는 효과를 유도한다.

하지만 이와 같은 약의 효과에 영향을 주는 요인으로는 약물의 화학적 성질 이외에 약을 복용하는 사람의 연령, 건강상태, 함께 투여하는 다른 약물, 약과 함께 섭취하는 음식물, 술, 생리적 요인 및 약을 먹는 습관 등이 있다. 예를 들면, 연령이 증가하면 약물의 대사 속도가 느리기 때문에 약의 작용이 지연되거나 약물의 축적으로 효과가 증대되기도 한다. 음식물은 약의 흡수를 지연시키거나 감소시킬 수 있으며 위벽을 자극하거나 흡수를 촉진시킬 수 있다. 약의 효과를 높이기 위하여 식전 1시간 내지 식후 2시간 후에 한 잔의 물과 함께 약을 복용하는 것이 바람직하다. 또 진정제(바르비탈계 약물)는 항혈액응고제의 효과를 약하게 하지만 반대로 항생제의 효과를 증진시킨다. 제산제, 우유제품 등과 테라마이신을 함께 투여하면 항균작용이 떨어지며, 아스피린을 항응고제와 함께 투여하면 혈액을 희석시켜 출혈을 일으키기도 한다.

따라서 약을 올바르게 사용하는 방법은 다음과 같다.

첫째, 자신의 증상과 비슷하다고 해서 다른 사람에게 처방된 약을 복용하지 않는다.

둘째, 처방된 약을 복용할 때는 다른 약과 함께 복용하지 않는다.

셋째, 의사나 약사의 지시대로 시간과 용량을 지켜서 약을 복용한다.

넷째, 의사의 처방없이 약국에서 구입한 약은 설명서의 용법과 주의사항을 잘 읽은 후에 복용한다.

다섯째, 약의 사용방법을 모를 때는 의사나 약사에게 문의 후 사용한다.

여섯째, 모든 약은 어린이의 손이 닿지 않는 곳에 보관한다.

(2) 부작용

특정 질병에 치료목적으로 투여한 약이 원하지 않는 효과를 나타내는 경우가 있는데 이러한 반응을 부작용(이상반응)이라 한다. 약물의 작용은 긍정적인 측면과 부정적인 측면이 함께 존재한다. 예를 들면, 모르핀과 코카인은 통증을 완화시키거나 감소시키는 반면 습관성을 일으키고 호흡을 느리게 하거나 변비를 일으키기도 한다. 이러한 이상반응은 신체가 약에 적응하므로써 사라지기도 하고 증상이 심각해져서 반드시 치료를 받아야 하는 경우도 있다.

이와 같은 이상반응은 역사 속에서 자주 찾아볼 수 있다. 즉, 1937년 미국에서 디에틸렌글리콜(diethylene glycol)에 녹인 화학요법제인 설파닐아마이드 시럽제를 복용한 어린이가 100명 이상 신부전증으로 사망하였으며, 1957년 독일에서 개발된 탈리도마이드(thalidomide)는 진정, 수면 작용을 유도하는 약으로 동물실험결과 거의 부작용이 없는 것으로 알려졌으나 임심초기에 이를 복용한 임산부들이 사지가 없는 기형아(phocomelia)를 출산한 사례가 보고된 이후 전세계적으로 8,000~10,000례의 동일한 기형아가 탄생하였다(Ross, 1977). 1970년대는 임산부들의 유산을 방지하기 위하여 투여한 디에틸스틸베스트롤(diethylstilbestrol)을 투여한 사람에게서 태어난 여아가 사춘기에 생식기 기형과 자궁경부 및 세포질암이 발생

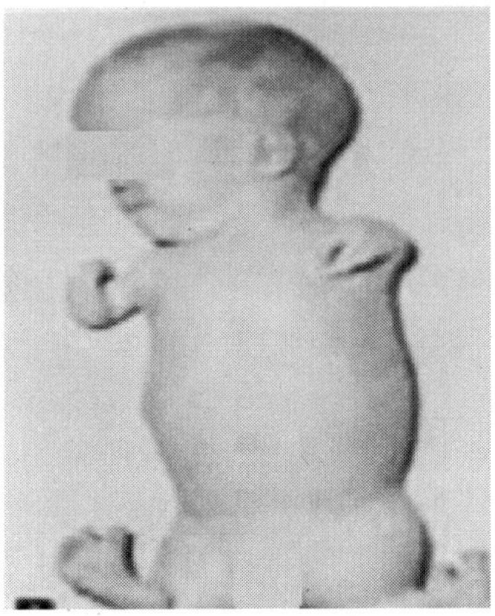

[그림 5-1] 탈리도마이드 베이비

된다는 것이 밝혀졌고, 1970년대에 미국에서 개발된 항우울제인 플루옥세틴(fluoxetine 일명 프로작(Prozac))은 자살심리를 유발하는 약으로 밝혀졌으며, 1980년에는 이뇨제인 티크리나펜(ticrynafen)은 간질환으로 인한 사망의 원인으로 밝혀졌고, 1999년 관절염 약으로 개발된 바이옥스(Vioxx)의 부작용으로 심질환자 약 27,000명이 사망하고, 약 88,000에서 140명의 추가적인 심장병이 발생한 것으로 추정되는 등 약물로 인한 수많은 부작용 발생 사례가 있다.

일반적으로 약물에 의한 부작용은 2가지로 알려져 있다. 첫째는 제1형으로 이는 약물의 양과 관련이 있으며, 예측가능하고 증상이 덜 심각하다는 특징이 있다. 이러한 반응이 일어나는 경우는 ① 상용량보다 많이 투여하는 경우, ② 상용량을 복용하지만 약물의 대사나 배설이 더딘 경우, ③ 상용량에 대하여 일반인보다 과민하게 반응하는 경우이다. 따라서 투여량을 줄이거나 투여를 중지하면 증상이 호전되거나 사라진다. 둘째, 제2형으로 이는 부작용의 발생이 흔치 않고 약의 용량과 관계가 없으며, 예측불가능하고, 상태가 심각하기 때문에 약의 투여를 중지하고 의사와 상의하여야 한다. 이러한 반응은 약물특이체질이나 과민한 면역반응에 의한 알레르기에 의해 발생하며 예를 들면, ① 선천적으로 Glucose-6-phosphate dehydrogenase deficiency인 경우, ② 페니실린을 투여하면 아나필락시스(anaphylaxis) 쇼크를 일으키는 과민반응 등이다.

3) 약물의 오용과 남용

약물의 오·남용과 약물의존은 최근 심각한 사회문제로 대두되고 있으며, 정신장애의 중요한 원인으로 작용하기도 한다. 약물의 남용은 헤로인과 같은 불법약이나 신경안정제와 같은 의사의 처방에 의한 합법적인 약이라도 의학적 지도감독 없이 사용하는 행위를 말하며, 약물의 오용은 합법적인 약을 지시사항에 따라 사용하지 않는 것을 의미한다. 약물중독은 아편이나 신경안정제 및 알코올과 같은 약물에 대하여 약물의 투여량을 증가시키고 싶어 하는 신체적 욕구가 생기게 하는 내성을 일으키게 하거나, 약물의 사용을 중단했을 때 나타나는 다양한 신체적 증상인 금단증상과 특정 약물에 대한 심리적 욕구를 의미하는 습관화의 3가지 차원을 가지고 있는 상태를 말한다. 약물의존은 약물에 대한 신체적 정신적 의존상태를 말한다.

(1) 대중약의 오·남용

의사의 처방없이 사용할 수 있는 약물의 오·남용 형태는 여러 가지가 있다. 즉, 두통이나 치통 및 생리통을 완화하기 위하여 사용하는 진통제를 장기간 습관적으로 사용하는 것은 약물의존성을 일으키며, 만성변비가 있는 사람이 하제(下劑)를 남용할 경우 대장 근육을 손상시켜 오히려 변비를 악화시킬 수 있으며, 콧물치료를 위하여 사용하는 코 스프레이제제를 남용하면 약물사용을 중단할 경우 콧물증상이 더욱 악화될 수 있다. 또한 혈압과 체중을 조절하기 위하여 이뇨제를 장기간 과다 복용할 경우 신부전증을 유발할 수 있는 등 약물의 남용과 그로 인한 부작용은 매우 다양하다. 이러한 상용약의 오 · 남용은 흔히 의사나 약사의 지시에 따르지 않고 많은 양을 복용하거나 빈번히 사용하는 경우를 말한다. 따라서 약을 일정기간 복용 후에도 증상의 호전이 없는 경우에는 반드시 의사나 약사에게 상의하여 치료약을 바꾸거나 다른 치료법을 선택하여야 한다.

(2) 노년기의 약물 오용

노인들은 일반적으로 약에 민감하기 때문에 원하는 약리효과를 얻고 부작용을 최소화하기 위하여 상용량보다 적은 용량을 투여해야 한다. 그러나 노인들은 약에 대한 전문적인 지식이 없이 자가처방에 의존하거나 알코올과 함께 약물을 복용하는 경우가 많으며, 약값을 절약하기 위하여 지시된 양보다 적은 약을 복용하여 오히려 병세가 악화되어 더 많은 의료비를 지불해야 하는 경우가 많다. 또한 나이가 들어감에 따라 잔병이 많아지고 질병이 만성화되기 때문에 약에 의존해서 살아가거나 여러 가지 약을 동시에 복용하는 경우가 많다. 이러한 경우 약물끼리 서로 상호작용하여 예기치 않은 부작용이나 독작용을 일으킬 수 있는데 이때는 한 가지 약을 줄이면 오히려 기대하는 효과가 나타나는 수가 있다.

(3) 불법약의 오 · 남용

의사의 처방에 의하지 않고 불법적으로 유통되는 약물을 흔히 "거리의 약(street drug)"이라고 한다. 이러한 약들은 마리화나(대마초), LSD, PCP와 같은 환각제, 필로폰, 코카인, 아나볼릭 스테로이드 같은 각성제, 흡입제(유기용매), 아편과 같은 중추신경억제제를 말한다. 이들은 주로 긴장의 완화를 위해서, 황홀감을 느끼기 위해서 그리고 성적인 감각을 높이기 위하여 사용된다. 하지만 사용목적이 어디에 있건 이러한 약물들은 건강을 해칠 뿐만 아니라 폭력이나 범죄를 유발하기도 하고, 의존성과 탐닉성이 있기 때문에 일단 중독이 되면 반드시 치료를 해야 이 약물들로부터 벗어날 수 있다.

4) 약과 건강

약은 안전성과 유통구조상의 편리성을 감안하여 법적으로 전문약과 일반약으로 구분된다 전문의약품은 약의 용량, 복용방법 및 부작용 때문에 의사의 처방에 의해서만 판매하도록 되어 있으며(약사법 제1장 제2조 ⑩항 : '전문의약품'이란 일반의약품이 아닌 의약품을 말한다).

일반약은 의사의 처방없이 약국에서 구입할 수 있는 약을 말한다(약사법 제1장 제2조 ⑨항 : '일반의약품'이란 다음 각 목의 어느 하나에 해당하는 것으로서 보건복지부장관과 협의하여 식품의약품안전처장이 정하여 고시하는 기준에 해당하는 의약품을 말한다. ㉮ 오용 · 남용될 우려가 적고, 의사나 치과의사의 처방 없이 사용하더라도 안전성 및 유효성을 기대할 수 있는 의약품 ㉯ 질병 치료를 위하여 의사나 치과의사의 전문지식이 없어도 사용할 수 있는 의약품 ㉰ 의약품의 제형(劑型)과 약리작용상 인체에 미치는 부작용이 비교적 적은 의약품).

(1) 가정 상비약

한밤중이나 야외에 나가서 몸이 아프거나 다쳤을 경우 주변에 병의원이나 약국이 없어 매우 당황할 경우가 있다. 이럴 때 가정에 상비약이나 구급약을 준비해 두면 매우 편리하고 응급상황을 모면할 수 있다. 다음 표에 가정에서 구비해 두면 매우 편리하고 유용하게 사용할 수 있는 품목을 정리해 두었다. 표의 내용은 증상발현 시 가정에서 긴급하게 사용할 수 있는 약이지만 반드시 원인에 따라 알맞은 약을 용법과 용량을 정확히 지켜야 하므로 설명서나 상세한 복용방법을 기록하여 약과 함께 보관하는 것이 좋다. 이러한 약을 장기간 사용할 때는 반드시 의사나 약사와 상의해야 하고, 약의 유효기간을 수시로 점검하여 유효기간이 지난 약은 사용하지 않도록 한다. 그리고 약은 건조하고 햇빛이 들지 않으며 어린이의 손이 닿지 않는 곳에 보관하여 약의 변질이나 불의의 사고를 예방하여야 한다.

[표 5-2] 가정 상비약(필수의약품)과 용도

약품명	적응증	용법 및 용량
해열제 (아스피린, 아세트아미노펜)	열, 두통 작은 통증	성인은 325mg 2알(325 650mg), 6시간 간격(1일 4회), 10일 이상 투여금지, 위장장애가 있으므로 음식물이나 우유와 함께 물 한 컵으로 삼킨다.
위장약 (알루미늄겔, 마그네슘겔)	속쓰림, 신트림 (제산효과)	약의 종류에 따라 다름, 성인은 10ml 1포, 식간과 취침 전(1일 4회) 1포씩
소화제 (소화효소제제, 판크레온)	소화불량 가스가 찰 때	성인은 식후 2정씩 복용
최토제(에메틴)	중독 시 구토유도	적당량을 음용하여 구토를 유도한다.
소독약 (알콜 70%, 포비돈, 과산화수소)	상처부위 소독	면봉에 묻혀 상처부위를 잘 닦아낸다.
와세린 거즈	화상부위 감염방지	상처부위를 소독한 다음 적당한 크기로 잘라 상처부위를 덮어 보호한다.
반창고, 붕대 (1회용 반창고, 소독붕대)	상처부위 보호	가벼운 상처에 소독된 반창고나 붕대를 사용하여 상처부위가 감염되지 않도록 보호한다.

[표 5-3] 가정 상비약(임시의약품)과 용도

약품명	적응증	용법 및 용량
감기약 (종합감기약 및 시럽)	발열, 기침	한기가 들거나 기침이 날 때 알약이나 캅셀은 1~2정씩, 식후 30분~1시간 후에 복용한다. 소아는 감량함
항히스타민제 (프러메타진, 에페드린)	알레르기(비염, 두드러기)	증상에 따라 적용약을 선택하고, 반드시 지침서에 따라 복용함
변비약 (마그네슘겔, 비사코딜, 관장약)	변비(경련성, 습관성, 이완성)	변비의 종류에 따라서 적용약을 선택 반드시 지침에 따라 복용함
지사약 (로페라마이드, 비스무스, 펙틴, 설파제)	설사(소화불량, 신경성, 세균성)	설사의 원인에 따라서 적용약을 선택 반드시 지침서에 따라서 복용함
눈세정약 (안약, 인공 눈물)	눈의 충혈, 이물질	단순한 눈의 충혈이나 이물질이 들어 갔을 때 적정량을 눈에 떨어뜨린다.
피부발적 (하드로코티손연고)	피부발적, 가려움증	발적부위나 가려운 곳에 수시로 엷게 도포한다. 장기간 적용을 피한다.
치질약 (치질좌약, 연고)	치질	1개씩 항문에 삽입 또는 병소에 연고를 도포함
탄력붕대	염좌	삔 부위를 탄력붕대로 감는다.
햇빛 차단제	햇빛으로 인한 화상방지	노출피부에 넓게 도포하여 태양광선에 의한 피부의 화상을 방지

(2) 임산부가 피해야 할 약

임산부가 약을 복용할 경우 대부분의 약물은 태반을 통해 태아에게 영향을 미치게 되는데 임신초기(임신 후 3개월 이내)에 태아는 약물에 민감하게 반응하여 치명적이 되거나 기형이 될 수 있다.

(3) 약무정책과 국민보건

우리나라는 급속한 경제성장과 함께 전염성질환으로 인한 발병 및 사망이 감소하였고, 65세 이상 노인인구가 전인구의 13.1%를 점하게 되었다(통계청, 2015). 따라서 질병의 발생 양상도 암, 뇌혈관질환, 심질환 등과 같은 만성질환 위주로 전환되어 의약품의 수요는 더욱 증가하게 되었다.

2014년 국내의의약품제조회사의 수는 612개이며(보건복지부, 2015), 의약품 생산액은 16조 2천억원(보건산업진흥원, 2015.12)으로 29,218개의 의약품을 생산하였다. 광복 직후만 하

[표 5-4] 임신 중 피해야 할 약품

약의 종류	태아의 영향
아스피린(임신 마지막 3기 때)	황달, 출혈, 미숙아 분만
아스피린-펜아세틴 결합약	혈액의 산소운반 능력 감소
아세트아미노펜	신장 질환
만성 알콜남용 또는 과량복용	(간질)발작, 성장감속, 기형출산
항우울제 이미프라민, 아미트리프틸린	 기형출산
항히스타민제 디펜하이드라민	 발작
진토제 메클리진, 사이클리진, 클로르사이클리진	 기형출산
항생제 설파제 테트라사이클린 가나마이신, 스트렙토마이신	 황달 치아기형, 뼈 성장억제, 백내장 청각저하
기관지용 약 칼륨 아오다이드	 갑상선 질환
호르몬제제 에스트로겐(디에칠스틸베스트롤) 안드로겐 프로게스틴	 불임증/유산/조기분만/딸의 질암 딸의 남성화 기형출산, 성장지연
LSD	사지기형
진정제 다이아제팜, 플로르다이아제폭사이드 바르비탈계 클로르프로마진 프로메타진	 체온저하 발작 체온조절 출혈
과량의 비타민 비타민 C 피리독신(B_6)	 피부와 장질환 기형출산
질내 삽입제 프라질	 암, 돌연변이

더라도 대부분의 의약품을 수입에만 의존했던 바와 비교하면 수출은 완제의약품이 1,233,932달러, 수입은 3,392,108달러로 아직은 수입량이 수입의 약 2.7배에 달한다.

정부에서는 국민들에게 안전한 식품과 의약품을 공급하기 위하여 1996년부터 보건복지부 산하에 식품의약품안전본부와 6개 지방 식품의약품안전청을 설립하였고, 1998년에 식품의약품안전청, 2013년에 식약처로 승격하여 오늘에 이르고 있다. 그리고 2000년 7월 1일부터 의약분업을 실시하여 항생제와 스테로이드 제제의 남용을 억제하고 약물에 의한 부작용을 최소화하도록 하였다.

마지막으로 우리나라의 전통 의약품인 한약에 대하여도 성분과 효능·효과에 대하여 과학적인 분석과 규명을 통해 부작용이 적고 치료효과가 높은 의약품으로 발전시켜 세계시장에 판매할 수 있도록 해야겠으며, 민간요법으로 알려져 일반인들 사이에 널리 사용되고 있는 민간약품에 대하여도 국민건강증진 차원에서 그 효과에 대한 과학적인 규명을 하여 국민들이 안심하고 사용할 수 있도록 하는 것이 앞으로의 과제라 할 수 있다.

참고문헌

권이혁(1985) : 최신보건학, 신광출판사.
김광기(1995) : 알콜문제의 사회적 의존에 대한 소고, 한국보건교육학회지 12(2) ; 146-161.
김광기(1996) : 음주양태 및 음주관련문제에 대한 공중보건학적 연구, 대한보건협회지 22(1) ; 162-192.
김건열(1986) : 흡연과 건강, 대한보건협회지, 12(2), pp.3-12.
김일순, 방 숙(1970) : 역학개론, 경지사.
남정자, 최정수, 김태정, 계훈방(1995) : 한국인의 보건의식행태, 한국보건사회연구원.
도로교통안전협회(1994) : 교통사고통계분석.
보건복지부(2015). 2015 보건복지통계연보. 2015.12.02.
박순영(1978) : 흡연과 건강, 인간과학, 2(6), pp.465-470.
변종화, 김혜련(1995) : 국민건강증진 목표와 전략, 한국보건사회연구원.
보건복지부·한국보건사회연구원 (2001) : 금연·절주 교육가이드
보건산업진흥원(2015). 주간 보건산업 동향. Vol.189. www.khidi.or.kr.
서 일(1988) : 한국인의 흡연율과 그 역학적 특성, 한국역학회지, 10(2) ; 131-137.

송건용, 김영임(1990) : 1989년도 국민건강조사 — 보건의식행태, 한국보건사회연구원.

송건용, 남정자, 최정수, 김태정(1993) : 1992년도 국민건강 및 보건의식행동조사, 한국보건사회연구원.

양재모(1986) : 공중보건학 특강, 수문사.

유승흠 외(1987) : 예방의학과 공중보건, 계축문화사.

이성관, 강복수(1980) : 일부 농촌주민들의 흡연에 관한 연구, 예방의학회지 13(1).

이희대(1989) : 보건경제학, 형성출판사.

전국대한보건관리학교육협의회(1994) : 보건학원론, 계축문화사.

정규철(1980) : 흡연이 건강에 미치는 영향, 중앙의학, 39(5), pp.319-322.

통계청(2000) : 사망원인 통계결과.

前田信雄(1979) : 保健 經濟學, 東京大學出版會.

Blane, H.T. and Leonard, K.E.(1987) : *Psychological Theories of Drinking and Alcoholism*, N.Y. ; Guilford.

Centers for Disease Control(1989) : Reducing the Health Consequences of smoking ; 2 years of Progress. Atlanta, G.A. ; *Department of Health and Human Services ; Publication DHHS(CDC)*, pp.89-8411.

Donatelle, R.J. and Davis L.G.(1994) : *Health ; The Basic*, Englewood Cliffs, NJ ; Prentice Hall.

Fielding, J.(1992) : Smoking ; Health effects and control. in J.M. Last and R.B. Wallace(eds.) : *Macxy-Rosenau-Last Public Health & Preventive Medicine*, 13th ed. Englewood Cliff, N.J. ; Appleton & Lange.

Fields, R.(1992) : *Drugs and Alcohol in Perspective, Dubuque*, I.A. ; Wm. C., Brown Publishers.

Hammond, E.C. and Horn, D.(1958) : Smoking and death Rate, *J. Amer. Med. Association*, 4(1), pp.66-170.

Johnston, L.D., O'Malley, P.M., Bachman, J.G.(1987) : *National Trends in Drug Use and Related Factors among American High School Students and Young Adults, 1975-1986*. Washington, D.C. ; NIDA.

Pittman, D.J. and White, H.R.(1991) : *Society, Culture, and Drinking Patterns Reexamined*, New Brunswick, N.J ; Rutgers Center of Alcohol Studies.

Roman, P.(1991) : *Alcohol ; The Development of Sociological Perspectives on Use and Abuse, New Brunswick*, N.J ; Rutgers Center of Alcohol Studies.

Syme, S.L. and Alcalay, R.(1982) : Control of cigarette smoking from a social perspective. *Annual Review of Public Health*, pp.179–199.

U.S. Department of Health and Human Services(1988) : *The Health Consequences of Smoking ; Nicotine Addiction*, Washington, D.C. ; U.S. Government Printing Office.

U.S. Department of Health and Human Services(1990) : *Healthy People 2000 ; National Health Promotion and Disease Prevention Objectives*, Washington, D.C. ; U.S. Government Printing Office.

U.S. Department of Health and /human Services(1990) : *Seventh Special Report to the U.S. Congress on Alcohol and Health*, Rockville, MD ; National Institute on Alcohol Abuse and Alcoholism.

"Up to 140,000 heart attacks linked to Vioxx". New Scientist. 2005–01–25. p 1.

Winger, G., Hofmann, F.G., Woods, J.H.(1992) : *A Handbook of Drug and Alcohol Abuse*. N.Y. ; Oxford University Press.

Witters, W., venturelli, P., Hanson, G.(1992) : *Drug and Society*. Boston, MA ; Jones and Bartlett.

제 6 장

건강한 생활과 운동

1. 운동의 주요 요소
2. 운동의 효과
3. 운동의 종류
4. 운동과 심혈관 적응력의 향상
5. 운동관련 부상 예방과 치료
6. 알맞은 운동선택
7. 건강증진과 운동 프로그램
8. 요약

제 6 장 건강한 생활과 운동

학습목표

1. 건강과 운동에 있어서 알아두어야 할 중요한 사항을 습득한다.
2. 운동이 신체에 어떠한 영향을 미치는가를 설명할 수 있어야 한다.
3. 심혈관운동의 특징을 기술하고 심장에 좋은 운동을 설명할 수 있어야 한다.
4. 운동 프로그램의 구성요소를 들고, 적절한 운동강도와 운동시간을 결정하는 방법을 설명할 수 있어야 한다.
5. 운동과 관련된 몇 가지 위험을 들고 그 위험에 대한 조치를 설명할 수 있어야 한다.
6. 건강한 생활을 위한 운동의 종류를 들고 설명할 수 있어야 한다.

오늘날 교통기관의 발달, 생산방법의 기계화, 지적 활동의 증대 등 생활양식이 변하면서 운동과 건강과의 관계에 관심과 중요성이 날로 증대되고 있다. 현대인의 건강유지 3대 비결은 균형적인 영양섭취, 규칙적인 생활, 적당한 운동이라고 말할 수 있다. 우리에게 있어서 운동부족은 체력이 감소하고, 정서의 불안, 수면장애를 초래할 뿐만 아니라 질병에 쉽게 걸리게 한다. 지난 10여년간 운동과 건강에 대한 광범위한 연구는 운동의 생리적, 그리고 심리적 효과에 대한 이해의 폭을 넓혀 왔다. 그 결과 어떤 형태든지 규칙적인 운동은 건강을 향상시킨다는 것이다. 규칙적인 운동은 인간생활의 생리적, 신진대사, 그리고 심리적(정신적 또는 정서적) 측면에서 50여 가지 이상 이롭다는 것이다. 따라서 오늘날 많은 사람이 운동에 관심을 갖고 각자 나름대로 조깅, 에어로빅, 싸이클링, 수영 등 운동을 통한 건강을 유지하고 있다. 그러나 불행하게도 우리나라 국민건강영양조사에 따르면 성인들의 5명 중 1명만이 1주일에 적어도 30분 이상 5회 정도 운동을 하고 있다는 것이다. 그 나머지는 거의 운동을 하지 않고 앉아서 일하고 생활하는 활동을 반복하고 있다는 것이다. 운동과 건강에 관련된 연구에 따르면 최소한 20% 정도의 사람이 심장과 호흡기계의 건강을 위해 규칙적이고 강도 있는 운동이 필요하다고 한다. 여기서는 평생 동안 건강유지 및 증진을 위한 운동과 건강한 생활에 대한 약간의 지식 및 정보를 제공하려 한다.

1 운동의 주요 요소

육체적 활동과 관련하여 몇 가지 기본적인 용어를 정리해 보면 다음과 같다. 신체 적응력이란 정상적인 육체활동을 수행하는 능력과 관련된 일련의 속성이라고 정의될 수 있다. 육체운동의 구성요소는 [표 6-1]에 제시되어 있다. 한편, 운동은 정상 이상의 힘을 발휘하는 육체적 활동이라고 정의된다. 운동은 바람직한 신체 적응력을 달성하기 위한 특정한 빈도, 강도, 시간에 따른 체계적인 운동의 수행이다.

최근 건강과 운동에 대한 관심의 증대로 운동기구와 시설 또는 미용기구 등이 우리 주위에 흔하게 볼 수 있게 되었다. 또한 매스컴과 각종 매체(비디오 테이프 등) 등은 집에서도 쉽게 할 수 있는 운동 프로그램을 제공한다. 그러나 이러한 것들은 하나 또는 부분적인 육체활동 능력을 향상시킬 수 있을지는 모르나 전반적인 신체 적응력을 향상시키는 데는 충분치 못하다. 또한 이들 기구들과 운동 프로그램들은 체중을 줄일 뿐만 아니라 이상적인 체형도 만들어 준다고 주장한다. 그러나 대부분의 규칙적인 운동 프로그램은 체중을 줄이는 데 도움을 주지만 모든 사람에게 이상적인 체형을 가져다주는 것은 아니다.

우리가 건강을 위해 어떤 포괄적인 육체운동을 하고자 한다면 건전하고 실제적이며 각자의 특정한 형편과 상황을 고려하여 선택하고 실행해야 할 것이다.

비록 신체 적응력이 여러 측면을 가지고 있지만 그것은 주로 네 가지 구성요소로 측정되어진다.

[표 6-1] 신체적응의 구성요소

민첩성(agility)	방향을 바꾸거나 자세를 바꾸는 속도
균형(balance)	안정된 자세의 유지
신체의 구성요소(body composition)	전 체중 중 지방의 비
심폐능력(cardiorespiratory endurance)	일정시간 적당한 강도의 전 신체활동을 유지하는 능력
유연성(flexibility)	관절 또는 관절연결 조직의 운동 범위
근지구력(muscular endurance)	반복, 고강도 근육수축 수행능력
근력(muscular strength)	하나의 근육수축의 최대 힘
무산소성 능력(anaerobic power)	업무수행의 최대율

자료 : R. J. Donatells, L.G. Davis(1994), Health The Basic, Prentice-Hall, p.230

(1) 심장・호흡기계의 지구력
(2) 유연성
(3) 근력과 지구력
(4) 신체 구성요소

건강과 신체 적응력을 위한 운동을 하려면 운동생리학자나 전문가가 세운 최소한의 각 요구조건에 따라야 할 것이다. 그러나 신체적인 제약을 가진 사람은 그러한 기준을 충족시키지 못할 수도 있다. 예를 들면, 무릎과 대퇴관절에 관절염을 가지고 있는 여성은 극도의 고통 없이는 걷거나 적당한 거리를 조깅할 수 없지만 수영장에서 운동함으로 운동범위를 향상시킬 수 있고, 부력을 이용하여 관절의 고통을 완화시키면서 걸을 수 있을 것이다. 또한 수영장에서 구명조끼를 입고 조깅함으로써 근력과 심장・호흡기계의 적응력을 향상시킬 수 있다. 마찬가지로 휠체어를 이용하는 사람도 걷거나 뛸 수 없다. 그러므로 몇 가지 운동검사를 필요로 하지만 결론적으로 모든 사람에게는 운동이 필요하고, 개인차와 신체 적응능력에 따라 각자에게 맞는 운동이 채택되어야 한다.

신체활동은 인간의 본능적 욕구 충족 수단이며 자신의 적성과 신체적 조건에 알맞는 운동을 적절히 실행함으로써 일상생활에서 성취감, 흥미, 즐거움을 느낄 수 있고 신체의 균형적인 발달을 가져오게 된다. 일상생활에서 운동의 효과는 작업 능률과 피로회복 능력의 향상, 좋은 자세의 유지 및 교정, 스트레스 해소, 노화의 방지 등으로 볼 수 있다. 운동을 통한 심리적, 생리적 효과에 관한 자료조사 결과를 요약하면 다음과 같다.

첫째, 정상적인 생활을 유지시키고 이를 발달시켜 긴장과 스트레스로부터 보호하며 호흡기에 활력적인 변화를 가져오게 한다. 따라서 노화의 과정도 적절한 운동에 의해 늦춰질 수가 있으며 건강을 오랫동안 유지할 수 있다.

둘째, 정상정적인 혈압을 유지시켜 주어 골수에서 적혈구 생산을 증가시킨다.

셋째, 심장 근육을 강하게 하여 정상적인 심박수와 혈압으로 피로회복을 촉진하고 심장마비의 위험도 줄인다.

넷째, 신체활동으로 정신적 긴장과 불안을 감소시킨다.

다섯째, 신경작용을 원활하게 하여 상호작용을 향상시킨다.

여섯째, 체격을 균형 있게 발달시켜 생동감과 신체적 조화에 의한 만족감을 가져온다.

운동의 구체적 효과는 생리적인 효과와 심리적(정신적) 효과로 구분할 수 있다.

2 운동의 효과

육체적 운동은 휴식상태에 있는 신체가 이용하는 에너지 이상의 에너지를 요구하는 근골격에 의한 힘의 발휘이다. 성인들 중에 규칙적인 운동은 최근 사망원인의 상위에 속해 있는 관상동맥질환의 발생을 낮추는 것과 관계가 있다고 한다. 또한 규칙적인 운동은 고혈압, 대장과 생식기계의 암, 골다공증에 의한 골절, 우울증 등의 발병을 줄인다는 것이다. 관상동맥질환, 고혈압, 골다공증에 대한 많은 위험요인이 아동과 청소년기에 처음으로 나타난다. 미국 아동의 60% 정도가 성인에게 나타나는 관상동맥질환의 위험요인 중 적어도 하나를 보인다. 아동기나 청소년기, 젊었을 때 이들 위험요인이 확인된다면 운동과 식이를 통하여 이들 위험요인을 줄일 수 있다.

1) 생리적 효과

규칙적인 운동이 주는 생리적 이점은 잘 알려져 있다. 그 이로운 점들 가운데 몇 가지는 확실히 정립이 되어 있고 그 밖의 다른 것들은 약간의 논란이 있다.

(1) 심장기능 향상

우리의 심장은 매우 특수한 근육조직으로 이루어져 있다. 근육은 사용과 더불어 강해지고 효율적이 되기 때문에 규칙적인 운동은 심장을 강하게 하여 심장수축과 함께 더 많은 혈액을 신체의 각 기관과 조직에 보낸다. 심장이 튼튼해졌다는 것은 몸 전체의 혈액을 순환시키는데 더 적은 심장박동을 의미한다. 더 강하고 튼튼한 심장이란 일상생활을 한다든지 또는 힘든 일이나 격렬한 운동에 필요한 요구를 더 충분히 충족시켜 준다는 것이다.

규칙적인 운동은 혈중 저밀도 콜레스테롤(low-density lipoproteins, LDLs)의 수준을 낮춰 주고 고밀도 콜레스테롤(high-density lipoproteins, HDLs)의 수를 늘려준다. 고밀도 콜레스테롤이 많을수록 동맥에서 저밀도 콜레스테롤을 어느 정도 제거하고 혈액응고를 막기 때문에 관상동맥질환의 발생이 낮아진다. 결국 운동에 의한 이 두 가지 순수한 효과는 심혈관 질환의 위험을 감소시키는 것이다.

(2) 산소섭취 능력 향상

규칙적인 운동은 호흡활동에 필요한 근육들과 폐를 발달시킴으로써 호흡활동과 산소섭취 능력을 향상시킨다.

(3) 혈압감소

고혈압은 비정상적으로 높은 혈압에 대한 의학적 용어다. 고혈압은 심혈관 질환이나 뇌졸중에 매우 위험한 요소이다. 만약 어떤 사람의 수축기 혈압이 160mmHg 이상이라면 정상인에 비해 관상동맥심장질환(coronary heart disease)에 이환될 위험이 4배 정도 더 높다. 그리고 확장기 혈압이 보통 95mmHg을 초과한다면 정상인보다 심장질환에 걸릴 위험이 6배 정도 더 높다. 적절한 운동훈련은 고혈압이나 저혈압을 조절한다. 규칙적인 운동은 고혈압을 가진 사람의 수축기와 확장기 혈압을 감소시킬 수 있다.

(4) 신진대사율 증가

많은 사람들이 운동 프로그램을 시작하는 주요 이유는 체중을 줄이려고 하는 데 있다. 운동은 대사율에 직접적으로 영향을 미친다. 힘든 일을 한 후 2~3시간 동안 대사율이 증가한다. 그러나 운동 후 대사된 칼로리 양이 체중에 큰 영향을 미치지 못한다.

체중을 줄이는 더 효과적인 방법은 음식섭취를 줄이고 규칙적이고 인내심이 요구되는 운동을 하는 것이다. 지나치게 하루 음식 섭취량을 줄이는 것(하루 500에서 1,000칼로리 이상)은 오히려 대사율을 떨어뜨리고 체중감소를 어렵게 한다.

(5) 수명연장

전문가들은 운동과 장수와의 관계에 대해 많은 논의를 하여 왔다. 지난 수십 년 간 대부분의 연구가 운동이 우리의 수명을 연장시켜 준다는 것을 보여주지는 못했다. 그러다가 미국 텍사스에 있는 에어로빅 연구소는 운동이 장수와 관련 있다는 것을 밝혔다. 미국 중・상류층의 20세에서 80세의 1,300명 이상을 8년간 추적하여 운동과 사망률과의 관계를 조사했다. 규칙적인 운동을 한 사람에 비해 거의 운동을 하지 않은 사람은 사망률이 3배 이상 높았다. 이 차이를 낳는 데 얼마만큼의 운동이 필요한가? 매일 앉아서 생활하던 사람들이 매일 적어도 30분에서 60분 정도 걷는 생활로만 바꿔도 괄목할 만한 수명연장을 보인다는 것이다.

(6) 질병에 대한 면역력 증대

규칙적인 운동이 질병에 대한 면역력을 증대시킬 것인가? 만약 그렇다면 어떻게 그것을 설명할 수 있는가? 최근 연구들은 규칙적이고 적절한 운동은 질병에 대한 감수성을 낮추지만, 이 효과는 운동하는 사람이 운동을 즐거움으로 하느냐 마지못해 하느냐에 달려 있다는 것이다. 또한 적절한 운동은 면역능력을 증가시키지만 지나친 운동은 좋지 않다는 주장들이 있다. 예를 들어, 마라톤과 같은 심한 운동을 하는 운동선수는 호흡기질환에 감염될 위험이 더 높다는 것이다.

운동이 어떻게 면역능력을 바꾸는지에 대한 이해가 적은 편이다. 힘찬 운동이 일시적으로 백혈구 수를 증가시키고, 백혈구 수의 증가는 각종 감염으로부터 저항력을 높인다는 것이다. 일반적으로 운동을 하면 할수록 백혈구 수는 더 증가한다. 간단한 운동 후 백혈구 수는 전형적으로 한두 시간 이내에 정상으로 돌아온다. 30분 이상 운동을 한 후 백혈구 수는 정상으로 돌아오는 데 24시간 이상 걸린다. 증가된 백혈구 수는 질병과 감염에 대한 강한 면역성을 의미한다.

그런데 만약 감기에 걸려 있다면 운동하는 것이 현명한 것인가? 증상이 나타나는 곳이 목 윗부분, 즉 콧물, 코막힘, 목이 따끔거린다면 주의를 해야 한다. 이 때 천천히 운동을 시작하고 10분 후 머리가 맑아지고, 기분이 더 좋아지면 운동을 계속한다. 그렇지 않고 기분이 좋지 않으면 운동을 중단하고 휴식을 취해야 한다. 또한 증상이 목 아랫 부위 — 기침, 구토, 설사, 근육통 등 — 라면 운동을 하지 말아야 한다.

2) 심리적(정신적) 효과

대부분의 규칙적인 운동을 하는 사람들은 운동이 주는 심리적 변화와 효과를 인식하지 못하고 있지만 그 이점은 알고 있다. 운동이 주는 심리적 효과를 양으로 나타내기 어렵지만 운동을 계속해야 하는 이유로서 자주 언급된다. 다음은 운동이 주는 정신적 이점에 대해 자주 언급되는 내용이다.

(1) 스트레스 극복 능력

규칙적인 운동은 스트레스에 정상적으로 반응하는 신경계에 의해 생성된 화학적 부산물을 소멸시키는 것으로 알려지고 있다. 이들 생화학적 물질의 제거는 신경계를 균형상태로 돌아가도록 촉진함으로써 스트레스 정도를 감소시킨다. 이 때문에 운동은 스트레스 해소의 중요한 역할을 한다.

(2) 자아존중감 향상

규칙적인 운동은 근육을 조절하고 개발하며, 다이어트와 신체의 지방을 줄임으로써 신체적 외형을 향상시킨다. 자신의 신체적 외형에 대한 좋은 감정은 자아존중감과 사기를 대단히 높여 준다. 동시에 운동과 더불어 근력, 컨디션, 유연성이 향상되었을 때, 신체적 외형에 자신을 갖는다. 규칙적인 운동을 통하여 여가활동에 대한 기술과 능력을 개발함으로써 자아존중이 향상된다는 것은 분명한 사실이다.

(3) 만성적 우울증의 해소

규칙적인 운동은 혈액에 엔돌핀(endorphins)을 발산한다. 이 자연적으로 생성되는 물질은 고통을 없애고 안정과 평화로운 마음상태로 해 주는 촉진제로 여겨진다. 어떤 이론은 걷거나 조깅 같은 장시간 동안의 저강도 활동은 엔돌핀 발산을 자극하고, 엔돌핀 증가는 우울증을 완화시킨다는 것이다.

3 운동의 종류

1) 유산소와 무산소 운동

(1) 유산소운동

유산소운동이란 운동수행에 필요한 대부분의 에너지 공급이 유산소성 대사로 이루어질 수 있는 운동을 말한다. 그러므로 유산소성 운동은 대체로 강도가 낮고 오랜 시간 동안 지속할 수 있는 한편, 그 동작은 율동적 성격이 강하다.

걷기, 조깅, 자전거타기, 테니스, 배구, 수영, 에어로빅과 같은 유산소운동은 호흡순환기계에 적절한 자극을 주어 심폐기능을 강화시키며, 혈관의 젊음을 유지시켜 준다. 유산소운동은 30대 이후 연령증가에 따른 노화현상을 지연시키는 효과가 있다. 뿐만 아니라 지방의 소비를 촉진시켜 고지혈증을 예방하고 비만을 해소하는 데 큰 효과를 나타낸다. 따라서 장기간에 걸쳐 규칙적으로 유산소운동을 실시하면 결과적으로 성인병 또는 운동부족병의 대부분을 예방할 수 있다. 특히 유산소운동을 통하여 최대 산소소비량이 증가하고 전신지구력이 강해지면 활기찬 생활을 유지할 수 있다는 이점이 있다.

(2) 무산소운동

무산소운동이란 산소의 이용 없이 에너지를 생산하는 상태를 말하며, 단거리 달리기처럼 심박수가 상당히 높아지고 운동강도가 높은 운동을 말한다. 무산소운동은 짧은 시간에 큰 부하가 걸리는 운동이며, 몸이 공급할 수 있는 산소의 양보다 훨씬 많은 양을 요구하는 운동이다. 무산소운동은 에너지를 소비하는 동안 부산물을 근육에 쌓이게 하여 급격한 피로를 가져온다. 단거리 달리기, 웨이트 트레이닝 등은 무산소운동에 속한다.

건강을 유지하는 입장에서 보면, 무산소운동보다 유산소운동이 뛰어나게 좋은 이유는 [표

[표 6-2] 유산소운동과 무산소운동의 특징 비교

항 목	유산소운동	무산소운동
심장의 부하	부하의 양이 충분하다	심장에 부담을 준다
젖산의 축적	적다(4mmol/L 이하)	많다
지속시간	길다	짧다
소비에너지	크다	적다
지방의 소비	크다	적다
안정성	높다	때로는 위험하다

자료 : 장창곡 외(2001), 공중보건학, 한국방송통신대학교 출판부

6-2]에서 보는 바와 같다.

무산소운동은 유산소운동과 대조적으로 혈압상승이 뚜렷해서 심장에 무리한 부담을 주기 쉽다. 심근경색, 비만, 운동부족에 대해서 효과가 적고, 젖산의 축적이 현저하여 짧은 시간밖에 운동을 계속할 수 없기 때문에 소비에너지가 적으며, 지방의 소비도 적다. 또 안정성에도 문제가 많다.

그러나 무산소운동이 좋은 점은 무산소능력을 높이고 돌발의 긴급사태에 직면했을 때 스스로 몸을 방어하고 행동하는 능력을 높이며 근력과 근지구력을 강화하고 민첩성과 조정력뿐만 아니라 유연성을 높이는 데에도 도움을 준다.

(3) 혼합운동

무산소운동과 유산소운동이 혼합되어 있는 운동을 혼합운동이라고 한다. 혼합운동은 무산소운동과 유산소운동의 장점을 갖춘 특징이 있다. 운동강도가 강하거나 몸의 각 부분에 무리를 주는 동작을 할 때, 안전성에 특히 주의를 해야만 한다.

실제의 스포츠나 운동에는 무산소운동과 유산소운동이 불규칙적으로 혼합되어 있는 것이 많다. 예를 들어 구기의 경우, 어떤 면에서는 유산소운동이지만, 또 다른 면에서는 무산소운동이다. 축구, 럭비, 미식 축구, 농구, 아이스하키 등이 혼합운동이라고 할 수 있다.

4 운동과 심혈관 적응력의 향상

많은 사람이 걷기, 조깅, 자전거타기, 에어로빅, 수영 등을 하고 있다는 것은 심혈관의 중요성을 가장 잘 인식하고 있다는 증거이다. 즉 심혈관 운동은 심장, 혈관, 폐가 효율적으로 기능하는 것을 말한다. 우리 생활의 대부분은 피를 통해 몸 전체에 산소를 운반하고 신체의

조직에 영양을 공급한다. 또한 우리의 활동은 이산화탄소와 신진대사로 인한 노폐물을 제거하는 심혈관계의 능력에 의존하고 있다.

심혈관계를 향상시키는 신체운동의 첫 번째는 유산소운동이다. 유산소운동이란 산소운동을 의미하며, 장시간 적당한 강도를 가지고 하는 운동형태를 말한다. 걷기, 달리기, 자전거타기, 수영 등과 같은 유산소운동은 심혈관 적응력뿐만 아니라 전체적인 건강을 향상시키는 가장 좋은 운동으로 여겨진다. 다양한 유산소운동은 전형적으로 큰 근육을 발달시키고 증가된 산소량, 혈액에 의해 영양이 운동근육에 전달시킨다. 좋은 심혈관 상태란 평균 이상의 산소능력(aerobic capacity) — 심혈관계(심장, 폐, 혈관)의 현재 기능상태 — 을 가진 것이다. 산소능력은 운동기간 동안 이용될 수 있는 체중 1kg당 최대산소량(VO_2 max)으로 정의된다.

VO_2 max 값은 트레드밀 위에서 달리기로 측정되는데, 이 값이 높으면 높을수록 산소적응능력이 높아진다. 산소능력을 측정하기 전에 낮은 강도의 걷기, 달리기로부터 천천히 시작한다. 만약 천식, 당뇨, 심장질환, 비만을 가진 사람은 운동을 하기 전에 의사와 상의하는 것이 매우 중요하다.

1) 산소 적응훈련

육체적인 운동을 하는 생활양식이 심혈관의 건강을 향상시키는 데 중요하다. 그러나 산소적응력을 향상시키기 위해 어느 정도의 운동량이 필요한가. 우리에게 어느 정도의 운동이 필요한가는 중요하다. 적절한 운동시간(20~30분간 연속적인 활동), 적절한 강도(대략 최대심장박동의 70%, 분당 140~160회 박동)로 심장이 활동하는 적당한 유산소운동은 산소적응수준을 향상시킨다. 가장 이로운 유산소운동은 신체의 모든 근육군과 관련 있는 전신운동이다.

심혈관 적응수준을 향상시키기 위해 유산소운동 프로그램의 빈도, 강도, 시간을 조정할 필요가 있다. 운동을 해 나감에 따라 운동강도와 시간을 늘려 나가되 동시에 강도와 시간을 늘려서는 안 된다.

(1) 운동빈도 결정

운동빈도, 즉 주당 운동을 몇 번 정도 할 것인가는 각 개인의 건강과 체력 수준에 달려 있다. 정상성인의 경우 최소한 1주일에 3회 정도는 운동을 실시해야 심·폐지구력 향상을 꾀할 수 있다. 그러나 체력수준이 높아지면 높아질수록 주당 5회 정도의 운동을 실시해야만 지속적인 심·폐지구력의 향상을 기대할 수 있다.

운동 빈도를 주당 5회 이상으로 할 경우에는 체중부담을 안고 하는 운동(걷기, 달리기 등)과 체중부담 없이 하는 운동(수영, 자전거타기 등)을 번갈아 가며 실시하는 것이 바람직하다.

[표 6-3] 심혈관 적응력의 자기 평가

연령	2.4km 달리기(분)		12분 달리기(km)	
	여자	남자	여자	남자
	양 호			
15~30	<12 : 00(분)	<10 : 00	>2.4(마일)	>2.7
35~50	<13 : 30	<11 : 30	>2.2	>2.4
55~70	<16 : 00	<14 : 00	>1.9	>2.0
	모든 활동에 충분			
15~30	13 : 00	11 : 50	2.2	2.4
35~50	15 : 00	13 : 00	2.0	2.2
55~70	17 : 30	15 : 30	1.8	2.0
	경 계			
15~30	15 : 00	13 : 00	2.0	2.2
35~50	16 : 30	14 : 30	1.9	2.0
55~70	19 : 00	17 : 00	1.6	1.9
	심혈관 적응력을 위한 특별한 운동필요			
15~30	>17 : 00	>15 : 00	<1.9	<2.0
35~50	>18 : 30	>16 : 30	<1.8	<1.9
55~70	>21 : 00	>19 : 00	<1.4	<1.6

자료 : R. J. Donatells, L.G. Davis(1994), Health The Basic, Prentice-Hall, p.230

만약 가끔 운동을 한다면 운동으로부터 얻는 유익함 대신에 신체가 운동에 완전히 적응이 되지 않아 손상을 입을 위험이 있다. 체력수준이 향상됨에 따라 운동 목표를 1주일에 다섯 번을 잡는다면 지나친 무리함과 단조로움을 피하기 위해 매일 같은 운동을 하지 말고 변화를 주는 것이 필요하다.

또한 하루 중 운동하는 시간을 고려해야 한다. 너무 이른 아침에 운동하는 것도 바람직하지 않고, 늦은 밤에 하는 것도 좋지 않다. 이른 아침에 운동을 하면 혈당수준이 낮고 뇌는 정상적인 뇌기능을 위해 혈당을 필요로 한다. 식사 전・후 운동은 카테콜라민이라 불리는 호르몬을 분비시켜, 식욕억제효과를 갖기도 하고, 신체적 각성을 야기시켜 밤에 작용한다면 잠자는 데 어려움이 있다.

(2) 운동강도 결정

심혈관 적응력을 향상시키기 위해서 적당한 강도로 유산소운동 프로그램이 지속되어야 한다. 운동강도는 매우 중요한 문제이다. 적당한 강도의 운동을 수행할 때 자신에 맞는 운동의 난이도를 결정하기 위해 심장박동을 주목해야 한다. 전문가들은 운동기간 동안 심장활동의 최대능력의 70~90%를 유지하는 것이 심혈관 적응력에 가장 좋다고 한다. 이 값이 목표심박수(target heart rate)라고 한다.

목표심박수는 220에서 나이를 뺀 값에 0.7(또는 0.8)을 곱한 값이다. 즉 40세인 사람의 목표심박수는 (220−40)×0.7 = 180회이다. 초보자인 경우 0.6을 곱하거나 서서히 0.7, 0.8로 증가시키는 것이 바람직하다.

심박수를 측정하기 위해 운동을 끝낸 직후 목에다 손을 대고 6초 동안 맥박수를 재어 10배를 하면 분당 맥박수가 나온다. 이 때 측정된 맥박수는 목표맥박수보다 5 정도 적어야 한다. 필요하다면 목표맥박수를 달성하기 위하여 운동강도를 높이거나 낮추어야 한다.

(3) 운동시간 결정

1회의 운동시간을 얼마 동안으로 할 것인지는 전적으로 운동강도와 관련이 있다. 일반적으로 준비운동과 정리운동을 제외한 주운동 시간은 15분에서 60분 정도가 1회의 운동시간으로 적당하다. 정상적인 성인의 경우 최대 운동능력의 40~60% 정도의 운동강도면 20~30분 정도의 시간 동안 운동을 지속할 수 있다. 일반인은 높은 운동강도에서 짧은 시간 동안 운동을 하는 것보다는 낮은 운동강도에서 보다 긴 시간 운동을 하는 것이 좋다. 즉 10분 동안 90% 최대 운동능력의 강도로 운동을 실시하는 것보다는 50분 동안 60%의 최대운동능력의 강도로 운동을 하는 것이 바람직하다는 것이다.

심장 적응력을 달성하기 위해 운동시간을 30 전후에서 점차 늘려 가는 것이 좋다. 운동강도가 낮으면 똑같은 열량을 소모하기 위해 더 많은 시간이 필요하다. 심장 적응운동과 관련한 많은 건강효과를 성취하기 위해서는 규칙적인 운동을 1년 동안은 해야 한다. 운동을 시작했다고 해서 즉각적으로 심혈관계가 좋아지지는 않는다. 적절한 강도와 빈도, 시간을 갖는 운동은 특히 심장에 도움이 되지 않는다 해도 어떤 형태로든지 건강에 도움이 된다는 것이다.

2) 운동시작

초보자들은 처음부터 너무 격렬하게 운동을 시작하나, 운동의 결과는 몇 개월 또는 몇 년이 걸릴지 모르기 때문에 지나친 운동량과 운동강도를 피해야 한다. 적절한 시간과 안정감을 가지고 운동에 임해야 하며, 관심이 있고 즐길 수 있는 운동을 선택하고, 필요한 장비를 마련한다. 또한 운동 전후에 근육을 풀어 주는 것도 중요하다. 비록 낮은 강도의 운동일지라도 준비운동을 하고 몸을 풀어 주는 것이 좋다.

운동 후 안정을 취할 수 있는 시간을 가지면 신체와 마음상태가 잘 조화된다. 격렬한 운동 후 갑자기 쉬지 말고, 점차 운동의 강도를 줄이면서 마친다. 이것은 신진대사에 의한 노폐물인 젖산과 이산화탄소를 제거해 준다. 만약 갑자기 운동을 정지한다면 활동하고 있는 근육에 있는 피가 심장으로 되돌아가지 못한다. 이것은 심장에서 혈액의 분출량을 감소시키고 현기증을 일으킨다. 그러므로 격렬한 운동 후에는 회복을 위하여 정리하는 시간을 가져야 한다.

5 운동관련 부상 예방과 치료

건강을 위한 과도한 운동은 부상의 주된 원인이다. 흔히 초보자는 지나치게 열정적인 운동을 하다가 부상을 당한다. 운동을 하는 동안 육체의 부상을 알리는 경고에 주의한다. 근육이 뭉치는 것, 통증, 뼈와 관절의 통증, 피로는 부상이 일어날 수 있다는 일반적인 경고이다. 지나친 운동이나 혹사로부터 부상을 막는 방법은 적절한 휴식이다. 그리고 적절한 수준의 운동과 알맞은 목표설정이 동기를 유발하면서 운동으로 인한 부상을 막는 좋은 방법이다.

수영, 달리기, 싸이클링, 에어로빅과 같은 반복적이고 과도한 운동은 부상을 일으키기 쉽다. 모든 운동은 상식대로 하면 부상을 피할 수 있다.

1) 운동 관련 부상

건강을 위한 운동과 관련하여 발생하는 부상의 기본적인 유형 두 가지가 있다. 무리한 운동으로 인한 부상(overuse injuries)과 외상(traumatic injuries)이다. 육체적 운동에 의한 힘이 신체(힘줄, 뼈, 인대 등)에 매일 누적됨으로써 부상이 일어난다. 일반적으로 무리한 운동으로 인한 부상부위는 다리, 무릎, 어깨, 팔꿈치, 관절 등이다.

건강을 위한 운동과 관련한 두 번째 유형의 부상은 외상이다. 외상은 갑작스럽고 격렬한 운동에 의해 발생한다. 전형적인 외상은 뼈가 부러지거나 인대가 끊어지거나, 근육파열, 타박상 등의 상처이다. 운동과 관련한 외상은 피할 수 없다. 예를 들어 농구를 하다가 다른 사람의 발에 걸려 넘어짐으로써 생기는 부상이 있다. 이러한 부상은 예측할 수도 없고 피할 수 없는 예이다. 이 때 부상이 현저한 고통을 수반한다든지 신체부위의 기능이 어려울 때는 반드시 의사에게 진찰을 받아야 한다.

2) 무리한 운동으로 인한 부상

달리기, 수영, 싸이클링과 같은 반복적인 운동은 신체의 무리한 사용으로 인한 부상을 야기시킨다. 일반적으로 운동에 의한 부상은 몸의 하체부위(발, 발목, 무릎, 엉덩이 등)가 상체부위(어깨, 팔꿈치, 손 등)보다 더 자주 부상을 입는다. 달리기에 의한 무리한 사용으로 인한 부상은 발바닥 염증, 무릎, 발뒤꿈치 등이다. 이러한 부상은 종종 운동하기에 앞서 규칙적으로 발바닥 조직을 늘려주거나 충격을 흡수할 수 있는 운동화를 착용함으로써 예방할 수 있다. 발바닥 조직을 늘리는 것은 손으로 발가락을 몸 쪽으로 10~15초 동안 3~5번 각각 잡아당김으로써 가능하다.

또 다른 유형의 무리한 사용은 운동선수의 무릎(runner's knee)이라는 것이다. 무릎의 근육, 힘줄, 인대를 포함한다. 가장 흔한 것은 발바닥의 비정상적인 움직임이다. 특히 남성보다 여성의 경우 골반과 무릎과 관계에서 이 문제에 더 많이 처한다. runner's knee의 주요 증상은 무릎통증과 부종, 홍반, 무감각 등이다. 무릎에 이러한 증세가 있으면 무릎 주위에 어떤 고통이 없을 때까지 휴식을 취하고 의사에게 진찰을 받는 것이 좋다.

3) 운동과 관련 부상의 기본적인 치료

운동과 관련한 부상의 기본적인 치료는 RICE(Rest, Ice, Compression, Elevation)이다. 첫 번째로 휴식(rest)은 부상당한 신체부위에 추가자극의 위험을 제거하는 것이다. 둘째로 얼음찜질(ice)은 부상의 고통을 줄이고 부상 부위에 흐르는 피를 지혈하거나 지연시키기 위해 혈관조직을 압박하는 데 이용된다. 셋째로 4~6인치의 넓은 붕대로 하는 압박(compression)은 상처 입은 조직에 지혈하는 것이다. 압박을 할 때 정상적인 혈액순환을 방해하지 않도록 해야 한다. 압박에 의한 고통은 너무 꽉 죄게 압박하는 것이므로 조금 느슨하게 해야 한다. 넷째로 상처부위를 심장보다 높게 올리는 것이다(elevation). 이것은 부상부위로 피의 흐름을 막음으로써 출혈을 억제하는 것이다.

4) 고온에서 운동

운동을 하는 데 있어서 고온과 다습은 열과 관련한 위험을 초래할 수 있다. 운동하는 사람의 건강상태가 양호하고 야외운동에 필요한 적당한 옷을 입었다면 어느 정도의 범위에서 온도와 습도에서 별 문제가 없을 것이다. 그러나 격렬한 운동으로 인하여 신체 핵심부위에서 고열이 발생하는 이상고열(hyperthermia)이 일어날 수 있다. 고온과 다습한 곳에서 운동을 할 경우 운동으로 인한 열 발생이 신체의 열 발산능력을 초과할 수 있으므로 항상 주의를 해야 한다.

더운 날씨에 운동을 하는 데 있어서 이상고열을 막기 위해서는 첫째 2주 정도에 걸쳐 고온에 적응하면서 점차 운동량을 조절해 나가는 것이 필요하다. 일상적으로 조깅을 할 때 더운 낮시간보다 서늘한 저녁시간으로 옮기는 것이 좋다. 둘째는 적당한 옷을 입고 하는 것이 좋다.

고온에서 운동을 함으로써 신체에 일어날 수 있는 이상은 열경련(heat cramp), 열피로(heat exhaustion), 열사병(heat stroke)이다. 열과 관련한 신체적 이상으로서 가장 경미한 것은 열경련인데, 이것은 땀으로 손실된 전해질을 적당한 음료와 식사를 통해 제공함으로써 예방할 수 있다. 열피로는 고온다습한 날씨에 집중적이고 장시간 운동으로 인한 지나친 수분 손실에 의해 일어난다. 열피로의 증상은 구역질, 두통, 피로, 무력감, 현기증과 한기를 느끼며, 피부는 차고 습하며, 창백해질 것이다. 열피로는 실제 순환기계 쇼크의 경미한 형태이다. 열사병은 치사율이 20~70%에 이르는 치명적으로 생명을 위협하는 응급상황이다. 열사병은 심한 운동으로 인한 신체의 열 발생을 발산하지 못함으로써 일어난다. 정상적인 체온 36.5℃에서 39℃를 넘어서 몸의 냉각기가 중단된 후 수 분 내에 올라간다. 몸의 냉각기가 작동하지 않음으로 체온이 급격히 증가해서 뇌에 손상을 주거나 영구불구, 사망을 일으킬 수 있다. 보통 열사병의 증세는 건조, 열, 피부가 빨갛게 되며, 고체온, 급격한 심작박동 등이다.

열과 관련된 이상증상은 그 위험이 확실치 않은 상황에서도 발생할 수 있다. 심각하고 치명적인 열사병은 장시간 사우나 또는 고온의 욕탕에서 흔히 발생할 수 있다. 만약 야외에서 운동하다 이러한 증상이 나타나면 즉시 운동을 멈추고 서늘한 장소에서 쉬면서 많은 양의 찬 수분을 섭취해야 한다.

[표 6-4]는 덥고 다습한 조건하에서 운동을 할 때 그 위험을 알 수 있도록 하는 데 도움을 준다. 그리고 덥고 다습한 날씨에 운동을 할려고 한다면 상식적인 수준에서 운동을 하여야 열과 관련한 많은 위험을 예방할 수 있다.

5) 저온에서 운동

추운 날씨에 운동을 할 경우 체내에서 발생하는 열보다 열 손실이 훨씬 더 많다. 이 경우 체온이 급격히 떨어지는 저체온증(hypothermia)에 빠진다. 체온증이 매우 추운 북극에서만

[표 6-4] 열 · 습도와 운동

분류	열지표	고위험군에 있는 사람들의 열효과
1	50℃ 이상	열사병/일사병에 쉽게 폭로
2	40~50℃	일사병, 열경련, 열피로에 가능성이 있거나 장시간 폭로 또는 운동으로 열사병 가능성
3	32~40℃	장시간 폭로 또는 운동으로 일사병, 열경련, 열피로에 가능성
4	26~32℃	장시간 폭로 또는 운동으로 피로

자료 : R. J. Donatells, L.G. Davis(1994), Health the Basic, Prentice-Hall, p.243

생기는 것이 아니다. 약간 차가운 날씨에서 바람이 강하게 불거나 비가 오는 가운데 장시간 격렬한 운동을 하는 경우에 발생한다.

저체온증은 체온이 떨어짐에 따라 한기를 느끼고, 몸이 떨리면서 무의식적으로 거의 모든 근육이 수축한다. 몸이 떨리는 것은 근육활동에 의해 빼앗긴 열을 보충하기 위한 것이다. 저체온증의 첫 단계는 손과 발이 싸늘해지고 판단력 감소, 무감각, 기억상실 등이 온다. 대부분 체온이 32℃로 떨어짐에 따라 몸이 떨리는 것도 멈추는데, 이는 육체가 열을 발산하는 능력을 상실했다는 표시이다. 저체온증은 체내온도가 24~27℃ 사이에서 발생한다.

저체온증을 예방하기 위해서는 상식에 입각한 다음 몇 가지를 주목해야 한다. 야외에서 운동을 계획하고 시작하기 전에 저체온증의 위험과 날씨를 고려한다. 바람과 습도도 온도 만큼 중요하다는 것을 기억해야 할 것이다. 그리고 야외운동 중 저체온증이 나타나면 곁에 있는 사람이 껴안아서 열손실을 방지하고 적당한 보온용 옷을 입는 것이 중요하다. 장거리 싸이클과 달리기, 크로스컨트리를 할 때는 탈진이 되지 않게 해야 한다.

6 알맞은 운동선택

1) 운동의 목적설정

건강을 위한 운동 프로그램을 시작하기 전에 개인적인 특수한 조건, 좋아하는 운동과 싫어하는 운동, 일상 시간표 등을 고려해야 한다. 운동을 하는 최선의 목적은 건강을 위해서이다. 특히 가족 중에 심혈관 질환(심장마비, 뇌졸중, 고혈압), 당뇨, 비만 또는 약물남용 등이 있는 사람은 분명한 운동목적이 필요하다. 건강할 뿐만 아니라 건강에 위험요인이 없는 사람이 운동을 한다면 삶의 질을 향상시키는 데 운동목적을 둔다. 아무튼 운동을 시작하면 신체의 기능이 점차로 변화하고 목표한 바대로 될 것이다. 규칙적인 운동을 통하여 얻을 수 있는 모든 것을 운동을 하지 않음으로써 잃는다는 것이다. 모든 사람이 운동을 한다고 해서 1~2년 내에 확실한 변화와 만족을 얻는다는 것은 불가능하다. 운동의 가장 중요한 목적은 평생동안 건강을 유지하는 것이다. 누구든지 운동에 대한 실제적인 계획을 세움으로써 살아가는 동안 건강하고 즐거운 삶을 누릴 수 있을 것이다.

2) 운동 프로그램 설계

누구든지 운동을 시작하려고 한다면 어떤 운동이 각자의 신체적 특성에 가장 부합되는가를 결정해야 한다. 운동의 종류와 양은 운동하는 사람의 연령과 육체적 상태를 고려해야 한다.

50세가 넘고 비활동적이고 운동을 하지 않았던 사람이 운동을 하려고 한다면 전문가와 상의를 해야 할 것이다.

좋은 운동 프로그램은 운동의 네 가지 주요 구성요소 안에서 건강을 향상시키도록 설계되어야 한다. 포괄적인 운동 프로그램은 가볍게 걸으면서 준비운동을 하고, 유연성을 향상시키기 위해 스트레칭 운동을 한다. 그 다음에 본격적인 운동을 20분 정도 하고, 다시 유연성 있는 운동으로 끝을 맺는다.

운동의 대부분은 운동 구성요소를 배제하지 않은 채 심혈관계를 위하는 쪽으로 고려되어야 한다. 자신이 흥미있는 운동을 선택하되 한 가지 운동보다는 두 가지 이상을 선택하여 번갈아 가면서 하는 것이 단조로움과 지루함을 벗어나고, 신체를 골고루 강화시켜 줄뿐만 아니라 부상을 피할 수도 있다.

조깅, 걷기, 싸이클, 노젓기, 크로스컨트리 스키 등은 심혈관계 건강에 좋은 운동이다. 최근 건강과 운동에 대한 관심 증대로 이러한 운동을 집 안에서도 가능하게 해 주는 많은 기구들이 있다. 제자리달리기(treadmill), 계단오르기(stair climber), 노젓기(rowing machine), 싸이클(bicycle), 크로스컨트리 스키(cross-country ski machine) 등이 그러한 것이다.

7 건강증진과 운동 프로그램

1) 심폐기능 항진 운동

심폐기능 항진 운동이란 오랫동안 격렬한 운동에도 견딜 수 있는 신체능력을 기르는 운동이다. 에어로빅 운동이라고도 부르는 심폐기능 항진 운동은 건강과 전반적인 신체단련의 근본적인 형태이다. 생활방식이나 스포츠 종목에 관계없이 전반적인 신체단련을 꾀하려는 사람들에게 유익한 운동이다. 심장과 폐의 운동은 신체의 산소섭취를 증가시켜 준다. 이 운동은 어느 정도의 시간(10~15분 또는 그 이상) 동안 계속적으로 활발한 움직임을 실시해야 한다. 심폐기능 항진 운동에는 조깅, 줄넘기, 자전거 타기, 경보 등이 포함된다.

2) 근육 운동

모든 사람에게 좋은 운동이다. 이 운동은 심폐기능 항진과 신체근육을 증대시키며, 또 자신감을 갖게 해 준다. 별도의 노력이 필요한 상황에 대처할 수 있도록 신체를 단련시키고, 근육이 관절이나 내장기관을 보호하는 데 도움을 준다. 이 운동은 특히 힘든 노동을 하는 사람들에게 좋다. 반복적인 동작을 통해 근육의 힘을 증대시킨다. 근육의 힘을 기르기 위한 운동으로는 웨이트 트레이닝, 즉 무거운 운동기구를 사용하는 운동이다.

3) 유연성 운동

모든 주요 관절과 근육이 움직일 수 있도록 동작의 전반적인 범위에 걸쳐 유연성을 갖도록 한다. 정신 근로자에게 특히 효과가 있다. 구부리고, 펴고, 회전하는 동작을 포함하는 운동으로 이동성과 유연성을 증가시키는 운동이다. 이 운동은 딱딱해진 관절과 근육을 푸는 데 도움을 주어 동작이 부드럽고 용이하게 한다. 유연성을 기르는 운동에는 팔휘두르기, 목돌리기, 허리운동 등 맨손체조가 있으며, 장비가 거의 필요하지 않으며 대개 음악에 맞추어 실시하면 좋다. 또한 크게 힘들이지 않고 어디에서나 할 수 있다.

8 요 약

(1) 현대인의 건강문제는 생활습관과 운동부족으로 인한 것이 대부분이다.
(2) 신체 적응력의 구성요소는 심장호흡기계의 지구력, 유연성, 근력과 신체구성이다.
(3) 규칙적인 운동은 신체적, 생리적 측면에서 뿐만 아니라 심리적, 정서적 측면에서도 이롭다.
(4) 모든 운동은 적당한 빈도와 강도, 시간을 고려해야 한다.
(5) 운동과 관련하여 안전을 항상 고려하고, 적절한 운동복과 장비를 갖추어 운동 중에 생길 수 있는 부상을 막아야 한다.
(6) 운동을 하는 데 있어서 건강, 연령, 안전, 온도 등을 고려해야 한다.

참고문헌

보건복지부, 질병관리본부(2011), 2010 국민건강・영양조사
대한예방의학회, 예방의학과 공중보건학(2014), 계축문화사
장창곡, 김명, 이규식, 김복환(2001), 공중보건학, 한국방송통신대학교출판부
전국대학보건관리학교육협의회(2001), 신공중보건학, 계축문화사.
R. J. Donatells, L. G. Davis(1994), *Health, The Basics*, Prentice-Hall.

제 7 장

영양과 건강

1. 인체와 영양
2. 영양소와 체내 역할
3. 주요 영양소의 특징과 식품원
4. 영양관리를 위한 식생활 계획
5. 식품안전과 영양
6. 질병과 영양

제 7 장 영양과 건강

학습목표

1. 영양과 식품의 의미를 알아보고 인체와의 관계를 이해한다.
2. 주요 영양소의 역할과 식품원을 알아본다.
3. 올바른 식생활을 위한 영양섭취기준, 식품군 및 식사구성안을 알아본다.
4. 식품안전과 영양 확보의 방안을 이해한다.
5. 각종 영양불량(영양부족과 영양과잉)의 원인을 알아보고 이에 대한 영양관리를 이해한다.

1 인체와 영양

1) 인체의 구성 물질

생명체의 기본이 되는 단위를 세포라고 하며 인체도 이 세포를 기본으로 하여 이루어져 있다. 인체에서는 같은 특성을 가진 세포들이 조직(상피조직, 근육조직, 결합조직 및 신경조직 등)을 이루고 조직들이 모여 기관(심장, 폐, 간, 위장 및 신장)을 형성하며 여러 기관이 모여 기관계(소화기계, 호흡기계, 생식기계 및 내분비계)를 구성하여 하나의 인체가 되어 있다.

그러면 인체를 구성하고 있는 물질은 무엇일까? 이것을 알기 위하여 인체의 기본 단위인 세포를 구성하고 있는 물질을 살펴보면 그것은 화학 원소로 이루어진 물질로 구성되어 있음을 알 수 있다. 그 물질은 바로 우리가 영양소라고 하는 것들이다. 실제로 인체를 화학적으로 분석해 보면 여러 가지 영양소로 되어 있음을 알 수 있다.

인체에 가장 많은 성분은 물로서 체중의 약 60%를 차지하고 있다. 고형성분 중에서 가장 많은 단백질은 약 20% 정도이다. 지질은 사람에 따라 차이가 있으나 대개 15%(13–20%) 정도이다. 탄수화물은 약 1%이며 무기질은 약 4%이고 비타민은 미량으로 함유되어 있다.

2) 영양이란?

사람이 음식물을 섭취함으로써 생명을 유지하며 성장・발육 및 신체 조직을 보수하는 현상을 영양이라고 한다. 영양이란 원래 과학 용어이지만 일상적으로도 널리 사용되고 있다. 사람은 음식물의 근본이 되는 식품을 통하여 영양 공급을 받는다. 식품에는 많은 물질이 함유되어 있으며 그 중 인체에 유익한 성분을 영양소라 한다. 사람이 영양소를 섭취하여 열량을 공급받고 신체 조직을 유지・보수하며 배설하는 등의 체내에서 일어나는 복잡한 현상들, 즉 생리 기능과의 관계를 다루는 분야로 영양학이라는 학문이 발달하였다.

3) 식품이란?

농업, 축산업, 수산업 등에 의해서 생산되거나 자연환경에서 얻어지는 식물, 동물, 광물 등으로 영양소를 함유하며 사람이 먹을 수 있는 것을 식품이라고 한다. 또 이것들을 원재료로 하여 먹을 수 있도록 가공 또는 처리된 것도 식품이다. 식품은 여러 가지 영양소를 함유하고 있으며, 고체, 반고체 또는 액체의 형태를 가지고 있다. 한 가지 식품 또는 여러 가지 식품을 배합해서 먹기 좋게 처리 또는 조리한 것을 음식물이라고 하지만 종종 식품과 음식물은 혼용되고 있다.

4) 식생활과 영양

사람이 생명 유지의 차원을 넘어서 인간 집단 내에서 건강한 삶을 영위하기 위해서는 우선적으로 신체가 건강하여야 한다. 이렇게 건강을 유지하고 또 증진시키기 위해서는 좋은 영양상태가 기본이 된다.

좋은 영양상태를 유지하기 위해서는 적정의 식생활을 하여야 한다. 이를 위하여 적절한 식품 선택, 합리적이고 안전한 조리, 그리고 올바른 섭취 및 식사를 실천해야 한다. 즉 우선적으로는 양적으로 충족되고 질적으로 우수하며 안전한 식품을 선택해서 영양의 균형이 잘 잡히도록 한다. 다음으로 선택된 식품의 영양성이 유지될 수 있는 조리방법에 의해 위생적으로 음식을 만들어야 한다. 마지막으로 잘 조리된 음식을 오염 및 변질되지 않도록 주의하여 식사예절에 따라 섭취하여야 좋은 영양상태를 이룰 수가 있으며 이로부터 건강을 지키게 된다.

현대인의 식생활이 서구화되면서 영양 섭취에 있어 많은 변화 양상을 보이게 되었다. 과거에는 영양문제가 주로 특정 영양소의 부족 또는 결핍으로 생기는 경우가 많았으나 최근에는 비만이나 과체중과 같이 영양이 과다하여 심각한 질병 상태를 유발하는 경향도 점차 늘어나고 있다. 이와 같이 현대사회의 영양불량(malnutrition) 문제로 과거와 달리 영양부족과 영양과잉이 공존하고 있는 실정이다. 이에 따라 현대인의 식생활에서는 적정의 영양공급과 영양편중 및 불균형의 해소가 과제로 대두되었다.

2 영양소와 체내 역할

1) 영양소란?

인체의 생명유지와 성장발육은 물론 건강유지 등의 정상적인 생리기능을 원활하게 하기 위해서는, 즉 원활한 영양상태를 유지하기 위해서는 인체가 필요로 하는 물질을 끊임없이 보충해 주어야 한다. 사람은 신체에 필요한 이러한 물질을 식품 또는 음식물로부터 얻고 있다. 식품을 이루고 있는 기본적 물질을 살펴보면 그것은 유기 또는 무기성분의 화학물질임을 알 수 있으며 그 중 인체에 유익한 성분들을 영양소라고 한다.

2) 주요 영양소

사람이 필요로 하는 영양소에는 40여종 이상이 있으며 이들을 대표하는 탄수화물, 지질, 단백질, 무기질 및 비타민을 5대 영양소라고 한다(표 7-1). 물도 빼놓을 수 없는 중요한 영양소이지만 물은 특별한 경우에만 필요한 것이 아니므로 5대 주요 영양소에는 포함시키지 않으나 6대 영양소를 말할 때에는 물을 포함시킨다.

[표 7-1] 인체가 필요로 하는 주요 영양소

5대 영양소	영양소
탄수화물	단당류: 포도당, 과당, 갈락토오스 이당류: 설탕, 맥아당, 유당(젖당) 다당류: 녹말, 글리코겐, 식이섬유소
지질	필수지방산: 리놀레산, 리놀렌산 비필수지방산
단백질	필수아미노산: 이소류신, 루신, 리신, 메티오닌, 페닐알라닌, 트레오닌, 트립토판, 발린(어린이의 경우 히스티딘 추가) 비필수아미노산
무기질	다량무기질: 칼슘, 인, 칼륨, 황, 나트륨, 염소, 마그네슘 등 미량무기질: 철, 아연, 셀레늄, 망간, 몰리브덴, 구리, 요오드, 코발트, 크롬, 불소 등
비타민	지용성 비타민: 비타민 A·D·E·K 수용성 비타민: 비타민 C, 비타민 B_1·B_2·B_6·B_{12}, 니아신, 엽산, 판토텐산, 비오틴

3) 영양소의 역할

식품 또는 음식물을 통하여 인체에 섭취된 영양소가 체내에서 하는 역할은 여러 가지가 있으며 이를 크게 세 가지로 구분할 수 있다. 즉 영양소는 에너지원, 구성원, 그리고 조절원으로서의 역할을 한다. 사람의 활동에 필요한 에너지를 공급해 주며 몸을 따뜻하게 해 주는 영양소(에너지원)는 탄수화물과 지질이며 단백질도 이 영양소들이 부족할 경우에는 에너지원으로 쓰인다. 신체 조직을 만들어 주고 오래된 조직을 새로운 조직으로 보수하는 데 필요한 영양소(구성원)는 단백질과 무기질이다. 인체의 생리 기능과 대사를 조절하는 물질로 인체가 항상 정상 상태를 유지할 수 있도록 도와주는 작용을 하는 영양소(조절원)는 비타민과 무기질이다.

3 주요 영양소의 특징과 식품원

1) 탄수화물

(1) 탄수화물의 특징과 식품원

탄수화물은 탄소(C), 수소(H) 및 산소(O)로 이루어져 있으며, 수소와 산소가 물(H_2O)의 비율로 함유되어 있다. 탄수화물은 단당류, 이당류 및 다당류로 구분된다(표 7-1). 단당류에는 포도당, 과당, 갈락토오스 등이 포함된다. 이당류에는 설탕(자당), 맥아당, 유당(젖당) 등이 포함된다. 다당류에는 녹말, 글리코겐, 식이섬유 등이 포함된다. 단당류는 탄수화물의 기본단위로서, 이당류나 다당류는 포도당을 비롯한 단당류들이 결합하여 이루어진다. 사람이 탄수화물을 함유한 식품을 섭취하면 소화작용을 통하여 탄수화물이 단당류(포도당)로 분해되어 흡수된다.

탄수화물을 함유하고 있는 식품은 대개 곡류이다. 대표적인 것으로 쌀, 보리, 밀, 밀가루, 빵, 국수, 메밀, 수수, 옥수수, 조, 팥, 강낭콩, 감자, 고구마, 토란, 설탕 등이 있다.

(2) 탄수화물의 역할과 건강

탄수화물의 주요한 역할은 에너지의 생산으로 탄수화물 1 g당 약 4 kcal의 에너지를 발생한다. 이는 성장, 체온 유지 및 활동의 원동력을 위한 에너지원으로서 쓰인다. 또한 탄수화물은 이 중요한 역할 이외에도 음식의 맛과 조직을 위해서 조리상 필요하다.

탄수화물 중 식이섬유는 체내에서 소화・흡수가 되지는 않지만, 포만감을 주며 장운동을 도와주고 혈당 상승을 완화시켜 준다. 또 식이섬유는 콜레스테롤의 흡수를 저하시키고 배설을 증가시키는 등의 역할을 한다. 이러한 작용을 통하여 식이섬유는 심혈관계 질환, 제2형 당뇨병, 비만, 대장암, 변비 등의 예방이나 치료에 도움을 줄 수 있는 것으로 알려져 있다.

2) 지질

(1) 지질의 특징과 식품원

지질(지방)은 물에는 녹지 않으며 유기용매에 녹는다. 지질은 탄소, 수소 및 산소로 이루어져 있어서 구성 성분은 탄수화물과 같으나 그 결합 비율이 다르다. 식품에 존재하는 식이지방의 대부분은 중성지방으로 지방산과 글리세롤이 결합되어 이루어져 있으며 사람이 섭취하면 결국 이것들로 분해된다.

지방산의 종류와 성질에 따라서 지질의 색, 냄새, 맛, 모양 등의 물리적 및 화학적 성질이 달라진다. 지방산 구조에 이중결합이 없는 것을 포화지방산, 있는 것을 불포화지방산이라 한다. 포화지방산은 주로 동물성 지질에 많이 들어 있으며 상온에서 고체 상태이다. 불포화지방산은 대개 식물성 지질에 함유되어 있으며 상온에서 액체 상태로 존재한다. 불포화지방산에서 이중결합이 있는 위치에 따라 오메가-3 지방산 또는 오메가-6 지방산으로 지칭된다. 또 지방산이 신체에서 합성되는 지 여부에 따라 비필수지방산과 필수지방산으로 구분된다.

불포화지방산 중에서 리놀레산(linoleic acid) (오메가-6)과 알파리놀렌산(α-linolenic acid) (오메가-3)은 정상적인 건강유지에 꼭 필요하나 체내에서 합성이 되지 않으므로 반드시 섭취하도록 권장하고 있으며 이를 필수지방산이라 한다.

버터, 돈지, 우지, 코코넛 기름 등은 포화지방산의 급원이 되는 식품이다. 불포화지방산인 리놀레산과 리놀렌산은 옥수수기름, 콩기름, 면실유, 참기름, 들기름, 어유 등에 많이 함유되어 있다. 올리브유에는 불포화지방산인 올레산(oleic acid)이 많다. 특히 고등어, 꽁치, 청어, 연어, 참치 등 등푸른 생선에는 EPA(eicosapentaenoic acid)나 DHA(docosahexaenoic acid) 등의 오메가-3 지방산이 풍부한 것으로 알려져 있다.

불포화지방산은 이중결합의 결합구조에 따라 시스(cis)형과 트랜스(trans)형의 두 가지로 구분된다. 자연상태에서 대개의 유지에 함유되어 있는 불포화지방산은 시스 형태로 배열되어 있다. 지방산의 구조가 밝혀지고 불포화지방산에 수소를 첨가함으로써 구조가 포화지방산과 유사하게 된 트랜스지방산을 만드는 기술이 개발되었다. 이렇게 수소를 첨가하는 방법을 통해 만들어진 유지식품들을 정제 가공 유지식품이라 한다. 트랜스지방이 포함된 대표적 식품은 마가린, 쇼트닝 등이다.

(2) 지질의 역할과 건강

지질은 탄수화물과 더불어 중요한 에너지원이다. 지질 1 g당 약 9 kcal의 에너지를 발생하므로 탄수화물이나 단백질보다 약 2.2배의 에너지를 내는 결과이며 따라서 농축된 에너지원이라고도 한다. 특히 위 속에서의 정체 시간이 길기 때문에 포만감을 주는 역할도 한다. 또한 지질은 지용성 비타민의 소화·흡수를 돕는 역할도 하며 필수지방산을 공급한다.

과잉의 지질 섭취는 인체에 좋지 않은 영향을 미치는 것으로 알려져 있다. 또 식품·영양과 건강에서는 지질을 이루는 포화지방산과 불포화지방산의 건강과의 관련성을 논하고 있다. 포화지방은 인체에서 분해가 잘 안되어 나쁜 콜레스테롤을 증가시킨다고 지적되었다. 그런데 자연적인 포화지방에 비해서도 트랜스지방이 건강에 더 나쁘다는 결과가 제시되었다. 대표적으로 나쁜 콜레스테롤 수치를 증가시키고, 좋은 콜레스테롤을 감소시켜 심장질환의 발병을 높이며, 그 외에도 뇌졸중, 암, 심장병, 치매, 당뇨병 등의 가능성도 높이는 것으로 나타났다. WHO에서는 전체 에너지 섭취량 중 트랜스지방의 섭취 비율을 1%로 제한하고 있다. 미국 FDA에서는 트랜스지방을 퇴출시키는 것을 골자로 하는 보고 자료를 발표한 바 있다.

3) 단백질

(1) 단백질의 특징과 식품원

단백질은 탄소, 수소, 산소 및 질소로 이루어져 있다. 단백질은 아미노산(amino acid)들이 결합하여 구성된다. 사람이 단백질을 함유한 식품을 섭취하면 체내에서 아미노산으로 분해된다.

단백질을 구성하고 있는 아미노산은 약 20종류가 알려져 있다. 그 중에는 인체에서 합성되는 것도 있지만 인체 내에서 합성이 불가능하거나 또는 극미량만 합성되어 사람이 필요로 하는 양에 도달하지 못하는 것들이 있다. 따라서 이것들을 식품으로부터 반드시 섭취해야 하며 이를 가리켜 필수아미노산이라 한다. 아미노산 중에서 이소류신(isoleucine), 루신(leucine), 리신(lysine), 메티오닌(methionine), 페닐알라닌(phenylalanine), 트레오닌(threonine), 트립토판(tryptophan), 발린(valine) 등의 8종이 필수아미노산으로 되어 있다. 히스티딘(histidine)은 성장기 어린이에서는 충분한 양을 합성하지 못하므로 어린이에게 추가적으로 필수아미노산으로 지정하여 섭취하도록 권장한다.

일반적으로 동물성 단백질은 식물성 단백질에 비해서 필수아미노산의 함량이 비교적 높으며 아미노산 조성이 좋은 편으로 어·육류의 살코기, 계란, 우유 등은 비교적 좋은 단백질 급원이다. 특히 계란과 우유의 단백질은 아미노산 조성이 우수하여 완전단백질이라고 한다. 반면 필수아미노산을 일부만 함유하고 있거나 불충분한 양으로 함유하고 있는 경우를 불완전단백질이라 한다. 옥수수 단백질이나 젤라틴(gelatin)은 불완전단백질의 대표적인 예이다. 불완전단백질에 부족한 아미노산을 보충하거나 또는 몇 가지 식물성 단백질을 혼합해서 먹음으로써 서로 부족한 아미노산을 보완하고 균형 잡힌 아미노산의 균형을 이룰 수가 있는데 이를 아미노산의 보족효과라고 한다. 곡류에 함유된 식물성 단백질에는 필수아미노산 중에서 특히 리신이 매우 부족하다. 이러한 식생활에서 우유를 함께 섭취하면 아미노산의 보족효과를 잘 낼 수 있다.

(2) 단백질의 역할과 건강

단백질은 신체의 구성 재료로서 가장 중요하다. 인체 내에서 중량으로 보았을 때 물 다음으로 단백질이 많은 양으로 존재한다. 특히 어린이의 성장에 아미노산이 반드시 필요하다. 또 단백질은 세포, 효소, 항체, 그리고 여러 종류의 호르몬의 구성 성분이며 모든 세포의 핵과 원형질의 필수 구성성분이다. 또한 단백질은 피부, 모발, 손·발톱 등을 만드는 데에도 필요하다. 한편 단백질은 체내에서 완충제로서 작용하여 체내의 pH 변화를 방지한다.

단백질도 1 g당 약 4 kcal의 에너지를 발생한다. 탄수화물이나 지질의 섭취가 부족할 때에는 단백질은 체단백의 합성보다 우선적으로 에너지원으로 이용된다. 사람이 오랫동안 기아상태에 있으면 체조직의 단백질은 에너지원으로 이용된다.

단백질이 양적으로 또는 질적으로 부족되었을 경우 또는 대사 이상으로 단백질 이용이 제대로 되지 못하였을 경우 단백질 부족증·결핍증이 나타난다. 또 에너지 섭취량이 부족할 경우에도 단백질 결핍증이 나타날 수 있는데 이때는 대개 단백질과 에너지가 모두 결핍되는 경우이므로 단백질-에너지 결핍증(protein-energy malnutrition; PEM)이라고 한다. 오늘날 세계적으로 문제가 되고 있는 기아에 시달리는 영유아의 극심한 단백질 결핍증으로 콰시오커(kwashiorkor)가, 그리고 단백질-에너지 결핍증으로 영양성 마라스무스(marasmus)가 알려져 있다.

단백질 결핍증 및 단백질-에너지 결핍증의 치료와 관리를 위해서는 그 원인과 증상에 따라서, 그리고 정도의 차이에 따라서 대책을 강구해야 한다. 일반적으로 고려되는 사항으로는 우선적으로 고단백질식과 고에너지식을 공급하는데 이와 더불어 이들 결핍증에서 수반될 수 있는 감염병의 예방과 치료도 반드시 함께 해야 한다.

단백질을 과잉으로 섭취하였을 때 인체에 해로운 지의 여부는 아직 불분명하다. 다만 과량의 단백질은 칼슘을 용출시켜 골격대사에 해로운 영향을 미치며 여분의 질소를 배설해야 하는 문제로 신장에 과도한 부담을 줄 수 있다.

4) 무기질

(1) 무기질의 특징과 식품원

무기질(미네랄, mineral)이란 탄소를 함유하고 있지 않은 것을 뜻한다. 인체를 구성하고 있는 물질 중에서 물과 유기물을 제외한 나머지를 무기질이라고 한다. 인체는 체중의 약 4%에 해당하는 양이 무기질로 되어 있다.

무기질 중에서 체내에 가장 많이 들어 있는 것은 칼슘(Ca)으로서 체중의 1.5~2.2%에 해당한다. 칼슘과 더불어 인(P), 칼륨(K), 황(S), 나트륨(Na), 염소(Cl), 마그네슘(Mg) 등은 인체 내에 비교적 많은 양(체중의 0.005% 이상)이 들어 있어 이들을 다량무기질이라 한다. 그 외에 체중의 0.005% 미만의 미량으로 들어 있는 것을 미량무기질이라고 한다. 미량무기질로는 철(Fe), 망간(Mn), 아연(Zn), 구리(Cu), 요오드(I), 셀레늄(Se), 크롬(Cr), 불소(F), 몰리브덴(Mo) 등이 있다.

무기질은 체내에서 합성되지 않는다. 그러므로 신체에 필요한 무기질은 반드시 식품으로 섭취해야 한다. 특히 칼슘, 철, 요오드 등을 충분히 섭취하도록 한다. 다른 것들은 보통의 균형 잡힌 식사에서 공급될 수 있는 것으로 보고 있다.

(2) 무기질의 역할과 건강

무기질은 조직의 구성 성분으로서 뼈나 치아 등의 경조직과 근육이나 신경 등의 연조직을 구성한다. 또한 무기질은 인단백질, 인지질, 헤모글로빈, 호르몬, 아미노산, 효소 등 각종 유기화합물의 구성성분이 된다. 무기질은 이와 같은 구성원으로서의 역할과 더불어 체내에서 중요한 조절작용을 한다. 즉 체내의 삼투압 조절, 산-염기 균형의 유지, 심장의 규칙적 박동 유지, 자극에 대한 신경의 정상적인 기능, 혈액 응고 등에 관여한다(표 7-2, 표 7-3).

무기질의 섭취에 있어서는 보통의 균형 잡힌 식사를 하고 칼슘, 철 및 요오드 등을 충분히 섭취하면 다른 것들은 크게 우려할 바가 아니다. 아연의 경우 식품에 널리 존재하므로 극심한 아연 결핍은 드물지만 경미한 상태의 아연 결핍이 세계적으로 널리 만연해 있는 실정이다.

미량무기질 중 철, 셀레늄, 주석, 아연 등은 신체에 꼭 필요하지만 과다하면 독성을 유발할 수도 있는 것으로 알려져 있다. 특히 이와 같은 미량무기질은 과잉섭취를 피하도록 주의해야 한다.

[표 7-2] 다량무기질의 역할과 식품원

무기질	역할	결핍증	급원식품
칼슘(Ca)	뼈와 치아 구성 근육 수축과 이완 조절 신경의 흥분과 자극전달 혈액 응고	골다공증 테타니병	우유·유제품 뼈째 먹는 생선 녹색 채소류, 두류 등
인(P)	뼈와 치아 구성 세포 구성 에너지의 저장과 방출에 관여	골격 손실 근육 위축 식욕부진	거의 모든 식품에 들어 있음 특히 모든 동물의 조직(쇠고기 등)
칼륨(K)	체액의 산-염기 평형조절 삼투압 조절 심장 박동 유지 근육수축과 신경자극 전달에 관여	근육 쇠약 불규칙적 심장 박동	거의 모든 식품에 들어 있음 육류, 우유, 채소류, 과일류, 곡류, 두류 등
나트륨(Na)	체액의 산-염기 평형유지 삼투압 조절 근육의 수축과 신경 자극 전달에 관여 세포막 전위 조절 세포막에서 물질의 능동적 수송 고혈압 발생의 위험인자	결핍되는 경우는 매우 드묾	대부분의 식품에 약간씩 들어 있음 소금, 간장, 소금을 함유하는 식품 피클 등(나트륨의 주요 급원은 조리시나 가공/저장 과정에서 첨가되는 소금임)
염소(Cl)	위액 형성, 위액의 산도조절 체액 균형 유지	위산장애 소화불량	소금, 간장, 일부 가공식품
마그네슘(Mg)	골격과 치아 구성 칼슘 흡수를 도움 여러 효소 작용에 관여 근육수축의 정상 유지 신경자극의 전달을 조절	근육경련, 떨림 등	식물성 식품에 풍부함 견과류, 코코아 두류, 전곡(全穀)

5) 비타민

(1) 비타민의 특징과 식품원

단백질, 무기질, 지질, 탄수화물 등이 인체를 구성하는 거의 모든 물질이나 인체는 이것들만으로는 정상적인 삶을 영위할 수 없다. 비타민은 자연계의 식품 중에 미량으로 들어 있는 유기물로서 에너지를 내거나 신체를 구성하는 역할은 없으나 인체의 정상적인 대사작용에 필요한 영양소이다. 비타민 중 지극히 일부는 체내에서 합성되기도 하나 대부분은 거의 합성되지 않거나 충분히 만들어 낼 수 없기 때문에 사람은 음식물로부터 비타민을 섭취해야 한다.

[표 7-3] 미량무기질의 역할과 식품원

무기질	역할	결핍증	급원식품
철(F)	헤모글로빈 구성 미오글로빈에 산소 저장 에너지 이용에 관여 산화·환원 반응에 관여하는 효소들의 보조인자로 작용	빈혈(헤모글로빈 감소)	육류(살코기), 어패류(굴 조갯살, 전복 등), 간, 콩팥, 계란 녹색채소류, 건조 과실, 두류
아연(Zn)	효소구성 및 효소작용에 관여 핵산 합성 및 단백질 대사에 관여 면역기능 및 호르몬 활성에 관여 미각기능에 관여 상처 치유, 발육 촉진 태아의 정상 성장 등	성장 지연 면역기능 저하	패류(굴), 육류, 어류, 우유·유제품 곡류, 채소류
셀레늄(Se)	항산화 기능으로 세포손상 억제 노화 방지	심근장애, 하지통	해산식품, 내장, 육류, 곡류 우유·유제품
망간(Mn)	효소와 함께 세포의 분화를 도움 효소 활성화 기능 성장과 생식에 관여	발육부진 성장지연 생식력 저하	식품에 널리 분포 곡류(전곡), 견과류, 채소류, 과일류
요오드(I)	갑상선 호르몬 구성 갑상선 기능 기초대사 촉진	갑상선종 갑상선 기능 감퇴, 크레티니즘(cretinism)	해산식품, 요오드화 소금
불소(F)	치아 형성(에나멜질) 충치 예방 뼈의 무기질 손실 방지	충치	차, 해산식품

각 비타민의 특징적인 작용이 있으나 공통적인 성질로서 편의상 물에 용해되는 지 또는 지질에 용해되는 지의 여부에 따라 수용성 비타민과 지용성 비타민으로 구분하고 있다. 수용성 비타민으로는 비타민 C와 비타민 B군(비타민 B_1, B_2, B_6, B_{12}, 니아신, 엽산, 판토텐산, 비오틴 등)이 있다. 지용성 비타민으로는 비타민 A·D·E·K가 있다.

(2) 비타민의 역할과 건강

수용성 비타민은 과잉으로 섭취되더라도 몸에 축적되지 않고 쉽게 배설된다. 따라서 식사로부터 계속해서 섭취하여야 한다. 수용성 비타민은 대개 체내의 효소 반응에 관여하며 여러 가지 효소의 보조효소로 작용하는 것으로 추측되고 있다. 효소는 비타민과 결합해야 제대로 기능을 발휘하므로 비타민이 부족하면 다른 것이 이용되지 못한다(표 7-4).

[표 7-4] 수용성 비타민의 역할과 식품원

비타민	역할	결핍증	급원식품
비타민 C (ascorbic acid)	콜라겐 형성 및 유지 환원물질로서 작용(여러 가지 반응에 조효소로 쓰임)	괴혈병	신선한 채소류와 과일류 귤, 레몬, 딸기, 토마토 풋고추, 고춧잎, 콩나물 등
비타민 B_1 (thiamin)	탄수화물 대사 중 에너지 방출에 조효소 역할 신경전달물질의 합성에 관여	각기병	돼지고기, 이스트 해바라기씨 곡류(전곡), 두류, 견과류 등
비타민 B_2 (riboflavin)	탄수화물, 지질 및 단백질의 대사에 조효소 역할	구내염	육류, 우유・유제품, 계란 녹색채소류, 두류, 곡류 등
나이아신 (niacin)	탄수화물 및 지질 대사, 세포 호흡, 스테로이드 합성 대사에 조효소 역할, 피부, 신경 및 소화관의 정상 유지	펠라그라	육류(특히 간), 살코기, 어류, 두류, 땅콩, 밀의 배아 현미 등
엽산 (folate/ folic acid)	적혈구 형성 단백질 대사에 관여(아미노산과 핵산 합성에 필수요소) 세포분화와 성장에 특히 중요	악성빈혈 태아의 신경관 손상 위험 심혈관계 질환의 위험요인	자연계에 널리 분포하며 특히 식물의 푸른 잎에 많음, 신선한 엽채류, 과일류, 간, 두류, 이스트 등

지용성 비타민은 식사 내의 지질과 함께 체내로 소화, 흡수 및 운반되어 간이나 지방 조직에 저장된다. 지질의 섭취가 부족하면 지용성 비타민의 흡수도 방해를 받으므로 주의해야 한다(표 7-5).

각 비타민류별로 체내에서 특이한 역할을 한다. 그러므로 일정기간 동안 섭취하지 못하면 그에 따른 독특한 증상이 나타나게 된다. 예로부터 비타민별로 결핍증이 잘 알려져 있다.

6) 물(수분)

물은 생명체에 가장 기본이 되는 영양소라고 할 수 있다. 인체는 중량의 60% 이상이 물로 이루어져 있다. 음식물을 섭취하지 못하여도 40여일 정도 견딜 수 있지만 물을 섭취하지 못하면 대개 1주일 이내에 탈수로 인하여 사망할 수 있다.

물은 인체의 거의 모든 생리작용에 관여하고 있다. 특히 물은 영양소와 노폐물의 운반 역할을 하며 체온을 조절한다. 정상 성인의 경우 활동 정도와 환경 여건에 따라 하루에 6~10잔의 물을 필요로 한다. 순수(純水)는 가장 좋은 물의 급원이다. 또 과일, 채소, 과일・채소 주스, 우유 등을 통해 물을 섭취할 수 있다.

[표 7-5] 지용성 비타민의 역할과 식품원

비타민	역할	결핍증	급원식품
비타민 A (retinal)	눈의 암소 적응 성장과 분화조절 생식·면역체계의 유지보존 호르몬 합성 항산화작용(베타-카로틴)	야맹증, 안구건조증 감염에 대한 보호작용 저하	간, 어류의 간유, 난황, 우유 버터, 크림, 치즈, 마가린 녹황색 채소(당근, 시금치 등) 중의 카로틴은 체내에서 비타민 A로 전환됨
비타민 D (calciferol)	칼슘과 인의 흡수 촉진 뼈의 석회화와 성장 및 정상 유지	구루병(어린이) 골연화증 및 골다공증 (성인)	비타민 D 강화식품(강화유 강화시리얼, 강화마가린 등) 어류의 간유, 기름진 어류(장어, 연어, 정어리, 청어, 고등어 등) 난황 등
비타민 E (tocopherol)	항산화 작용(세포막 보호) 노화 방지 생식기관 장애 방지	성인에서는 비타민 E 결핍증이 거의 나타나지 않음. 미숙아에서 적혈구 용혈	식물성 유지(대두, 옥수수, 면실, 해바라기씨 등의 기름)에 풍부, 곡류의 배아, 땅콩 등에 풍부 일부 채소·과일류(망고, 아보카도 등)
비타민 K (phyllouinone/ menaquinone)	혈액응고(필수적 역할) 뼈 발달	혈액응고 장애(정상인에게서는 거의 발견되지 않으나 신생아 등에게서 출혈이 나타날 수 있음)	소화관에서 일부 합성됨. 녹색채소류(양배추, 시금치, 브로콜리 등) 소간 등

4 영양관리를 위한 식생활 계획

1) 영양섭취기준

(1) 영양섭취기준이란?

올바른 영양 지식에 의해서 적절한 식생활을 실천하고자 하는 식생활 계획은 건강을 지키는 핵심이다. 이를 위하여 우선적으로 "무엇을, 얼마나, 그리고 어떻게 먹어야 하나?"를 잘 이해할 필요가 있다.

건강한 정상적인 대다수의 국민의 영양 필요량을 충족시키기 위하여 과학적 근거를 토대로 전문가들이 합의하여 성별 및 연령별로 권장되는 각 영양소의 적정 섭취수준을 설정하게 되었다. 이를 영양섭취기준(Dietary Reference Intakes, DRI)이라고 하며 질병이 없는 대다수 사람들이 건강을 최적 상태로 유지하는데 필요한 영양소 섭취 수준을 의미한다.

인종이나 체위에 따라 섭취해야 할 영양소의 양이 다르게 되므로 각 국가별로 자국의 국민에 알맞은 영양섭취기준을 마련하고 있다. 우리나라에서도 한국인의 대표 체위를 고려하여 그에 맞는 영양소 섭취기준을 설정하였으며, 이것이 '한국인 영양섭취기준'이다.

과거에는 영양권장량이라 하였으나 식생활양식이 크게 변화하면서 세계적으로 영양불균형이 만연함에 따라 이를 새로 설정해야 할 필요성이 크게 대두되었다. 우리나라에서는 과거의 영양권장량의 내용과 범위를 확대하여 2005년에 한국인 영양섭취기준을 마련하였으며 2010년도에 개정하였다.

(2) 영양섭취기준의 내용

한국인 영양섭취기준은 각 영양소별로 성별과 연령에 따라 제시되어 있다. 한국인 영양섭취기준에서 권장량에서 제시하고 있는 사항은 에너지, 단백질, 비타민(수용성 비타민과 지용성 비타민), 무기질(다량무기질과 미량무기질) 등이다. 또 에너지섭취량과 에너지적정비율을 제시하고 있다. 식사에서 총 에너지섭취량 중 탄수화물, 단백질, 지질로부터 섭취하는 에너지의 바람직한 비율을 권장하였다. 성인의 경우 탄수화물에서 55~70%, 단백질에서 7~20%, 지질에서 15~25%의 에너지를 섭취하는 것이 바람직하다고 제시하고 있다.

(3) 영양섭취기준의 종류

과거에는 영양섭취 부족이 식생활 평가에 주요 문제가 되어 이를 중점적으로 해결하려 하였다. 그렇지만 현대 사회에서는 영양부족과 더불어 비만과 만성질환 증가로 영양섭취 과잉이나 편중에 대한 문제가 나타남에 따라 영양부족과 영양과잉을 모두 평가할 기준이 필요해졌다. 과거에는 영양권장량이라는 한 가지 기준을 제시하였으나 현재의 영양섭취기준에서는 평균필요량, 권장섭취량, 충분섭취량, 상한섭취량 등 네 가지 기준으로 제시하였다(표 7-6).

① 평균필요량(Estimated Average Requirement, EAR)은 대상집단을 구성하는 사람들의 절반에 해당하는 사람들의 일일 필요량을 충족시키는 값으로 대상집단의 필요량 분포치 중앙값이다. 영양소의 부족을 평가하기 위한 최소량의 기준이다.

② 권장섭취량(Recommended Nutrient Intake, RNI)은 성별, 연령군별로 거의 모든(97~98%) 건강한 인구집단의 영양소 필요량을 충족시키는 추정치로 평균필요량에 표준편차의 2배를 더한 값이다. 평균필요량이 정해진 영양소에 한해서만 권장섭취량이 정해지게 된다.

[표 7-6] 한국인 영양섭취기준 - 다량영양소

성별 연령	에너지(kcal/일)			단백질(g/일)			식이섬유(g/일)		
	필요 추정량	충분 섭취량	상한 섭취량	권장 섭취량	충분 섭취량	상한 섭취량	권장 섭취량	충분 섭취량	상한 섭취량
영아 0~5(개월)					9.5				
6~11				135					
유아 1~2(세)	1,000			15				10	
3~5	1,400			20				15	
남자 6~8(세)	1,600			20				20	
9~11	1,900			35				20	
12~14	2,400			50				25	
15~18	2,700			55				25	
19~29	2,600			55				25	
30~49	2,400			55				25	
50~64	2,200			50				25	
65~74	2,000			50				25	
75 이상	2,000			50				25	
여자 6~8(세)	1,500			25				15	
9~11	1,700			35				15	
12~14	2,000			45				20	
15~18	2,000			45				20	
19~29	2,100			50				20	
30~49	1,900			45				20	
50~64	1,800			45				20	
65~74	1,600			45				20	
75 이상	1,600			45				20	
임신부	+0			+0					
	+340			+15				+5	
	+450			+30					
수유부	+320			+25				+5	

자료 : 한국영양학회, 한국인 영양섭취기준(2010)
* 임신부 단백질 권장섭취량: 임신 1, 2, 3분기별 부가량

③ 충분섭취량(Adequate Intake, AI)은 영양소 필요량에 대한 정확한 자료 등이 부족하여 권장섭취량을 정할 수 없는 경우, 역학조사에서 관찰된 건강한 사람들의 영양소 섭취량의 중앙값으로 정한다.

④ 상한섭취량(Tolerable Upper Intake Level, UL)은 과잉 섭취로 인한 건강상의 위험이 나타날 수 있는 경우 인체에 건강유해영향이 나타나지 않는 최대영양소섭취수준이다. 개인차와 불확실성 등을 충분히 감안하여 상한섭취량을 정한다.

2) 식품군과 식사구성안

일반인에게 균형 잡힌 식사를 권장함으로써 영양섭취기준을 충족함과 더불어 최적의 건강상태를 유지하도록 도와주기 위해 전문가들은 식품군을 분류하고 식사구성안을 마련하였다. 또 이를 일반인이 알기 쉽도록 식품구성자전거로 나타내었다.

(1) 식품군 분류

세계 각국은 자국의 식생활 양식에 맞게 식품군을 분류하여 식단 계획 및 균형 잡힌 식생활 도움이 되도록 하고 있다. 우리나라에서는 여러 식품을 (용도와) 주로 함유된 영양소에 따라 여섯 가지 식품군으로 분류하였다. 각 식품군에서 대표가 되는 식품을 중심으로 한 번에 섭취하는 1인 1회 분량을 설정하였으며, 연령 및 성별에 따라서 하루에 섭취해야 할 횟수를 제시하였다. 우리나라의 여섯 가지 식품군은 다음과 같다.

① **곡류** : 탄수화물 등 공급원

② **고기 · 생선 · 달걀 · 콩류** : 단백질 등 공급원

③ **채소류** : 비타민, 무기질 등 공급원

④ **과일류** : 비타민, 무기질, 당분 등 공급원

⑤ **우유 · 유제품류** : 칼슘 등 공급원

⑥ **유지 · 당류** : 지방, 당분 등 공급원

(2) 식품구성자전거

균형 잡힌 영양섭취를 위해서 각 식품군과 이에 해당되는 식품이 차지하는 비를 일반인이 알기 쉽게 모형으로 제시하였으며 우리나라에서는 식품구성자전거로 나타내었다(그림 7-1). 식품구성자전거는 여섯 가지 식품군의 권장 섭취횟수와 분량에 따라 자전거 바퀴의 면적을 배분하여 나타낸 모형이다. 앞바퀴에 물 컵을 달아 수분 섭취의 중요성을 강조하였다. 식품구성자전거는 균형 잡힌 식사, 충분한 수분 섭취, 적절한 운동을 통하여 적절한 영양관리 및 건강을 유지할 수 있음을 상징적으로 나타내고 있다.

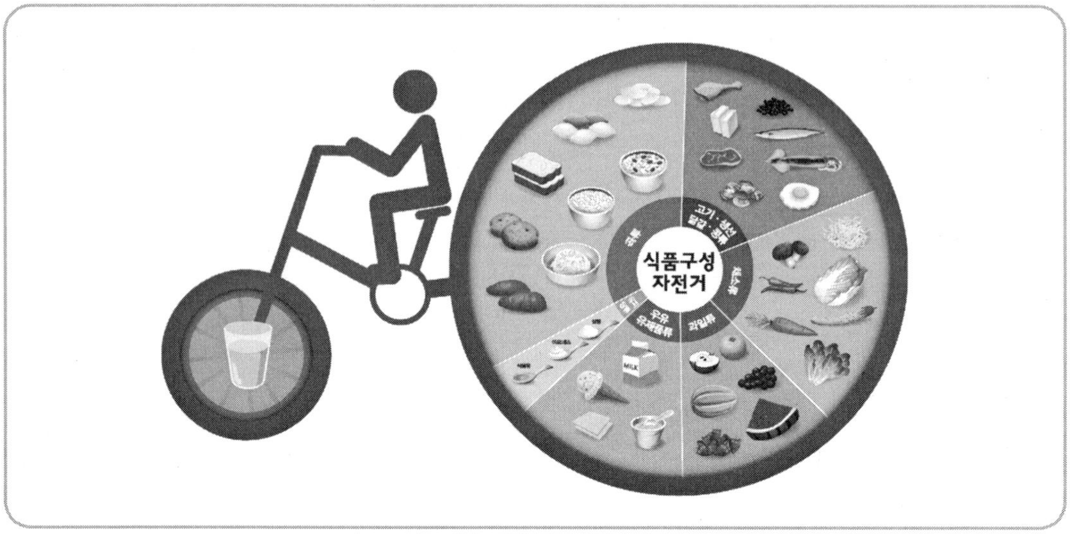

[그림 7-1] 식품구성자전거

자료 : 한국영양학회, 한국인 영양섭취기준, 2010

(3) 식단 구성

영양섭취 목표는 영양이 부족하거나 과잉되지 않도록 하는 것이다. 기본적으로 에너지 섭취량은 자신의 연령, 성별 및 활동정도에 적정하게 섭취하도록 하며, 단백질은 총에너지의 15% 정도, 지질은 15~25% 정도 섭취하도록 한다.

이와 같은 영양관리에서 가장 중요한 요소는 식사의 내용이며 이를 위하여 기본이 되는 것은 식단 구성이다. 식단 구성은 편식이 되지 않도록 해야 하며 보통 1주일의 단위를 계획한다. 식품구성자전거를 살펴보면 곡류는 1일 2~4회, 고기・생선・달걀・콩류는 1일 3~4회, 채소류는 매 끼니 2가지 이상, 과일은 1일 1~2개, 우유・유제품은 1일 1~2잔을 섭취하고, 유지・당류는 조리 시 약간 소량 사용할 수 있음을 나타내고 있다. 개인별로 필요한 에너지와 영양소의 양은 연령, 성별, 활동량 등에 따라 차이가 있으므로 식품의 양과 종류를 조정할 수 있다.

그러므로 연령과 성별, 활동에 따른 에너지 권장량과 단백질 권장량을 산정하고 이에 맞추어서 양질의 다양한 식품을 저렴한 가격으로 섭취할 수 있도록 식단을 작성한다. 식단을 작성하는 방법에는 여러 가지가 있지만 일반인이 복잡한 영양가 계산을 하지 않고서도 자신의 영양섭취기준에 적합한 식단을 작성할 수 있는 방법으로 다음이 권장된다. 다만 이는 건강한 일반인의 경우에 가능한 식단 작성법이며, 질병이 있거나 특정 식사요법을 하는 경우에는 전문가의 지도가 필요하다.

① 자신의 체위에 적합한 에너지 필요량을 확인한다.

② 자신에게 필요한 에너지량에 맞는 권장 식사패턴을 알아보아 선택한다.

③ 필요 에너지량에 따라 권장식사패턴의 식품군별 섭취횟수를 확인하고 세 끼와 간식으로 배분한다.

④ 식품군별 섭취횟수에 1인 1회 분량을 곱하여 식품섭취량을 계산하고, 메뉴를 결정한다.

예를 들면 20세 여성, 신장 160 cm, 체중 52 kg으로 1,900 kcal를 섭취하여야 할 경우, 권장식사패턴의 예는 다음과 같다(표 7-7).

[표 7-7] 식품군별 권장식사패턴(1900 kcal 예)

에너지	곡류	고기·생선 계란·콩류	채소류	과일류	우유 유제품류	유지 당류
1,900kcal	3회	4회	7회	2회	1회	4회

자료 : 한국영양학회, 한국인 영양섭취기준(2010)

3) 식사지침

(1) 식사지침이란?

건강관리를 위하여 바람직한 영양 확보를 할 수 있는 지침이 전문가들에 의하여 마련되어 있다. 각 국별로 그 나라의 인구 특성과 식생활 양상에 맞는 구체적인 식이섭취 행동실천내용을 마련하고 있으며 이를 식사지침이라고 한다. 식사지침은 국민의 식생활을 바람직하게 하여 국민 건강을 유지 및 증진시키기 위한 것이나 때로는 개선해야 할 방향을 제시하기도 한다. 식생활과 더불어 일반적인 건강관리를 위한 건강지침을 마련하고 있는 나라도 있다.

(2) 한국인을 위한 식사지침

우리나라에서는 한국영양학회에서 '한국인을 위한 식사지침'(1986)을, 한국식량경제학술협의회에서 '한국인의 건강을 위한 식사지침'(1985)을, 그리고 식생활개선 범국민운동본부에서 '국민생활개선지침'(1986)을 마련하였으며 보건복지부에서 '국민건강지침'(1993 개정)을 마련하였다. 한국인을 위한 식사지침(한국영양학회)은 다음과 같다.

① 다양한 식품을 골고루 먹자.

② 정상 체중을 유지하자.

③ 단백질을 충분히 섭취하자.
④ 지방질은 총 열량의 20% 정도를 섭취하자.
⑤ 우유를 매일 마시자.
⑥ 짜게 먹지 말자.
⑦ 치아 건강을 유지하자.
⑧ 술, 담배, 카페인 음료 등을 절제하자.
⑨ 식생활 및 일상생활의 균형을 이루자.
⑩ 식사는 즐겁게 하자.

또 보건복지부 및 한국보건산업진흥원은 2010 국민건강증진종합계획(Health Plan 2010)의 일환으로 "한국인을 위한 식생활 목표 및 지침"(2003)을 마련하였다. 이 지침은 2010년도에 개정되었다. 연령별 특성을 고려하여 영유아, 어린이, 청소년, 성인, 어르신을 위한 식생활지침을 설정하였으며, 임신·수유부를 위한 식생활지침이 또한 별도로 마련되었다. 식생활지침은 주요 목표와 이를 실행하기 위한 구체적인 실천 내용으로 구성되어 있다. 성인을 위한 식생활지침은 다음과 같다.
① 각 식품군을 매일 골고루 먹자.
② 짠 음식을 피하고, 싱겁게 먹자.
③ 활동량을 늘리고 건강 체중을 유지하자.
④ 지방이 많은 고기나 튀긴 음식을 적게 먹자.
⑤ 청결한 음식을 알맞게 먹자.
⑥ 술을 마실 때는 그 양을 제한하자.

5 식품안전과 영양

1) 식품의 영양성과 안전성

식품은 인체가 필요로 하는 영양소를 함유하고 있어야 함은 물론 건강에 해를 미치지 않아야 한다. 즉 식품은 영양적으로 우수하여야 하며 동시에 위해요소가 없어야 한다. 전자를 영양성이라고 한다면 후자를 안전성이라고 하게 된다. 이와 같이 영양성과 안전성을 모두 갖춘 경우를 건전한 식품이라고 하며 세계적으로 건전성이라는 개념이 중요시되고 있다.

영양관리에 있어서는 영양소 섭취뿐만 아니라 반드시 안전성을 살펴 건전한 식품을 확보하는 방안을 염두에 두어야 한다. 안전하지 못한 식품을 섭취하였거나 식품 또는 음식물 취급상 안전성을 상실하였을 경우 각종 건강장애를 받게 되는 것이다.

2) 음식물로 인한 건강장애

(1) 식중독

식중독(food poisoning)이란 일반적으로 음식물을 통하여 인체에 들어간 병원미생물이나 유독·유해한 물질에 의하여 일어나는 것으로 급성의 위장염 증상을 주로 하는 건강장애라고 표현되어 왔다. 그런데 급성의 위장증상을 나타내는 경우뿐만 아니라 식품 중에 잔류된 미량의 화학물질을 지속적으로 섭취함으로써 오랜 시간이 경과된 후 증상이 나타나는 만성적인 경우도 식중독의 범위에 포함되고 있다. 따라서 최근에는 급성의 위장염 증상을 주로 하는 식중독을 좁은 의미의 식중독이라고 칭하기도 한다. 또한 원인이 불분명한 경우에도 그 증상이 음식물과 관계가 있다고 인정될 때에는 식중독으로 취급하기도 한다.

식중독의 원인은 매우 다양하여 종류도 여러 가지가 있다. 그 분류에 있어서 원인 식품에 함유되어 있는 병인물질에 의한 분류, 식중독의 발생기전에 의한 분류, 그리고 나타나는 증상의 차이에 의한 분류 등이 있으나 병인물질(또는 병원체)에 따라 분류하는 방법이 많은 학자들에 의하여 채택되고 있다.

① 세균성 식중독
  ㉠ 감염형 식중독 : 살모넬라 식중독, 장염비브리오 식중독, 장출혈성 대장균 식중독 등
  ㉡ 독소형 식중독 : 보튤리누스 식중독, 포도상구균 식중독 등
  ㉢ 감염독소형 식중독 : 장독소성 대장균 식중독, 웰치균 식중독, 세레우스 식중독 등
② 바이러스성 식중독 : 노로바이러스 식중독, 아데노바이러스 식중독 등
③ 화학성 식중독 : 유해첨가물·농약·중금속·니트로자민·아크릴아마이드·메탄올 중독 등
④ 자연독 식중독 : 감자싹독·버섯독·복어독·베네루핀 중독 등
⑤ 곰팡이독소중독증 : 아플라톡신·황변미독·맥각 중독 등

(2) 식품과 감염병

식품과 관련된 감염병으로는 사람과 사람사이에 전파되는 감염병뿐만 아니라 사람과 동물사이에 전파되는 감염병도 문제가 된다. 전자를 경구감염병이라고 하며 후자를 인·수공통감염병이라고 한다.

① 경구감염병

음식물에 의해서 뿐만 아니라 식기구, 완구, 손가락, 침구 및 의복 등을 통하여 병원체가 입으로 들어가 소화기계를 경유하여 감염을 일으켜서 설사와 기타 증상을 일으키는 것을 경구감염병 또는 소화기계 감염병이라 한다. 경구감염병에는 여러 가지가 있으며 감염의 원인이 되는 병인물질(병원체)에 따라서 분류하면 다음과 같은 것들이 있다.

㉠ **세균성 감염** : 세균성이질, 장티푸스, 파라티푸스, 콜레라 등

㉡ **바이러스성 감염** : 폴리오, 유행성간염, 천열 등

㉢ **원충성 감염** : 아메바성이질 등

② 인수공통감염병

인수공통감염병(인축공통감염병)이란 일반적으로 사람과 동물에 서로 전파되어 공통적으로 감염되는 질병을 가리킨다. 우리나라 감염병예방법에서는 '인수공통감염병이란 동물과 사람 간에 서로 전파되는 병원체에 의하여 발생되는 감염병 중 보건복지부장관이 고시하는 감염병을 말한다'고 정하고 있다.

인수공통감염병은 약 200여종이 알려져 있으며 원인이 되는 병원체는 세균, 바이러스, 리케차, 곰팡이, 원충, 변형프리온 등 다양하다. 또 일부 기생충 질환도 인・수 공통감염병에 포함된다. 그 중에서 동물로부터 사람에게 전파되어 중대한 영향을 미치는 것은 약 90여종이 있다.

최근에 식품안전과 관련되어 세계적인 주목을 받은 사건으로 크로이츠펠트-야콥병(CJD)(일명 광우병)이 있다. 1984년 영국에서 처음으로 광우병이 발생한 이후 10여년 만에 13개국 이상에서 수만 마리의 소가 발병하였으며, 광우병 쇠고기를 섭취한 사람에서 변종크로이츠펠트-야콥병(vCJD) (일명 인간광우병)이 발생하였다. 광우병을 일으키는 것은 변형프리온(프리온은 사람이나 동물의 뇌와 신경 세포에 존재하는 단백질의 일종)으로 알려졌다. 우리나라는 아직까지 광우병이나 스크래피(scrapie)가 발병하고 있지 않으나, 이러한 대책과 더불어 만약의 경우를 염려해 최근에는 가축 부산물의 원료 사료 사용을 제한하고 있다. 인수공통감염병 중 식품안전상 문제가 되는 것은 식용으로 제공되는 가축, 가금, 어류 등의 고기, 유즙, 알 등에 병원체가 존재하는 경우이다. 다음이 대표적이다.

㉠ **세균성 감염** : 결핵, 탄저, 브루셀라증, 야토병, 돈단독, 렙토스피라증, 리스테리아증 등

㉡ **바이러스성 감염** : 조류인플루엔자, 광견병 등

㉢ **리케차성 감염** : 큐열(Q-fever) 등

㉣ **원충성 감염 :** 톡소포자충증(톡소플라즈마증) 등

㉤ **변형프리온 감염 :** 크로이츠펠트-야콥병(CJD) 및 변종크로이츠펠트-야콥병(vCJD)

(3) 식품과 기생충질환

기생충류는 분류학적으로 극히 수가 많으며 각각 독특한 생활사를 보이고 있다. 기생충이 인체에 감염되는 경로도 해당 기생충의 생활사에 따라서 달라진다. 인체에의 감염 양식을 크게 구분하여 경구감염, 경피감염, 접종감염, 접촉감염 및 태반감염 등으로 나눌 수 있다. 그 중 식품과 영양에서 중요한 감염 양식은 식품을 통한 경구감염이다.

경구감염이라도 기생충에 따라 감염 매개체, 즉 식품이 각각 다르다. 이 경구감염에서는 주로 해당 식품이 중간숙주가 되는 경우가 많다. 경구적으로 감염되는 기생충을 매개 식품별로 구분하면 다음과 같다.

① **어패류 매개 기생충 :** 폐흡충, 간흡충, 요코가와흡충 등

② **수육류 매개 기생충 :** 무구조충, 유구조충, 선모충, 톡소포자충(톡소플라즈마) 등

③ **채소류 매개 기생충 :** 회충, 편충, 구충 등

3) 식품의 안전성 확보를 위한 WHO 황금률

세계보건기구(WHO)는 전 세계적으로 가장 많이 발생하는 건강상의 위해 요인은 식중독을 포함하여 오염된 식품에 의한 질병이라고 보고 있다. WHO에서는 건전한 식품을 확보하고 식품으로 인한 질병을 예방하기 위하여 가정과 소비자 차원에서 지켜야 할 사항들을 다음과 같이 10가지로 요약하여 황금률(The Golden Rules)로 제시하였다.

① 안전하게 가공된 식품을 선택할 것

② 철저하게 조리할 것

③ 조리된 음식은 즉시 먹을 것

④ 조리된 음식은 주의 깊게 저장・보관할 것

⑤ 한번 조리되었던 음식은 철저히 재가열할 것

⑥ 날 식품과 조리된 음식이 섞이지 않도록 할 것

⑦ 손을 자주 씻을 것

⑧ 부엌의 모든 표면을 아주 청결히 할 것

⑨ 곤충, 쥐, 기타 동물들을 피해서 식품을 보관할 것

⑩ 깨끗한 물을 사용할 것

6 질병과 영양

식생활 양식의 변화로 각종 만성질환 및 영양성 질환이 증가하고 있다. 이는 건강한 삶을 위협하는 주요 요인이다. 평소 적정 체중관리와 혈압 및 혈당관리는 신체 유지와 건강한 삶을 위한 필수조건이며 여기에 영양관리가 기본이 된다. 이 절에서는 한국인에서 많이 나타나고 있는 질병 중 비만, 고혈압, 당뇨병, 고지혈증(이상지질혈증), 빈혈, 암 등에 대하여 바람직한 영양관리를 서술한다.

1) 비만과 과체중의 영양관리

(1) 비만의 정의와 분류

우리가 보통 '뚱뚱하다' 또는 '살이 쪘다'라고 하는 것은 시각적으로 나타나는 것일 뿐 이를 비만증이라고 하는 것은 옳지 않다. 비만증은 영양불량의 하나로, 장기간에 걸쳐 과잉의 에너지가 신체 내에 지방으로 축적된 상태(체지방이 과잉으로 축적된 상태)라고 정의된다.

일반적으로 비만자의 체중은 정상 범위를 넘기 때문에 체중이 비만증을 평가하는데 도움이 된다. 그러나 비만증을 정확하게 판정하기 위해서는 체지방의 양을 평가해 보아야 한다. 인체의 구성 중 총지방의 양은 대체적으로 남성의 경우 체중의 11-15%이며, 여성의 경우 18-22%인 것으로 보고 있다. 남성은 지방량이 체중의 20% 이상을 넘으면 비만인 것으로, 여성은 30% 이상을 넘으면 비만이라고 간주된다.

현대사회의 인구집단에서 비만 유병률이 높아짐에 따라 비만의 유형을 좀 더 구체적으로 구분하게 되었다. 비만 유발 특징에 따라 단순 비만과 속발성 비만, 발생 시기에 따라 소아 비만과 성인 비만, 지방조직의 특징에 따라 증식형 비만(지방세포의 수 증가)과 증대형 비만(지방세포의 크기 증가), 신체 내 지방 분포에 따라 복부 비만(상체비만)과 허벅지 비만(하체비만), 내장지방형 비만과 피하지방형 비만 등으로 구분할 수 있다. 각 유형에 따라 건강영향이 다르므로 대처방법과 치료 또한 다르게 된다.

(2) 비만도의 판정 방법

비만도의 판정을 위해서 이용되는 방법에는 여러 가지가 있지만 크게 두 가지로 구분할 수 있다. 즉 체지방량을 측정하는 직접적인 방법과 체중이나 신장을 이용하여 평가하는 간접적인 방법이 있다.

① **직접법**(체지방측정법)

체지방측정법에는 체수분량의 계산에 의한 측정법(수중체중측정법), 전기저항법(생체전기저항측정법), 컴퓨터단층촬영(CT), 자기공명영상촬영(MRI)이나 신체 특정부위의 피하층 지방의 두께를 측정하는 방법이 있다. 이 방법들은 대개 전문적 도구 또는 기구를 사용한다.

세계적으로 널리 이용되고 있는 비교적 간단한 방법으로 대개 상완위의 피부주름두께를 측정한다. 피부주름두께란 피부를 가볍게 집어 올렸을 때 접혀진 피하지방의 두께를 말한다. 세계보건기구(WHO) 등에서 권장한 소기구인 캘리퍼(caliper)를 사용하여 상완위 뿐만 아니라 신체 여러 부위의 피부주름을 측정한다(그림 7-2).

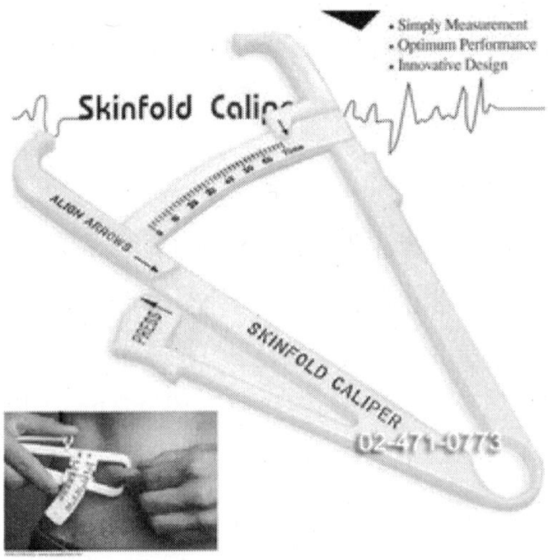

[그림 7-2] 캘리퍼(caliper)를 사용한 피부주름두께 측정

자료 : https://www.google.co.kr/search?q=%EC%BA%98%EB%A6%AC%ED%8D%BC+caliper+obesity

② **간접법**

직접법에서는 도구를 사용하여야 하므로 종종 간접적인 방법으로 비만도를 평가한다. 간접적인 방법은 대개 신장이나 체중을 측정해서 그 비를 보거나 표준체중에 대한 차이를 보는 것이다. 표준체중비, 체질량지수, 허리-엉덩이 둘레비 등 몇 가지 간단한 식이 보편화되어 있다.

㉠ **표준체중비** : 측정된 체중과 표준체중을 이용해서 비만도를 산출하고 이 수치가 표준체중의 ±10%이면 정상, 10~20% 초과하면 과체중, 20% 이상 초과하면 비만으로

판정한다. 표준체중이란 신장별로 바람직한 체중을 말하며 우리나라의 경우 한국인 남・여 표준체중표가 작성되어 있다.

표준체중비(%) = [(실제 체중 − 신장별 표준체중)/신장별 표준 체중] × 100

㉡ **체질량지수**(body mass index; BMI) : BMI는 신장의 제곱에 대한 체중의 비로 산출한다. 동양인의 경우 BMI 23 이상이면 과체중, 25 이상이면 비만, 30 이상이면 고도 비만으로 판정한다.

BMI = 체중(kg)/신장^2(m^2)

㉢ **허리-엉덩이 둘레비**(wast-to-hip ratio, WHR) : WHR은 허리둘레의 길이를 엉덩이둘레의 길이로 나눈 값이다. WHR은 남자의 경우 1 이상, 여자의 경우 0.85 이상이면 비만으로 판정한다. 허리-엉덩이 둘레비는 특히 복부 비만의 판정에 지표로 유효하다. 복부형 비만은 둔부형 비만보다 만성질환 위험도가 높은 것으로 나타나고 있다.

WHR = 허리둘레 / 엉덩이둘레

㉣ **허리둘레** : 허리둘레는 복부 지방량을 잘 나타낸다. 그러므로 허리둘레는 BMI보다 더 잘 질병위험을 반영한다. WHO는 유럽에서의 연구결과를 바탕으로 남자 102 cm 이상, 여자 88 cm 이상을 복부비만의 판정기준으로 제시하였다. 동양인은 체위가 다르므로 우리나라에서는 남자 94 cm 이상, 여자 80 cm 이상을 기준으로 하고 있다.

(3) 비만의 원인

비만의 일반적 원인은 아주 간단한 것으로 생각된다. 즉 소비하는 것보다 훨씬 많은 에너지를 섭취하면 체중이 증가될 것이며, 만일 이것을 평생 계속한다면 서서히 비만이 될 것이다. 비만의 원인은 이렇게 우선적으로는 과잉의 에너지 섭취에 있는 것이 확실하다. 그러나 식이를 제한하여도 체중이 감량되거나 비만이 치유되지 않는 경우가 종종 있으니, 이는 곧 과잉 섭취만이 유일한 비만의 원인은 아니라는 뜻이다. 현재까지 제시되고 있는 비만의 원인으로는 음식물 섭취의 과잉과 더불어 유전 및 가족력, 대사성 요인, 지방세포의 발달 요인, 내분비 요인, 심리적 요인, 임신, 기초대사량의 변화, 생활습관 등이 있으며, 여기에 개인차가 작용하는 것으로 보고 있다.

(4) 비만의 관리와 대책

체중 조절은 일반적으로 다른 질환을 관리하는 일보다 어렵다. 비만증에서 벗어나기 위해서는 식습관을 바꾸어야 하며 일시적 다이어트보다는 지속적인 노력이 필요하다. 또 일단 비만이 되면 대개 완벽한 치유가 힘든 것으로 보여 더 이상의 체중 증가를 방지하는 것이 최선일 경우도 있으며, 치료보다는 예방이 훨씬 효과적이다. 체중 조절을 위한 어떤 만능의 방법은 없다. 또한 비만의 원인이 다양하므로 개인별 주요 원인을 알아내고 각 개인에 따라 문화적, 사회적, 환경적 그리고 기타 요인들에 근거하여 적절한 예방 또는 조절의 방법을 찾아야 할 것이다.

비만증의 치료를 위하여 이용되고 있는 방법으로는 식이요법, 운동요법, 약물치료 및 외과적 요법 등이 있다. 영양관리에서 다루는 방법은 식이요법, 운동과 신체활동의 조절, 영양교육을 통한 식사 행동과 식습관의 변화 등이다. 비만증 관리를 위한 바람직한 영양관리 및 식습관으로 다음이 권장된다.

① 식사는 하루 3번 규칙적으로 섭취한다.
② 식사 시에는 천천히 한다.
③ 음식은 싱겁게 먹고 하루에 6~8잔의 물을 마신다.
④ 고지방식품과 가공식품을 제한함으로써 지질 섭취를 적게 한다.
⑤ 섬유소를 충분히 섭취한다.
⑥ 불필요한 간식을 제한하고 야식을 피한다.
⑦ 음주를 삼간다.
⑧ 외식 시 메뉴 선정에 주의한다.
⑨ 과식하지 말고 허용된 양만 섭취한다.
⑩ 튀김, 부침, 볶음보다는 찜, 구이, 무침 등을 선택한다.
⑪ 식품군 내에서 가능한 열량이 적은 식품을 선택한다.

2) 고혈압의 영양관리

사람(성인)의 정상 혈압은 수축기 혈압 120 mmHg 미만, 이완기 혈압 80 mmHg 미만인 경우로 본다. 고혈압은 수축기 혈압 140 mmHg 이상이거나 이완기 혈압 90 mmHg 이상인 경우이다. 고혈압인 사람의 동맥혈관에 지방성 물질이 쌓이면 동맥경화증, 심장질환 등 여러 질환의 선행 원인이 되는 것으로 알려져 주의가 필요하다. 고혈압인 경우 영양관리의 주안점은 다음과 같다.

① 식사량을 조절하여 알맞은 체중을 유지한다.
② 식사는 하루 3번 규칙적으로 섭취한다.
③ 매끼 곡류, 어육류 및 채소류를 골고루 섭취하며 과식하지 않도록 한다.

④ 식사는 천천히 한다.
⑤ 같은 식품이라도 나트륨 첨가 식품보다는 자연식품으로 섭취한다.
⑥ 염분이 많은 식품을 제한하여 섭취한다.
⑦ 지방을 제한한다. 특히 포화지방과 콜레스테롤의 섭취를 줄인다.
⑧ 섬유소를 충분히 섭취한다.
⑨ 음주를 삼가하고 카페인을 제한한다.

3) 당뇨병의 영양관리

당뇨병에서 혈당 조절이 잘 되지 않으면 당뇨병성 신증, 당뇨병성 신경증, 당뇨병성 망막병증, 족부궤양 등과 같은 합병증이 발생하게 된다. 합병증 예방을 위하여 식사요법, 운동요법, 약물요법 등을 통하여 올바른 혈당 관리가 이루어져야 한다. 당뇨병의 중요한 관리목표는 지속적인 혈당관리를 통해 합병증을 지연 및 예방하는 것이다.

당뇨병의 영양관리에서는 어떤 음식을 제한하기 보다는 규칙적으로 고르게 음식을 섭취하는 것이 우선한다. 식사 시간과 양이 불규칙하면 혈당도 불규칙해지므로 일정한 시간에 적절한 양의 음식을 섭취하는 것이 중요하다. 또 단맛이 강한 음식은 혈당을 급격하게 상승시키거나 혈중 중성지방을 상승시키므로 과다한 섭취를 피한다. 꼭 필요한 경우 소량만 사용하며 대체 감미료(그린스위트, 화인스위트, 슈가커트 등)를 사용할 수 있다. 당뇨병인 경우 영양관리의 주안점은 다음과 같다.

① 하루 세끼를 규칙적으로, 골고루 섭취한다.
② 단맛이 강한 음식을 제한한다.
③ 포화지방 및 콜레스테롤 섭취를 줄인다.
④ 섬유소를 충분히 섭취한다.
⑤ 염분 섭취를 줄인다.
⑥ 음주를 삼간다.
⑦ 외식 시 메뉴 선정에 주의한다.

4) 고지혈증의 영양관리

고지혈증은 지질성분인 중성지방이나 콜레스테롤이 혈액 내에 정상보다 많은 상태를 말한다. 중성지방이 높은 경우를 고중성지방혈증, 콜레스테롤이 높은 경우를 고콜레스테롤증이라고 하며 두 가지 모두 증가되는 경우도 있다.

혈액 내 지질성분이 너무 많아지면 혈관 벽이 두꺼워져 점차 혈관이 좁아지거나 막히게 되고, 이로 인해 동맥경화증과 죽상경화증이 생겨 뇌혈관질환, 심혈관질환 등이 발생하게 된다. 총콜레스테롤, LDL-콜레스테롤(나쁜 콜레스테롤) 및 중성지방이 높고, 좋은 작용을 하는 HDL-콜레스테롤이 낮은 것을 총칭해 이상지질혈증(異常脂質血症)이라고 한다.

콜레스테롤은 신체에 꼭 필요한 물질이지만 체내에서 너무 많이 생성되거나 또는 콜레스테롤이나 포화지방이 많은 음식물을 섭취하면 혈액 내에 콜레스테롤 함량이 증가하게 된다. 혈액 내 총콜레스테롤이 증가하면 LDL-콜레스테롤 또한 함께 증가하게 되므로 전체적으로 콜레스테롤이 높아지는 것은 좋지 않은 것이다. 고지혈증인 경우 영양관리의 주안점은 다음과 같다.

① 적정 체중을 유지한다.
② 포화지방 및 트랜스지방을 제한한다.
③ 콜레스테롤이 많은 식품을 제한한다.
④ 과다한 당분 섭취를 줄인다.
⑤ 음주를 삼간다.
⑥ 적당량의 단백질을 섭취한다.
⑦ 섬유소를 충분히 섭취한다.

5) 빈혈의 영양관리

(1) 빈혈의 정의와 원인

빈혈은 혈액 단위 부피당 적혈구 수나 혈색소(헤모글로빈, hemoglobin) 농도가 감소된 경우, 또는 적혈구 용적이 낮아진 경우를 말한다. 빈혈은 영양결핍으로 인하여, 또는 대사장애에 의한 출혈로 인한 혈액의 손실 때문에 일어난다. 전자를 영양성 빈혈, 후자를 출혈성 빈혈이라고 한다. 영양관리에서는 대개 영양결핍에 의한 빈혈을 다룬다.

(2) 영양성 빈혈의 종류와 특징

영양성 빈혈을 좀 더 구체적으로 설명하면 일반적인 영양 부족이나 조혈에 필수적인 한 가지 이상의 특정 영양소의 결핍으로 인하여 헤모글로빈의 농도가 정상치보다 낮은 경우를 말한다. 헤모글로빈은 적혈구 안에 들어 있으니, 헤모글로빈 농도가 정상보다 낮다는 것은 결국 적혈구수와 적혈구 용적도 비정상이라는 뜻이다.

철분은 헤모글로빈의 중요 구성성분이며 또한 세포의 호흡색소의 주성분으로 인체의 필수 원소이다. 따라서 영양성 빈혈은 처음에는 주로 철분 부족에 기인하는 것으로 생각되었으나 그 후 여러 가지 영양소를 고려하여 영양성 빈혈을 예방하고 관리하여야 하는 것으로 판정되었다. 따라서 철분이 부족하여 나타나는 빈혈을 철분결핍성빈혈이라고 한다.

한편 비타민 중에서 엽산이 결핍되면 DNA 합성이 억제되어 세포의 핵이 큰 거대적아세포가 생기며, 적혈구의 성숙이 늦어져서 정상적인 혈구보다 큰 적혈구가 만들어진다. 이 거대적혈구는 용혈(적혈구가 터지는 현상)되기 쉬우며 따라서 빈혈을 일으키게 된다. 이를 거대적아구성 빈혈이라 하며 엽산 결핍 시에 나타나는 특이한 현상이다. 엽산뿐만 아니라 비타민 C나 비타민 B_{12}의 결핍 시에도 거대적아구성 빈혈이 나타나는데, 이는 이들의 대사가 서로 밀접한 관련이 있기 때문인 것으로 생각되고 있다.

(3) 영양성 빈혈의 관리

영양성 빈혈에 대한 영양관리의 주안점은 부족한 영양소를 공급해야 함은 물론이며 그 공급방법과 양은 각 결핍증상에 따라 적절하게 하여야 한다. 이와 더불어 조혈에 관계되는 다른 요소들도 함께 공급해야 할지를 고려해 보아야 한다. 예를 들어 심한 단백질 결핍 시에 함께 볼 수 있는 철분 결핍성 또는 거대적아구성 빈혈은 철분이나 적혈구 성숙 인자인 비타민 B_{12} 또는 엽산만으로는 치유가 안 되며, 단백질의 공급이 함께 필요하다.

6) 암의 영양관리

세계적으로 암은 대표적인 만성질환의 하나이다. 우리나라도 예외가 아니어서 한국인 사망원인 중 암은 30년 이상 수위를 차지하고 있다. 암 예방을 위한 만능의 방법은 아직 없다. 세계보건기구(WHO)에서는 의학적인 관점에서 암 발생 인구의 1/3은 예방 가능하다고 보고 있다. 암의 원인으로 식이나 환경요인에 의한 것이 많으므로 일상생활에서 올바른 식생활은 암 예방에 상당히 도움이 되는 것으로 인정되고 있다. 우리나라 국가정보센터에서 마련한 '국민암예방수칙'은 다음과 같다.

① 담배를 피우지 말고, 남이 피우는 담배 연기도 피하기
② 채소와 과일을 충분하게 먹고, 다채로운 식단으로 균형 잡힌 식사하기
③ 음식을 짜지 않게 먹고, 탄 음식을 먹지 않기
④ 술은 하루 두 잔 이내로만 마시기
⑤ 주 5회 이상, 하루 30분 이상, 땀이 날 정도로 걷거나 운동하기
⑥ 자신의 체격에 맞는 건강 체중 유지하기
⑦ 예방접종 지침에 따라 B형 간염 예방접종 받기
⑧ 성 매개 감염병에 걸리지 않도록 안전한 성생활 하기

⑨ 발암성 물질에 노출되지 않도록 작업장에서 안전 보건 수칙 지키기
⑩ 암 조기 검진 지침에 따라 검진을 빠짐없이 받기

한편 암과 영양불량은 매우 밀접한 관련이 있다고 알려졌다. 암 세포는 영양분을 빨아 당겨 정상 세포에 공급되어야 할 영양소와 에너지를 빼앗는다. 뿐만 아니라 암 세포는 식욕억제물질을 배출하여 식욕을 저하시킨다. 암 세포는 점점 강해지고 정상 세포는 약해지는 것이다. 또 암 세포는 영양불량 상태에서도 지속적으로 분화될 수 있다. 암 환자의 경우 식욕부진이 오면서 섭취하는 영양은 부족하고 그것마저도 암 세포가 빼앗아 신체는 머지않아 영양결핍 상태에 이르게 되는 것이다. 암은 소모성 질환이고 항암치료 역시 에너지 및 단백질의 소모를 초래한다. 그러므로 단백질, 비타민, 무기질 등 주요 영양소가 충분히 공급되는 균형잡힌 영양섭취는 체내 대사를 정상화시키기 위하여 매우 중요하다.

암 환자의 경우 적극적인 영양지원으로 환자의 영양상태를 유지·증진시켜야 한다. 다음은 암 환자를 위하여 영양관리에서 지원할 수 있는 대증적인 방안이다.

① 먹을 수 있을 때, 가능한 한 에너지와 단백질을 많이 함유한 식사와 간식을 섭취한다.
② 많은 사람들이 아침에 식욕이 좋다고 한다. 이를 이용하여 아침을 많이 먹도록 한다.
③ 상태가 좋지 않아 1–2가지 정도의 음식만 먹을 수 있다면, 그것이라도 먹도록 한다. 대신 영양보충음료로 에너지와 단백질을 보충한다.
④ 전혀 먹을 수 없더라도 걱정하지 말고 기분이 좋아지도록 노력한다. 그러나 2일 이상 전혀 먹을 수 없을 경우에는 의사와 상의한다.
⑤ 물은 신체의 적당한 기능을 위해 꼭 필요하므로, 물을 충분히 섭취한다.

참고문헌

구재옥(2006). 생활주기영양학. 서울: 효일. 제1장.

국가법령정보센터(2014). 감염병의 예방 및 관리에 관한 법률

김종규(2007). 웰빙사회와 보건. 서울: 신광출판사. 제8장.

보건복지부(2011). 한국인을 위한 신체활동 지침서, 성인을 위한 식생활 지침, 어르신을 위한 식생활 지침.

보건복지부(2013). 한국인영양섭취기준 가이드북.

안홍석 등 4인(2002). 디지털시대 영양과 건강. 서울: 성신여자대학교 출판부. 제1장, 2장.

최혜미, 김정희, 이주희(2002). 21세기 영양과 건강이야기. 서울: 라이프사이언스. 제1장.

최혜미, 김정희, 이주희(2011). 21세기 영양학. 서울: 교문사. 제1장.

한국영양학회(2005). 한국인 영양섭취기준.

한국영양학회(2010). 한국인 영양섭취기준.

Anspaugh, D. J., M. H., Hamrick, and F. D. Rosato. (2006). Wellness; concepts and applications, 6th ed. New York: McGraw Hill. Chapters 6-8.

Donatelle, R. J. (2003). Health, the basics, 5th ed. San Francisco: Benjamin Cummings. Chapters 9 and 10.

Hahn, D. B. and W. A. Payne. (2004). Focus on health, 6th ed. New York: McGraw-Hill. Chapters 5 and 6.

U. S. Department of Agriculture and U. S. Department of Health and Human Services. (2000). Nutrition and your health: dietary guidelines for Americans. Home and Garden Bulletin 232. Washington, DC: U. S. Government Printing Office.

Wiseman, G. (2002). Nutrition and health. London: Taylor & Franccis. Chapter 22.

Whitney, E. N., C. B. Cataldo, L. DeBruyne, and S. R. Rolfes.(2001). Nutrition for health and health care. Belmonte: Wadsworth/Thomson Learning. Chapter 1.

Wie, G. A. (2011). Nutrition management for cancer patients. Hanyang Medical Reviews 31(4), 211-219.

http://hi.nhic.or.kr/flash/slide/01/index.html.

https://mirror.enha.kr/wiki/%ED%8A%B8%EB%9E%9C%EC%8A%A4%20%EC%A7%80%EB%B0%A9.

http://nongae.gsnu.ac.kr/~mfoodsci/bimando.htm.

http://www.m2slim.com/index.php.

https://www.google.co.kr/search?q=%EC%BA%98%EB%A6%AC%ED%8D%BC+caliper+obesity.

제 8 장

질병관리

I. 감염성 질환관리

1. 감염병의 개념
2. 감염병 관리의 발전사
3. 감염병의 발생과정
4. 감염병 관리의 일반적 방법
5. 우리나라의 법정감염병

II. 비감염성 질환관리

1. 비감염성 질환의 정의
2. 비감염성 질환의 중요성
3. 만성질환의 역학적인 특성
4. 만성질환의 발생요인
5. 비감염성 질환의 예방 및 관리
6. 만성질환에 관한 국가단위의 종합관리계획

제 8 장 질병관리

학습목표

1. 감염병 관리의 발전사를 이해한다.
2. 감염병의 6대 발생과정을 구체적으로 이해한다.
3. 주요 감염병의 역학적 특성과 관리방법을 학습한다.
4. 면역의 기전을 이해하고 구체적 면역방법을 학습한다.
5. 비감염성 질환의 역학적 특성과 발생요인을 이해한다.
6. 주요 비감염성 질환의 증상과 역학적 특성 및 예방방법을 학습한다.

I. 감염성 질환관리

1 감염병의 개념

감염이란 생물병원체가 숙주침입에 성공하여 알맞은 조직이나 장기에 자리잡고 생활하며 증식하는 상태라고 정의할 수 있다. 병원체의 감염으로 인해 발병되었을 경우 이것을 감염성 질환이라 하며 이 감염성 질환이 감염성을 가지고 새로운 숙주에게 감염시키는 것을 감염병이라고 한다. 감염은 범위가 넓어서 감염되었어도 찾아낼 수 없는 잠재감염에서부터 건강보균에 이르기까지 다양하여 감염상태를 병원체 발견여부로 쉽게 판정한다는 것은 금물이다.

2 감염병 관리의 발전사

감염병 관리의 발전사를 살펴보면 다음과 같다.

1) 신벌설 시대

원시인들은 두 가지 신, 즉 선령과 악령이 있는 것으로 믿었다. 종족의 성공이나 번영이 있을 경우 선령의 덕이라고 해석하였고 반대로 질병이나 기아 같은 것은 악령 때문이라 생각하였다. 따라서 질병을 치료 또는 관리하는 방법은 악령을 진정시키거나 고통을 받고 있는 사람에게서 악령을 쫓아내는 것이었다. 인간의 종교적 사고가 점차 발전해 감에 따라 질병에 대한 생각도 달라져 질병을 죄악에 대한 신의 징벌로 해석하였다. 그러므로 질병의 관리방법도 각 부족의 종교지도자에게 맡겨져 있었다.

2) 점성설 시대

자연에 대한 인식이 점차 높아짐에 따라 질병발생이 어떤 물리적 상태와 관련이 있다고 믿게 되어 여러 설이 출현하였는데 그 대표적인 것이 점성설이었다. 이는 별자리의 이동에 따라 전염병이 만연한다는 것이며 전쟁이나 천재지변도 이로 인해 일어난다고 생각하였다.

3) 장기설 시대

자연의 관찰로 질병이 계절, 기후, 온도, 불결함 등에 의해 연관이 있다는 것을 알게 되었으며 이러한 관찰로부터 일종의 동력설이 전개되었다. 이 중 가장 중요한 것이 장기설(瘴氣說, Miasmata theory)로 이는 땅에서 발산하고 바람에 따라 전파되는 가설적인 유독물질 때문에 질병이 발생한다는 것으로 그 대표적인 예로는 malaria(mal aria = bad air)를 들 수 있다. 즉, 나쁜 공기가 늪지대(모기가 많이 발생함) 같은데서 발생하여 말라리아가 발생한다고 생각했으며 결핵 같은 질병도 나쁜 공기가 환자에게서 나와서 다른 사람에게 옮겨질 때 전파될 수 있다고 믿었다.

따라서 Hippocrates가 주장하여 Galen에 의해 완성된 이 가설은 약 2,000여년간 구라파를 나쁜 공기가 발생하지 않도록 환경정화운동과 나쁜 공기에 접촉되지 않게 하는 개인위생관리 등의 질병관리에 역점을 두게 하였다. 이 설은 특수한 관리방법을 등장시켜 오염된 공기를 정화시키기 위해 대포를 발사하거나 불을 지르는 방법 및 연기소독법이 사용되었다. 이는 병인을 설명하는 데에는 적당하지 않았으나 지역의 위생을 향상시키는 데에는 많은 공헌을 하였다.

4) 접촉감염설 시대

질병에 대한 경험이 쌓여짐에 따라 질병이 다른 사람에게로 전염될 수 있다고 믿는 접촉감염설이 알려졌다. Aristoteles는 페스트 환자의 부근에 있는 건강한 사람에게 잘 전염된다는 것을 지적하여 14~15세기에 걸쳐 유럽에서 대유행한 천연두, 페스트 등에 대한 대유행의 접촉감염설을 더욱 확실하게 만들었다.

5) 세균설 시대

현미경 발명가인 네덜란드의 A. V. Leevenhoek가 1676년에 설사변을 검사하여 소위 "극미동물(animalcule)"이라는 것을 관찰하였는데, 이것이 세균을 포착한 최초의 일이라고 한다.

1860년대 Louis Pasteur는 흑종의 질병이 미생물에 의한다는 것을 증명하였다. 이처럼 미생물이 존재할 때 질병이 발생한다는 것과 병원균이 자연발생적으로 생기는 것이 아니고 세대를 이어가며 증식한다는 것을 보여줌으로써, 1860년에 그동안 지배되어 온 생물의 자연발생사(abiogenesis)는 정복되었다.

또한 독일에서는 Robert Koch(1843~1910)가 탄저균, 결핵균 및 콜레라균의 발견으로 미생물의 병인설을 확인하는 등 많은 학자들에 의해서 병원체의 발견이 있었다. 이 미생물 병인설은 면역학의 발전과 더불어 감염병 관리에 크게 기여하였다.

3 감염병의 발생과정

질병의 발생에는 병인, 숙주 및 환경의 3요소가 관련되어 있으며, 질병 중 감염병의 발생과정을 세분해 보면 다음의 여섯 가지 요소가 연쇄적으로 상호 유지됨으로써 가능하며, 어느 한 가지라도 결여되면 감염병의 발생・전파는 일어나지 않는다. 따라서 병원체의 전파를 막으려면 이들 요소 중 하나만 제거하면 된다.

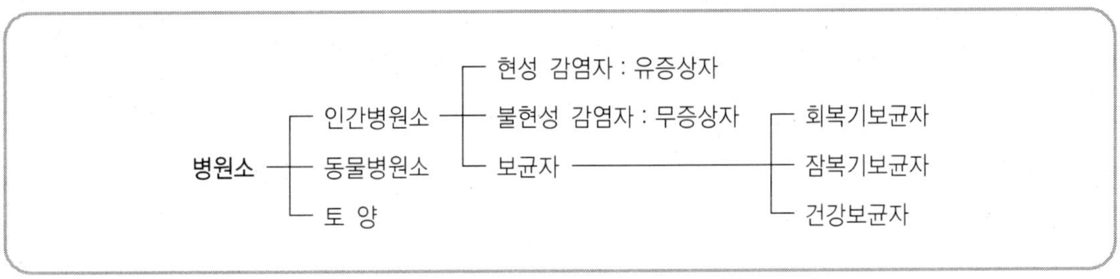

[그림 8-1] 병원소의 종류

1) 병원체(causative agents)

병원체란 숙주에 침입하여 특정한 질병을 일으키는 데 필요한 미생물로서 이들의 독력

(virulence), 독성(toxicity), 병원체의 작용양식에 따라서 감염자에게서 나타나는 병의 양상은 각기 다르다. 생물학적 병원체를 박테리아, 비루스, 리켓치아, 균류, 원생동물, 기생충 등으로 분류하여 살펴보면 다음과 같다.

(1) 병원체의 종류

① 박테리아(bacteria)

박테리아는 구균, 간균 및 나선균의 세 가지 형태로 나뉘어진다. 박테리아는 표준현미경을 통해 관찰할 수 있다. 박테리아는 수천종이 있지만 대강 1백여종이 질환을 유발시킨다. 많은 경우 박테리아 자신이 병을 일으키는 것이 아니라 박테리아가 만든 독소(toxin)가 발병의 원인이 되기도 한다.

② 바이러스(virus)

바이러스는 가장 작은 병원체로 박테리아 크기의 1/500 정도이다. 워낙 미세하기 때문에 전자현미경을 통해서만 관찰할 수 있는데 20세기 전만 하더라도 사람들에게 알려지지 않았다. 바이러스는 지난 1960년대가 되어서야 조직배양을 통해 효과적으로 관찰할 수 있었다. 현재로선 150종류 이상이 인체에 해를 주는 것으로 알려졌는데 암이나 만성질환에 바이러스가 어떤 역할을 하는지는 불명확하다.

③ 균류(fungi)

단세포나 다세포의 원시 식물체인 수십종의 균류는 주변 환경에 서식하며 유용한 기능을 한다. 빵이나 치즈 또는 버섯 등은 이것을 이용해 만들어진다.

그러나 칸디다증(candidiasis), 백선(ringworm), 무좀(athlete's foot), 완선(jock itch) 등은 균에 의한 대표적인 병이다. 감염된 부위를 청결히 하고 건조하게 유지시키면서 적절하게 약물치료를 하는 것이 최선의 방법이다.

④ 원생동물(protozoa)

원생동물은 일반적으로 아프리카 수면병(african sleeping sickness), 말라리아(malaria)와 같은 열대병과 관련이 있는 극히 미세한 단세포미생물이다.

이들 병원체는 개발도상국에서 유행하고 있지만 미국에도 퍼져 있다. 미국에서 가장 흔한 질병은 질염 또는 트리코모나스증(trichomoniasis)으로 성접촉을 통해 감염되는 것으로 알려져 있다.

⑤ 기생충(parasitic worms)

기생충은 가장 큰 병원체이다. 전형적으로 어린이들에게 발견되는 비교적 작은 요충에서부터 모든 항온동물에서 찾아볼 수 있는 큰 크기의 촌충에 이르기까지 천차만별로서 대부분의 기생충은 인체에 위협적이기보다는 불쾌감을 안겨 준다. 특이한 사실로 요즘은 일본에서 날생선을 먹고 새로운 형태의 기생충에 감염되는 사례가 있다. 기생충은 물론 알까지도 죽일 수 있도록 음식을 익혀 먹는 것이 효과적인 예방법이다.

2) 병원소(reservoir)

병원소란 병원체가 생활하고 증식하며 다른 숙주에게 전파될 수 있는 상태로 저장되는 장소이다. 병원소의 종류로는 인간, 동물, 토양 등이 있다.

3) 병원소로부터 병원체의 탈출

병원체가 병원소 안에 머물러 있는 한 질병은 전파되지 않으며, 병원체가 병원소로부터 탈출해야만 질병의 전파가 가능하다. 탈출 경로는 대개 병원체의 침입 경로와 일치하며 다음과 같이 분류할 수 있다.

(1) 호흡기 계통으로 탈출

호흡기 감염병이 주가 되는데 코, 비강, 기도, 기관지, 폐 등의 부분에서 증식한 병원체가 외호흡을 통해서 나가는데 주로 대화, 기침, 재채기를 통해 전파된다. 여기에 해당하는 것은 폐결핵, 폐렴, 백일해, 홍역, 수두, 천연두 등의 감염병이 있다.

(2) 소화기 계통으로 탈출

위장관을 통한 탈출로 소화기계 감염병이나 기생충 질환의 경우 분변이나 구토물에 의해서 체외로 배출되는 경우이다. 그러나 구토물은 병원체가 나가는 데 중요한 역할을 하지는 않는다. 이질, 콜레라, 장티푸스, 파라티푸스, 폴리오 등이 여기에 해당된다.

(3) 비뇨생식기 계통으로 탈출

주로 소변이나 성기 분비물에 의해서 탈출한다. 매독, 임질 등이 이에 속한다.

(4) 개방병소로 직접 탈출

신체 표면의 농양, 피부병 등의 상처부위에서 병원체가 직접 탈출하는 것을 말한다. 나병 등이 여기에 속한다.

(5) 기계적 탈출

흡혈성 곤충에 의한 탈출과 주사기 등에 의한 탈출을 말하며 발진열, 발진티푸스, 말라리아, 매독, 에이즈 등이 있다.

4) 전파

병원체가 병원소로부터 탈출한 후 새로운 숙주로 옮기는 것을 전파라 하며 크게 직접전파와 간접전파로 나뉘어진다.

(1) 직접전파

병원체가 매개체 없이 새로운 숙주로 직접 전파되는 것으로 환자의 기침, 재채기 등에 의해서 발생하는 호흡기계 질환(감기, 결핵, 홍역 등)과 신체적 접촉에 의해서 발생하는 질병(성병과 피부병 등)이 여기에 속한다.

(2) 간접전파

배출된 병원체가 어떤 매개체를 통해 새로운 숙주에게 운반되는 과정을 말하며 이 간접전파가 성립하려면 병원체가 병원소 밖에서 오랫동안 생존할 수 있어야 하며 매개체가 있어야 한다. 매개체에는 생물체인 매개곤충 등 활성 매개체와 물, 우유, 식품, 공기, 토양과 같은 비활성 매개체가 있으며 이 다섯 가지의 이외의 비활성 매개체를 개달물(formite)이라고 한다.

① 기계적 전파

매개곤충이 단순히 기계적으로 병원체를 운반하는 것으로서 매개곤충 내에서 병원체의 증식이 일어나지 않는다.

② 생물학적 전파

병원체가 매개곤충 내에서 성장이나 증식을 한 뒤에 전파되는 경우로서 매개곤충 자체가 전파 과정에 생물학적으로 중요한 역할을 담당하게 된다. 생물학적 전파양식은 다음과 같이 구분할 수 있다.

㉠ **증식형 전파**(propagative transmission) : 매개곤충 내에서 병원체가 수적 증식만 한 후 전파하는 것으로 페스트는 쥐벼룩, 뎅기열과 황열은 모기, 발진티푸스와 재귀열은 이, 발진열은 벼룩이 전파한다.

㉡ **발육형 전파**(cyclo-developmental transmissiom) : 매개곤충 내에서 수적 증식은 없지만 생활환의 일부를 경과하면서 발육하여 전파하는 형태로서 사상충증은 모기, Loa loa는 흡혈성 등애가 전파한다.

㉢ **발육·증식형 전파**(cyclo-propagative transmission) : 매개곤충 내에서 병원체가 생활환의 일부를 거치면서 발육과 수적 증식을 하여 전파되는 형태로서 말라리아는 모기, 수면병(sleeping sickness)은 체체파리가 전파한다.

㉣ **배설형 전파**(fecal transmission) : 병원체가 매개곤충 내에서 증식한 후 장관을 거쳐 배설물로 배출된 것이 피부의 상처부위나 호흡기계 등으로 전파되는 형태로서 발진티푸스는 이, 발진열과 페스트는 벼룩이 전파한다.

㉤ **경란형 전파**(trans-ovarian transmission) : 곤충의 난자를 통하여 다음 세대까지 전달되어 전파되는 형태로서 록키산 홍반열과 재귀열은 진드기가 전파한다.

5) 신숙주에의 침입

병원체의 침입 방식은 병원체의 탈출 방식과 대체로 일치하며 주로 호흡기 계통, 소화기 계통, 비뇨기 계통, 점막 및 피부를 통해 침입한다. 병원체에 따라 침입 경로가 정해져 있고 그 경로가 달라지면 감염이 안 되는 것이 보통이다. 예를 들어 광견병 바이러스는 피부를 통해 침입한 경우에는 감염되지만 입으로 침입했을 때는 감염이 되지 않는다.

6) 신숙주의 감수성과 면역

병원체가 새로운 숙주에 침입하였다 하더라도 숙주에 저항력이나 면역성에 따라 감염은 일어나지 않는다. 숙주의 저항력은 여러 가지 병원체에 대하여 공통적으로 작용할 수 있는 비특이적 저항력과 특수한 병원체에만 작용할 수 있는 특이적 저항력으로 나뉘어진다. 이때 특이적 저항력을 면역이라고 하고 이에 상대되는 용어로 감수성이 있는데 감수성이 높으면 저항력이 낮고 저항력이 낮으면 감수성이 높다. 비특이적 저항력은 피부나 점막을 통해 침입하는 병원체에 대한 방어력을 의미하고 특이적 저항력은 그 병원체의 감염이나 백신의 접종으로 인해 생기는 것으로 이를 면역(immunity)이라고 한다.

(1) 감수성(susceptibility)

숙주에 침입한 병원체에 대하여 감염이나 발병을 막을 수 없는 상태를 감수성이라 한다. Gottstein은 접촉에 의하여 전파되는 급성 호흡기계 감염병의 경우에 그 질환에 폭로되었던 적이 없는 미감염자가 병원체에 접촉되어 발병하는 율은 대체적으로 일정하다고 하였는데 이를 감수성지수(접촉감염지수)라고 하였으며 이를 Rudder는 %로 나타냈다. Rudder의 감수성지수는 두창 95%, 홍역 95%, 백일해 60~80%, 성홍열 40%, 디프테리아 10%, 폴리오 0.1%로서 두창과 홍역이 가장 높고 폴리오가 가장 낮다.

① 감수성 요인

한때 대부분 질환은 한 가지 요인에 의한 것이라고 믿어져 왔다. 그러나 오늘날 우리는 질환들이 여러 가지 요인의 상호작용에 의해 발병된다고 인식하고 있다. 병에 걸리려면 숙주가 민감해야 하는데 즉 면역체계가 약하여 병을 옮기는 매개가 있으며 기온, 습도, 그리고 빛과 같은 환경이 병원체에 적합해야 한다.

㉠ **유전** : 수명에 영향을 미치는 가장 큰 단일요인은 부모의 수명일 것이다. 심장 질환이나 암 또는 다른 질환이 가계에서 태어나면 그런 질환에 걸릴 확률이 높다. 당뇨병이 많은 가계에서는 아무리 당사자가 예방책을 강구해서 체중을 관리하고 규칙적으로 운동해도 당뇨병에 걸리기 쉽다. 아직 많은 질환들은 유전형질에 의해 발병된다. 세포빈혈증으로 불리는 겸상적혈구 빈혈(sickle-cell anemia)은 아프리카계 미국인들에게 감염되는 질환으로 양친 모두 이 질환의 유전인자를 보유하고 있으면 태아에게로 유전된다.

㉡ **노화** : 우리가 제아무리 노화 과정에 따른 부정적인 요소를 경감시키는 데 노력해도, 40살이 넘으면 만성질환에 걸리기 쉽다. 더구나 나이가 들수록 우리의 면역체계는 미생물의 침입을 효과적으로 저지하는 데 약하게 반응하기 때문에 그만큼 병에 걸릴 위험이 높다. 젊은이들에게 잠시 메스꺼움과 설사 등을 일으키는 어떤 인플루엔자가 노인들에겐 하루 종일 아프게 하고 심지어 죽음까지도 유발할 수 있는 것이다.

㉢ **환경적 조건** : 비위생적인 환경과 약물, 화학약품, 위험한 오염물질, 음식쓰레기, 그리고 오염된 수질 등은 면역체계에 큰 영향을 준다. 면역학적 역량(immunological competence)은 병원체에 대응하는 신체의 능력으로 이러한 조건에선 약화된다는 게 그동안의 조사결과 잘 입증되었다.

㉣ **생활양식** : 발병위험인자의 조정을 위한 등급은 사회, 경제적인 조건과 문화적 성장과정, 지리적인 위치와 숙주의 다른 변인에 의해 변한다 할지라도 질병의 위험인자를

찾아내 개인적으로 조정 가능한 인자들의 등급을 정해야 한다. 이러한 위험인자 가운데 과도한 스트레스와 불충분한 영양섭취, 수면부족, 비위생적인 환경, 위험한 행동, 그리고 다른 변인들이 질병을 유발시킨다는 연구보고는 그동안 잘 알려져 있다.

② **면역**(immunity)

면역은 선천적이든 후천적이든 간에 어떤 특정한 감염균에 대해 자기 몸을 방어하며 임상적인 증상을 없애거나 가볍게 하는 능력을 말한다.

면역은 발병인자에 대항하는 물질생성을 통해 병에 대한 저항력이 생기도록 하는 조건이다. 면역반응을 일으킬 수 있도록 하는 물질을 항원(antigen)이라고 부른다. 항원은 바이러스나 박테리아, 균류, 기생충 등 여러 가지가 될 수 있다. 인체는 항원의 침입을 받으면 열쇠가 자물쇠에 꼭 맞듯이 항원에 대항할 수 있는 항체(antibody)를 생성한다. 항체는 면역글로불린(immunoglobulins)이라고 알려진 분자 집합체로 되어 있는데 9개 그룹의 화학적인 단백질 성분인 이들은 항원에 저항하는 일을 한다. 항원이 최초의 인체 방어망을 뚫고 체내에 들어오면 인체는 항원의 크기와 모양 등의 분석을 통해 '몸 안'의 것이 아닌 이물질로 판명나면 이것을 약화시키거나 파괴하기 위한 항체를 생성한다.

자가면역질환(autoimmune disease)이란 백혈구와 항원-항체반응은 일반적으로 해로운 항원을 중화시키거나 파괴시키는 기능을 하지만 때로 인체가 내부의 조직을 이물질로 오인하고 항체를 형성하기도 한다. 자가면역질환의 대표적 사례는 관절염과 낭창성 홍반(lupus erythematosis), 그리고 근무력증(myasthenia gravis)이 있다.

③ **면역체계를 보강하기 위한 백신**

㉠ 선천면역과 후천면역

우리 인체의 면역체계는 태어나는 순간부터 죽을 때까지 지속되지만 침입해 온 병원체가 너무 강력하거나 자신의 면역체계가 너무 약해 있을 때에는 외부로부터 협조를 받아야 한다. 이것을 백신이라고 하는데 병원미생물을 죽이거나 약하게 만들어 사용하거나 이와 비슷하지만 병원미생물로 인한 위험을 훨씬 줄인 항원을 쓰기도 한다. 이러한 백신은 경구투여나 주사접종을 통해 사용하는데 이것을 획득면역 또는 후천면역이라 하고 이것과 반대로 산모에게서 신생아로 전해지는 선천면역이 있다. 오늘날에는 미생물의 병원성에 따라 살아 있거나 약화시키거나 죽인 미생물을 백신으로 사용한다. 실제 지난 1960년대에는 다른 병으로 약해진 환자에게 수두 예방접종을 해서 환자가 실제로 병에 걸린 사례도 있다. 따라서 백신접종으로 인해 수두에 걸릴 위험이 실제 주위에서 걸릴 우려보다 큰 것으로 믿었기 때문에 1960년대에는 일상적인 수두 예방접종이 실행되지 않았다.

㉡ 수동과 능동면역

만약 당신이 백신을 맞거나 병에 걸리는 형태 등의 미생물에 노출되면 그 병에 대한 면역이 생기는데 이것을 능동면역이라고 부른다. 이렇게 되면 인체는 항체를 생성하기 때문에 병에 노출되어도 걱정할 필요가 없다. 그러나 어떤 경우에는 병에 걸릴 위험성이 커서 인체가 항체를 만들어낼 수 있도록 기다릴 여유가 없을 때가 있다.

인체의 저항력이 암치료나 다른 이유로 심각하게 저하되어 항체를 생산할 수 없게 되는 수도 있다. 이 경우 다른 사람이나 동물에게서 형성된 항체를 받게 되는데 이것을 수동면역이라고 부른다. 이것은 능동면역보다 기간이 짧지만 위험한 고비를 넘기는 데는 필요하다. 수동면역에 쓰이는 항체는 공여자의 핏속에 있는 단백질을 합성한 감마글로불린에서 추출한다. 신생아가 모유수유를 통해 엄마로부터 면역항체를 받는 것도 수동면역이다. 최근 20~30년 동안 감염병 치료의 발전을 이루어 왔다. 특히 어린이 감염병을 근절하는 데 성공을 거두었다. 오늘날은 부모들이 면역을 시키는 데 소홀한 어린이들 사이에서만 병이 생길 뿐이다. 이들 내용을 정리하여 보면 다음과 같다.

ⓐ 선천면역 : 비특이성 요인을 토대로 하는 면역

ⓑ 후천면역 : 특이성 요인이 그 본태이며 감염병을 경과하거나 병원체 또는 독소의 접종, 혹은 항체의 주사 등에 의하여 후천적으로 성립되는 면역

- 능동면역(active immunity) : 병원체나 독소에 대해서 생체의 세포가 스스로 활동하여 생기는 면역
  - 자연능동면역 : 각종 질환에 이환된 후 형성되는 면역
  - 인공능동면역 : 인위적으로 항원을 투입하여 항체 생성

    인공능동면역에서 사용되는 백신의 종류와 그와 관련된 질환을 살펴보면 다음의 [표 8-1]과 같다.

[표 8-1] 백신종류별 대상 질환

종 류	대상 질환
생균 vaccine	두창, 탄저, 광견병, 결핵, 황열, 폴리오, 홍역
사균 vaccine	장티푸스, 파라티푸스, 콜레라, 백일해, 일본뇌염, 폴리오
순화독소(toxoid)	디프테리아, 파상풍

- 수동면역(passive immunity) : 다른 숙주에 의하여 형성된 면역체를 받아서 생긴 면역
  - 자연수동면역 : 태아가 모체의 태반을 통하여 항체를 받거나 생후에 모유에서 항체를 받는 방법
  - 인공수동면역 : 면역혈청 등을 주사하여 항체를 주는 방법

4 감염병 관리의 일반적 방법

감염병의 생성 과정은 위의 6개 요소들이 감염병의 생성 과정상 필수 요소가 되며 앞에 적은 순서에 따라서 연쇄적으로 작용하기 때문에 6개 요소 중 어느 한 가지라도 결여되면 나머지 다른 요소들이 존재한다고 해도 감염병은 발생하지 못한다. 이와 같은 감염병 생성 과정의 원칙을 토대로 감염병 관리는 감염병 생성 과정 중의 어떤 요소를 제거함으로써 감염병이 발생하지 못하게 하는 것이 관리의 원칙이다.

일반적으로 감염성 질환의 예방과 관리 방법에는 크게 나누어 전파 과정의 차단, 면역증강 및 예방되지 않은 환자에게 대한 조치 등 세 가지로 요약할 수 있다.

1) 전파 과정의 차단

(1) 병원소의 제거

광견병 등 동물 질환에서는 감염원이 되는 동물병원소를 죽여 없애는 것이 최선의 방법이다. 사람이 병원소가 되었을 때는 외과적으로 수술을 하여 병원소를 제거하든가 약물요법으로 치료하여 환자 또는 보균자를 없애도록 한다.

(2) 감염력의 감소

적당한 치료를 하면 환자가 완전히 치유되기 전부터 감염력이 감소하여 감염성 질환의 전파를 막을 수 있다. 매독 환자에게 페니실린을 2~3회 주사하거나 개방성 폐결핵 환자에게 항결핵제를 투여하면 완전히 치유되지 않은 상태에서도 감염력이 줄어드는 것이 그 예이다.

(3) 병원소의 격리

격리는 다른 사람에게 감염시킬 우려가 있는 환자나 보균자를 그 상태가 해소될 때까지 떼

어 놓는 것을 말한다. 일반적으로 환자 격리기간은 경험에 의하여 정하고 있는데, 디프테리아는 7일, 페스트, 장티푸스, 파라티푸스, 두창 및 세균성 이질은 14일 동안 격리시키고 있다.

검역은 감염병 환자와 접촉했을 가능성이 있는 사람에 대해서 일정한 잠복기간이 지나면 발병할 것을 예측하여 그와 같은 감염기회가 있었던 최종일로부터 해당 감염병의 최장 감복기간 동안 격리를 실시하여 감염자를 조기에 발견하고 적절한 조치를 취함으로써 감염병의 전파를 예방하는 데 그 목적이 있다. 국제검역 질병의 격리기간은 콜레라가 120시간, 페스트와 황열은 144시간, 천연두는 336시간으로 되어 있는데 과거에 그 질병에 이환된 일이 있거나 예방접종을 받아서 충분한 면역을 갖고 있다고 인정될 때에는 검역 대상에서 제외시킨다.

2) 환경위생 관리

병원소를 탈출한 병균이 새로운 숙주에게 전파되기까지는 상당한 기간을 우리의 생활 환경 속에 생존해야 하므로 환경위생 조건을 개선하여 전파 과정을 차단하는 것은 효과적인 감염병 관리방법이다.

환자나 보균자의 배설물이나 이로 인하여 오염된 물건들에 대해서 소독을 하고 그들이 있었던 장소를 소독하는 일은 전파를 방지하는 중요한 방법이다. 동물병원소의 배설물에 대해서도 소독이 필요하고 감염병 환자가 사망하였을 때도 시체와 그 환자가 사용하던 물건에 대해 소독을 해야 한다.

3) 면역증강

감염원과 전파 과정에 대한 관리를 철저히 하더라도 병원체가 새로운 숙주에 도달하였을 때 숙주의 감수성이 높을 때는 질병에 걸리게 되므로 감수성자의 관리도 중요하다. 감수성자에게 예방 접종을 실시함으로써 방어기전을 통해 저항력을 증가시키는 것은 감염병 관리에 중요한 위치를 차지한다.

4) 예방되지 못한 환자에 대한 조치

전파방지나 면역증강의 방법으로도 예방되지 못하고 질병이 발생하였을 때는 가능한 한 최소의 피해로 이를 막도록 노력해야 한다. 일단 질병이 발생하였을 때는 조기진단과 조기치료로써 질병의 경과를 가볍게 지나도록 하거나 합병증을 줄이고 희생자를 적게 하는, 즉 제2차 예방이 필요한 것이다.

5 우리나라의 법정감염병

우리나라에서는 감염병 예방법에 법정감염병을 정하여 집중관리하고 있다. 법정감염병을 지정하는 목적은 중요 감염병을 대상으로 국가가 관리함으로써 그 감염병으로부터 국민들을 보호하기 위함이다. 현재 법정감염병은 2010년 12월 30일 개정하여 [표 8-2]와 같이 법정감염병의 종류를 제1군, 제2군, 제3군, 제4군, 제5군 및 지정감염병으로 분류하였다.

〈제1군〉은 발생 즉시 방역 대책을 수립하고 환자의 격리가 필요한 감염병으로 이를 진단하거나 사체를 검안한 의사 또는 한의사는 즉시 보건소장에게 신고해야 한다.

〈제2군〉은 예방접종이 필요한 감염병으로 홍역, B형간염을 포함하여 12종이며 역시 환자 발견 즉시 보건소장에게 신고해야 한다.

〈제3군〉은 지속적으로 감시하고 예방홍보를 해야 하는 감염병으로 말라리아, 결핵 등을 포함한 19종이 여기에 포함된다. 이 질병은 발견 후 7일 이내에 신고해야 한다.

〈제4군〉은 방역대책을 긴급히 수립해야 하는 신종 감염병증후군, 재출현 감염병, 해외 유입 감염병을 포함하여 황열, 뎅기열 등을 포함한 20종이 있다. 이것도 발견 즉시 신고해야 한다.

[표 8-2] 우리나라 법정감염병의 종류

종류	질병명
제1군(6종)	콜레라/세균성이질/장티푸스/파라티푸스/장출혈성대장균감염증/A형간염
제2군(12종)	디프테리아/파상풍/홍역/일본뇌염/폴리오/백일해/유행성이하선염/B형간염/풍진/수두/b형헤모필루스인플루엔자/폐렴구균
제3군(19종)	말라리아/결핵/한센병/성홍열/수막구균성수막염/레지오넬라증/비브리오패혈증/발진티푸스/발진열/쯔쯔가무시증/렙토스피라증/브루셀라증/탄저/공수병/신증후군출혈열/인플루엔자/후천성면역결핍증(AIDS)/매독/크로이츠펠트-야콥병(CJD) 및 변종크로이츠펠트-야콥병(vCJD)
제4군(20종)	페스트/황열/뎅기열/바이러스성출혈열/두창/보툴리눔독소증/중증급성호흡기증후군(SARS)/동물인플루엔자인체감염증/신종인플루엔자/야토병/큐열/웨스트나일열/신종감염병증후군/라임병/진드기매개뇌염/유비저/치쿤구니야열/중증열성혈소판감소증후군(SFTS)/중동호흡기증후군(MERS)/지카바이러스(소두증)
제5군(6종)	회충증/편충증/요충증/간흡충증/폐흡충증/장흡충증
지정감염병(17종)	C형간염/수족구병/임질/클라미디아감염증/연성하감/성기단순포진/첨규콘딜롬/반코마이신내성황색포도알균(VRSA) 감염증/반코마이신내성장알균(VRE) 감염증/메티실린내성황색포도알균(MRSA) 감염증/다제내성녹농균(MRPA) 감염증/다제내성아시네토박터바우마니균(MRAD) 감염증/카바페넴내성장내세균속균종(CRE) 감염증/장관감염증/급성호흡기감염증/해외유입기생충감염증/엔테로바이러스감염증

자료 : 질병관리본부, 감염병의 분류 및 종류, 2016

* 개별질병에 대해서는 질병관리본부 홈페이지(http://www.cdc.go.kr) 참조

〈제5군〉은 2010년 이후로 신설된 법정감염병으로 회충증, 편충증 등을 포함한 6종이 있다.

〈지정감염병〉은 감시활동을 필요로 하며 유행여부를 조사하고 감시해야 하는 것으로 보건복지부장관이 지정하는 감염병이다. C형간염, 반코마이신내성황색포도알균 감염증 등 17종이 지정되어 있다. 발견 후 7일 이내 신고해야 한다.

1) 인플루엔자

인플루엔자(influenza)는 흔히 '독감'이라 알려져 있다. 인플루엔자 바이러스(influenza virus)에 의해서 발병되는 급성 호흡기 질환이다. 이러한 인플루엔자의 발생과정과 특징 및 임상증상을 살펴보면 다음과 같다.

(1) 발생과정

인플루엔자 바이러스는 1931년 Shope에 의해 돼지에서 처음 분리되었다. 사람에서는 1933년 Smith, Andrews 그리고 Laidlow에 의해 처음 분리되었다. 이후 수차례의 변이를 통해 전 세계적으로 인류의 유병률 및 사망률을 높이는 원인이 되고 있다.

(2) 특징

인플루엔자 바이러스는 표면 단백질인 hemagglutinin(HA)과 neuraminidase(NA) 유전자의 변화에 의해 기존의 항원형과는 전혀 다른 새로운 항원형으로 변하는 항원 대변이(antigenic shift)와 동일한 인플루엔자 아형 내에서 약간의 유전적 변화만 생기는 항원 소변이(antigenic drift)라는 특성을 가진다. 항원 대변이는 인플루엔자 A형에서 주로 일어나며 B형과 C형은 이에 비해 변이가 적고 특히 C형에 의한 사람의 감염은 드문 것으로 알려져 있다. 사람에서는 주로 A/H3N2형, A/H1N1형 및 B형이 유행하고 있는데 변이를 통해 새로운 바이러스 주가 출현할 경우 유병률과 사망률이 크게 증가하므로 인플루엔자의 중요성을 인식하여 WHO를 중심으로 전 세계 인플루엔자 감시체계를 운영하여 유행에 대비하고 있다.

(3) 임상증상

인플루엔자는 보통 겨울이 시작되는 늦가을에서 이른 봄에 많이 발생한다. 주로 비말 등에 의한 간접 및 직접 접촉에 의해 전파되며, 유행이 시작되면 2~3주 내에 정점을 이루고 5~6주간 지속되는 것으로 알려져 있다. 가장 뚜렷한 증상은 감염 24시간 내에 38~40℃의 갑작스런 고열이며 두통, 근육통 및 피로감 등의 전신 증상과 인후통, 기침, 객담 및 비염 등의 호흡기 증상이 나타난다. 또한 복통, 구토 및 경련 등이 드물게 발생할 수 있다. 건강한 사람은 수 일간 증상을 보인 후 회복되지만 만성폐질환자, 심장질환자 및 면역저하자 등은 폐렴과 같은 합병증이 발생하여 사망할 수 있으며 이외에 뇌증, 척수염(transverse myelitis), Reye 증후군, 근염, 심근염 및 심낭염 등의 합병증이 동반될 수 있다. 소아의 경우 성인에서와 비슷한 증상을 보이지만 열이 더 높게 나고 열성 경련이 일어날 수 있으며 중이염, 위막성 후두염(croup) 및 근육통도 더 흔하게 발생한다.

2) 중증 급성호흡기 증후군(SARS)

중증 급성호흡기 증후군은 사스-코로나 바이러스(SARS coronavirus, SARS-CoV)가 인간의 호흡기를 침범하여 발생하는 질병이다. 2002년 11월에서 2003년 7월까지 유행하여 8,096명의 감염자가 발생하고 774명이 사망하였다.

(1) 발생과정

사스의 원인 바이러스인 코로나 바이러스는 한 가닥의 RNA를 유전물질로 가지고 있는 바이러스이다. 인간에게 감염을 일으키는 형태는 제1혈청형과 제2혈청형이 알려져 있는데 SARS의 원인이 되었던 코로나 바이러스는 이 두 가지 혈청형과 다른 새로운 종류인 것으로 나타났다. 원인 바이러스가 전파되는 경로는 아직 완전히 밝혀지지 않았지만 대기 중에 떠다니는 고체나 액체의 미세한 입자에 의해 전파되는 것으로 추측하고 있다.

(2) 임상증상

원인 바이러스인 사스-코로나 바이러스에 노출된 후 2~7일 정도의 잠복기가 지나면 발열, 무력감, 두통, 근육통의 신체 전반에 걸친 증상이 나타난다. 이후 기침과 호흡 곤란 증상이 발생하고 25%의 환자에게서 설사가 동반된다. 심한 경우에는 증상이 2주 이상 지속되며 호흡 기능이 크게 나빠지고 급성 호흡곤란 증후군 및 다기관 부전증으로 진행된다.

(3) 진단

사스가 의심되는 경우는 다음과 같다.

① 38도 이상의 발열 증상이 있고

② 최근 10일 이내에 사스로 진단 받은 사람과 접촉한 적이 있는 경우

③ 세계보건기구(WHO)에서 지정한 사스가 발생한 국가로 여행을 다녀온 경우

이러한 조건을 만족하는 환자 중에서 흉부 방사선 사진상 이상 증상이 보이면 중증 급성 호흡기 증후군의 가능성이 높은 사례로 분류할 수 있다. 확실한 진단을 위해서는 사스-코로나 바이러스를 세포 배양해서 분리해 내거나 역전사 중합효소 연쇄반응(RT-PCR)법을 이용하여 바이러스의 핵산을 검출해야 한다.

3) 중동 호흡기 증후군(MERS)

과거 사람에게서는 발견되지 않은 새로운 유형의 코로나바이러스 감염으로 인한 중증 급성 호흡기 질환으로 중동지역*의 아라비아 반도를 중심으로 주로 감염환자가 발생하여 '중동 호흡기 증후군'으로 명명되었다.

* **중동지역** : 아라비안 반도 및 그 인근국가(바레인, 이라크, 이란, 이스라엘의 웨스트뱅크와 가자지구, 요르단, 쿠웨이트, 레바논, 오만, 카타르, 사우디아라비아, 시리아, 아랍에미레이트, 예멘)

(1) 발생과정

명확한 감염원과 감염경로는 확인되지 않았으나 중동지역의 낙타와의 접촉을 통해 감염될 가능성이 높고 사람 간 밀접접촉*에 의한 전파가 가능하다고 보고되었다.

* **밀접접촉** : 확진 또는 의심환자를 돌본 사람(의료인, 가족 포함), 환자 및 의심환자가 증상이 있는 동안 동일한 장소에 머문 사람(방문, 동거 등)

(2) 임상증상

발열을 동반한 기침, 호흡곤란, 숨가쁨, 가래 등 호흡기 증상을 주로 보이며 그 이외에도 두통, 오한, 콧물, 근육통뿐만 아니라 식욕부진, 메스꺼움, 구토, 복통, 설사 등 소화기 증상도 나타날 수 있다.

(3) 진단

다음 세 가지 경우에 의심환자로 진단할 수 있다.

① 발열과 동반되는 폐렴 또는 급성 호흡기 증상이 있으면서 증상이 나타나기 전 14일 이내에 중동지역을 방문한 사람 또는 중동지역을 여행한 후 14일 이내에 발열과 급성호흡기 증상이 나타난 사람과 밀접하게 접촉한 경우이다.

② 발열과 호흡기 증상이 있으면서 증상이 나타나기 전 14일 이내에 중동지역 의료기관에 직원, 환자, 방문자로 있었던 경우이다.

③ 발열 또는 호흡기 증상이 있고 중동 호흡기 증후군 확진 환자가 증상이 있는 동안에 밀접하게 접촉한 경우이다.

Ⅱ. 비감염성 질환관리

1 비감염성 질환의 정의

비감염성 질환(Noncommunicable Disease)은 흔히 만성질환(Chronic Disease)으로도 불린다. 이는 비감염성 질환은 장기간의 의료처치 또는 보호를 요하는 상태나 질병을 포함하여 표현하기 때문이다. 미국의 국가 만성질환 위원회(National Commission on Chronic Illness)의 정의에 의하면 "만성질환은 정상이 아닌 모든 손상(impairment)과 이상(deviation)을 포함한다. 즉, 영속적인 불구상태, 회복 불가능한 병변, 재활을 위한 특별한 훈련의 필요성이나 장기간의 보호와 감시의 필요성 중 최소한 한 가지 이상의 요소를 갖고 있는 상태"라고 하였다.

2 비감염성 질환의 중요성

만성질환별 사망률의 변화 추이를 살펴보면, 2014년을 기준으로 2013년보다 사망률(인구 10만 명당)이 증가한 사망원인은 폐렴(2.3명, 10.8%), 고혈압성 질환(0.6명, 6.5%), 심장 질환(2.2명, 4.4%) 등이며, 사망률이 감소한 사망원인은 운수사고(−0.7명, −5.8%), 고의적 자해(−1.3명, −4.5%), 뇌혈관 질환(−2.1명, −4.2%) 등이다. 10년 전인 2004년에 보다 사망률이 크게 증가한 사망원인은 폐렴(16.6명, 232.7%), 심장 질환(15.7명, 42.8%), 폐암(7.0명, 25.8%) 등이며, 사망률이 감소한 사망원인은 운수사고(−5.9명, −34.5%), 간 질환(−5.9명, −31.2%), 뇌혈관 질환(−21.9명, −31.2%) 등이다(통계청, 2015). 이처럼 운수사고 등이 감소 추세를 보인 반면 폐암, 고혈압성 질환, 심장 질환이 증가 추세를 보임에 따라 생활습관과 관련된 만성질환이 주요 건강문제로 대두되고 있으며, 인구집단 기반의 건강생활실천 및 사전예방적 건강관리의 중요성이 높아지고 있다.

2014년도 주요 만성질환의 유병률을 살펴보면, 30세 이상 성인의 경우 고혈압성 질환, 당뇨병, 고콜레스테롤혈증, 폐쇄성폐질환의 유병률이 높은 반면, 65세 이상이 되면 30세 이상의 성인보다 유병률이 2배 이상 증가하고, 뇌졸중, 협심증/심근경색증, 류마티스성관절염 등

[표 8-3] 사망원인별 사망률 추이, 2004년-2014년 (단위 : 인구 10만 명당)

사망 원인	사망률			증감	
	2004년	2013년	2014년	04년 대비	13년 대비
전 체	503.7	526.6	527.3	23.6	0.7
특정 감염성 및 기생충성 질환	10.6	13.2	13.6	3.0	0.4
호흡기 결핵	5.7	4.1	4.2	-1.5	0.1
악성신생물(암)	132.6	149.0	150.9	18.3	1.9
위암	23.1	18.2	17.6	-5.5	-0.6
간암	22.4	22.6	22.8	0.4	0.2
폐암	27.3	34.0	34.4	7.0	0.4
내분비, 영양 및 대사 질환	25.5	23.4	22.9	-2.7	-0.6
당뇨병	24.2	21.5	20.7	-3.5	-0.8
순환계통의 질환	119.9	113.1	113.9	-6.0	0.8
고혈압성 질환	10.4	9.4	10.0	-0.4	0.6
심장 질환[1)]	36.7	50.2	52.4	15.7	2.2
뇌혈관 질환	70.1	50.3	48.2	-21.9	-2.1
호흡계통의 질환	29.2	44.5	47.6	18.4	3.1
폐렴	7.1	21.4	23.7	16.6	2.3
만성 하기도 질환	17.3	14.0	14.1	-3.1	0.1
소화계통의 질환	24.9	22.1	22.4	-2.5	0.3
간 질환	19.0	13.2	13.1	-5.9	-0.1
질병이환 및 사망의 외인	62.9	61.3	57.8	-5.0	-3.5
운수사고	17.1	11.9	11.2	-5.9	-0.7
고의적 자해(자살)	23.7	28.5	27.3	3.6	-1.3

[1)]심장 질환에는 허혈성 심장 질환 및 기타 심장 질환이 포함.
자료 : 통계청, 국가통계포털(KOSIS), 2014년 사망원인통계, http://kosis.kr/ups/ups_01List.jsp

의 유병률이 2배 이상 높아지는 것을 볼 수 있다. 또한 악성신생물(암)로 인한 사망률도 증가하고 있으며, 연령이 높아질수록 사망률이 급격히 증가하는 것을 볼 수 있다. 이는 인구고령화에 따른 국민의료비 상승을 초래하는 주요 원인이 되고 있다.

한편 2015년도 사회조사결과에 따르면, 19~50세보다 60세 이상이 3년 전 보다 보건의료서비스 부문이 '좋아졌다'고 응답한 비율이 높은 것으로 나타났다. 이를 통해 연령이 높아질수록 현행 보건의료제도에 대한 만족도가 높아지는 것을 알 수 있다(통계청, 2015).

[표 8-4] 2014년도 주요 만성질환 유병률 (단위 : %)

구 분		전체	남자	여자
고혈압	만30세 이상	28.9	31.8	26.2
	만65세 이상	60.5	54.3	65.0
당뇨병	만30세 이상	11.1	13.5	8.8
	만65세 이상	23.0	26.2	20.3
고콜레스테롤혈증	만30세 이상	15.7	14.6	16.7
	만65세 이상	25.5	13.9	34.9
폐쇄성폐질환	만40세 이상	14.2	21.5	7.5
	만65세 이상	31.1	47.3	17.5
빈혈	만19세 이상	6.3	2.4	10.2
	만30세 이상	7.1	3.0	11.1
영구치우식	만19세 이상	30.9	33.9	28.0
	만30세 이상	30.3	32.9	28.0
치주질환	만19세 이상	29.2	35.7	22.9
	만30세 이상	35.0	43.3	27.2
뇌졸중	만50세 이상	3.6	3.8	3.4
	만65세 이상	6.4	6.6	6.3
협심증/심근경색증	만30세 이상	2.0	2.0	2.2
	만65세 이상	6.0	5.7	6.1
천식	만19세 이상	3.0	2.6	3.5
알레르기성비염	만19세 이상	13.7	11.3	16.0
류마티스성관절염	만30세 이상	1.7	1.0	2.3
	만65세 이상	3.3	1.1	4.8
우울증	만30세 이상	5.4	3.0	7.6
	만65세 이상	6.2	3.2	8.3
갑상선질환	만30세 이상	3.4	0.8	5.7
	만65세 이상	2.8	0.3	4.6

자료 : 보건복지부 · 질병관리본부, 2014 국민건강통계I, 2015. (주요내용 요약)

[표 8-5] 악성신생물(암)의 연령별 사망률 추이, 2013년-2014년 (단위 : 인구 10만 명당)

연령(세)	2013년	2014년	악성신생물(암)										
			식도암	위암	대장암	간암	췌장암	폐암	유방암	자궁암	전립선암	뇌암	백혈병
전체	149.0	150.9	3.0	17.6	16.5	22.8	10.1	34.4	4.5	2.6	3.3	2.5	3.3
0	2.5	2.1	-	-	-	0.5	-	-	-	-	-	0.2	0.2
1-9	2.4	2.1	-	-	-	0.0	-	-	-	-	-	0.7	0.8
10-19	2.7	2.6	-	0.0	-	0.1	-	0.0	0.0	-	-	0.6	0.9
20-29	4.7	4.1	0.0	0.3	0.2	0.2	0.1	0.1	0.1	0.1	-	0.5	1.1
30-39	15.4	14.7	0.0	2.4	1.1	2.1	0.4	1.2	1.7	1.0	0.0	0.7	1.2
40-49	50.3	48.6	0.6	6.7	4.3	10.4	2.2	4.7	5.8	2.1	0.0	1.7	1.7
50-59	146.3	144.6	3.2	17.2	14.2	33.4	9.4	22.1	9.0	3.6	0.6	3.1	3.2
60-69	361.5	344.4	8.9	34.8	34.1	61.6	24.9	85.1	9.0	4.6	4.3	6.0	6.2
70-79	852.2	827.1	19.6	88.8	89.0	106.8	61.8	227.5	9.7	9.5	21.8	10.2	15.3
80 이상	1,477.6	1,490.8	18.0	201.0	206.2	141.9	91.4	355.5	15.5	20.1	61.6	12.3	21.4

자료 : 통계청, 국가통계포털(KOSIS), 2014년 사망원인통계, http://kosis.kr/ups/ups_01List.jsp

3 만성질환의 역학적인 특성

만성질환은 감염성 질환과는 달리 발병 원인을 규명하기 위한 역학적인 연구에 어려움이 있으나 감염성 질환과는 다른 다음의 역학적인 특성을 갖고 있다.

첫째, 직접적인 요인이 존재하지 않는다. 감염성 질환의 직접적인 원인이 세균인 반면, 비감염성 질환은 하나의 직접적인 요인이 없고, 이를 진단하기 위한 특수 진단방법도 없기 때문에 조기진단이 불가능하다.

둘째, 원인이 다인적이다. 비감염성 질환은 원인과 관련되어 있는 요인들이 감염성 질환보다 훨씬 더 복잡하게 얽혀 있다. 예를 들면, 석면에 노출된 광부가 흡연을 하는 경우 흡연이 폐암 발생에 상승 작용을 하는 것으로 알려져 있다.

셋째, 잠재기간이 길다. 대부분의 비감염성 질환은 질환이 발생하기 전에 사람과 환경적인 요인이 서로 접촉하고 반응하는 데 상당히 긴 기간을 필요로 한다. 즉, 감염성 질환의 잠복기에 해당되는 잠재기가 대단히 길다는 특성을 지니고 있다.

넷째, 질병의 발생시점이 불분명하다. 대부분의 비감염성 질환의 이환 시점은 정확하게 파악되기 어려우며, 증상이 나타날 때는 이미 질환이 어느 정도 진행된 이후가 된다.

다섯째, 발생요인이 질병의 발생과 이환 경과에 다르게 영향을 미친다. 예를 들면, 유방암은 상류층의 여자에게 많이 발생하나 상류층은 치료받을 기회가 많기 때문에 질병의 예후가 상류층에서 더 좋게 나타난다.

4 만성질환의 발생요인

1) 유전

고혈압은 부모 모두가 고혈압인 경우, 자녀의 고혈압 발생률이 정상 혈압을 유지하는 부모의 자녀보다 2.5배 이상 높으며, 뇌출혈은 부모와 자식 간에 0.49의 상관율이 있음을 학계에서 인정하고 있다. 암의 경우 유전성에 관해서는 부정하고 있으나, 개인적 소질이 환경의 제 요인과 상호작용하여 암을 유발하는 것으로 알려져 있다.

2) 생활습관

생활습관은 남자의 경우 악성종양 발생의 35%를, 여자의 경우 55%를 설명하는 것으로 알려져 있다. 과식, 과음, 과다지방은 비만증의 원인이 되어 관상동맥성 심장질환(협심증, 심근경색증), 고혈압, 당뇨병 및 골관절염 등을 일으키며, 뜨거운 음식은 식도암, 후두암, 위암 등의 발생률을 증가시키는 것으로 알려져 있다.

3) 기호

흡연은 단일요소로 악성종양 발생의 30%를 설명하는 것으로 알려져 있으며, 만성 호흡기 질환, 순환기계 질환 등을 유발하기도 한다. 음주는 고혈압, 암, 간 경화증, 동맥경화증, 뇌장애, 비타민 결핍증 등을 유발한다.

4) 사회 · 경제적 수준

소화성 궤양이나 고혈압은 정신적, 신경적 요인의 영향을 많이 받기 때문에 정신적 긴장감이 큰 도시인에게 많이 발생된다. 또한 사회계층에 따라 상류층에서는 당뇨병, 심장병, 유방암 등이 많은 반면, 하류층에서는 결핵, 장티푸스, 위암, 자궁암 등이 많다. 결혼 상태에 따라 미혼 여성에게는 유방암 발생률이 높은 반면, 조혼, 다산, 성적 파트너가 많은 여성에게는 자궁암 발생률이 높다.

5) 직업

종사하는 직종에 따라 질병 발생의 상대위험도가 차이를 보이고 있다. 예를 들면, 금속공·광부·매연공은 폐암의 상대위험도가 높은 반면, 미숙련공은 위암, 자궁암의 상대위험도가 높은 것으로 보고되고 있다. 또한 폭로 요인에 따라 화학물질을 취급하는 근로자는 방광암에, 중석광부는 폐섬유화증, 규폐증에, 방사선기계 취급공은 피부암, 백혈병 등에 노출된다.

6) 환경

환경적인 위험요인은 자연적 환경이든지, 사람이 만들어낸 인위적 환경이든지 개인이 통제할 수 없는 것들이 대부분을 차지한다. 자연적 환경은 생태계의 균형 상실 등에 의해 인간에게 여러 가지 만성질환을 촉진시키고 있다. 예를 들면, 산성 토질 지역 또는 하천수의 경도가 높은 지역에 거주하는 주민들에게 암 발생률이 높은 것으로 알려져 있다.

인위적 환경으로부터 나타나는 위험요인은 공해 중에서도 대기오염으로 아황산가스는 만성 기관지염, 기관지성 천식, 폐기종을 유발시키고, 자동차 배기가스 중 탄화수소는 폐암을 유발시킨다.

7) 영양

영양부조화(malnutrition), 즉 영양결핍과 영양과다가 만성질환과 밀접한 관계를 보인다. 요오드(I)의 결핍은 점액수종과 갑상선 중독증을 일으키고, 티아민(VB_1)의 결핍은 심장질환을 일으키며, 영양과다는 비만을 초래하여 당뇨병, 고혈압, 암, 뇌졸중, 신장염 등을 일으킨다.

5 비감염성 질환의 예방 및 관리

만성질환의 발병을 막기 위해서는 각 질병의 주요 특성을 파악하는 것이 중요하다. 특히 생활양식이나 개인의 위생습관 등이 만성질환을 증가시키는 주요 요인이 되므로, 건강행동 및 생활양식을 개선하는 것이 만성질환의 발생을 감소시키는 데 도움이 된다. 대표적인 관리 방안으로 국립암센터가 제시하는 국민암예방수칙을 살펴볼 수 있다. 첫째, 담배를 피우지 말고, 남이 피우는 담배연기도 피하기, 둘째, 채소와 과일을 충분하게 먹고, 다채로운 식단으로 균형잡힌 식사하기, 셋째, 음식을 짜지 않게 먹고, 탄 음식을 먹지 않기, 넷째, 술은 하루 두 잔 이내로만 마시기, 다섯째, 주 5회 이상, 하루 30분 이상, 땀이 날 정도로 걷거나 운동하기, 여섯째, 자신의 체격에 맞는 건강 체중 유지하기, 일곱째, 예방접종 지침에 따라 B형 간

[표 8-6] 만성질환과 변화가능한 위험요인들 간의 관계

구 분	심장질환	암	만성폐질환	당뇨병	간경화증	근골격계질환	신경계질환
흡연	√	√	√			√	?
음주	√	√			√	√	√
고콜레스테롤혈증	√						
고혈압	√						√
식이	√	√		√		√	?
신체활동 부족	√	√		√		√	√
비만	√	√		√		√	√
스트레스	?	?					
간접흡연	?	√	√				
직업	?	√	√		?	√	?
환경오염	√	√	√				
낮은 사회경제수준	√	√	√	√	√	√	

√ : 확립된 위험요인, ? : 잠재적 위험요인
자료 : 대한예방의학회. (2015). 예방의학과 공중보건. p.345

염 예방접종 받기, 여덟째, 성매개 감염병에 걸리지 않도록 안전한 성생활 하기, 아홉째, 발암성 물질에 노출되지 않도록 작업장에서 안전 보건 수칙 지키기, 열 번째, 암 조기 검진 지침에 따라 검진을 빠짐없이 받기 등이다(국립암센터, 2015). 이와 같이 건강생활실천은 암뿐 만 아니라 심장질환, 만성폐질환, 당뇨병, 간경화증, 근골격계질환, 신경계질환 등의 만성질환 위험요인을 통제할 수 있는 중요한 요인이 된다.

1) 알레르기성 호흡기 질환

알레르기는 우리 몸이 특별한 항원이나 알레르기원에 대항하기 위해 특별한 항체를 만들 때 일어난다. 만약 박테리아나 바이러스와 같은 항원이 신체에 침투하면 우리 몸은 항원을 공격하기 위해 항체를 만들어낸다. 반면 어떤 사람에게는 지나치게 정교한 방어기전을 보여 몸이 과민 반응을 하게 된다. 이처럼 과민 반응 또는 알레르기 반응을 일으키는 가장 흔한 항원은 곰팡이, 꽃가루, 비듬, 먼지 등이다. 이런 항원에 의해 항체가 지나치게 만들어지면 혈관을 팽창시키는 히스타민의 방출이 증가되어 조직을 부풀어 오르게 한다. 알레르기는 시간이 오래 경과될수록, 알레르기원에 노출이 증가될수록 만성화가 이루어지며, 치료는 어렵게 된다.

(1) 건초열

건초열은 계절과 관계되는 질병으로 전 세계적으로 흔한 질환이다. 주요 원인은 생활양식보다는 민감한 면역체계나 애완동물의 먼지, 꽃가루 등의 노출이 원인이 된다. 증상은 재채기, 가려움증, 눈물과 콧물 등이며, 봄에 피는 꽃이나 꽃가루가 적은 지역으로 이주하면 건초열을 예방할 수 있으나, 이주가 곤란한 경우 주사 또는 항히스타민제 복용 등으로 증상을 완화시킬 수 있다.

(2) 천식

천식은 건초열에 시달리는 많은 사람들에게 합병증으로 나타날 수 있는 질환이다. 천식 발작은 주로 동물의 비듬 등의 알레르기원이나 지나친 걱정, 스트레스 등의 정서적 요인에 의해 발생되며, 운동을 함으로써 발생되는 운동성 천식 등도 있다. 증상은 씨근거림, 호흡곤란, 기침에 의한 경련 등이며, 기관지 경련 등의 심한 발작 증상을 일으키는 경우 즉각적인 치료를 받지 못하면 사망할 수도 있다. 천식은 항히스타민제의 복용이나 이완법 등으로 치료될 수 있으며, 알레르기원의 노출을 감소시키고, 운동이나 스트레스를 줄이는 것이 천식 예방에 효과적인 방안이 될 수 있다.

(3) 폐기종

폐기종은 폐의 작은 공기 주머니인 폐엽이 점진적으로 파괴되어 정상적인 호흡이 곤란한 질환으로 정확한 폐기종의 원인은 확실하게 알려져 있지 않다. 단지 오랜 흡연이나 공해의 노출과 상관관계가 높을 것으로 추정하고 있다. 주요 증상은 호흡곤란으로 인한 발작 증상으로 질병을 호전시킬 수 있는 방법은 불행히도 없으며, 호흡 보조 기구를 사용해야 한다.

(4) 만성 기관지염

만성 기관지염은 기관지관의 염증이 심해져 부풀어 올라 정상적인 호흡 기능이 손상된 경우이다. 만성기관지염과 폐기종을 포함하여 만성폐쇄성폐질환(Chronic Obstructive Pulmonary Disease, COPD)이라 칭한다. 만성 기관지염을 일으키는 주요 원인은 연기, 먼지 또는 공기 중의 특정 물질로 흡연이 기관지염을 일으키는 중요한 위험요인이 된다. 증상은 몇 주에 걸쳐 기침과 숨 가쁜 현상이 지속될 수 있으며, 호흡을 돕기 위해 호흡 보조 기구를 사용해야 한다. 기관지염은 예방하기 위해서는 담배를 금해야 하며, 심한 감기와 동반된 기관지염을 즉각적으로 치료해야 한다.

2) 신경성 장애

(1) 두통

두통이란 뇌 속의 팽창된 혈관이나 지나친 스트레스, 걱정으로 인하여 발생되는 통증으로 구토감과 어지럼증을 동반한다. 두통에는 긴장성 두통, 편두통, 2차성 두통, 정신성 두통 등이 있다.

긴장성 두통(tension headache)은 목이나 머리의 근육 압박 또는 긴장으로 인하여 발생된다. 긴장은 목의 지나친 사용이나 머리 근육의 실제적인 긴장, 또는 장기간에 걸친 정지된 자세, 스트레스 등에 의해 발생된다. 증상은 긴장의 강도나 지속기간에 따라 다양하지만 아스피린 복용이나 이완법 등을 통해 완화될 수 있다. 가장 흔한 이완법은 수면, 명상, 목욕, 온천, 마사지, 열치료 등이다.

편두통(migraine)은 뇌혈관의 비정상적인 팽창, 수축에 의해 일어나는 통증으로 수분에서부터 수일 동안 지속되는 통증까지 다양한 양상을 보이고 있다. 시각장애, 욕지기, 구토, 전반적인 나약함 등이 편두통과 동반되며, 심한 경우 정상적인 활동을 할 수 없게 된다. 이완법이 최소한의 치료방법이며, 필요한 경우 강력한 진통제가 처방되기도 한다.

2차성 두통(secondary headache)은 어떤 다른 제반 원인의 결과로 나타난다. 부비동이 심하게 막힌 경우 부비동에 압박을 초래하여 두통이 발생되기도 하고, 고혈압, 알레르기, 저혈당, 척추 질환, 감기, 잘 맞지 않는 의치, 시각장애, 다른 통증이나 부상 등에 의해 두통이 발생되기도 한다. 2차성 두통은 이완법이나 아스피린 복용 등에 의해 도움을 받을 수 없으며, 두통을 일으키는 원인을 제거해야 하므로 원인이 되는 기관의 치료가 이루어져야 한다.

정신성 두통(psychological headache)은 육체적인 원인보다는 걱정, 압박감 등의 정서적 원인으로 발생된다. 긴장성 두통과는 달리 심리적 두통은 심한 정서적 혼란, 우울증에 의한 스트레스로 인하여 발생되며, 이완법이나 진통제가 치료에 도움을 주지 못한다. 만약 심한 두통이 3일 이상 지속된다거나 시각장애, 구역질, 언어장애, 얼굴 또는 사지의 마비증상이 동반된다면 신속한 의사의 도움을 받아야 한다.

(2) 간질

그리스어인 'epilepsia'에서 유래된 단어로 발작을 뜻한다. 고대인은 간질 발작을 악령이 신체 내에 들어왔거나 신이 벌을 내린 것으로 해석했다. 간질은 뇌의 비정상적인 전기 활동 때문에 일어나며, 근육 통제의 상실과 무의식 등이 나타난다. 절반 이상의 경우 그 원인을 알지 못하나 두부손상, 외상 등이 주요 원인일 것으로 추정하고 있다. 이외에 뇌와 척추의 선천적 비정상상태, 부상이나 염증을 가져오는 질환, 약물이나 화학독극물, 종양, 영양실조나 유전 등이 있으며, 대부분의 경우 약물복용, 수술 등의 치료를 통해 정상적인 생활을 영위할 수 있게 된다.

3) 순환기계 질환

(1) 고혈압

혈압이란 혈액이 심장으로부터 뿜어져 나오면서 동맥벽에 미치는 혈액의 압력을 의미하며, 인체의 각 부분이 혈액을 공급받기 위해서는 심장이 일정한 압력으로 수축과 확장을 반복해야 한다. 고혈압의 90% 정도는 원인을 알 수 없는 본태성 고혈압이며, 나머지 10% 정도만이 신장의 이상이나 혈관의 이상, 당뇨병, 드물게 부신 종양 등으로 혈압이 높아지는 이차성 고혈압, 즉 속발성 고혈압으로 분류된다.

본태성 고혈압은 원인을 알 수 없다고 하였으나, 이는 여러 가지 요인이 복합적으로 원인을 제공함을 의미하기도 한다. 원인은 크게 유전적인 요인과 환경적인 요인으로 구분된다. 유전적 요인은 부모가 모두 고혈압 환자인 경우 자녀의 90% 정도가 고혈압이 되며, 부모 중 한쪽이 고혈압 환자이면 자녀는 40~50%가 고혈압이 된다. 반면 고혈압은 어떤 특정 유전자의 이상보다는 여러 유전자들의 이상이 고혈압을 일으키는 것으로 설명하고 있다. 또한 환경적인 요인으로는 소금 섭취, 비만, 직업, 알코올 섭취, 흡연, 운동부족, 스트레스, 가족수 등이 혈압을 상승시키는 주요 인자로 작용한다. 이외에도 고혈압은 연령이 증가할수록 발생률이 높아지고, 여자보다는 남자에게 많이 발생되며, 여성도 폐경이 지나면서 증가하는 역학적 특징을 나타내고 있다.

미국 국가합동위원회의 6차 보고서(1997)에 의하면, 고혈압의 진단기준은 수축기압이 140mmHg 이상이거나, 확장기압이 90mmHg 이상일 때 고혈압이라 정의하고 있다. 일반적으로 18세 이상 성인을 기준으로, 적정 혈압은 120/80mmHg이며, 정상 혈압은 130/85mmHg, 높은 정상 혈압은 130~139/85~89mmHg으로 정의된다. 수축기혈압이 140~159mmHg 또는 확장기혈압이 90~99mmHg이면 1단계의 경증 고혈압이라 하고, 수축기혈압이 160~179mmHg 또는 확장기혈압이 100~109mmHg이면 2단계 중등도 고혈압이라 한다. 3단계의 중증 고혈압은 가장 심각한 상태로 수축기혈압이 180mmHg 이상 또는 확장기혈압 110mmHg 이상일 때를 말한다.

고혈압을 관리하거나 예방하기 위해서는 정상 혈압을 유지하는 것이 중요하다. 혈압은 수시로 변동하기 때문에 고혈압을 진단하기 위해서는 최소 2번 이상 혈압을 측정해야 하고, 혈압을 측정하기 30분 전에는 흡연이나 커피를 금해야 한다.

또한 고혈압은 합병증이 없는 한 증상이 거의 없어 '침묵의 살인자'로 불리워진다. 뒷머리가 당기거나 어지럼증이 나타나면 고혈압을 의심해 보아야 한다. 고혈압의 가장 심각한 합병증은 고혈압으로 뇌동맥이 파열되어 뇌조직의 손상을 일으키는 뇌출혈이다.

고혈압의 치료방법은 비약물요법과 약물요법으로 구분된다. 비약물요법인 생활요법에는 짠 음식과 당분, 육류 섭취를 줄이는 식사요법이 있고, 규칙적인 운동을 통해 체중조절 및 혈중 콜레스테롤수치를 낮추는 운동요법이 있다. 또한 일상생활에서 스트레스를 가급적 피하고, 정신적으로 안정을 유지해야 하며, 충분한 휴식과 수면을 취해야 한다. 그러나 무엇보다도 고혈압을 관리하고 예방하기 위해서는 금연이 중요하다. 이러한 생활요법으로 혈압 조절이 만족스럽지 못할 때, 약물요법을 병행하게 된다.

(2) 저혈압

고혈압과 달리 저혈압은 정확한 기준치를 제공하기 어려우나, 일반적으로 혈압이 100/60 mmHg 이하인 경우를 저혈압이라고 한다. 또한 기립성 저혈압은 누웠다가 일어날 때 수축기 혈압이 20mmHg, 확장기 혈압이 10mmHg 이상 떨어지는 경우로 정의한다. 저혈압은 심장 질환, 신경계 질환, 약물, 체액 감소, 출혈 등으로 인하여 발생할 수 있으며, 특별한 원인없이 혈압만 낮게 측정되는 경우도 흔히 있을 수 있다.

저혈압은 별다른 증상을 보이지 않는 경우도 있으나, 심한 경우에는 실신하기도 한다. 이와는 반대로 어지럼증을 호소하고, 쉽게 피곤하며, 본인 스스로 빈혈이나 저혈압을 의심하는 경우도 있으나 검사상 빈혈 소견이 없고, 측정 혈압도 정상 범위에 있는 경우도 있다. 반면 기립성 저혈압은 그 증상이 비교적 명확하다. 특히 아침에 잠자리에서 갑자기 일어날 때 심한 어지럼증을 호소하며, 장시간 서 있거나, 화장실에서 소변이나 대변을 보다가 갑자기 속이 메스껍고, 가슴이 답답하고, 온몸에 힘이 빠지면서 앞이 캄캄해져 실신하는 경우도 있다. 이 때 외상을 입는 수도 있으며, 수초 내지 수분동안 의식을 잃은 후, 의식이 회복되면 다른 증상도 함께 사라진다.

저혈압을 예방하기 위해서는 위장 장애가 초래되지 않는 범위에서 염분 섭취를 늘리고, 취침시 머리와 상체를 약간 높게 하고 아침에 갑작스럽게 일어나지 않도록 하며, 장시간 서 있을 때는 다리 정맥혈의 정체를 막기 위해 탄력 있는 스타킹을 신도록 하는 것이 바람직하다. 그러나 이상 증상이 지속적으로 발생될 때는 의사와의 상담을 통해 저혈압 방지를 위한 약물을 복용할 수 있다.

4) 내분비계 질환

(1) 당뇨병

췌장은 강력한 효소 생산기관으로 당 대사에 필요한 충분한 양의 인슐린을 생산하고 있다. 만약 충분한 양의 인슐린이 생산되지 못하거나 우리 몸이 인슐린을 효과적으로 사용하지 못하게 되면 혈액 중에 포도당이 증가하게 되어 당뇨병을 일으키게 된다. 당뇨병은 크게 인슐린 의존형(type I)과 인슐린 비의존형(type II)으로 구분된다. type I은 주로 어린 시절에 시작되며, 일생동안 인슐린 주사나 경구용 약물을 복용해야 한다. type II는 인슐린 생산보다 당 섭취량이 많은 경우 발생되며, 성인기에 발병한다. 당뇨병의 역학적 특징을 살펴보면, 연령이 45세 이상인 경우, 비만인 경우, 운동을 하지 않는 경우, 부모 또는 형제 중 당뇨병 환자가 있는 경우, 출생시 체중이 4kg 이상인 거대아를 낳은 적이 있거나, 임신성 당뇨병에 걸린 적이 있는 경우 발생률이 높아진다.

당뇨병은 혈당이 200mg/dL 이상이면서 당뇨병의 주요 증상인 다음, 다뇨, 다식, 체중 감소가 있는 경우, 8시간 공복 후 혈당이 126mg/dL 이상인 경우(정상 공복 혈당 < 110mg/dL), 75g의 포도당을 사용한 경구 당부하 검사에서 2시간 후 혈당이 200mg/dL 이상인 경우 당뇨병으로 진단된다.

주요 증상에는 혈당량의 증가, 지나친 갈증, 배뇨 횟수의 증가, 공복감, 피로감, 사지의 마비, 시각의 변화, 피부 궤양 등이다. 이 경우에는 적절한 식이요법과 체중조절, 운동요법이 함께 병행되어야 한다. 특히, 체중조절과 운동요법은 혈당량을 낮추고, 세포에서 인슐린 사용 효율을 증가시키는 데 도움을 준다.

다음은 당뇨 환자를 선별하기 위한 check-list이다. 아래의 항목 중 "예"라는 대답이 10개 이상이 되면 의료적 도움을 받아야 한다.

1. 가족 중 당뇨에 걸린 사람이 있다.
2. 가까운 친척(부모, 형제, 자매, 조부모) 중 당뇨에 걸린 사람이 있다.
3. 과다체중이거나 비만이다.
4. 주로 앉아 지내며, 운동을 거의 하지 않는다.
5. 물이나 다른 음료수에 대한 갈증이 증가했다.
6. 과거보다 훨씬 자주 소변을 본다.
7. 순환기 장애로 볼 수 있는 손발의 따끔거림과 마비증상이 나타난다.
8. 규칙적으로 식사를 하는데도 자주 심한 공복감을 느낀다.

9. 그럴만한 특별한 이유가 없는데도 체중이 줄고 있다.
10. 심히 피곤하며 공부를 하거나 TV 시청 등 다른 활동을 하는 데 곤란함을 느낀다.
11. 피부 염증이 자주 일어나며 사소한 감염이 예전처럼 빨리 치유되지 않는다.
12. 시각의 비정상적인 변화(흐릿함, 초점 맞추기의 어려움 등)가 있다.
13. 관절에 흔하지 않은 통증이나 부어오름이 있다.
14. (여성이라면) 지난해 동안 심한 질 염증이 있었다.
15. 식사를 하기 위해 오래 기다리면 구역질이 날 것 같은 느낌이 든다.

5) 소화기계 질환

(1) 궤양성 대장염

궤양성 대장염이란 장벽의 점막에 염증이 생기는 대장질환이다. 심한 경우 하루에 20번 정도의 혈액이 섞인 설사를 하게 된다. 잦은 스트레스 또는 특정음식이나 우유 등에 대한 과민반응 등이 원인일 수 있으며, 심한 복통, 체중감소, 구역질, 발한과 열 등이 주요 증상으로 나타난다. 궤양성 대장염은 30대 전후의 발생률이 가장 높고, 1년 안에 30%, 10년 안에 88%가 재발하는 것으로 알려져 있다. 섬유질 섭취를 증가시키고, 소염제 또는 스테로이드 등을 섭취함으로써 증상을 감소시킬 수 있다.

(2) 소화성 궤양

궤양이란 염증의 결과로 조직에 형성된 손상이나 상처를 말하며, 소화성 궤양은 위벽이나 십이지장이라 알려진 소장의 마디에서 일어나는 만성 궤양을 말한다. 이는 위액의 부식효과에 의해 조직에 나타나는 것으로 위벽의 점액성 보호막이 줄어들고, 위산이 음식조각을 소화시키듯 죽은 조직을 소화시키게 된다. 소화성 궤양의 주요 위험요인은 헬리코박터(Helicobacter pylori) 감염이다. 십이지장 궤양의 75% 이상, 위궤양의 60% 이상이 헬리코박터 감염에 의한 것으로 보고되고 있다. 특히, 오랜 기간 많은 스트레스를 받은 사람이나 기름기 많은 음식을 먹은 사람 또는 지나치게 알코올 섭취를 많이 하는 사람들에게 자주 나타난다. 궤양은 우유 또는 부드러운 음식을 섭취함으로써 증상이 완화될 수 있다.

6) 근골격계 질환

(1) 요통

일생 중 60~90%의 사람들이 만성 요통을 경험한다. 척추를 구분하는 추간판(디스크)이 마모됨으로써 발생되며, 디스크가 두 척추 사이에서 삐져나오는 일명 '디스크'인 추간판 허니아(herniated intervertebral disc)가 발생되면 통증이 더욱 심해지게 된다. 요통은 무거운 물체를 많이 들어 올리는 직업에 종사하는 사람들에게 자주 발생된다. 치료법은 휴식과 아스피린 복용, 온찜질, 열탕, 마시지 등이며, 증상이 지속되면 의사를 찾아야 한다. 요통을 예방하기 위해서는 등 근육에 과중한 부담을 주지 말아야 하며, 배근력과 복근력을 강화시켜야 하고, 몸을 자주 움직이며, 담배를 금해야 한다.

(2) 관절염

절름발이를 만드는 제일의 요인이라 불리는 관절염은 미국인 7명 중 1명이 관절염 환자인 것으로 보고되고 있다. 골관절염(osteoarthritis)은 연령이 증가하면서 점진적으로 뼈와 관절이 악화되는 것으로 날씨가 흐린 경우, 지나친 긴장 또는 부상 등이 골관절염을 일으키며, 손의 골관절염은 유전적인 소인과 관계가 있는 것으로 보고되고 있다.

류마티스성 관절염(rheumatoid arthritis)은 20~45세 사이에 가장 흔하게 일어나며, 초기 성인기에는 여성이 남성보다 3배 이상 더 많이 발생하며, 70세 이상이 되면 남녀 모두 비슷한 발생률을 보이게 된다. 류마티스성 관절염은 관절의 윤활제를 만들어내는 활액막에서 발생되며, 진행된 류마티스성 관절염은 관절뼈의 끝을 파괴시킨다. 정확한 원인은 알려지지 않았으나, 우리 몸의 자가면역체계의 이상반응과 스트레스, 독성화학물질, 미생물의 침입 등이 원인일 것으로 보고되고 있다.

치료법에는 뒤틀린 관절을 복원하는 외과적 수술과 염증 치료제인 아스피린이나 코티손 등을 복용하는 것이며, 가벼운 운동과 마시지 등을 통해 통증을 완화시킬 수 있다.

(3) 골다공증

인체 내에서의 뼈의 역할은 인체를 지탱하고, 장기를 보호하며, 칼슘을 저장해 필요시 사용할 수 있도록 하는 것이다. 반면 뼈에 저장된 칼슘을 사용할 때는 몸의 중심 부위의 뼈부터 사용되기 때문에 등이나 허리뼈가 다른 부위보다 쉽게 손상을 입게 된다.

이처럼 뼈 속에는 골 흡수를 일으키는 파골세포와 골 형성을 담당하는 골아세포가 있다. 발육기에는 골 형성이 골 흡수보다 활발하나, 30대의 성숙기를 지나면 골 흡수가 더 활발해지게 된다. 특히 여성의 경우 폐경 후, 골 흡수세포의 작용을 억제하는 여성 호르몬이 감소함에 따라 급격한 골 흡수가 진행되어 뼈가 약해지며, 고령자의 경우 골 흡수 뿐만 아니라 골 형성 부전까지 동반되어 골다공증이 발생하게 된다. 이외에도 술, 담배, 화학 첨가물이 다량 함유된 식품을 섭취하게 되면 뼈가 약해지게 되며, 운동부족, 우유 또는 유제품 섭취가 적은 저칼슘식사를 하는 경우에 골다공증이 발생하게 된다.

골다공증의 주요 증상은 등이나 허리가 굽고, 격렬한 통증을 수반하며, 키가 줄고, 골절이 쉽게 발생한다. 골다공증을 예방하기 위해서는 고칼슘식사, 비타민 D의 충분한 섭취, 규칙적인 운동, 일광욕을 수행하는 것이 중요하다.

(4) 추간판 탈출증(디스크)

추간판(디스크)은 수핵과 이를 둘러싸고 있는 섬유륜으로 구성되어 있으며, 척추와 척추 사이에서 쿠션 역할을 담당하고 있다. 이러한 추간판의 퇴행성 변화로 수핵이 섬유륜을 뚫고 나가 신경을 자극하고, 다리로 가는 신경을 압박하여 요통 및 다리로 퍼지는 통증(방사통)을 일으키는 질환이 추간판 탈출증이다. 주로 운동, 갑작스런 체위변화, 무거운 물건 들어 올리기, 외상, 심한 육체 노동 등이 발병 원인이 되며, 남성이 여성보다 2배 정도 발생률이 높고, 20대의 젊은 연령층에서 많이 발병한다.

주요 증상은 요통 및 다리로 통증이 발생되는 좌골신경통이며, 증상이 심한 급성기에는 누워서 안정을 취하는 것이 중요하다. 이때 무릎 아래에 담요 등을 받쳐 다리를 높게 하고, 허리에는 온찜질을 수행하거나 코르셋 등의 보조기를 착용하는 것이 도움이 된다. 반면 증상이 오래 지속되거나 방광 및 괄약근 또는 다리에 마비 증상이 나타나는 경우에는 외과적 수술을 고려해야 한다.

7) 여성질환

(1) 섬유세포성 유방질환

흔한 질환은 아니나 증상이 심한 경우 작지만 느껴질 수 있는 혹에서부터 양쪽 가슴에 있는 불규칙적인 커다란 조직까지 다양하게 나타난다. 근본적인 원인은 아직까지 알려지지 않고 있다. 정상적인 생리주기에 일어나는 호르몬 변화와 관계가 있는 것으로 보는 전문가들도 있으나, 대부분의 섬유세포성 유방질환은 혈통과 관계가 있으며, 연령이 증가함에 따라 점차 악화되어진다. 섬유세포성 유방질환이 유방암을 초래할 위험성이 크며, 유방암은 지방을 지나치게 섭취하거나 임신경험이 없는 경우, 가족 중에 유방암에 걸린 사람이 있는 경우에 발병 위험이 높아지게 된다.

(2) 월경 전 증후군(PMS : Premenstrual Syndrome)

월경 전 증후군은 생리 전에 나타나는 특정적인 증상들을 일컫는 것으로, 그 증상은 사람마다 차이를 보이고 있다. 보통 생리주기 1주~10일 전에 나타나며, 미국 여성의 20~40% 정도가 월경 전 증후군을 호소하고 있다. 스트레스와 같은 외부적인 요인에 영향을 받으며, 우울증, 긴장감, 두통, 단단해진 가슴, 복부 팽만감, 요통, 복부경련, 여드름, 설사, 피로감 등을 느낀다. 월경 전 증후군의 일반적인 치료법에는 증상완화를 위한 약물 복용, 호르몬 요법 등이 있으며, 통증완화를 위한 방법으로는 아스피린 복용, 카페인 또는 소금의 섭취 줄이기, 복합적인 탄수화물 섭취 증가, 스트레스 줄이기, 운동 등이 있다.

(3) 자궁내막염

주로 20~40세 사이의 여성에게 많이 발생되는 질병이다. 주요 증상은 생리주기 동안의 심한 경련, 불규칙한 생리, 생리 양의 급격한 증감, 복부 팽만감, 피로감, 성교시의 통증, 변비, 설사, 생리통, 불임 등이다. 특히 생리주기가 27일 이내인 여성이거나 생리가 1주일 이상 지속되는 여성에게 발병 위험이 크며, 젊어서부터 운동을 일찍 시작한 여성에게는 발병 위험이 적다. 치료법은 스트레스를 일으키는 활동을 줄이거나 자궁절제, 난소 또는 나팔관의 절제 등이 있고, 자궁의 내용물을 제거하는 D&C(dilation and curettage) 또는 호르몬요법을 병행하여 치료하기도 한다.

8) 구강질환

(1) 치아우식증

우리나라 사람들의 약 95%가 충치를 한 개 이상씩 가지고 있다. 우식증은 당류가 구강 내에 남아 있게 되면 치아에 붙어 있는 무색의 세균 덩어리인 치태(plaque)가 산과 독소를 생성함으로써 발생하게 된다. 이는 흔히 치아 내에 형성된 구멍이나 치아의 변색을 통해 알 수 있으며, 동반되는 치통 또는 구강검진에 의해서 발견되기도 한다.

(2) 치주질환

초기의 가역적인 잇몸의 염증은 치은염이라 말하며, 치은염이 치료되지 않아 치아 및 치은(잇몸), 치조골이 영구적으로 파괴되는 것을 치주염(pyorrhea)이라 말한다. 치은염은 치태의 세균이 잇몸의 내부로 들어가 발생되며, 잇몸이 붉어지고, 칫솔질 등에 의해 쉽게 출혈이 발생된다. 만일 구취(입 냄새)가 있다면 치주질환이 발생된 것이며, 주로 어린이와 청년층에서 자주 발생된다. 치아우식증 및 치주질환을 예방하기 위해서는 지속적인 칫솔질과 치실의 사용이 이루어져야 하며, 1년에 두 번 정도의 스케일링을 통해 치태를 완전히 제거해야 한다.

9) 기타

(1) 만성 피곤증

만성 피곤증이란 활동을 시작하기 전에 피곤을 느끼거나 노력이나 주의집중을 필요로 하는 임무를 완수해야 할 때 에너지의 부족 현상을 나타내는 것으로 정상적인 활동 후에 비정상적으로 지치는 현상을 보인다. 주요 증상은 만성 피로, 두통, 열, 편도선 부종, 림프절의 단구증가 등이다. 오늘날까지 만성 피곤증에 관한 병원균이 알려지지 않았기 때문에 많은 연구자들이 이 질병의 원인을 심리적인 측면에서 찾고 있다. 특히 우울증에 시달리는 사람들에게 만성 피곤증이 자주 나타나며, 청년층의 만성적 피로감은 수면부족이나 과로에 의한 것보다는 심리적인 지수와 관련이 있는 것으로 알려져 있다.

(2) VDT 증후군(Video Display Terminals Syndrome)

하루에 수시간 동안 컴퓨터 모니터 앞에서 일하는 사람들에게 위험도가 높아지는 질병으로서 눈의 긴장감, 허리 또는 목, 어깨, 손목의 불편감 등을 호소하게 된다. 팔목통증(carpal tunnel syndrome)은 가장 흔한 직업병으로 손가락과 손의 마비, 뒤틀림, 통증을 나타내며, 반복적인 typing 동작에 의해 더욱 악화된다. 예방법은 근무 중의 규칙적인 휴식, 목과 어깨 등의 스트레칭 등이며, 사무용품의 인체공학적 설계 및 키보드의 각도와 높이를 조절함으로써 통증을 완화시킬 수 있다.

6 만성질환에 관한 국가단위의 종합관리계획

국민건강증진종합계획은 국민건강증진사업의 구조와 추진과정을 재조명하여 2020년을 목표로 하는 국민건강증진정책의 방향을 제시하고, 비전 및 총괄목표에 기반한 주요 사업 분야 및 중점과제, 주요 목표를 설정하고 있다. 2011년에 발표된 제3차 국민건강증진종합계획(Health Plan 2020) 중 예방중심 상병관리 분야의 만성퇴행성질환관리는 유병률과 질병부담은 높으나 예방관리를 통해 이를 낮출 수 있는 만성질환의 관리를 주요 내용으로 포함하고 있다. 즉 사회경제적 손실이 큰 암, 심뇌혈관 질환, 고혈압성 질환, 당뇨병 등 사망률, 유병률, 질병비용이 높고, 조기사망의 원인이 되나, 예방관리가 가능하여 적극적인 투자를 통해 예방관리가 될 수 있는 주요 만성질환에 관한 관리를 중점과제로 추진하고 있다.

중점과제에는 암 관리, 건강검진, 관절염, 심뇌혈관 질환, 비만, 정신보건, 구강보건이 포함되며, 2020년까지 암 사망률을 인구 10만명당 78.7명으로 낮추는 것을 목표로 설정하였다. 건강검진 수검률은 일반 건강검진의 수검률은 80%까지, 검진 사후관리율은 65.1%까지 증가시키고, 관절염환자의 유병률 및 활동제한율은 30%로 감소시키며, 고혈압 유병률은 23%로 감소시키는 반면, 증가속도가 높은 당뇨병과 고콜레스테롤혈증 조절률은 35%, 25%로 증가폭을 줄이는데 중점을 두고 목표를 수립하였다. 성인 비만 유병률은 증가 추세를 억제하여 현 상태인 35%(남), 25%(여)를 유지하는 한편, 성인우울증 치료율은 40%까지 증가시키고, 자살 사망률은 감소시키며, 영구치 치아우식 경험률은 45%까지 감소시키고, 노인 20개 이상 치아보유율은 59%로 증가시키는 목표를 설정하였다.

이러한 목표 달성을 위해 추진 중인 중점과제별 주요 사업내용을 살펴보면 다음과 같다.

첫째, 암 관리를 위해 암 예방 서포터즈 교육 프로그램 개발 및 운영, 암 예방 수칙 및 실천지침 보급 등을 통한 대국민 암 예방 인식 저변 확대 및 홍보, 전 국민 암 조기검진관리체계 구축 및 수검률 제고사업 실시를 추진하고 있다.

둘째, 건강검진 수검률 향상을 위해 검진 대상자 및 취약계층, 다문화 가정 등의 검진 참여율 향상을 유도하기 위한 국가건강검진 수검률 향상 사업, 검진기관에 대한 평가 및 만족도 실시 등을 통한 국가건강검진의 질 향상 추진, 검진결과 맞춤형 상담 서비스 제공 및 만성질환 관리체계와 연계한 국가건강검진 사후관리 강화 사업을 추진하고 있다.

셋째, 관절염 예방을 위해 관절염의 임상적 검사를 통한 유병률 및 기초자료 조사를 위한 코호트 구축, 관절염 발생 예방을 위한 교육·홍보, 조기발견 및 악화방지를 위한 보건사업 등 지역사회 중심의 관절염 관리사업을 실시하고 있다.

넷째, 심뇌혈관 질환을 예방관리하기 위해 교육·홍보 실시, 고혈압 및 당뇨병 등 환자 등록관리를 통한 지속치료 유도, 의원급 의료기관을 중심으로 만성질환 지속관리 모형 개발·적용, 뇌졸중 증상 교육 및 심폐소생술 교육의 확대, 공공장소의 자동제세동기 비치를 통해 심정지·급성 뇌졸중 등에 대한 응급대응 강화, 권역별 심뇌혈관질환센터 설치를 통한 심뇌혈관 질환 급성기 진료역량 제고를 위한 방안을 마련하고 있다.

다섯째, 비만에 대한 건전 정보 제공과 홍보·캠페인, 비만 예방·관리를 위한 비만 진단기준 정립 및 국가적 비만 관리지침 개발 보급, 직장인 건강검진 사후관리 서비스와 연계하여 비만도에 따른 맞춤형 관리체계 구축, 취약계층 및 아동·청소년 비만예방 프로그램을 개발 보급하고, 고도비만환자 관리를 위한 의료 지원 강화를 추진하고 있다.

여섯째, 정신질환 편견해소(Anti-stigma movement)를 위한 공공마케팅 사업, 인식개선 홍보사업, 교육·문화행사 추진, 지역사회 정신질환자 조기발견·상담·재활·치료연계 및 예방증진 등을 위한 지역사회정신보건 인프라 구축, 노인, 성인, 청소년 우울 및 스트레스관리사업, 광역정신보건센터를 통한 위기관리 체계구축 등 국민 정신건강 질 향상, 중증정신질환자 삶의 질 향상을 위한 정신보건 치료 환경 개편방안을 모색하고 있다.

일곱째, 구강보건을 위해 초등학교와 지역아동센터에 양치설비를 지원하는 등 아동·청소년의 바른 양치 실천사업, 수돗물 불소농도조정사업, 취약계층별 예방중심 구강질환관리사업, 구강보건교육·홍보사업, 저소득층 노인·장애인을 대상으로 한 의치(틀니) 제공, 일정기간의 사후관리보장, 찾아가는 구강보건의료서비스 제공사업, 취약지역 초등학교와 특수학교에 구강보건실 설치, 보건소·지방공사의료원에 구강보건센터 설립 등 공공 구강보건의료

[표 8-7] 만성질환과 발병위험요인 관리 분야의 중점과제 및 주요 목표

중점과제	지표	2008	2009	2011	2015	2020
암관리	암사망률(명/10만명당)	103.8	102.9	97.9	88.0	78.7
	전국민 암검진 수검률	50.7%	53.3%	62%	70%	80%
	암검진 수검률 지역편차	8.3%	8.0%	7.8%	7.0%	5.0%
건강검진	일반검진 수검률	65.3%	66.0% (68.2%, '10)	68.7%	73.4%	80.0%
	검진 사후관리율	6.0%	8.3% (16.3%, '10)	18.5%	32.4%	65.1%
관절염	관절염환자 유병률	29.5%	37.8%	30%	30%	30%
	관절염환자 활동제한율	41% ('07)	-	-	30%	30%
심뇌혈관 질환	고혈압 유병률	26.8%	30.3%	26%	25%	23%
	당뇨병 조절률	27.1%	29.4%	28%	32%	35%
	고콜레스테롤혈증 조절률	18.2%	20.3%	19%	22%	25%
비만	성인비만 유병률(남) 성인비만 유병률(여)	35.3% 25.2%	35.8% 26.0%	-	≤35% ≤25%	≤35% ≤25%
정신보건	성인우울증 치료율	23% ('06)	-	25.0%	33.0%	40.0%
	자살 사망률(명/10만명당)	26	31	23	20	18
구강보건	영구치 치아우식 경험률	61.1% ('06)	60.5% ('10)	60.5%	53%	45%
	노인 20개이상 치아보유율	53.6%	53.4%	-	56%	59%

자료 : 보건복지부. (2011). 제3차 국민건강증진종합계획(2011~2020). (일부내용 요약)

서비스 전달체계를 확대해 나가고 있다.

'제3차 국민건강증진종합계획'은 2011~2020년까지의 건강목표 및 건강증진사업 추진체계를 포함하고 있으며, 2015년에 '제4차 국민건강증진종합계획'을 수립함으로써 2020년까지의 건강목표를 수정 및 보완하였다. 제4차 국민건강증진종합계획은 인구 고령화와 만성질환 중심의 질병 구조에서 질병발생을 사전에 예방하기 위한 생활습관 개선 및 건강관리를 강조하였고, 건강수명 75세의 목표달성을 위해 고혈압·당뇨, 치매 예방 프로그램 확대, 미래 건강위협요인인 항생제 오남용 억제, 생활습관개선, 건강프로그램 확충, 건강캠페인 등의 건강증진 대책을 수립하였다.

- 기대수명 81.8세(2013, 통계청), 건강수명 73세(2013년, WHO)
- 사망 원인의 81%는 심뇌혈관질환, 암, 당뇨 등 만성질환(2015년, 질병관리본부)

이러한 국가단위의 종합계획은 국민 건강수준을 위협하는 건강위험요인을 억제시키고, 급·만성질환의 발생 및 질병의 중증화를 예방하기 위한 관리대책으로써 만성질환으로 인하여 증가될 수 있는 사회적·경제적 부담을 사전에 통제한다는 중요한 의미를 포함하고 있다. 따라서 만성질환에 관한 예방중심의 건강관리방안이 수립됨으로써 건강잠재력을 강화시키고, 질병과 조기사망을 감소시키며, 인구집단간의 건강격차를 완화시킬 수 있는 계기를 마련할 수 있으며, 이를 통해 건강수명의 연장, 건강 형평성의 제고 및 국민의 삶의 질 향상에 공헌할 수 있게 된다.

[표 8-8] 제4차 국민건강증진종합계획: 만성질환관리 분야 주요 내용

과제	주요 내용
만성질환 예방·관리 강화	• 생활습관 위험요인, 선행질환, 만성질환 관리를 종합적으로 연계하는 만성질환 예방·관리 종합계획 수립 • 당뇨·고혈압·비만 등 질병 전(前) 단계의 고위험군 중심으로 보건소 등에서 운동·식습관 등 생활습관개선을 지원 • 국가건강검진과 연계하여 건강보험공단(건강증진센터) 및 보건소에서 생활습관개선을 지원하는 건강관리서비스 추진
생애주기별 건강프로그램 확충	• 학생, 근로자 및 군인의 건강증진을 위한 부처 간 협력 강화 • (학생) 흡연·음주예방, 나트륨 감소 등 건강 식생활, 학교스포츠클럽 활성화, 보건교육 등 다양한 건강프로그램 실시(교육부) • (근로자) 중소기업 근로자 건강관리를 위한 근로자 건강센터와 관할 보건기관 연계·협력 강화(고용부) • (군인) 군인 흡연예방 및 금연치료 확대 및 내실화, 원격 건강관리 및 군 건강증진 담당 인력 역량 강화 지원(국방부) • (노인) 치매 예방부터 질병 관리와 돌봄까지 지역사회에서 원활하게 작동되도록 국가치매관리체계 내실화

<table>
<tr><td>건강환경
조성</td><td>• 건강캠페인, 건강정보 제공 등 국민들의 질병예방 활동 참여 유도
• HP 2020 건강지표 모니터링 결과 개선 필요 분야를 중심으로 국민 참여를 독려하는 대국민 건강캠페인 실시
• 주제별로 관계 부처, 지자체, 의료계, 언론, 기업·단체와 협력 확대
– (부처) 건강을 주제로 하는 캠페인에 관련부처 참여, 협의체 구성
– (기업) 운동·영양 등 캠페인 주제별로 식품·스포츠 등 관련기업 참여
– (지자체) 지역건강지표와 연계한 캠페인 참여 및 지역사회 확산
• 일상에서 자가관리를 지원하는 신뢰할 수 있는 건강정보 제공
• 실천의지를 높이는 포지티브 리스트로 운동·영양·검진 등 건강실천수칙 제공(건강증진개발원)
• 국가건강정보포털을 통한 질병·건강정보 제공 확대 및 신뢰가능한 건강정보 제공
• 흡연, 과도한 음주 등 건강위해요인 관리 강화
– 경고그림 표시, 담배 진열 및 광고 규제 등 담배규제 비가격정책 강화, 주류 광고 제한, 청소년 술 구매 및 판매 금지 캠페인 등 실시
– 미래 건강위협으로 꼽히는 항생제 오남용 억제를 위한 대책 강구
– 식습관, 의약품 안전사용 등 다분야가 협력하여 항생제 오남용 예방을 위한 건강행태 개선 분야별 대책 마련</td></tr>
<tr><td>정신건강증진
및 자살예방</td><td>• 생활밀착 정신건강 서비스 제공으로 정신질환 조기발견 시스템 강화
– 1차 의료기관의 우울, 불안 등 주요 정신과적 문제에 대한 진단·처방 확대 및 추가 전문치료 필요시 정신건강의학과 연계
• 자살 고위험군의 특성에 따른 맞춤형 예방대책 추진
– 높은 자살률의 주원인인 노인('14년 55.5명 OECD 3배), 실직·빈곤 등 위기에 처한 분들을 위한 생활공간 중심 자살예방 전략 추진
• 치매 全과정(인식개선–치료돌봄–가족지원)에 있어 정신건강 연계, 자가 심리검사 및 상담지원·치매상담콜센터를 통한 24시간 가족 상담 실시
• 도시/농촌지역 노인생활양태·가용자원 등을 고려한 정신건강관리
– (도시형) 다양한 노인복지시설·보건소·건강증진센터를 연계, 우울선별검사 및 정신건강 프로그램 진행
– (농촌형) 인프라 열악, 이장·부녀회장, 보건진료소장 등 지역사회 자원 활용 '생명사랑 이웃사촌마을' 사업 실시</td></tr>
</table>

자료 : 한국보건사회연구원. (2015). 제4차 국민건강증진종합계획. (내용 요약)

참고문헌

국립암센터. (2015). 국민암예방수칙. http://www.ncc.re.kr/main.ncc?uri=manage01_3

대한예방의학회편. (2015). 예방의학과 공중보건. 서울: 계축문화사.

보건복지부. (2011). 제3차 국민건강증진종합계획(2011~2020).

보건복지부. 국민건강증진 종합계획 — Health Plan 2010. 2005.

보건복지부. 질병관리본부. 2003-2004 절기 인플루엔자 표본감시 결과보고서. 2004.

보건복지부. 질병관리본부. 2004 조류 인플루엔자 백서. pp 3-21. 2004

보건복지부. 질병관리본부. 감염병연구. 2012. 2014.

보건복지부 · 질병관리본부. (2015). 2014 국민건강통계 I.

서울대학교병원 의학정보. 서울대학교병원. 2015. 2016.

질병관리본부, 법정전염병 지정현황. http://www.cdc.go.kr. 2012.

통계청. (2015). 국가통계포털(KOSIS), 2014년 사망원인통계, http://kosis.kr.

통계청. (2015). 사회조사보고서(발간등록번호 11-1240000-000165-10).

통계청. 사회통계조사 메타DB. http://kosis.nso.go.kr/cgi-bin. 2006.

통계청. 통계청 사망DB. http://www.index.go.kr/gams, 2006.

한국보건사회연구원. (2015). 제4차 국민건강증진종합계획. https://www.kihasa.re.kr/html/jsp/info /trend/domestic/view.jsp?bid=3&ano=10272&keyfield=&key=&page=1

한국보건사회연구원. 2001 국민건강 · 영양조사. 2006.

Fields BN and Howley PM. Orthomyxoviridae : The viruses and their replication. pp 1397-1445. Lippincott-Raven Publishers. 1996.

World Health Organization. Mortality Database. http://www3.who.int/whosis, 2006.

제 9 장

심뇌혈관 질환과 암

1. 보건학적 의의
2. 심혈관 질환
3. 암
4. 심혈관 질환과 암의 관리

제 9 장 심뇌혈관 질환과 암

학습목표

1. 심뇌혈관 질환과 암의 보건학적 의의를 설명할 수 있어야 한다.
2. 주요 심뇌혈관 질환의 발생원인과 증상에 대하여 이해해야 한다.
3. 사회적 평등, 흡연, 식습관, 운동, 스트레스 등이 심혈관 질환과 어떠한 관계에 있는가를 설명할 수 있어야 한다.
4. 암을 정의하고 암이 어떻게 발생되는가를 설명할 수 있어야 한다.
5. 주요 암의 종류와 증상에 대하여 이해해야 한다.
6. 암 발생의 주요 위험인자에 관하여 설명할 수 있어야 한다.

1 보건학적 의의

정부의 사망원인별 통계(e-나라지표)에 의하면 모든 질환을 17개의 대분류군으로 분류하여 보았을 때 조사망률은 2013년도에 인구 10만명당 약 526.6명이었으며, 이 중에서 암으로 인한 사망이 약 149.0명(28.3%)으로 1위를 차지하고 순환기계통 질환으로 인한 사망이 약 113.1명(21.5%)으로 2위를 차지하였다. 즉, 이 두 질환군에 의한 사망이 전체의 약 49.8%를 점유하고 있어 국민의 수명을 단축시키는 가장 중요한 원인이자 주요한 보건 문제임을 알 수 있다.

심뇌혈관 질환(cardiocerebrovascular disease)은 심장과 뇌의 혈관계에 발생하는 질환으로서 질병 분류상 순환기계 질환(circulatory disease)이라 부른다. 심장질환에는 심부전, 고혈압성 심장질환, 부정맥, 판막질환, 선천성 심장질환, 심근증 등이 있으며 뇌혈관 질환에는 뇌졸중, 뇌출혈 등이 있다. 우리나라 국민의 사망원인 중에서 순환기계 질환으로 인한 사망률은 1999년에는 전체 사망률의 23.3%, 2005년에는 23.0%, 2013년에는 21.5%를 차지하는 중요한 질환이다(그림 9-1, 통계청, 2013).

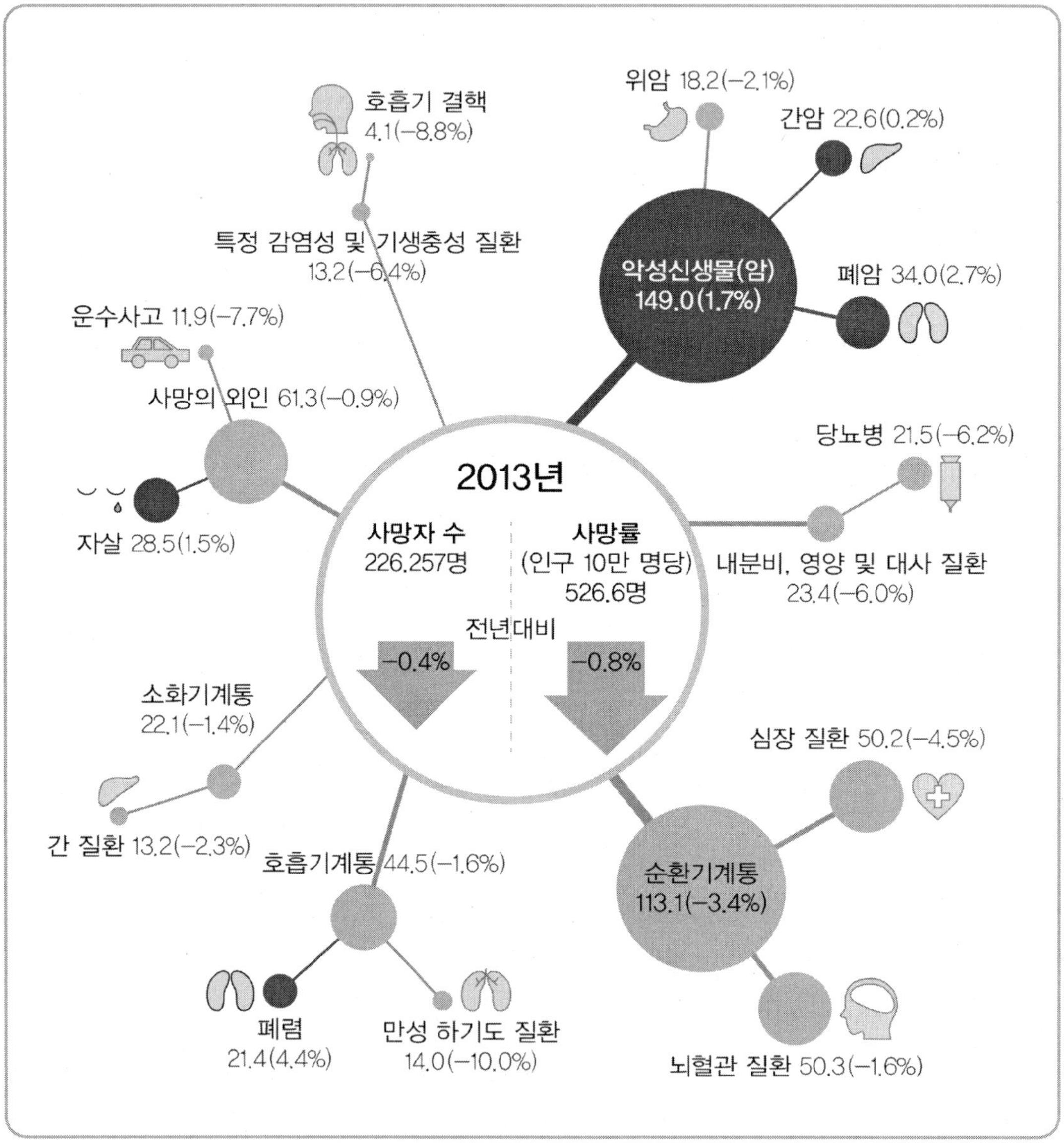

[그림 9-1] 주요 사망원인별 사망률 비교

- 수치는 사망률(인구 10만 명당), ( )안의 숫자는 전년대비 증감률(%)임
- 전년대비 사망률이 증가한 사망원인은 검정, 감소한 사망원인은 회색으로 표현함
- 사망원인별 선의 굵기 및 원의 크기는 사망률에 비례하여 표현함

심장과 혈관은 혈액을 순환시키는 기능을 담당하는데 선천적 또는 후천적으로 이들 기관에 이상이 생길 때 심장병, 고혈압, 뇌혈관 질환과 같은 다양한 형태의 질환이 나타나게 된다. 2013년의 순환기계통 질환에 의한 사망률은 뇌혈관 질환(50.3명)이 가장 높았고, 다음으로 심장 질환(50.2명), 고혈압성 질환(9.4명)의 순이었다. 심장 질환 중에서는 허혈성 심장 질환(26.8명)의 사망률이 가장 높았다. 2013년의 고혈압성 질환에 의한 사망률은 9.4명으로 1995년 18.3명에 비해 8.9명 감소하였으나, 2005년의 9.3명에 비해 약간 증가하였다. 뇌혈관 질환에 의한 사망률은 50.3명으로 1995년의 79.7명에 비해 29.4명이 감소하였고 2005년 64.3명에 비해 14.0명 감소하였다.

2013년에는 10년 전에 비해 고혈압성 질환, 심장 질환, 뇌혈관 질환 사망률이 모두 감소하였다. 2013년 우리나라의 순환기계통 질환으로 인한 사망자는 연령이 증가할수록 증가하며 특히 70세 이상의 고령자들에서 급증하였다(통계청, 2013).

암은 악성신생물이라고도 하며 최근 10년간 사망률이 가장 크게 증가한 사망원인이다. 인구 10만 명당 암으로 인한 사망률은 1995년에 110.8명에서 2005년에는 134.5명, 2013년에 149.0명으로 사망률이 가장 많이 증가한 질병이다. 2013년에 암으로 인한 사망은 사망원인 중에서 1위를 차지하는 한국인에게 매우 중요한 질환이다. 암 사망률은 특히 40세 이상 연령집단 전체에서 사망원인 1위를 차지한다(통계청, 2013년 사망원인 통계결과).

암의 종류별 인구 10만 명당 사망률은 폐암(34.0명), 간암(22.6명), 위암(18.2명), 대장암(16.4명)의 순이었다. 2012년에 비해 사망률이 가장 많이 증가한 암은 유방암으로 0.4명 증가하였으며, 가장 많이 감소한 암은 위암으로 0.4명 감소하였다.

2013년에 각종 암으로 인한 사망자의 72%는 60대 이상의 고령자였다. 연령대별로 사망률이 높은 암은 20대 이하는 백혈병, 30대는 위암, 40~50대는 간암, 60대 이상은 폐암이었다.

한국인의 암에 의한 사망률 중에서 위암과 간암이 국제적으로 매우 높은 수준이고, 폐암의 증가 속도가 매우 빠른 편이다. 심혈관 질환 중에서는 고혈압성 질환과 뇌혈관 질환이 국제적으로 비교적 높은 수준이며, 허혈성 심질환이 급격한 증가 추세를 보이고 있다. 이들 질환이 가장 높은 사망의 원인이 되고 있다는 점에서 국민 보건상 중요한 관리대상이고, 질환의 조기발견과 조기치료가 질환의 악화를 방지하고 사망률을 낮추는 중요한 관리방안의 하나가 된다.

그러나 이보다도 더욱 중요한 점은 이들 질환의 상당부분이 생활양식(life style)이나 개인적 습관(habits)과 같은 요인들에 의해 발생되거나 발생이 촉진된다. 과도한 흡연, 운동부족, 부적절한 식습관 등이 위해 요인에 해당된다. 이런 점에서 최근 선진국들은 심혈관계 질환과

[표 9-1] 사망원인 순위 추이, 2003년~2013년 (단위 : 인구 10만 명당, 명, %)

순위	2003년		2012년		2013년					
	사망원인	사망률	사망원인	사망률	사망원인	사망자수	구성비	사망률	'03 순위 대비	'12 순위 대비
1	악성신생물(암)	131.1	악성신생물(암)	146.5	악성신생물(암)	74,334	28.3	149.0	-	-
2	뇌혈관 질환	75.3	심장 질환	52.5	뇌혈관 질환	25,447	9.6	50.3	-	↑
3	심장 질환	35.3	뇌혈관 질환	51.1	심장 질환	23,365	9.5	50.2	-	↓
4	당뇨병	25.0	고의적 자해 (자살)	28.1	고의적 자해 (자살)	14,427	5.4	28.5	↑	-
5	고의적 자해 (자살)	22.6	당뇨병	23.0	당뇨병	10,888	4.1	21.5	↓	-
6	간의 질환	20.5	폐렴	20.5	폐렴	10,809	4.1	21.4	↑	-
7	만성하기도 질환	19.1	만성하기도 질환	15.6	만성하기도 질환	7,074	2.7	14.0	-	-
8	운수 사고	19.0	간의 질환	13.5	간의 질환	6,665	2.5	13.2	↓	-
9	고혈압성 질환	10.6	운수 사고	12.9	운수 사고	6,028	2.3	11.9	↓	-
10	추락	7.3	고혈압성 질환	10.4	고혈압성 질환	4,732	1.8	9.4	↓	-

1) 심장 질환에는 허혈성 심장 질환 및 기타 심장 질환이 포함

자료 : 통계청, 2013

암 등과 같은 만성퇴행성질환을 생활습관병으로 부르고 있는 추세이다.

이러한 사실은 우리가 이들 질환의 주요 위험인자들에 관하여 알고, 건전하고 적절한 생활방식과 습관을 지니게 될 때 이들 질환에 걸리게 될 확률을 크게 감소시킬 수 있음을 의미하는 것이다. 조기발견과 조기치료도 시간, 고통, 의료비를 감소시키고 치료효과와 생명연장의 가능성을 높일 수 있다는 점에서 보건학적으로 더욱 가치 있는 일이라 하겠다. 이에 대해서 세계보건기구(WHO)에서도 국민들의 생활양식을 개선하는 일에 많은 연구개발 및 홍보활동을 기울이고 있다.

아울러 사회적 평등 정도에 의해 사망률이 달라진다. 같은 흡연자 중에서도 직급이 높은 흡연자에 비해 직급이 낮은 흡연자의 심장병 위험이 높다. 비흡연자 중에서도 역시 직급이 높은 흡연자에 비해 직급이 낮은 흡연자의 심장병 위험이 더 높다. 생활습관 이외의 사회적 지위, 소득의 상대적 불평등, 환경적 요인 등이 사망률에 큰 영향을 미친다고 한다.

[표 9-2] 순환기계통 질환의 성별 사망률 추이, 2003년~2013년 (단위 : 인구 10만 명당, %)

구분			순환기계통 질환	고혈압성 질환	심장 질환	허혈성[1] 심장 질환	기타[2] 심장 질환	뇌혈관 질환
남녀 전체	2003년		124.2	10.6	35.3	24.5	10.8	75.3
	2012년		117.1	10.4	52.5	28.9	23.6	51.1
	2013년		**113.1**	**9.4**	**50.2**	**26.8**	**23.3**	**50.3**
	12년 대비	증가	-4.0	-1.0	-2.4	-2.1	-0.3	-0.8
		증감률	-3.4	-10.1	-4.5	-7.2	-1.1	-1.6
남	2003년		117.6	7.1	36.5	26.2	10.2	70.9
	2012년		110.4	6.4	51.8	30.6	21.3	49.2
	2013년		**107.2**	**5.9**	**49.9**	**28.3**	**21.6**	**47.8**
	12년 대비	증가	-3.3	-0.5	-2.0	-2.3	0.3	-1.3
		증감률	-3.0	-7.9	-3.8	-7.4	1.5	-2.7
여	2003년		130.8	14.2	34.1	22.7	11.4	79.8
	2012년		123.8	14.4	53.2	27.3	25.9	53.1
	2013년		**119.0**	**12.8**	**50.4**	**25.4**	**25.1**	**52.8**
	12년 대비	증가	-4.8	-1.6	-2.8	-1.9	-0.8	-0.3
		증감률	-3.8	-11.0	-5.2	-7.0	-3.2	-0.6
사망률 성비 (남/여)	2003년		0.90	0.50	1.07	1.16	0.90	0.89
	2012년		0.89	0.45	0.97	1.12	0.82	0.93
	2013년		**0.90**	**0.46**	**0.99**	**1.11**	**0.86**	**0.91**

1) 허혈성 심장 질환에는 심근경색증, 협심증 등이 있음
2) 기타 심장 질환에는 심부전, 심내막염 등이 있음
자료 : 통계청, 2013

2 심혈관 질환

1) 심혈관계의 기능과 구조

심혈관 질환이 어떻게 발생하는가를 알기 위해서는 먼저 심혈관계의 기능과 구조를 이해하여야 한다. 심혈관계(cardiovascular system), 즉 심장과 혈관상(vascular bed : 동맥, 정맥, 모세혈관)은 인체의 모든 부위에 혈액을 순환시키는 기능을 담당한다. 혈액은 인체의 각 기관이 필요로 하는 영양소, 산소, 호르몬 등의 물질을 공급해 주고, 이들 물질의 대사 과정

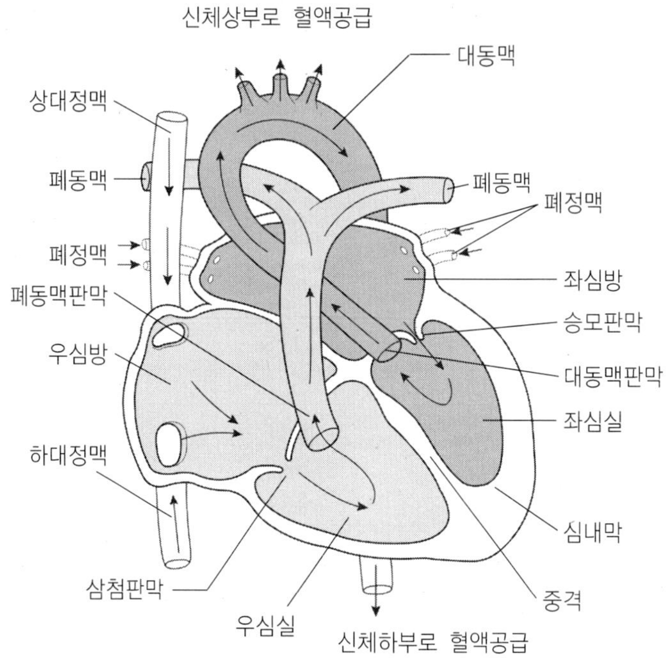

[그림 9-2] 심·폐의 혈액순환

에서 생긴 이산화탄소 등의 노폐물이 체외로 배출될 수 있도록 인체의 각 해당 기관에 운반해 주는 역할을 담당한다.

심장은 흉곽의 전방 중앙에서 왼쪽 허파 쪽으로 약간 치우쳐진 위치에 있고, 크기는 자신의 주먹만하며, 심낭이란 주머니에 둘러싸여 있다. 그 뒤쪽에 있는 두 개의 방을 심방이라 한다. 심방과 심실 사이 또는 심실과 동맥 사이에는 판막이 있는데 혈액이 역류되지 않고 한 방향으로 흘러가도록 막아주는 역할을 한다. 혈액의 순환은 다음과 같은 과정을 거쳐 이루어진다(그림 9-2 참조).

① 머리와 양 팔, 몸통과 양 다리 등 인체의 전 기관에 산소를 공급해 주는 혈액은 상·하대정맥을 통하여 심장의 우심방에 들어와 일시 저장된다.

② 우심방의 혈액은 삼첨판막을 통하여 우심실로 이동한다.

③ 우심실의 혈액은 심장 수축에 의해 폐동맥의 판막을 거쳐 폐동맥으로 들어간다. 이 혈액은 양쪽 허파로 가서 이산화탄소를 배출하고 산소를 받아들인 다음 폐정맥을 통해 좌심방으로 돌아간다. 이러한 우심실~좌심방의 순환 과정을 폐순환이라 한다.

④ 좌심방의 혈액은 승모판막을 통하여 좌심실로 이동한다.

⑤ 좌심실의 혈액은 심장수축에 의해 대동맥 판막을 통해 대동맥으로 흘러가고 인체 각 부위의 모세혈관에 도달하여 산소를 공급한다. 산소를 공급해 준 혈액은 대정맥과 우심방을 거쳐 우심실로 들어와 다시 산소를 공급받기 위해 허파로 갈 준비를 한다. 이러한 좌심방~우심실의 혈액의 순환 과정을 체순환이란 한다.

심장은 끊임없는 수축과 이완 작용에 의해 혈액을 공급하고 다시 회수하는데, 수축・이완 시에 막대한 양의 산소와 영양소를 필요로 하게 된다. 이들 산소와 영양소를 공급해 주기 위하여 대동맥이 시작되는 부위에서 갈라져 나온 혈관이 심장의 바깥 표면 위로 뻗어 있는데 이것을 관상동맥이라 한다. 관상동맥은 대략 세 가닥으로 나뉘어 심장의 표면을 둘러싸고 있다.

심장의 수축은 전기적 자극에 의해 일어난다. 이 자극은 우심방과 상대정맥의 경계 부위에 있는 동방결절(洞房結節)이라는 곳에서 자동적으로 전기가 발생되어 일어나게 되는데 이로 인한 전기적 자극이 심방과 심실로 차례로 전달되어 각각 두 개씩의 심방과 심실이 교대로 규칙적으로 수축하고 이완하는 운동을 반복하게 된다. 심장 수축 시에 일어나는 이러한 미약한 전류의 전도 상태를 곡선으로 포착하여 심장의 병을 진단하는 계기가 심전도계(electrocardiogram)이다.

심실이 수축하였다가 이완되고 다시 수축될 때까지의 시간이 심박동의 한 주기를 이룬다. 이러한 심박동(맥박)은 통상 1분에 60~100회 일어나는데, 이 박동 수는 인체의 각 기관이 많은 산소를 필요로 하게 되는 상황에서 필요한 산소의 공급을 위하여 증가되며, 자율신경계와 앞서 설명한 동방결절에 의해 인체상태에 적합하게 자동적으로 조절된다.

혈압은 혈관에 흐르는 혈액이 혈관 벽에 가하는 압력이다. 혈압은 동맥에서 높고 정맥에서 낮다. 혈압은 최고와 최저의 두 가지로 측정하는데, 좌심실이 수축되어 혈액을 말초동맥으로 내보낼 때의 압력을 최고혈압(수축기 혈압)으로, 좌심실이 이완되어 대동맥 판막이 닫히고 혈액이 심방에서 심실로 들어올 때의 압력을 최저혈압(확장기 혈압)으로 측정한다.

2) 심혈관 질환의 종류

심혈관 질환은 선천성과 후천성으로 분류되는데, 선천성 질환은 출생 시부터 결함이 있는 심장을 갖고 태어나는 질환으로서 출생아의 약 0.8%에 이르며, 빈도는 높지 않은 편이다. 후천성 질환은 출생시에는 심장이 정상적이나 살아가면서 질환을 얻게 되는 것이며, 성인 심혈관 질환의 대부분이 여기에 속한다.

선천성 심질환은 여러 가지 요인으로 인하여 태아기에 심장이 형성될 때 좌・우심실 사이,

우심방 또는 대동맥과 폐동맥 사이의 중격(中隔)이 완전히 닫히지 못하고 구멍이 남게 되거나 폐동맥 판막 등이 협착되어 발생되는 질환이다. 그 결과 혈액이 반대 방향으로 역류되거나, 우심실의 정맥혈이 좌심실 쪽으로 곧장 새어나가는 문제가 발생한다. 후자의 질환은 팔로사징(Fallot씨 4 主徵)이라 하는데, 우심실의 검붉은 정맥혈이 심실중격의 구멍을 통해 좌심실 쪽으로 새어나가 동맥혈과 혼합되기 때문에 산소공급의 부족에 의한 입술, 손, 발가락 끝이 푸른색으로 변하는 청색증이 생기게 된다.

이들 선천성 심질환은 심방, 심실의 중격결손증을 제외하고는 대부분 수술에 의해 치료가 가능하다. 후천성 심혈관 질환은 그 종류가 대단히 많은데 이 중 중요한 것들에 대해서만 간략히 설명하기로 한다.

(1) 고혈압성 질환

정상혈압은 수축기 혈압이 90~140mmHg, 확장기 혈압이 60~90mmHg 정도이다. 고혈압이란, 안정된 조건하에서 일주일 간격으로 3회 반복, 측정하여 수축기 혈압이 140mmHg 이상이거나 확장기 혈압이 90mmHg 이상인 상태의 질환을 말한다. 수축기 혈압이 160mmHg, 이완기 혈압이 95mmHg 이상이면 확정역 고혈압, 수축기 혈압이 140~159mmHg, 이완기 혈압이 90~94mmHg이면 경계역 고혈압이라고 한다.

고혈압의 중증도는 대개 확장기 혈압을 기준으로 구분하는데, 그 혈압이 90~105mmHg이면 경증, 105~115mmHg이면 중등도, 115mmHg 이상이면 중증으로 분류하며, 중증 중에서도 확장기 혈압이 130mmHg를 넘고 두통, 급격한 시력 저하, 의식상태의 혼미 등의 증상을 동반하면 고혈압성 응급상태로 정의된다. 고혈압성 질환은 그 원인을 명확히 알 수 없는 일차성 (또는 본태성) 고혈압과 원인이 명확히 발견되는 이차성 고혈압으로 분류되며, 전체 고혈압 환자의 90~95%는 일차성 고혈압에 속한다.

고혈압은 대개 30~50세 사이에 발병하고, 여성보다는 남성에서 흔하다. 또한 지역에 따라서도 유병률의 변동이 심해 대도시에서 가장 높고, 다음으로 중소도시, 농촌의 순으로 높다. 고혈압은 자각증세가 없거나 경미하여 증세를 발견하기는 어렵지만 비교적 자주 나타날 수 있는 증세로는 두통, 뒷목이 뻐근한 것(neck stiffness), 어지러움, 이명(귀에서 윙하는 소리가 들리는 느낌) 등이 있다.

이러한 증세는 다른 원인으로 인해 나타날 수도 있고, 평소에 불편한 증세가 별로 없으므로 당장 치료받지 않아도 되는 것으로 생각하는 경향이 있는 것이 문제이다. 그러나 고혈압은 혈관 벽에 대한 저항이 높은 상태로 유지되는 질환이므로 이를 방치할 때 심혈관계에 손상을 끼치게 된다. 즉, 심장이 지속적인 혈관저항을 버텨야 하는 부담 때문에 심장이 비대해지거나 펌프 기능의 저하를 초래하게 되고, 인과관계는 불명확하지만 혈관 벽이 굳어지거나 콜레스테롤이 침착하여 관상동맥 질환, 뇌혈관 질환, 만성신부전(콩팥의 신동맥 질환) 등이 발생할 수 있으며, 혈관 내벽이 파열, 분리되는 대동맥 박리증 등의 합병증이 유발될 수 있다.

(2) 관상동맥 질환

심장동맥, 즉 관상동맥은 심장근육 자체에 혈액을 공급하는 혈관이다. 이 혈관의 내벽에 콜레스테롤, 섬유소 등이 끼게 되면 혈관이 굳어져(동맥경화) 탄력성이 감소되고, 혈관이 좁아져 혈류감소가 초래되며, 혈류가 감소하여 초래되는 질환이라는 의미에서 허(빈)혈성 심장 질환이라고도 한다. 심장근육에 혈액의 흐름이 감소된 확정역 고혈압을 가진 사람들은 정상혈압을 가진 사람들에 비해 관상동맥성 심질환에 걸리는 확률이 높다. 미국 프래밍햄에서 동일 인구에 대하여 20년 동안 추적 조사하여 추정한 자료에 의하면 확정역 고혈압을 가진 사람들은 정상혈압을 가진 사람들에 비해 관상동맥 질환의 발생률이 45~74세 남성은 2.3배, 동일 연령집단의 여성은 3.3배나 더 높았으며, 뇌혈관 질환을 일으키는 죽성혈전성뇌경색의 위험비는 45~74세 집단에서 남성은 9.5배, 여성은 13.0배나 높았다. 그 결과 협심증, 심근경색증, 심부전 등의 질환이 발병할 수 있다.

협심증은 혈액공급이 부족하여 앞가슴 부위에 조이는 듯한 통증을 느끼게 되는 질환이다. 환자들이 느끼는 감각은 조이는 느낌 외에 뻐근함, 압박감, 터지는 듯한 느낌, 답답함, 화끈하게 달아오르는 느낌 등으로서 대개 30초에서 2~3분 정도 지속된다. 이 통증은 때로 왼쪽 팔의 안쪽, 턱, 왼쪽 어깨 등으로 뻗히기도 한다.

심근경색증은 동맥경화가 심화되거나 혈전에 의해 혈관이 막혀 심근허혈이 지속된 결과로 심근세포가 비가역적으로 파괴된 상태의 질환이다. 협심증에 비하여 훨씬 통증이 심하고, 땀이 나거나 구역질을 느끼며, 그 통증이 30분 이상 지속되는 것이 보통이다. 심근경색의 범위가 넓어지면 부정맥, 심부전 등의 합병증이 발생하며, 심근의 40% 이상이 파괴되는 경우에는 심장발작(heart attack, shock)의 소견을 보이게 된다. 심장발작이 일어나면 40% 이상의 환자가 대개 1시간 이내에 사망하게 된다.

(3) 심장판막 질환

심장판막은 혈액의 역류를 방지하는 것이 그 기능인데 판막이 딱딱해져 잘 열리지 않거나 닫히지 않게 되면 혈액의 정상적 흐름이 방해되거나 역류를 방지하지 못하여 여러 가지 증상이 나타나게 된다. 이러한 질환은 승모판과 대동맥판과 같이 주로 좌심과 관련된 부위에 많이 발생되는데 원인이 불명확하며 여러 가지가 의심되고 있으나 그중 흔한 것의 하나가 류마티열이다.

류마티열이란 A군 연쇄상구균으로 인해 편도선염, 인두염 등을 앓고 나면 원인균에 대한 항체가 생기게 되는데 이 항체가 비정상적으로 심장을 공격하여 발열과 여러 가지 염증을 일으키게 되는 질환이다. 증상으로는 운동시에 호흡곤란이나 통증이 일어나고, 심계항진(자신의 심박동을 느끼는 현상), 졸도, 부종 등이 있을 수 있다. 편도선염에 의한 류마티열의 재발을 방지하여 판막이 손상되지 않도록 하는 것이 무엇보다도 중요하다.

(4) 부정맥

맥박이 불규칙적으로 뛰는 질환을 부정맥이라 한다. 정상인의 맥박은 1분에 60~100회인데 맥박이 갑자기 빨리 뛰게 되는 빈맥, 느리게 뛰는 서맥 등이 있으며, 어지러움, 졸도, 가슴의 통증, 식은땀 등의 증상이 올 수 있다. 부정맥의 원인으로는 고혈압, 관상동맥 질환, 심장판막 질환, 전해질장애 등이 있으나 대부분은 원인이 명확하지 않다.

(5) 뇌혈관 질환

뇌세포도 지속적인 혈류를 통하여 영양소와 산소의 공급을 받아야 한다. 그러나 뇌혈관장애가 발생하여 충분한 혈액의 공급이 저해되거나 뇌출혈이 일어나 갑작스러운 의식장애, 신체마비 등의 질환이 발생하거나 사망하게 된다. 뇌혈관장애로 인한 이러한 질환을 총칭하여 뇌졸중(stroke)이라 하며, 동양권에서는 옛날부터 중풍으로 불려져 왔다.

뇌혈관장애를 일으키는 요인들은 여러 가지가 있는데 가장 으뜸이 되는 것이 역시 고혈압이다. 고지질혈증과 이로 인한 동맥경화증, 심장 내에 있던 혈전이 떨어져 나가 뇌혈관을 막는 뇌색전, 당뇨병 등도 중요한 요인으로 알려지고 있다.

3 암

1) 발생기전과 병리

인체는 세포라는 기본 단위로 구성되어 있다. 세포는 분열을 통해 그 수를 늘려가면서 우리 몸의 각종 조직과 장기를 형성하게 된다. 세포분열의 가장 대표적인 예는 태아의 성장에서 볼 수 있는데, 한 개의 정자세포와 한 개의 난자세포를 결합하여 한 개의 수정란세포가 만들어지고, 이 수정란이 30시간 후에 2개의 세포로 분열되며, 이러한 식으로 세포분열이 일정한 규칙에 의해 일어나고, 불필요한 세포분열의 조절 기능이 고장나면 세포들이 비정상적으로 지속적인 세포분열을 일으켜 세포집단을 형성하여 불규칙적인 형태로 빠르게 성장하며, 주위의 정상조직 세포 내로 침윤성 성장을 하여 조직을 파괴하고, 인체의 다른 부위로 확산·전이하여 성장하며, 결국은 정상조직에 기능장애를 일으킴으로써 적절한 치료가 시행되지 못할 때 사망을 초래하게 된다.

이와 같이 특이한 형태의 세포증식에 의해 형성된 악성 종양을 일반적으로 암이라 부른다. 어떤 이유로 인하여 세포분열의 정상적인 조절 기능이 고장나고 암을 일으키는 최초의 악성세포가 발생하는가에 관해서는 아직 확정된 이론이 없다. 과학자들은 연구를 통하여 이에 대한 여러 가지 가설을 주장하고 있는데 이를 간략히 설명하면 다음과 같다.

첫째 가설은, 세포의 분열에 의한 재생산 과정에서 자연발생적으로 유전적 결함이 야기되어 악성의 암세포가 생기게 된다는 가설이다. 이러한 유전적 결함은 과로하거나 노화된 세포가 분해될 때 잘 일어날 수 있으며, 그 결과 정상세포와는 다른 돌연변이적 세포가 형성된다고 추측하는 것이다.

둘째 가설은, 어떤 외부 물질들이 정상세포 내로 들어가 악성 세포로의 변화를 일으킨다는 가설이다. 암의 발생기전을 설명하는 유력한 가설로 2단계설이 있다. 이 2단계설에 의하면 발암물질에 지속적으로 노출되면 유전자에 영구적이며 복원 불가능한 변이가 일어난다는 것이다. 그러나, 이러한 변이만으로 악성으로 발전하지는 못한다. 변이가 일어난 세포에 발암촉진물질(promotor)이 지속적으로 접촉되면 통제할 수 없는 상태로 악성 종양이 성장하게 된다.

그러나, 발암촉진물질 자체는 돌연변이를 일으키거나 발암성이 없다. 발암을 억제하는 발암억제물질도 존재한다. 발암촉진물질에 폭로된 후 악성 종양이 발달하기까지에는 10~20년이 걸리는 것으로 알려지고 있다. 정상세포의 형질을 변화시켜 암세포를 만드는 발암물질로는 방사선, 화학물질, 호르몬 약제, 항 면역약제(면역체계의 정상활동을 억제하는 약제), 기타 독성 물질 등이 있을 수 있다. 담배 속의 타르는 가장 흔하면서도 위험한 발암물질일 것이다.

연구보고에 의하면 모든 암 발생의 30%가 흡연 때문이다. 산업사회에서 살고 있는 우리들에게는 이와 같은 환경성 발암물질의 가설이 중요한 의미를 갖게 된다. 왜냐하면 이 가설에 의하면 우리가 발암성 물질에 더 많이 노출되고 인체에 흡입하면 할수록 암에 걸릴 위험이 커지기 때문이다.

셋째 가설은, 세포의 염색체 속에는 암을 일으키는 발암성 유전인자가 있으며, 어떤 요인으로 인하여 휴면상태에 있던 유전인자들이 활성화되면 이들이 걷잡을 수 없이 성장, 증식하여 암세포가 된다는 이론이다. 발암성 유전인자를 활성화시키는 요인으로서 과학자들은 노화, 스트레스, 발암성 물질, 바이러스, 방사선 등을 들고 있다. 이 가설을 지지하고 있는 학자들은 이러한 발암성 유전인자를 어떤 특정의 사람만이 가지고 있는지, 아니면 모든 사람들이 다 가지고 있는지에 대하여 아직 밝혀내지 못하고 있다.

종양학자들은 이 가설이 더 연구·개발되면, 개별 세포들이 발암성 유전인자의 활성화 환경 하에서 어떻게 반응하는가를 잘 이해할 수 있고, 그 결과 효과적으로 암세포를 치료할 수 있는 방법들을 개발할 수 있을 것으로 믿고 있다.

이상과 같이 암세포의 발생기전은 아직 명확히 정리되지 않고 여러 가지 이론이 주장되고 있지만 발생된 암세포가 어떻게 다른 정상세포 내에 확산·전이되는가에 대해서는 비교적 잘 밝혀져 있다. 즉, 일단 암세포가 발생되면 이 세포는 인접조직에 침투하여 정상세포 내의 리보핵산(ribonucleic acid ; RNA)과 디옥시리보핵산(deoxyribonucleic acid ; DNA)의 작용을 교란시키는 것으로 알려져 있다. RNA와 DNA는 세포의 대사와 재생산을 조절하는 기능을 수행하는 물질인데 이 작용이 교란됨으로 인하여 정상세포가 형태, 성질, 기능이 다른 돌연변이 세포로 변하게 되며, 이와 같은 방식으로 암세포의 전이가 계속 일어나게 된다.

그러나, 이런 전이가 왜 일어나는가에 대해서는 아직 알려져 있지 않다. 또 어떤 사람들은 악성 세포를 가지고 있으면서도 암으로 발전하지 않는 경우가 있는데 그 이유에 대해서도 아직 잘 모르고 있다. 암의 발생기전과 병리에 대해서는 향후 많은 연구가 필요한 상태이다.

2) 암의 종류와 증상

암이 발생되는 인체조직의 형태에 따라 네 가지로 광범위하게 분류될 수 있다. 첫째는, 암종(carcinoma)이란 것으로 체표면 조직이나 동공(body cavities)에 발생되는 암이다. 피부, 유방, 폐, 장, 구강 등에 발생하는 암들이 이에 해당된다. 발생 초기단계에서는 순환기계와 임파계를 통하여 전이되며 단단한 종양이 형성된다. 둘째는, 육종(sarcoma)이란 것으로 조직의 내부 층, 즉 뼈, 근육 등의 내부 층에서 발생되는 암이다. 초기 단계에서는 혈액을 통하여 전이된다. 빈도가 높은 암은 아니지만 암종보다 독성이 심하며, 역시 단단한 종양이 형성된다. 셋째는, 임파종(lymphoma)으로 그 명칭대로 임파계에서 발생되며 역시 초기에는 임파계를 통하여 전이된다. 임파계는 인체에 감염균이 들어왔을 때 이와 싸워 처리하는 부위이다. 호즈킨병은 악성 임파종의 한 예이다. 임파종 역시 단단한 종양을 형성한다. 넷째는, 백혈병(leukemia)으로 혈액이 만들어지는 부위, 특히 골수와 비장에서 발생하는 암이다. 비고형적 암으로 미성숙된 백혈구가 비정상적으로 증가되는 것이 특징이다.

암은 인체의 거의 모든 부위에서 발생될 수 있으며 대개 암이 처음 발생되는 장기나 조직에 따라 세부적으로 분류하는 것이 보통이다. 우리나라의 암에 의한 사망자 수의 순위를 암이 처음 발생한 부위별로 보면, 위암, 간암, 폐암에 의한 사망자수가 전체 암 사망자수의 대부분을 점유하여 주종을 이루고 있다. 성별로 보면 갑상선암의 경우에만 여자가 남자보다 많고, 그 외에는 모두 남자가 많으며 전체적으로는 남자가 여자보다 1.8배 높다. 이러한 이유도 남자(73.4세), 여자(80.4세)의 평균수명 차이와 관련이 있다(OECD, 2006).

암이 발생한 초기에는 특별한 증상이 없는 것이 특징으로 이것이 조기진단을 어렵게 하는 원인이기도 하다. 이처럼 초기에 증상이 없는 이유는 의사들이 임상적으로 암을 인지해 낼 수 있으려면 암세포 덩어리의 크기가 직경 1cm 정도가 되어야 하는데 이 정도의 크기로 성장하기 위해서는 최초의 암세포가 발생된 후 약 30번의 세포분열이 일어나는 기간 만큼 시간이 경과되어야 하기 때문이다. 또한 이 정도의 크기에서도 이 암세포 덩어리는 아무런 증상을 보이지 않으며, 암이 더욱 커져서 주위 조직을 침습해야만 여러 가지 증상을 나타내게 된다.

그러므로, 암을 예방하기 위한 가장 최선의 방법은 첫째, 암의 위험인자가 되는 것이 무엇인가를 평소에 알고 생활방식과 습관을 개선하는 것이고, 둘째는 평소에 없던 신체적 증상이 나타나면 곧 보건소나 병원, 의원을 방문하여 의사의 진료를 받는 것이라 할 수 있다.

암이 발생했을 때의 증상은 그 자체로 인한 증상과 암세포의 침습이 없이도 종양의 분비물이나 면역반응의 결과로 원격적으로 나타나는 증상(부종양성 증후군)의 두 가지 집단으로 나눌 수 있다. [표 9-3]은 미국의 암학회가 제시한 위험신호로서 주로 암세포 덩어리 자체에 의한 증상을 나타낸 것이다. 부종양성 증후군 중에서 가장 보편적인 것은 무력증, 식욕부진, 악액질(전신쇠약 증세로서 피부가 노랗게 해쓱해지고 마르며 표정이 굳어지는 증세) 등이다. 기타 부종양성 증후군은 일반인들은 잘 판단하기 어렵고 의사들만이 판단할 수 있는 것들로서 여러 가지 질환의 형태로 나타난다.

[표 9-3] 암의 위험신호

1. 배변 또는 배뇨습관의 변화
2. 잘 낫지 않는 피부 부스럼 또는 상처
3. 비정상적인 출혈 또는 분비물의 방출
4. 유방이나 인체 타 부위의 단단한 느낌이나 종괴의 감지
5. 소화불량 또는 음식물 삼킴의 어려움
6. 사마귀나 반점의 변화
7. 지속적인 기침이나 쉰 목소리

3) 암의 위험요인

암세포의 초기 발생에 관한 여러 가지 이론을 앞에서 살펴보았으나 정확한 발생기전이 확인되려면 아직도 많은 연구가 필요하다. 과학자들은 암을 직접 발생시키거나 발생을 촉진시킨다고 믿어지는 물질을 많이 제시하고 있는데, 이들은 대부분 역학적 조사나 동물시험을 통하여 발견된 것이어서 일부는 분명한 발암물질이라고 확신하기에는 아직 이른 것들도 있다. 이 위험요인들 중 대표적인 것들에 관하여 소개한다.

(1) 생활습관요인

생활습관요인으로 가장 주요한 것은 흡연이며 그 다음이 음주이다. 이들은 각각 독립적으로도 암 발생의 요인이 되지만 만약 동시적으로 작용할 경우에는 더욱 암에 걸릴 확률이 높아진다.

흡연은 폐암의 주요 원인이지만 이외에도 후두암, 구강암, 인두암, 식도암, 방광암, 췌장암 등의 원인인자로 작용한다. 또한 흡연할 경우 신우암, 자궁경부암, 위암, 백혈병 등의 발생빈도도 높아지는 것으로 알려져 있다. 하루에 두 갑 이상의 담배를 피우는 경우 폐암에 걸릴 확률이 비흡연자에 비해 20배나 되며, 흡연자와 같이 사는 여성의 경우 간접흡연(passive smoking)에 의한 암 발생률도 30% 정도 높게 나타난다. 담배연기 속의 니코틴은 습관성을 일으키는 요인이며, 타르 등의 다른 화학물질은 발암성 물질로 작용한다.

음주는 구강암, 식도암, 후두암, 직장암, 유방암의 발생과 관계가 있다. 음주에 의한 발암기전은 아직 명확히 밝혀져 있지는 않으나 음주로 인한 영양결핍이나 술에 포함되어 있는 탄화수소 등의 발암물질 또는 알코올에 의한 다른 발암물질의 흡수력 증가 때문인 것으로 추측되고 있다. 알코올에 의해 간경화증이 발생하면 간암으로 발전되는 경우가 많다.

(2) 생물학적 요인

생물학적 측면에서 암 발생과 관련이 있는 요인은 유전과 체질이다. 그러나 유전에 의한 암 발생은 안구에서 발생하는 망막아종의 경우만 확실하고 대부분 다른 암의 경우에는 유전적 관련성의 여부가 아직 확실히 규명되어 있지 않다. 유방암, 위암, 결장암, 전립선암, 자궁암, 난소암, 폐암 등은 유전이 아니라 혈통과 관계가 있는 것으로서 부모의 체질이나 약한 면역체계를 물려받아 암에 걸릴 확률이 높은 것으로 추측되고 있다. 그러므로 이러한 성향이 있는 암에 대해서는 가족 중의 한 사람이 암에 걸리면 가족 내의 다른 사람에 대해 정기적으로 검진을 실시하는 것이 바람직하다.

(3) 직업적 요인

직업상 발암성 물질을 취급하거나 햇볕에 장기간 노출된 관계로 암에 걸리는 경우가 많이 있다. 대표적인 것으로 건축 분야, 자동차산업 분야에서 석면을 취급하는 사람들이나 우라늄 광산에서 라돈에 노출된 사람들이 폐암에, 피혁제품 공장근로자들이 비(코)암에, 2-나프틸아민(2-naphthylamine)을 취급하는 사람들이 방광암에, 벤젠을 취급하는 사람들이 백혈병에 걸리는 경우가 있다.

또한 미국과 호주에서는 태양 아래서 오랫동안 일하는 농부, 인명구조대 요원, 건설현장 인부 등이 자외선으로 인해 피부암에 많이 걸리는 것으로 보고되고 있다.

(4) 바이러스요인

동물실험 결과 바이러스에 의해 암이 발생되는 것이 관찰되고 있으며, 인간의 경우에도 바이러스에 의해 암이 발생되는 것으로 보고되고 있다. 예를 들면, 인체의 파필로마 바이러스가 자궁경부암과 피부암을, 엡스타인바 바이러스가 버킷임파종과 비인강암을, B형간염 바이러스가 간염과 간경화를 거쳐 간암을 유발시키는 것으로 알려져 있다. 또한 레트로바이러스 중의 1형 바이러스는 T세포 백혈병과 임파종을 유발하는 것으로 알려져 있다.

(5) 의료적 요인

치료목적으로 사용되는 약물과 방사선에 의해 암이 발생될 수 있다. 경구피임약을 장기 복용할 경우, 유방암, 자궁경부암, 간암 등이 발생할 위험성이 증가되는 것으로 알려져 있다. 임신 중에 에스트로겐 제제(diethylstilbestrol)를 복용한 여성들이 낳은 여자 아기들에게서 질선암(varginal cancer)이, 폐경기 전후에 복용한 에스트로겐 제제에 의해 자궁내막암과 유방암이, 항암제로 쓰이는 알킬화 제제의 일부에 의해 백혈병 등의 암 발생 위험이 증가되는 것으로 알려져 있다. 방사선은 피폭물질의 이온화를 유발하는 전리방사선이 문제가 되는데, 진단목적의 방사선은 비교적 문제가 적으나 치료 목적의 방사선에 노출될 경우 각종 암에 걸릴 위험성도 높아진다.

(6) 환경공해요인

도시의 대기 중에 있는 다환성 탄화수소(polycyclic hydrocarbon), 석면, 비소, 라돈 등이 폐암을 유발시킬 가능성이 있다. 또한 수돗물의 염소처리 과정에서 발생하는 할로겐 유기물질들에 의해 방광암의 발생빈도가 높아지는 것으로 알려져 있다.

(7) 음식물요인

음식물에 첨가되는 인공감미료와 관련하여 발암성 여부가 논란이 되어 왔는데 아직 명확치는 않다. 육류나 생선류 등의 저장 과정에서 발견되는 질산염과 아질산염들이 식도암 및 위암과 관계가 있는 것으로 알려져 있다. 지방질 음식의 과잉섭취는 유방암, 전립선암, 대장암 등의 발생빈도를 높인다는 보고가 있다.

과다한 칼로리의 섭취로 비만증을 일으킬 때 유방암과 자궁내막암의 발생률이 증가된다는 보고가 있다. 음식물을 고온에서 요리할 때 발생되는 탄화수소나 각종 아민류가 암을 유발시킬 가능성이 있다. 그 외에 커피는 방광암 및 췌장암을 유발시키는 인자와 관계가 있는 것으로 밝혀져 있다.

(8) 사회 · 심리적 요인

일부 과학자들은 사회적 · 심리적 요인들이 발암과 관련이 있다고 주장하고 있다. 이런 주장에 부정적인 과학자들도 많은데, 사회적 지지(social support)가 결여되어 있거나 정서적으로 불안한 사람들에게서 암 발생이 높은 가능성이 있다. 전문가들은 심한 우울증은 우리 몸의 면역체계의 기능을 저하시켜 암에 대한 저항력을 감소시킬 수 있다고 주장하고 있다. 이러한 이유 때문에 보건복지부에서는 알맞게 운동하고 즐겁게 생활할 것을 권장하고 있다.

4 심혈관 질환과 암의 관리

1) 심혈관 질환의 위험요인

(1) 고정요인

고정요인은 인위적으로 변화시키기 어려운 요인으로 연령, 성, 가족력 등이 해당된다.

① 연령

연령이 증가하면서 심혈관 질환 발생이 증가한다.

② 성별

관상동맥 질환 및 고혈압의 경우 여성의 폐경기까지는 남성이 여성에 비해 위험도가 높다. 그러나 폐경기 이후에는 여성의 위험이 남성의 위험도와 비슷하게 높아진다.

③ 가족력

가족 중에 심장병, 뇌졸중 등 심혈관 질환을 앓고 있거나 심혈관 질환으로 남자의 경우 55세 이전, 여자의 경우 65세 이전에 사망한 가족이 있는 사람이 있는 경우에 가족력이 있다고 한다. 김정순 등(1984)에 의하면 가족력이 있는 사람들은 가족력이 없는 사람들에 비해 뇌혈관 질환에 걸릴 위험도가 8배나 높다.

(2) 변동요인

변동요인은 노력에 의하여 변화시킬 수 있는 요인으로서 주로 생활습관인 흡연, 운동, 식생활 등과 연관된 요인들이다.

① 고혈압

확정역 고혈압이 있는 사람들은 고혈압이 없는 사람들에 비해 뇌혈관 질환에 이환될 위험이 높다. 원장원의 연구(1994)에 의하면 고혈압의 과거력을 가진 사람들은 그렇지 않은 사람들에 비해 허혈성 심질환에 걸릴 위험도가 4.7배나 높았다. 김정순 등(1984)에 의하면 확정역 고혈압이 있는 사람들이 고혈압이 없는 사람들에 비해 뇌혈관 질환에 걸릴 위험도가 32배나 높았다. 미국의 자료(Brownson et al., 1993)에 의하면 고혈압이 있는 사람들은 그렇지 않은 사람들에 비해 심혈관계 질환에 걸릴 위험도가 2~4배 높았다.

② 고지혈증

고지혈증은 관상동맥 질환의 발생 가능성을 증가시킨다. 원장원의 연구(1994)에 의하면 고지혈증이 있는 사람들은 고지혈증이 없는 사람들보다 허혈성 심질환에 걸릴 가능성이 약 3.9배 높았다. 김정순 등(1984)에 의하면 혈청콜레스테롤이 높은 사람들이 낮은 사람들에 비해 뇌혈관 질환에 걸릴 가능성이 2배 높았다.

③ 흡연

흡연을 하는 사람들은 흡연을 하지 않는 사람들에 비해 심혈관 질환에 걸릴 가능성이 2배 이상 높은 것으로 알려지고 있다. 원장원의 연구(1994)에 의하면 흡연을 하는 사람들은 흡연을 하지 않는 사람들에 비해 허혈성 심질환에 걸릴 위험이 약 3.4배 높다. 미국의 자료(Brownson et al., 1993)에 의하면 흡연을 하는 사람들은 흡연을 하지 않는 사람들에 비해 허혈성 심질환에 걸릴 가능성이 2~4배 높았다. 간접흡연이 장기간 계속되는 경우에도 심혈관계 질환에 걸릴 가능성이 높아지는 것으로 알려지고 있다. 미국의 자료(Brownson et al., 1993)에 의하면 간접흡연자들의 경우 허혈성 심질환에 걸릴 가능성이 2배 미만의 범위 안에서 높다. 김정순 등(1984)에 의하면 흡연기간이 긴 사람들이 짧은 사람들에 비해 뇌혈관 질환에 걸릴 가능성이 2.3배 높았다.

④ 당뇨

당뇨병은 심혈관계 질환 발생에 치명적인 영향을 미치는 것으로 알려지고 있다. 혈당을 조절하는 경우라 할지라도 당뇨병이 있는 사람들은 심장 질환과 중풍의 위험을 높이는 것으로 알려지고 있다. 또한 당뇨병 환자의 80% 이상이 심혈관 질환으로 사망한다고 한다. 미국의 자료(Brownson et al., 1993)에 의하면 당뇨병이 있는 사람들은 그렇지 않은 사람들에 비해 허혈성 심질환에 걸릴 가능성이 2~4배 높았다.

⑤ 비만

비만은 체내 지방이 지나치게 많이 쌓여 있는 상태를 말한다. 비만한 사람들은 그렇지 않은 사람들에 비해 심혈관 질환에 걸릴 가능성이 높다. 비만한 사람들은 다른 위험요인이 없는 상태라고 하더라도 심장병과 뇌졸중에 걸릴 가능성이 높다. 미국의 자료(Brownson et al. 1993)에 의하면 비만한 사람들은 비만하지 않은 사람들에 비해 허혈성 심질환에 걸릴 가능성이 2배 미만의 범위 안에서 높았다.

2) 심혈관 질환의 예방 및 관리

앞에서 살펴본 심혈관 질환을 일으키는 위험요인 중에는 우리가 통제할 수 있는 변동요인과 통제하기 어려운 고정요인이 있다. 심혈관 질환을 예방하기 위해서는 우리가 통제할 수 있는 변동요인을 억제하는 노력을 기울이는 것이 필요하다. 심혈관 질환의 예방과 관리에도 제1차, 2차, 3차 예방원칙을 활용할 수 있다. 1차 예방은 심혈관 질환에 걸리지 않도록 미리 적극적으로 예방하는 것을 말한다. 젊은 시절부터 건강증진에 힘써 적절한 운동을 규칙적으로 실시하여 비만을 예방하고, 조화로운 식이습관(balanced diet)을 일상화하여 고지질 음식을 절제하며, 심혈관 질환의 발생을 높일 수 있는 흡연과 과도한 음주를 하지 않도록 하는 것이다.

2차 예방으로는 심혈관 질환의 진행과 악화를 막기 위하여 조기에 발견하고 치료하는 것이다. 가장 효과적인 심혈관 질환의 2차 예방법은 혈압관리를 철저히 하여 고혈압에 대해 비약물치료 또는 약물치료로 정상혈압을 유지하는 것이다. 성인병 검진사업을 철저히 하는 것이 효과적인 2차 예방법이다. 아울러 심혈관 질환을 가진 사람들을 찾아내어 등록하도록 권유하고 이들에 대해 추구관리를 효과적으로 실시하여야 한다.

3차 예방은 심리적·물리적·사회적 재활치료를 통하여 일상생활로의 복귀를 촉진시켜 조기사망이나 폐인으로의 진행을 예방하기 위한 것이다.

3) 암의 예방과 관리

암을 예방하기 위해서는 암의 원인을 알고 그 원인들을 예방해야 하나 현재까지 암의 원인을 명확히 알 수 없기 때문에 암의 위험인자에의 노출을 피하도록 노력하고 암을 조기에 발견하여 치료하면 암을 어느 정도 예방할 수 있다.

미국의 암연구소와 일본 국립암센터에서 발표한 암 예방법을 제시하면 [표 9-4]와 같다(보건복지부, 건강길라잡이).

[표 9-4] 암 예방법

암 예방법	
미국암연구소	일본 국립암센터
① 금연을 할 것 ② 태양광선에의 노출을 자제할 것 ③ 알려진 발암물질을 피할 것 ④ 과음을 삼갈 것 ⑤ 지방 섭취를 줄이고 고섬유질 식품섭취를 늘릴 것 ⑥ 염장, 훈제, 탄 음식의 섭취를 줄일 것 ⑦ 비만을 방지할 것 ⑧ 방사선에의 폭로를 피할 것 ⑨ 비타민 A, C, E의 섭취를 늘릴 것 ⑩ 사회, 심리적 스트레스를 적절히 해소할 것	① 담배는 피우지 말 것 ② 햇빛을 너무 많이 쬐지 말 것 ③ 과식을 피하고 지방을 적게 섭취할 것 ④ 술은 적절히 마실 것 ⑤ 균형잡힌 영양을 섭취할 것 ⑥ 매일매일 변화있는 식생활을 할 것 ⑦ 비타민과 섬유질이 많이 함유된 음식을 섭취할 것 ⑧ 탄 음식을 피할 것 ⑨ 짠 음식은 적게 먹고 너무 뜨거운 음식은 식혀서 먹을 것 ⑩ 곰팡이가 핀 음식을 주의할 것 ⑪ 적절하게 운동을 할 것 ⑫ 몸을 청결하게 유지할 것

참고문헌

김정순 외 5명(1984) : 일부 농촌 및 중소 도시를 대상으로 한 뇌혈관질환의 위험요인과 관리 양상에 관한 연구 II, 한국역학회지 6(1)

대한가정의학회(1996) : 한국인의 건강증진, 고려의학, p.370.

박재갑(1993) : 인간생명과학, 서울대학교출판부, pp.359-378, 622-673

변종화, 김혜련(1995) : 국민건강증진 목표와 전략, 한국보건사회연구원

보건복지부 건강길라잡이(http://healthguide.kihasa.re.kr/kor/health/cancer/cancer.html, http://healthguide.kihasa.re.kr/kor/health/vein/vein.html)

원장원(1994) : 급성심근경색증 발병의 위험요인에 관한 환자-대조군 연구, 서울대학교 보건대학원 석사논문

최삼섭, 김돈균, 김일순, 한달선 외. 예방의학과 공중보건. 계축문화사. 1996

통계청, 2013년 사망원인통계, 2014

통계청 : e-나라지표(http://www.index.go.kr/search/search.jsp)

Boring et al.(1991) : Cancer Statistics, CA, p.19

Brownson et al.(1993) : Chronic Disease Epidemiology and Control. APHA.

Donatelle et al.(1994) : Health the Basics, Prentice Hall, p.306~307, 314-315

Elizabeth Fong et al.(1993) : Body Structures & Functions 8th ed., Delma, p.108

OECD, OECD Health Data, 2005

U.S. DHHS, Healthy People 2000(1990) : National Health Promotion and Disease Prevention Objectives, Washington, D.C.

연습문제

1. 심혈관 질환의 보건학적 의미를 설명하라.
2. 심혈관 질환의 위험요인에 대해 설명하라.
3. 암의 발생기전에 대해 설명하라.
4. 암의 위험요인에 대해 설명하라.
5. 암의 예방법을 설명하라.

제 10 장

노화와 건강관리

1. 노화와 사회현상
2. 노화현상
3. 노화와 관련된 상식
4. 노인의 건강관리와 장수비결
5. 노인보건 건강관리 서비스
6. 노인의 각종 질환
7. 죽음과 관련된 제 문제
8. 노화에 대한 새로운 발상

제 10 장 노화와 건강관리

학습목표

1. 노화와 사회현상에 대해 이해한다.
2. 노화현상의 생리적 특성에 대한 기초 지식을 습득한다.
3. 노화와 관련된 상식에 대하여 이해한다.
4. 노인의 건강관리와 장수비결을 소개한다.
5. 노인보건 건강관리 서비스 체계를 이해한다.
6. 노인의 각종 질환을 이해한다.
7. 죽음과 관련된 제 문제를 토의한다.
8. 노화에 대해 새로운 생각을 갖는다.

1 노화와 사회현상

건강증진, 질병의 예방, 그리고 안녕(well-being) 위주의 활동들은 생활의 활력과 생활의 생산성을 높여 주게 되며 또한 건강한 생활습관은 생활의 질을 높여 주게 된다. 우리 인간은 사실상 나이가 들어감에 따라 사회적인, 정신적인, 그리고 지적인 상황과 더불어 육체적으로도 성장, 성숙, 쇠퇴의 변화를 하게 된다.

매일의 순간마다 우리는 조금씩 나이가 들어가는데 이러한 과정을 우리는 노화(ageing)라고 한다. 이러한 노화는 피할 수 없는 것으로서 젊은 사람에게도 노년기는 언젠가는 찾아오게 되어 있다. 그러나 개개인이 노화를 경험하는 것은 서로 다르기 때문에 어떤 사람은 80세 이상 장수하는가 하면 어떤 사람은 50세의 수명으로 단명하게도 된다. 그래서 바람직한 생활의 영위는 물론이고 장수의 축복을 누리기 위한 보건학적인 측면에서 여러 가지 검토가 필요한 것이다.

2 노화현상

대부분의 질병과 신체적인 특성, 그리고 많은 다른 특질 등은 유전적인 요인과 많은 관련이 있다. 또한 영양상태와 건강습관이 우리의 건강에 많은 영향을 주게 되며 조기 사망에 결정적인 영향을 주기도 한다.

우리는 출생한 이후 정신적으로 신체적으로 많은 변화를 받게 된다. 노화는 이와 같이 나이가 들어감에 따라서 자연스럽게 발생하는 삶의 변화의 양상으로 설명되어져 오고 있다. 노화의 출발은 출생시부터 시작되나 진정한 노화는 인간의 나이가 40세부터 시작된다고 할 수 있다(Donatelle, 1994).

보통 연대적인 나이는 사람의 생활주기(life cycle)의 단계로서 이용되나 이는 사람에 따라서 많은 차이를 보이게 된다. 4살 정도의 어린이에게는 대학교 4학년 학생을 볼 때 아주 나이가 많게 느껴질 것이고 20세 자녀가 보는 그들의 40대 부모는 늙은 구세대로 보일 것이다. 또한, 노령화는 직업에 따라서도 다르게 나타나는데, 예를 들어 어떤 프로 야구선수가 30대 중반 정도 나이라고 하면 무척 나이가 많은 선수로 생각될 것이다. 또한 비행기 조종사와 경찰관은 50대가 되면 퇴직을 하게 되는 사람이 많은 반면에 대학의 교수나 목사 등은 65세에서 70세까지도 활동이 가능하다. 그래서 지금까지의 노령이라는 것에 대한 정의는 재검증이 필요하다.

이와 같은 여러 가지의 노령화와 관련된 과정을 연구하는 분야를 노인학(Gerontology)이라 한다. 노인학에서는 노령화의 원인과 방향과 이에 대한 인간의 적응에 대해서 연구한다. 노인학자(Gerontologist)들은 노화와 관련되는 몇 가지의 유형을 확인했는데 이때 생물학적인, 정신적인, 사회적인, 법적인, 그리고 기능적인 측면을 인간의 삶의 발전 단계측면에서 분석하였다(Hayslip, 1992).

1) 생물학적인 노화

생물학적인 노화는 신체의 장기 및 각 기관의 상대적인 노화를 평가하는 것이다. 가령, 70세의 사람이 있다면 그의 신체적인 기능이 같은 연령 집단의 사람과 같은 수준인가를 보는 것이다. 우리는 종종 육상 선수 경력의 70세 사람의 심장이 40세 보통 사람의 심장 기능과 같다는 이야기를 들은 적이 있을 것이다.

반면에 노령화가 촉진되는 증세를 갖고 있는 환자의 신체적인 기능은 8~9세 정도의 나이일 때 이미 60세 노인의 신체적인 기능과 비슷한 경우도 있다. 또한 관절염이나 다른 만성퇴행성질환 보유자는 노화가 촉진되게 된다.

(1) 피부

노령화의 정상적인 결과로서 피부는 점점 엷어지고 윤기가 없어지고 탄력성은 줄어들게 된다. 약 30세 정도가 되면 웃음과 다른 안면 근육 활동의 결과로서 얼굴에 주름이 생기게 된다. 40세가 되면 눈초리에 주름이 생기는 등 이러한 현상은 더욱 커지게 된다. 또한, 50, 60세가 되면 피부는 늘어지고 70세가 되면 피부는 창백해지게 되며 검버섯이 생기기도 한다.

(2) 뼈와 관절

일생 동안 사람의 뼈는 무기물질의 증가와 감소에 따라서 계속적인 변화를 하게 된다. 인간은 30내지 40대가 되면 뼈의 무기질이 줄어들게 되어 그 결과 뼈조직은 약해지고 석회가 감소되며 구멍이 뚫리는 골다공증(骨多空症)에 걸리게 된다.

(3) 머리

연령이 많아짐에 따라서 머리털이 희어지고 또 빠지어 머리가 넓어지게 되며 휀해지게 된다. 코의 연골과 지방조직은 커지고 넓이도 증가한다. 귀 부분도 부피는 커지고 길이는 커진다. 머리뼈는 나이가 들어감에 따라 점점 얇아진다.

(4) 뇨관

나이 70이 되면 신장의 기능인 혈액으로부터 노폐물을 정화시키는 기능이 30대의 반 정도밖에 안 된다. 30대 사람의 뇨 분량이 2컵 정도의 분량이면 70대는 1컵 정도의 분량으로 줄어들기 때문에 노인은 소변을 자주 보게 된다.

(5) 심장과 폐

노인의 심장 기능은 점점 쇠퇴하게 되는데 발생이 가능한 질환으로는 허혈성 심질환과 매독성 판막증, 염증에 의한 판막증, 자극전도계 질환 등이 있다. 이러한 질환은 노인의 사인 중에서 상당히 많은 부분을 차지하고 있다.

노인은 폐의 기능 또한 저하되는데 노화 현상이 진행된 폐를 노인폐라고도 한다. 노인은 호흡근의 근력이 떨어져 흉곽의 확장이 충분치 못하여 기침의 반사가 감소되고 약화되어 이물질을 배제하는 기관이 없어져 기관내의 분비물이 기관지에 저류하게 되어 객담이 많아진다(조유향, 1995).

(6) 시력

시력은 나이가 먹어감에 따라서 저하되는데, 시야에 대한 변화는 거의 없는 것으로 보고되고 있다. 나이를 먹으면 수정체의 굴절력이 감퇴되어 원시가 되나 원시는 안경으로 조절이 가능하다. 명암에 대한 순응은 60세 이상이 되면 급속히 저하되며 조절이 힘들게 된다. 노인에게서 자주 발생하는 시력의 장해로는 백내장과 녹내장을 들 수 있다.

(7) 청각

청력은 연령의 증가와 더불어 그의 기능이 저하되는데, 노인의 난청은 내이(內耳)에 있는 세포가 가령(ageing) 때문에 위축되고 신경전도로(神經傳導路)도 위축되기 때문에 발생한다. 또한 내이의 영양이 동맥 경화에 의해서 장애받거나 소음에 의해서 영향을 받는다는 설도 있다. 음을 알아듣는 순도청력(純度聽力)은 보호 유지되나 언어를 알아듣는 명료도는 줄어든다.

(8) 미각과 후각

인간은 먹는다는 것에 커다란 즐거움을 갖고 있으나 노인은 맛을 감지하는 미뢰(味雷) 수가 줄어들기 때문에 미각이 감퇴되게 된다. 또한 치아도 결손 탈락되게 되어 의치를 하게 되기 때문에 타액선의 분비가 줄어들게 된다. 이 결과 단단한 음식이나 섬유질 음식의 섭취가 어려워지게 되어 장에 대한 자극도 줄어들게 되어 변비를 초래하게 되므로 노인은 식생활 관리에 주의가 요망된다.

(9) 성적인 변화

성이란 삶을 충족시키는 근원이라는 관점에서 적극적으로 생각하는 것이 필요하다. 여성은 갱년기가 되면 월경이 끝나고 배란도 정지되어 임신에 대한 걱정이 없어지게 되어 일시적으로 성에 대한 욕구가 높아져 남편에 대한 새로운 관심을 갖고 성생활을 즐기게 된다. 그러나 남성의 성능력은 길게 지속되는 데 반해 여성의 성기능은 빨리 노화하게 되어 종종 노인 부부간의 불화의 원인이 되기도 한다(김명호, 1994). 고령의 부부는 서로를 보살피는 마음과 피부의 접촉만 있으면 성행위가 없다고 해도 젊을 때와 같은 만족감을 얻을 수 있다.

2) 정신적인 노화

사람의 적응 능력을 보면 어떤 문제에 대처하는 능력이나 지식, 그리고 자신의 능력에 대해서 인지하는 것 등이다. 어떤 경험은 그 사람이 위험에 직면했을 때 대처하는데 도움을 주게 된다. 정신적인 연령은 매일의 일상생활, 개별적인 면접과 평가에 의해 사정(査定)이 가능하다.

(1) 심리적인 노령화

노년기의 심리적인 변화는 연령과 연관된 변화, 자율적인 자아기능의 변화, 정신력의 변화, 그리고 환경과의 상호관계에서의 변화가 있게 된다. 연령과 연관된 변화는 노화로 인해 신체의 전반적인 기능이 저하되는 것을 말하며 자율적 자아기능의 변화는 자주 화를 내게 된다거나 반대로 정서적으로 둔해지는 상태를 말한다.

정신력의 변화는 노인들이 참고 견디는 힘이 약하기 때문에 대인관계가 약해지게 되고 내적인 갈등의 억제력이 약해지기 때문에 반동현상이나 과잉 보상적인 행동이나 강박적인 행동을 하게 될 수도 있다. 환경과 상호관계에서의 변화는 환경에 대한 적응이 잘 안 되고 자신의 과오를 타인의 탓으로 전가하려는 경향이 많아진다.

(2) 지적인 기능의 노령화

지금까지의 연구결과를 보면 지능은 25세에서 30세에 절정에 올랐다가 그 후 서서히 저하하게 된다는 것이다. 그러나 최근의 연구에 의하면 노화와 더불어 지능이 저하되지는 않는다는 결론이다. 물론 동작성 능력은 20세에 절정이었다가 그후 감소하게 된다. 그러나 언어성 능력은 조금씩 상승을 하다가 60세경에 절정에 달한다는 사실도 있다. 노인에게 있어서 지능에 이상한 노화를 유발시키는 인자로서 앞에서 이미 설명된 치매를 들 수 있다.

노년기에는 대부분의 노인에서 노화로 인해 인격의 중추라고 불리는 심적인 에너지가 저하되어 가기 쉽다. 이를 극복하기 위해서 꾸준한 자기계발 의욕이 요청된다.

(3) 노년기의 인격의 변화

노년기에는 대부분의 많은 노인에서 고령에 따른 노화로 인하여 인격의 중추라고 불리는 심적 에너지가 저하되어 가기 쉽다. 이러한 인격적 측면에 미치는 영향은 일률적이지 않다는 것은 이미 진술하였다. 여기에서는 구체적으로 인격의 어느 측면이 어떠한 변화를 나타내는가에 관해서 원숙형과 노화형으로 구분하여 살펴보기로 하자.

① 노인에 있어서는 감정의 풍부함과 정동적 체험의 표출은 서서히 저하한다. 또한 젊은 사람이 느끼는 것 같은 흥분, 감동, 감격에 몸을 떠는 일은 적어진다. 그러나 원숙형의 노인에게서는 감정과 정서의 움직임(情動)의 완화로 감정에 사로잡히지 않고 냉정으로 안정된 인격적 특성을 보여주나, 반대로 노화형의 노인에게서는 둔감, 무감각이라고 말

하는 인격적 특징으로 말하는 경우도 있다.

② 고령과 더불어 객관적, 실제적 사고는 증가하나 틀에 얽매이지 않는 자유롭고 활발한 생산적 사고 및 창조활동은 저하되어 가기 쉽다. 때문에 젊은 시절의 일만 생각하기도 하여 창조성을 높이는 기회를 적게 하지만, 반면에 현실을 빨리 판단해서 그에 착실한 대처를 해 나가게 된다. 한편, 노화형에서는 고집으로 유연성이 결여된 융통성 없는 사고로 향하는 경우도 있다.

③ 노인에게서는 갈등, 정신적 긴장감이 완화된다. 또한 감수성의 감소와 더불어 꼼꼼성 및 붙임성이 서서히 줄어진다. 원숙해 가는 노인에서는 이러한 변화가 적어 동요되거나 고민하거나 당황하는 경우가 적고 느긋한 인격적 특징을 가져다 준다. 그러나 노화로 향하는 노인에게서는 활력의 결핍, 무관심이라고 불리는 특징으로 나타나기 쉽다.

④ 노인에게서도 사회적인 협조성(協調性), 상식, 흥미 및 관심도는 유지된다. 노년기에서는 생활의 범위가 서서히 축소되어져 가는 경향이 있으나 심신이 건강한 노인에게서는 흥미나 생활공간이 좁아질 우려가 없다. 협조성 및 상식, 흥미 등 일상생활의 기본이 되는 인격면은 쇠퇴하지 않는다. 그러나 노화형의 노인에서는 이러한 것이 저하하여 현실과의 연관성이 적어져 자기중심적으로 사물을 보거나 한 가지에만 고집하는 인격적 특성이 눈에 띄게 나타나게 된다.

이상과 같이 노년기에서는 유지되는 인격과 저하하는 인격의 두 가지 면이 나타난다. 심신이 건전한 노인은 저하하는 인격 면과 유지되는 인격 면이 서로 조화되고 보완되어 인격을 원숙의 방향으로 만들어 나간다. 특히 인생경험에 숙달된 노인에 있어서는 사회적 협조성, 질서, 상식을 중요시하는 인격적 측면의 유지가 안정되어 사회적 성숙성을 반영하고 있다고 말해도 과언이 아니다.

(4) 인격의 퇴행

노년기에 들어서서 체력이 저하되고 질병에 걸리거나 정신면의 노화가 눈에 띄게 나타나는 경우 그 자체가 원인이 되어 더욱 인격의 퇴행이 일어나기 쉽다. 이미 앞에서 언급했듯이 감정면의 저하, 고집, 무감각, 무관심, 자기중심적 성향 등의 부정적인 인격의 변화는 대체로 정신적인 면의 노화가 진행되는 노인에서 쉽게 나타난다.

신체면에서의 노화 가운데 특히 귀가 어두워져서 잘 들리지 않거나 눈이 침침하게 되었거나 보이지 않게 되는 노인에서는 일상생활의 대화가 단절되어 행동범위가 좁아지게 되거나 환경으로부터 자극이 적어짐으로 해서 고립화를 쉽게 느낄 수 있게 된다. 그 결과, 일방적으로 사물을 해석하거나 의심을 하게 되거나 왜곡된 생각을 하기가 쉽다. 특히, 난청(難聽)노인은 시력장애가 있는 노인보다 유연성이 더 결여되어 자기중심적으로 되기가 쉬워 적응이 나쁘다고 말하고 있다.

3) 사회적인 노화

사회적인 노화는 사회에서의 기대와 비교하여 개인의 행동과 역할과의 평가에 의한다. 사람은 연령에 따라서 음악, TV 방송, 그리고 정치에 대해서 비슷한 취향이나 견해를 갖게 된다. 즉, 랩음악이나 헤비 메탈류의 음악은 10대나 20대에서 좋아하는 음악인데 중년이나 노인층이라면 그러한 음악보다는 트로트나 조용한 형태의 음악을 즐길 것이다.

4) 법적인 노화

가장 보편화된 정의가 법적인 정의일 것이다. 법적인 노화는 연대적(chronological)인 의미의 연령으로서 투표권, 운전 면허, 음주 가능 연령, 사회보장제 가입 등과 기타 여러 가지의 권리와 의무 결정에 사용된다.

5) 기능적인 노화

비슷한 연령의 다른 사람과 비교하는 방법에 의한다. 심장 박동, 피부의 탄력, 청각 능력, 그리고 개인의 특성을 비교 분석하는 것이다. 기능을 분리해서 평가하는 작업은 어려운 것으로서 노령화의 여러 유형, 특히 연대적인 그리고 생물학적인 노령화와의 비교가 필요하다.

3 노화와 관련된 상식

우리는 노화에 대한 잘못된 편견이나 지식을 갖는 경우가 많다. [표 10-1]은 미국에서 이러한 잘못된 상식을 구체적으로 알기 위해 개발된 항목으로 우리나라에서도 그대로 적용가능하다. 이제 독자(讀者)들이 각 문장에 대해 맞으면 ○, 틀리면 ×라고 답을 한 후 [표 10-2]의 해답과 비교한다면 우리들이 얼마나 노령화에 대해 잘못된 상식을 갖고 있는지 알 수 있을 것이다.

[표 10-1] 노화에 대한 잘못된 지식(문제)

항 목	답
문 1. 노인은 가족이나 친척과 함께 있는 것을 좋아하지 않는다.	
문 2. 모든 사람은 그들이 오래 살게 되면 기억력이 떨어지게 된다.	
문 3. 당신은 나이가 들면 운동을 안 해도 좋다.	
문 4. 심장질환은 나이 많은 여성보다는 남성에게 더 큰 문제이다.	
문 5. 나이가 들게 되면 잠이 적어진다.	
문 6. 대부분의 노인들은 의기소침해진다.	
문 7. 노인들은 젊은 사람보다 많은 약을 먹고 있다.	
문 8. 사람들은 약 55세 전후에서 성적인 흥미를 잃어버린다.	
문 9. 노인이 되면 누구나 요실금을 맞게 된다.	
문 10. 자살은 노인보다는 주로 10대들의 문제이다.	
문 11. 추락이나 사고는 모든 노인에게서는 꼭 일어난다.	
문 12. 아주 춥거나 더운 것은 노인에게는 특히 위험한 것이다	

자료 : Donatelle(1994), Facing Life's Challenges, Health the Basic, Prentice-Hall, p. 364.

4 노인의 건강관리와 장수비결

노인학자들은 사람들의 노후가 활기 있고 생산적이 되도록 하기 위한 연구 분석을 하고 있다. 과거에는 우리 사회가 젊은 사람 위주의 사회였으나 노령화 사회로 진입됨에 따라서 변화가 이루어지고 있다. 노화의 과정은 먼저 병리학적인 관점으로부터 시작하여 정신적인, 그리고 사회적인 관점으로까지 다양하게 고려해야 된다.

미국에서의 노인학자들은 노인들을 특수연령과 관련된 사항을 몇 가지로 범주화하는 것을 고안하였다. 예를 들면, 사람이 65세가 되면 노인이 된다는 것이다. 이때가 되면 미국의 노인들은 정부로부터 사회보장과 의료보호(Social Security and Medicare)와 같은 정부지원 프로그램을 받게 된다는 것이다. 또한, 65세에서 74세까지의 사람은 '젊은 노인층'(Young-old)으로 75세에서 84세까지는 '중노년층'(Middle-old)으로, 그리고 85세 이상은 '노인 중의 노인'(Old-old)으로 분류된다.

건강의 결정요인으로는 선천적인 요인과 후천적인 요인으로 나뉜다. 선천적인 요인으로는 유전적인 인자가 개입되며 후천적인 요인으로는 식품과 영양, 그리고 물리적인 환경과 사회적인 환경 요인이 개입된다. 그래서 장수를 하려면은 이러한 요소들을 잘 인식하여 관리하는 것이 요청된다. 세계 최장수국 일본에서 권장하고 있는 "인생 80을 위한 건강법"을 소개하면

[표 10-2] 노화에 대한 잘못된 지식(답)

답 1. 틀린다. 미국 대부분의 노인은 그들의 자녀와 가까이 살고 그리고 자주 보기를 원한다. 한 보고서에 의하면 80%의 남성, 그리고 60%의 여성이 가족과 같이 살고 있었고 5%만이 노인-홈 시설에 살고 있었다.
답 2. 틀린다. 알츠하이머병(치매 또는 노망)에 의해서 기억력이 약화되기는 하나 다른 100여개의 문제(뇌손상, 고열, 나쁜 영양상태, 약물 부작용, 우울증)도 같은 증상을 유발시킬 수 있다.
답 3. 틀린다. 운동은 어떠한 연령층에서도 유익한 것이나 노인에 있어서는 의사의 특별한 운동에 대한 의사의 특별한 지도가 필요하다.
답 4. 틀린다. 여성의 폐경기 이후에는 심장질환 발생의 위험이 급격히 높아진다. 65세 연령층의 남녀에 있어서 심장질환은 3명 중에서 1명 정도가 발생할 가능성이 있다.
답 5. 틀린다. 인생의 노년기에 있어서 잠의 질(quality of sleep)은 떨어지게 되는데, 이는 잠을 자는 것이 단편적으로 그리고 조금씩 자게 되기 때문이다.
답 6. 틀린다. 대부분의 노인들이 우울해지는 것은 아니다. 노인들이 우울증에 빠지게 되면 이는 가족들의 도움과 심리치료, 항우울제 등을 사용함으로서 치료가 가능하다.
답 7. 맞다. 노인들이 약을 사용시는 조심스러움이 요구된다. 미국의 경우 미국에서 판매되고 있는 약의 25%를 노인이 사용하고 있다. 약의 부작용 때문에 약물의 사용시 이에 대한 주의가 요구된다.
답 8. 틀린다. 대부분의 노인들은 그들의 성생활을 적극적으로 할 수 있고 만족스러운 성생활을 즐길 수가 있다.
답 9. 틀린다. 요실금은 병(disease)이 아니고 단지 증상(symptom) 중의 하나이다.
답 10. 틀린다. 자살은 65세 이상 노인에게 있어서 많은 것 중의 하나이며, 이들 연령층에 있어서는 그의 성공률도 높다.
답 11. 틀린다. 추락은 65세 이상 노인에게 자주 일어나는 것으로 상처를 줄 수 있는 것 중의 하나이다. 이러한 추락은 정기적인 시력 검진, 청각 테스트, 가리고 가정에서의 안전생활 준수 등을 통해서 피할 수 가 있다.
답 12. 맞다. 노인은 체온의 자율 조절력이 떨어지기 때문에 체온의 보온관리에 주의를 해야 한다.

다음과 같다(남은우, 1995).

(1) 몸을 적당히 움직이는 운동을 한다(이를 위해서 산책, 요가, 조깅 등을 한다). 나이 먹는 것을 기쁘게 생각한다.
(2) 목운동을 한다.
(3) 호기심을 갖고 생활한다.
(4) 직장 이외에도 열중할 수 있는 일을 갖는다(직장 일변도의 생활이 아닌 취미 생활 또는 새로운 일을 갖는다).
(5) 기분전환으로 스트레스를 해소한다(이를 위해서 명곡을 부른다든지, 산책을 한다든지, 일기를 쓰는 등 마음의 건강을 증진시키는 활동을 하며 웃음이 담긴 대화 등을 통해 스트레스를 해소한다).

또한, 일본의 장수학자가 추천하고 있는 장수생활 지침을 보면 다음과 같다.

장수생활 지침

1. 주식은 매일 밥 한 공기 이상을 먹는다.
2. 된장국은 1일 2그릇까지 먹는다.
3. 반찬은 가능한 한 많이 먹는다(1일 30가지 이상).
4. 적절한 육류의 섭취와 생선과 두부를 매일 먹자(육류는 1일 50g 정도).
5. 야채는 3식 필수 섭취한다.
6. 1일 1개의 계란을 먹자.
7. 매일 여성은 400cc, 남성은 200cc의 우유 마시자.
8. 신체(body)와 정신(mind)의 휴식의 조화가 필요하다.

5 노인보건 건강관리 서비스

국제연합회의(United Nations)는 한 나라의 인구 중에서 65세 이상인 사람을 노인이라 칭하고 있다. 이러한 노령인구의 비율이 4% 미만인 국가를 유년 인구국, 4~7%를 성년 인구국, 그리고 7% 이상인 나라를 노년 인구국 또는 고령화 사회라 하며, 14% 이상인 나라는 고령사회라고 한다(Cowgill, 1986). 이러한 측면에서 보았을 때 한국은 2015년도 현재는 노년 인구국에 속하고 있다.

65세 이상의 집단은 미래의 사회에서는 사회적으로, 정치적으로 그리고 경제계획을 수립할 때 고려해야 되는데, 왜냐하면 그들은 의료에 대한 구매력을 갖고 있기 때문이다. 미국의 경우 2010년에는 전 인구의 5분의 1이 되기 때문에 이 국가의 전망과 미래가 이들에 의해 좌우될 것이라고 예측하고 있다(Donatelle, 1994).

이미 미국은 1992년에 인구의 13%가 노인층이었고, 2030년에는 20.30%가 될 것으로 전망하고 있으며, 한국은 미국을 추월하는 24.33%가 될 것으로 전망하고 있다. 한국, 일본, 미국의 총인구 중 65세 이상 인구 구성비의 추계는 [표 10-3]과 같다.

[표 10-3] 한국과 미국, 일본 노인 인구의 백분율

	1980	1990	2000	2010	2030
한 국	3.9	4.7	6.8	11.04	24.33
일 본	9.07	12.01	16.7	23.02	31.60
미 국	14.6(1985)	12.7	13.0	13.09	20.30

자료 : OECD, OECD 보건통계자료, 2016
OECD, OECD Stat, 2016 (http://stats.oecd.org/index.aspx?DatasetCode=POP_FIVE_HIST)

1) 오늘날의 노인 실태

평균수명의 연장과 영아출생률 감소에 따라서 연소인구가 감소하게 되고 이는 노령화지수와 노인부양지수에 많은 영향을 미치게 된다. 한국은 노인부양지수가 2000년 10.1%, 2010년 15.2%에서 2020년도에는 22.1%, 2030년 38.6%가 될 것으로 전망하고 있다(통계청, 2015). 65세 이상 한국 노인의 질병 보유율은 일반 국민의 거의 2배이며, 대부분 두 가지 이상의 질병을 갖고 있다. 노인들에게 가장 흔한 질병은 관절통(57.8%), 만성요통(32.6%), 고혈압(18.8%), 소화기질환(18.7%) 등이다.

2) 사회에의 영향

(1) 경제적인 고려사항

여러 나라의 상황은 다르겠지만 노인의 경제적인 생활이 어려운 것은 공통적인 현상이라 할 수 있다. 노년기에 접어들면서부터 경제적으로 자립하지 못하고, 건강이 악화되며, 의지할 곳이 마땅하지 못하여 어려운 생활을 하게 되는 사람이 많아지고, 변화하는 사회에 적응하지 못해 노인들은 사회적 부적응을 겪게 되는데 이러한 여러 가지 문제를 노인문제라 한다. 노인이 겪고 있는 네 가지 고통, 빈고(貧苦), 고독고(孤獨苦), 무위고(無爲苦), 병고(病苦)가 노인문제인 것이다.

자식들 뒷바라지를 위해 모든 것을 희생하고, 노년기에 경제적으로 의존해야만 하는 노인인구가 많다는 점이다. 용돈 구하는 방법을 보면, 자녀나 가족에 의존이 53.8%, 일/직업 연금이 27.9% 그리고 퇴직금과 저축이 9.3%이다.

(2) 노인 보건의료비

미국의 경우, 노인 인구층은 13% 정도이나 이들이 사용하는 의료비는 총 의료비의 36% 이상을 지출하고 있다. 이러한 지출은 주로 암, 심장질환, 그리고 호흡기 질환 등에 사용되고 있으며 계속되는 평균수명의 연장에 따라 의료비의 증가도 계속될 것으로 예측하고 있다.

일본의 경우, 65세 이상 노인 인구 구성비는 1990년 현재 12.0%이나 이들이 사용하는 보건의료비는 일본 전체 국민의료비 중 28.8%로서 노인의 의료비 지출이 그들 인구에 비해 높은 상황이고 1995년에는 이의 구성비가 31.2%로 더욱 높아져 노인이 지출하는 의료비가 심각한 문제가 되고 있으며, 이러한 증가 추세는 계속될 것으로 보인다.

(3) 주택과 생활 설비

노인들에게는 주택의 문제 또한 갈수록 심각한 문제로 대두되고 있다. 언론에서의 관심과 보고에 의하면, 미국의 경우 노인 홈에 입거하는 경우는 65세에서 74세 사이의 노인군은 오직 1%만이, 그리고 75세에서 84세 노인군의 경우는 6%의 노인이, 그리고 85세 이상의 노인군은 22%가 노인-홈에 입거하고 있었다. 그리고 83%의 남자 노인과 57%의 노인들은 그들의 인생의 마지막 시기를 가족 단위의 생활 시설에서 살고 있다.

(4) 윤리 및 도덕적인 관점

노인에 대한 의료비 부담의 과중으로 인하여 의료전달체계의 운영관리가 어려운 가운데 있다. 아울러 이식할 장기의 부족으로 노인에 대한 장기 이식에 대한 문제가 새로운 과제로 대두되고 있다. 장기를 이식하더라도 몇 달 혹은 몇 주 또는 며칠밖에 살지 못할 노인에게 과연 장기를 이식해야 하는가 등의 새로운 의문이 제기되기도 한다.

3) 노인보건의료 복지서비스 체계

한국의 경우 노령화가 진전됨에 따라 지역사회에서도 이들 노인에 대한 보건・의료・복지 서비스의 제공체계가 확립되어야 한다. 1996년 1월 5일부터 시행하게 된 국민건강증진법은 국가 차원에서는 물론이고 지방자치단체에 지역주민 건강증진의 책임이 있음을 규정하고 있을 뿐만 아니라, 1995년 12월 29일 법률 제5101호에 의해 공포된 지역보건법에 의하면 특별시, 도 및 시・군・구의 보건정책의 수립, 시행을 명문화하고 있다. 따라서 주민 건강증진계획의 수립을 위한 기초단계로써 지역사회의 보건 수준과 실정에 대한 정확한 분석과 진단이 필요하게 되었다.

한국은 최근 경제성장과 전국민건강보험에 힘입어 국민의료의 수준이 향상되고 있다. 특히, 의료의 접근성이 향상됨에 따라 의료의 이용 또한 증가하고 있다. 그러나 이와 같은 향상에도 불구하고 도시와 농촌 지역 간에는 의료의 제공 면에서 아직도 불균형적인 요소가 많이 있음은 주지의 사실이다. 따라서 1995년부터 시행된 국민건강증진법도 정부차원의 건강증진 시책을 따르되 각 지역별로 실정에 맞는 건강증진 세부계획을 수립하도록 하고 있다. 특히 각 지역사회에 있어서 노인인구 증가와 이에 따른 노인의료 수요가 크게 증가하고 있다. 선진국의 사례를 통해 보더라도 노인보건과 보건교육이 지역보건계획의 가장 중요한 부분으로 취급되고 있어 우리나라에서도 이들에 대한 정확한 실태파악과 대책수립이 필요하다.

4) 노인보건제도와 시설

노인보건제도란 노인의 건강관리 및 증진을 위한 제도적인 장치를 말하고 관련법규로는 노인복지법이 있다. 가까운 일본은 노인보건법이 1982년에 제정되어 노인들의 보건의료 이용과 관련되는 사항을 규정하고 있기도 하다. 이 법에 의하면 노인보건법에 의해 소요되는 비용은 국가와 지방자치단체, 보험자가 공동으로 비용을 갹출하는 방법을 택하고 있다.

노인보건시설이란 거동이 불편한 상태에 있는 노인 등에 대하여 간호 및 의학적 관리를 통해서 요양(수발) 및 신체의 기능훈련과 그에 필요한 의료를 행하는 것을 목적으로 하는 시설을 말한다. 즉, 질병의 증상은 안정기에 있지만 간호와 의학적인 관리 하에 개호 및 기능훈련, 기타의 기능훈련을 필요로 하는 노인을 대상으로 입소서비스, 재택서비스를 제공함으로서 노인의 자립을 지원해 가정으로의 복귀를 도모하기 위한 시설을 말한다.

가령, 일본의 보건복지 시설의 종류는 [표 10-4]와 같다. 즉, 민간노인복지 시설로는 유료노인홈과 후생연금 유료노인홈, 후생연금 휴가센터가 있고, 간이보험 가입자용 시설이 있다. 공립 복지 노인 홈으로는 비용이 적게 드는 경비 노인 홈, 그리고 양호 노인 홈과 특별양호 노인 홈이 있다. 노인의 병이 중할 때 주로 이용하는 노인병원이 있고 이외에 재택복지서비스가 있다.

[표 10-4] 일본 노인보건 복지시설의 종류

설립주체	종 류
1. 민간 운영	1) 개호유료노인홈 2) 주택형 유료 노인홈 3) 건강형 유료 노인홈 4) 서비스 고령자용 주택 5) 그룹홈 6) 실버하우징
2. 공립 시설	1) 특별양호 노인홈 2) 개호 노인 보건시설 3) 개호 요양형 의료시설 4) 케어하우스 5) 양호 노인홈
3. 노인 병원	1) 민간 2) 공립
계	

자료 : 厚生勞動省(2014)「介護を受けながら暮らす高齢者向け住まいについて
「有料老人ホーム · サービス付き高齢者向け住宅に関する実態調査研究」

아울러, 일본은 2000년 4월에 개호보험(한국의 요양보험에 해당하는 노인을 위한 사회보험)을 도입하여 장기요양시설(long term care facility)에 입소하는 자들의 경제적인 부담을 줄여주고 있다(남은우, 2001). 최근 자료에 의하면, 민간운영 복지 시설로는 개호유료노인홈, 주택형 유료 노인홈, 건강형 유료 노인홈, 서비스 고령자용 주택, 그룹홈 및 실버하우징 이 있고, 공립시설로는 특별양호 노인홈, 개호 노인 보건시설, 개호 요양형 의료시설, 케어하우스 및 양호노인 홈이 있다. 또한, 노인병원의 종류는 민간형과 공립형이 있다(표 10-4).

5) 세계보건기구의 노인보건사업

전 인류의 보건문제를 담당하고 있는 세계보건기구(WHO)에서는 노인의 건강을 유지증진하기 위해서 여러 가지의 사업을 전개하고 있다. 즉, 노인의 생활의 질(quality of life) 향상을 위해서 다양한 보건의료복지 증진을 위한 정책과 사업을 개발하고 있다(한상태 외, 1996).

이러한 사업 중의 하나로서 노인보건의료의 질 향상을 위한 보건요원지침서(A Manual for Instructors of Nurses and Other Health Workers: Quality Health Care for the Elderly, WPRO, WHO, Manila, Philippines, 1995)를 만들어 활용하고 있기도 하다.

6 노인의 각종 질환

65세 이상 노인의 95%가 한 가지 이상의 만성질환을 가지고 있으며 30%는 세 가지 이상의 만성질환을 가지고 있다. 여러 가지 만성질환을 가졌다는 것은 질병의 궁극적인 치료가 어렵다는 것이며, 포괄적 및 의학적인 관리가 요구되는 것으로 이해해야 한다(대한가정의학회, 1996). 그러므로 노인에게서 발생한 장애는 대부분 완치될 수 없는 것이 많아 건강관리의 목적은 질병의 완치보다는 기능의 유지나 회복에 역점을 두어야 한다.

1) 골다공증

많은 사람들이 노인성 질환으로서 뼈가 약해지거나 뼈에 구멍이 생기고 또는 뼈가 부러지는 골다공증에 대해 주의를 함에도 불구하고 이 질환은 이미 건강문제로서 나타나고 있다. "골다공증"이라는 말을 들을 때, 마치 "혹이 난 사람"을 보듯이 뚜렷한 질환의 모습으로 생각할 것이나 이렇게 뚜렷한 질병의 양상을 보이는 경우는 아주 드물다. 왜냐하면 뼈의 손실은 수년 동안 이루어지며 X-선 검사 혹은 실제 뼈가 골절되기 전까지는 특이한 증상을 보이지는 않는다. 여러 뼈들 중에서도 척추, 엉덩이, 그리고 가슴 부위의 뼈들은 골절이 가장 잘 발생하는 곳이다.

미국의 경우, 골다공증은 인구의 약 10%인 2,500만명 이상이 앓고 있으며, 매년 150만명은 뼈가 골절되는 경우를 겪는다. 이러한 골절상을 당하는 사람 중에서 약 25만 명은 엉덩이 부위에 골절상을 겪는다. 엉덩이 골절을 당한 사람 중에서 12% 내지 20%로 추산되는 정도의 사람들이 1년 내에 죽는다. 골다공증은 폐경기 여성 3명 중 1명에게서 나타나고 70세 이상은 성별에 관계없이 많이 나타나는 편이다. 척추 골절상의 14% 정도, 그리고 엉덩이 골절의 25% 정도는 남성에게서 나타나고 있다. 골다공증이 발병하는 몇 가지의 위험요인은 다음과 같다(US Department of Health and Human Service, 1991).

여성이 남성에 비해 4배 이상 위험도가 높은데, 이는 여성의 뼈가 남성에 비해 약하고 또한 폐경기 이후 뼈의 손실이 급속하게 이루어지기 때문이다. 연령적으로는 30~40대 이후부터가 많다. 또한 낮은 뼈의 응집 때문에 골다공증이 많고 자연적 또는 외과적인 의미에서 폐경의 조기발생은 에스트로겐이 생성되지 않는 기간이 늘어난다. 약하고 작은 체형의 여자들은 상대적으로 뼈의 응집도가 낮은 경우가 많은데, 이로 인해서 골다공증이 발생할 수 있는 위험도가 매우 높다. 아울러 칼슘 섭취가 적은 사람들은 뼈의 응집도가 낮고 성인기에 있어서 뼈의 손실정도가 평균 이상일 수 있다(하루 300~400mg의 자연적인 칼슘 손실이 있는데 이 이상으로 섭취해야 한다). 비활동적인 사람들은 근육과 뼈의 충실도가 낮아지기 쉽고, 정확한 원인은 밝혀지지 않았지만 흡연은 골다공증과 관계가 있는 것으로 알려지고 있다. 음주와 카페인 등의 과다복용 또한 골다공증과 연관성이 있다.

이러한 요인들이 여러 가지 측면에서 골다공증과 연관이 있음에도 불구하고 여전히 골다공증이 발병하고 골다공증의 위험요인에 사람들은 위험에 계속적으로 노출되어 있는 것이다. 대부분의 사람들은 이 질병을 예방하거나 치료하는 것이 어렵다는 것에 대해 잘 모르고 있다. 골다공증의 위험을 줄일 수 있는 몇 가지 방법이 있다. 일반적으로, 예방이란 뼈를 강하게 만들고 특히 폐경기 이후 뼈의 손실을 예방하는 등의 일에 중점을 두고 있다. 이러한 활동은 뼈의 골절을 예방하는 데 도움을 준다.

골다공증의 예방과 치료의 목적은 뼈의 골절을 감소시키는 데 있다. 일반적으로 골다공증에 있어 가능한 치료는 적절한 칼슘의 섭취, 의사가 권장하는 적절한 수준의 운동, 넘어지는 것을 예방하는 방안, 에스트로겐과 같은 호르몬을 사용하는 방안 등이 있다. 최근의 연구결과는 매일 1,380mg 정도의 칼슘 섭취가 뼈의 손실을 감소시키고 55세에서 77세의 여성은 뼈를 적절히 유지 관리하도록 해야 한다(Pennington et al., 1991). 골다공증의 다른 치료방안으로는 염화불소나 비타민 D의 다양한 신진대사와 같은 것이 연구 중에 있다.

이제껏 제시한 치료방안 중에서 아동기 또는 성년기에 칼슘의 섭취를 많이 하는 것은 뼈의 치밀도를 증진시킴으로써 위험요인을 줄이는 효과적인 방안으로 나타나고 있다. 1989년에는 이러한 연관성에 대하여 많은 연구결과들을 통해 Food and Nutrition Board of National Research Council은 19세에서 24세의 성인들에게 하루 800mg 정도 수준의 칼슘섭취 권장량을 1,200mg으로 상향조정하였다. 많은 전문가들은 이러한 수치를 더 높여야 할 것으로 생각하고 있으며 폐경기 이후의 여성에 있어서는 하루 1,500mg 정도를 표준권장량으로 권고하고 있다.

칼슘 약을 복용하기보다는 칼슘을 많이 함유한 식품, 즉 우유, 채소나 과일 및 주스를 섭취하는 것이 권장된다. 뼈의 강화를 위한 적절한 운동, 근육의 유연성과 강화, 적절한 칼슘의 섭취 등은 초기 성인기 동안 골다공증을 예방하는 중요한 활동이다. 만약 당신이 폐경기에 접어들거나 골다공증이 걸릴 가능성이 높은 경우에는 전문가들과 상의하여 효과적으로 골다공증을 예방하거나 치료하는 방안을 마련하는 것이 바람직하다.

2) 치매

치매란 성인에게서 일어난 지적 장애이며 대부분은 뇌기질성 병변에 의한 것이다. 그리고 치매란 병명이 아니고 지적 상태를 가리키는 것으로서, 기억력이 희박하고 판단력과 행동에 있어서 저능적인 상태로 노인성 치매를 소위 노망이라고 부른다. 노인이 되면 각종 질환이 많이 발생하는데 그 중에서 가장 무서운 질환인 치매는 근육의 힘이 5% 정도 소실되기 때문에 근력의 저하가 두드러진다. 이러한 치매에는 뇌혈관 장애성 치매와 알츠하이머형 치매로 나뉘어진다.

오늘날 과학자들은 질병이라든지 약물 복용 등을 포함한 다양한 이유로 인해 이와 비슷한 증상이 어떤 나이에도 나타날 수 있는 것으로 알고 있다. 이러한 중요한 문제가 맞다면, 기억력의 상실과 노망증세를 개선시킬 수 있다. 즉 오늘날에 있어서 노망이라는 말은 어떤 소수 특정한 집단의 조직적인 부조화라고 표현하고 있는 말이 아니다. 정신이상은 기억력과 정상적인 지적 능력 관리의 점진적인 뇌의 손상이라 하겠다. 이러한 여러 가지 정신이상에 있어서 가장 대표적인 알츠하이머 질환에 대해서 보면 다음과 같다.

알츠하이머 질병은 노인들을 위협하는 골절과 함께 가장 흔한 문제 질환 중의 하나이다(日本製藥工業協會, 1995). 이 질환은 65세에서 75세의 사람들 중에서는 20명에 1명꼴로, 80세 이상의 노인들에게서는 5명 중 1명꼴로 나타나는 것으로 추산하고 있다. 이 질환은 대부분 노인들의 마음과 많은 연관성이 있고 40대 후반이나 50대 초반과 같은 나이에서도 나타나는 경우가 있다.

알츠하이머 증상은 어떤 것일까? 알츠하이머 질환은 다음의 3단계로 구분하여 진단할 수 있다. 첫 번째 단계는 기억상실, 기억력 감퇴, 판단의 실수, 주변상황에 대한 관심 저하 및 우울증 등을 들 수 있다. 이러한 증상은 두 번째 단계를 유발시키는데, 두 번째 단계에는 감각 인지의 상실, 근육의 경련, 밤에 잠이 없어지는 등의 무휴증 흥분 등이 있다. 마지막 단계에서는 방향감각 또는 시간감각의 상실이 심하여진다. 이러한 사람들은 먹는 것이나 입는 것 등의 일상생활의 일들을 타인에게 전적으로 의존하는 경우이다. 자아상실과 의사소통의 곤란은 흔한 증상이다. 특히, 자신의 몸을 못 가누는 경우도 생긴다.

알츠하이머 질환이 발생했을 때 그 사람의 기대여명은 반으로 줄어든다. 비극적인 면은 이 질환을 치료할 방법이 지금으로서는 별다르게 없다는 점이다. 과학자들은 다양한 약물요법을 실험하고 있으므로 알츠하이머 질환과 연관되어진 문제를 해결할 수 있는 방안은 가까운 미래에 발견될 것이다.

알츠하이머 질환을 발생시키는 원인을 연구한 결과는 다음의 몇 가지로 요약될 수 있다. 즉, 유전적인 소인, 면역기능체계의 비정상, 천천히 활동하는 바이러스, 알루미늄에 대한 과도한 수준의 노출, 유전적인 결함, 신경전달자의 부조화 등 때문이다. 이러한 기존의 연구는 위와 같은 사항들이 질환을 가장 잘 일으키는 요인으로 지적하고 있다. 알츠하이머 질환이 발생하는 위험도는 Down's 증상을 보이는 사람들이 일반적인 사람들에 비해 4배나 높다.

뇌혈관 장애성 치매의 원인은 뇌경색, 즉 뇌출혈이 있게 되면 뇌혈관성 치매로 진행될 가능성이 높다. 뇌에 병세가 있게 되면, 전산화단층촬영(CT : Computed Tomography)에 의해 정확한 진단이 가능하다. 치매의 80% 정도가 뇌혈관장애를 동반하게 되며 이때에는 뇌순환 개선 작용약이나 뇌대사 개선작용의 약제를 병행하는 치료가 효과가 있다. 이러한 치매는 언어장애, 운동장애, 지각의 장애를 동반하기 때문에 이의 예방과 적절한 치료가 요구된다.

이 병에 잘 걸리는 환자의 유형으로는 성격이 완고하고 다른 사람의 말을 잘 들으려 하지 않고 자기중심적인 성격의 소유자가 많다. 또한 친구가 적고 웃음이 적고 다른 사람과의 대화도 적고 낙천적이지 않은 사람에게 많다. 그러므로 이 병에 안 걸리기 위해서는 책을 많이 읽어 뇌 운동을 꾸준히 하고, 글을 계속해서 쓰고, 다른 사람과의 대화를 자주 하는 것이 좋다.

3) 요실금

소변이 어떻게 나오며 언제 나오는가를 안다면 요실금 문제는 웃거나 코웃음을 치며 쉽게 지나갈 문제가 아니다. 정확하지는 않지만 노년의 남성들 중에서는 19%, 노년의 부인들 중에서는 38%가 실금을 약간씩 경험하고 있다고 한다. 그러나 이러한 실금은 노화과정의 필수적인 한 부분은 아니다. 대부분의 경우 이러한 예로 중추신경 시스템, 투약, 골반근육의 감염, 골반의 약화 등 신경적인 문제로 인해 발생한다. 이러한 문제를 치료하여 해결할 때, 이러한 실금은 사라진다.

실금은 노인에게 있어서 사회적, 육체적, 감정적인 문제를 수반한다. 바지가 젖는다는 두려움은 노인들로 하여금 고독하게 만들고 사회적인 활동을 두려워하게 만든다. 이러한 노인들을 돌보는 사람들은 쉽게 실금을 하는 노인들에게 화를 내고 짜증을 내게 될 것이다. 스스로 적절한 치료를 못하고 계속적으로 실금을 하게 되는 경우, 다른 질환에 감염되거나 문제를 야기시킬 수 있다.

다행스럽게도 이러한 문제를 해결하는 데에는 많은 치료법이 있다. 약물치료는 방광의 조절력을 향상시키고 방광의 수용력을 늘이고 배뇨를 쉽게 한다. 골반을 치료하는 외과수술은 스트레스의 억제곤란에 종종 효과적일 수 있다. 인공적인 기구를 통해서 소변을 천천히 나오도록 하고 화장실을 가까이 설치하며 배뇨를 하기 위한 적당한 시간배정과 기타 새로운 방안들이 이러한 문제를 해결해 줄 것이다. 또한, 여성들에게 있어서 이러한 문제를 해결하도록 골반부위를 강화하는 운동을 배우는 것도 바람직하다. 소변을 조절하는 생체기전을 잘 유지하고 마음과 몸의 반응을 증진시키는 것은 예방을 하는 좋은 방안일 것이다.

4) 우울증

일부 연구결과에 있어서는 우울증이 노인들에게 있어서 가장 대표적인 정신적 문제라고 지적하고 있다. 그러나 심한 우울증의 경우 젊은 성인에 비해 노인들이 4% 정도 낮은 것으로 나타나고 있다. 나이에 관계없이, 그들의 건강에 무관심한 사람들, 여러 만성질환을 앓고 있는 사람들, 많은 약물을 복용하고 있는 사람들, 운동을 하지 않는 사람들은 우울증에 빠질 가능성이 높다. 적응능력이 뛰어난 사람들은 우울증에 빠지는 정도나 기간이 짧은 편이다. 그러나 질병 걸린 사람들, 삶에 큰 어려움에 직면해 빠져나갈 곳이 없는 사람들은, 즉 이러한 우울증에 걸리기 쉽고 나아가 생을 포기하고 그들의 문제를 해결하는 수단으로서 자살을 고려하는 경우도 있을 것이다.

5) 기타 노인병

노인은 이상의 질환 이외에도 악성신생물이나 호흡기계질환 또는 소화기계질환에 잘 노출되고 또한 순환기계 질환이나 당뇨병으로 고통을 당하고 있는 노인도 많아 이들에 대한 보건의학적인 관리가 요청된다.

7. 죽음과 관련된 제 문제

1) 임종과 죽음

죽음은 누구에게나 반드시 찾아온다. 죽음은 한편으로 수용하기 싫은 문제이지만 우리들 모든 사람들이 필수적으로 받아들여야 하는 일이다. 죽음에 대해 수긍하는 일은 우리의 삶의 중요성에 대해 우리의 태도를 뚜렷하게 하는 데 도움을 준다. 역사를 통해 보면 사람들은 죽음의 의미와 본질을 탐구하고자 하여 왔다. 이러한 질문은 오늘날에도 계속되고 있다.

넓은 의미에서 죽음은 우리들 삶에 항상 존재하는 것으로 보인다. 종종 대중매체를 통해 이러한 일들이 감각적으로 나타나고 있음을 알 수 있다. 이러한 것으로 보면서, 20세기의 역설적인 면을 찾아볼 수 있다. 서구사회는 '죽음을 거부하는(death-denying)' 것이라고 특징지은 바 있다.

우리는 죽음에 대한 우리의 태도를 연속체(continuum)의 떨어짐으로 이해할 수 있다. 연속체의 종말에 있어서 죽음은 인간의 영원한 적으로 보인다. 의학기술과 종교, 이 두 가지 모두는 이러한 죽음에 대한 생각들을 계속적으로 증진시켜 왔다. 이런 연속체의 다른 종말은 죽음을 받아들이고 어떤 면에서는 환영하기까지 한다. 그들에게 있어서 죽음은 존재의 더 나은 단계로서의 변화로 생각하고 있다. 그러나 우리들 대부분은 이런 연속체의 중간에 서 있는 우리 스스로를 인식하고 있다. 이러한 관점에서부터 죽음은 우리의 삶의 태도, 믿음, 활동을 통해서 경험할 뿐 아니라 두려움과 알 수 없는 두려움을 제시하는 미스터리로 존재한다.

지나친 죽음에 대한 부정은 우리 사회의 죽음에 대한 응답이라고 특징지을 수 있고 사회생활에 있어서 가장 일반적으로 불건강한 생활습관을 하게 만드는 데 일익을 하고 있다고 보여진다. 우리가 영원히 살 수 있다는 것을 통해 부적절한 생활을 하고 그렇게 함으로서 미래에 닥칠지 모르는 일들을 현재에 외면하도록 하는 것이다. 일부 전문가들이 죽음을 부인하는 것이 사회에 만연되어 있는 특성이라고 지적함에도 불구하고 우리는 죽음에 대한 사회적 태도가 변화해야 한다는 점을 마음속에 깊이 새기고 있다. 그러므로 우리가 우리 스스로 죽음에 대해 인지하고 반응하는 것뿐만 아니라 우리들의 아버지, 어머니, 그리고 할아버지, 할머니가 그들이 인지하였던 것을 이해하는 것은 매우 중요하다 하겠다.

20세기를 통해 미국은 세대 간에 있어 많은 갈등과 핵가족이라는 것을 경험하게 되었다. 노인들은 상대적인 고독감 속에서, 소수의 가족들이 그들의 장례식에 참석하는 죽음을 맞이하게 되었다. 가정으로부터 죽음을 제거하는 경향은 2차 세계대전 이후 가속화되었다. 질병에 걸리거나 죽음이 임박한 사람들은 병원이나 양호시설에 보내어졌다. 죽은 사람들의 시신을 처리하는 것은 의료진의 의무가 되어 가고 있었다. 장례식도 간소하고 간편하게 이루어지는 경향이 있으며 아이들은 종종 임종이나 죽음을 앞둔 사람들에게 접촉을 못하게 하였다.

20세기 초반의 반세기 동안 의학 발전의 결과로서 아동기 질환은 거의 관리할 수 있게 되었고 '신비의 약(wonder drug)'들이 개발되어 복잡한 외과적인 질병을 많이 낫게 만들었다. 20세기 동안에 과학과 의학의 기적 같은 발전은 죽음을 거부하거나 외면하는 일들의 경향을 만들어냈다. 오늘날 많은 수의 미국인들은 '고도(high-tech)' 죽음 — 생명을 지탱하는 기술을 이용함으로써 죽음을 연장하는 — 을 보다 인간적인 측면에서, 보다 인격적인 측면에서 거절하고 있다. 적으로서의 죽음의 개념을 자연적인 삶의 일부로서의 죽음으로서 인식하는 경향이 나타나고 있는 것이다.

죽음과의 대결은 나이, 종교, 가족, 건강, 죽음에 대한 개인적 경험, 그리고 죽음 그 자체를 포함한 많은 요인들이 의존하는 서로 다른 감정을 만들어냈다. 임종에 대해 바람직하게 대응하기 위해서 우리는 죽음에 대해 인식할 것을 알아두어야 한다. 우리는 죽음에 대해 우리가 알아야 할 것을 규명하고, 죽음에 직면할 때 많은 사람들이 도움을 필요로 하는 것들에 대해 정보와 권고사항을 제공할 것이다.

임종이란 유기체로서의 죽음으로 다가서는 과정이라 할 수 있다. 죽음이란 '생체기능의 최종 정지'를 의미하며, '다시 되돌아올 수 없는' 기능의 상태를 또한 의미한다 할 수 있다. 이러한 정의는 의학적으로나 과학적인 발전에 죽음을 연장할 수 있다는 점을 강조하고 있다.

죽음과 임종에 관련된 윤리적 또는 법률적인 측면에서는 미국의료위원회에서 입안한 국가법률통일위원회회의록(National Conference for Commissioners on Uniform State Laws)에 있다. 이 법에는 죽음에 대해 다음과 같은 몇 가지 사항을 언급하고 있다. 즉, 순환기와 호흡기능의 정지와 뇌파를 포함한 뇌의 모든 기능이 정지된 사람은 죽은 것이다. 죽음의 정의(판단)는 적합한 의료기준에 의해서만 이루어져야 한다. 다음의 정의는 다양한 관점에서의 생물학적인 죽음의 분류를 한 것이다.

(1) **세포 죽음**(Cell Death) : 모든 대사활동이 정지한 후 세포의 점진적인 죽음상태를 의미하는 말. 세포 죽음은 조직에 따라 다르게 나타난다. 예를 들어, 뇌조직의 경우 호흡이 정지된 후 5~8분 후에 이루어지며 근육세포는 2~4시간, 신장의 경우에는 7시간 이후에 이루어진다.

(2) **부분죽음**(Local Death) : 전체적인 유기체의 죽음이 아니라 몸의 일부 또는 조직의 죽음을 의미하는 말. 예를 들어 순환기계에 문제가 발생하여 신장의 기능이 멈춘다든지 심근육의 일부가 정지된다든지 또는 장의 일부 조직이 죽는 경우를 말한다.

(3) **완전죽음**(Somatic Death) : 기관의 일부 또는 국부의 죽음과 반대되는 개념으로서

전체 장기 조직의 죽음을 의미하는 말.

(4) **현상적인 죽음**(Apparent Death) : 실제적으로 죽음을 가져올 수 있는 특히 심장과 호흡기와 같은 장기의 정지를 통해 이루어지는 죽음을 의미하는 말. 그러나 응급조치를 이용함으로써 회생 가능한 죽음을 의미한다.

(5) **기능적인 죽음**(Functional Death) : 인공적인 수단에 의해 단지 호흡과 순환 기능만을 유지하는 경우로서 광범위하고 조치할 수 없을 정도로 중앙신경계가 손상당한 경우의 죽음을 의미하는 말.

(6) **뇌사**(Brain Death) : 뇌로부터의 선택적 활동과 모든 움직임의 통제기능을 상실한 것으로 판단되는 뇌 기능의 종말을 의미하는 말. 뇌사는 뇌세포의 선택적 활동을 기록하는 뇌파기록기계(EEG)를 통해 확인할 수 있다.

하버드 의과대학의 Ad Hoc Committee에 의해 1968년 결정된 바에 의하면 뇌사는 다음의 기준과 일치하여야 한다. 즉, ① 고통스러운 자극에 대하여 반응이 없거나 무반응인 상태. ② 의사의 관찰 후 1시간 가량 무동작이나 인공호흡기 제거 후 3분 이내 호흡하지 않는 경우. ③ 뇌파 흐름의 무반응. ④ 적어도 10분간의 'flat EEG' 상태 등이다. ⑤ 아울러 이러한 위의 모든 검사를 변화 없이 최소 24시간 후—반복한 경우 barbiturates와 같은 약물복용을 통해 중앙신경계의 완화와 몸의 체온이 극도로 차가워지는 체온 저하법을 실시하였을 경우에도 전혀 반응을 보이지 않는 경우가 뇌사의 요건이 된다.

위의 내용 중 대부분의 내용을 이해하기 쉬울 것이나 'flat EEG'라는 말은 생소할 것이다. flat EEG란, 텔레비전에서 의료에 대한 드라마 같은 경우 뇌파검사기를 통해 뇌에서 생성되는 뇌파를 그래프화하여 나오는 기계를 보았을 것이다. 이 기계에서 나타나는 그래프가 일직선을 그리는 상태를 바로 'flat EEG'라고 하는 것이다. 논리적으로 flat EEG는 완전한 뇌사 상태를 포함한다고 할 수 있으며 뇌에 의해서 어떠한 선택적인 활동도 완전히 하지 못하는 것을 의미한다. 이러한 결론은 정확하지는 않다. 실제로 EEG는 뇌의 외부로부터의 반응에 있어서 단지 선택적인 활동에 대해서 기록할 뿐이기 때문이다.

그러므로 flat EEG가 뇌사를 판단하는 좋은 기준이 되는데도 불구하고 죽음의 적절한 지표로서 인식하기에는 아직 부족하다. 이러한 특수한 죽음을 판단하는 기기의 발전에도 불구하고 죽음에 대한 선고(판단)의 논란은 문제시되고 있으며 윤리적인 딜레마로 여전히 남아 있다. 1980년대 초, 전문가들은 장기이식 기술의 결과로서 윤리적인 문제에 대한 죽음을 결정하는 기준을 설정하였다.

이러한 새로운 기준에는 장기이식 팀에 속해 있지 않는 두 명의 의사가 장기 공여자로부터 죽음에 대한 판정(선고)을 받아야 한다고 하고 있다. 우리는 앞으로 이러한 논란이 계속될 것으로 예상할 수 있으며 의학적 기술적 진보에 따른 정책적인 수용도 필요할 것으로 예측할 수 있다.

2) 임종의 과정

임종이란 육체적, 지적, 사회적, 영적, 감정적인 다양한 측면이 포함되는 복잡한 과정이라 할 수 있다. 따라서 임종의 과정은 다양한 관점에서 출발해야 한다.

이러한 과정에 있어 죽음의 육체적인 지표가 검정되어야 할 뿐 아니라, 임종 또는 '사회적 죽음'에 감정적 측면을 고려하며 자연적인 삶과 건강과의 배려를 해야 한다. 임종에 있어서 감정적 반응은 다양하겠지만 그 과정만은 유사할 것으로 생각된다.

임종에 대한 반응에 대하여 대부분 우리들의 지식은 엘리자베스 큐블러-로스의 연구결과, 즉 죽음과 임종에 대한 연구로서 죽음학(thanatology)이라는 학문으로부터 도움을 받았다. 1969년에 출판된 그녀의 "On Death and Dying"은 말기환자들의 죽음에 대한 반응을 감각적인 분석을 한 연구결과이다. 그녀의 책에서 그녀는 말기환자들이 그들의 죽음을 받아들일 때 경험하는 것을 다섯 가지 정신적인 단계로 나누어 규명하고 있다. 죽음을 부인하는 상태, 죽음에 대해 분노하는 상태, 만약 살 수 있다면 이라는 가정을 바라는 상태, 죽음에 대해 자포자기하는 상태, 죽음을 받아들이는 상태 등이 그 단계이다. 일반적으로 대부분의 사람들이 이러한 과정을 거치지만 일부 사람들은 이러한 과정을 거치지 않고 단지 정서적으로 조용한 상태를 유지하기도 한다. 이러한 다섯 가지 단계를 정리하여 보면 다음과 같다.

(1) **죽음을 부인하는 상태**(Denial) : '나는 아닐 겁니다', '그러한 진단은 실수입니다'와 같은 것은 대체적으로 첫 번째 단계에 속하는 반응이다. 쇼크와 믿지 않으려는 마음을 표현하는 단계이다. 사람들은 지적으로는 죽음을 인정하면서도 정서적인 면에서는 죽음을 인정하지 않으려 한다. 이러한 경우 환자는 매우 당황해 하고 있으며 실재하지 않는 일이라 강조하고 싶어 하므로, 죽음에 대한 생각들을 거부한다.

(2) **죽음에 대해 분노하는 상태**(Anger) : (왜 나에게 이런 일이…) 분노는 즉각적인 죽음에 당면한 또 하나의 일반적인 반응이다. 이러한 사람들은 다른 이들은 건강하고 아무 일이 없는데 왜 자신에게 이러한 일이 일어났는가에 대해 화를 낸다. 임종을 맞는 사람들은 이러한 상황을 불공정하고, 부당한 일이라 인식하고, 친구나, 가족, 의료진, 또는 세상에 대해 원망하는 경향도 있다.

(3) **만약 살 수 있다면 하는 바램을 가지는 상태**(Bargaining) : (만약 살 수 있다면, 나는 이러한 삶을 살텐데…) 이 단계는 죽음을 수긍하는 상태로 가는 중간단계일 때 이런

반응을 한다. 이러한 단계 동안에 임종을 맞은 사람은 남아 있는 기간 동안 더 착한 사람으로 살기를 바라며, 출생이나 가족들의 결혼과 같은 특별한 일들을 경험하기 위해 기원하는 경우가 많다.

(4) **자포자기하는 상태**(Depression) : (나에게 이제 더 무슨 일이 있겠는가 나는 어떤 것도 할 수 없어…) : 삶을 포기하고 죽음을 막연히 기다리는 상태

(5) **죽음을 받아들이는 상태**(Acceptance) : (나는 죽을 준비가 되었어) 죽음에 대한 수용 철학이 확립되어 있고 삶의 마무리를 준비하는 상태

이외에도 사회적 죽음이 있어, 사회의 일원으로서 인식받고 살아가기 원하는 것이 인간의 일반적인 소망이나, 어떠한 이유이든지간에 사회적인 활동이 정지되게 되면 이를 사회적인 죽음이라 하여 이 또한 심각한 상태로 인정한다.

8 노화에 대한 새로운 발상

노령화는 인간 누구에게나 다가오는 피할 수 없는 운명적인 것이다. 노화는 생물학적・정신적 면에서 이루어진다. 생물학적 면에서 피부의 탄력성 감소, 뼈와 관절의 무기물질 감소, 머리 및 뼈의 변화, 신장 기능의 약화, 심장과 폐 기능의 약화, 시력 저하, 청각 및 미각과 후각의 저하, 성적인 면에서의 약화가 이루어진다.

또한 정신적 면에서는 심리적인 노화와 지적인 기능 노화가 이루어지는데, 이로 말미암아 정신력의 약화가 이루어지며 노인성 치매와 같은 질환이 발생된다. 연령은 법적, 사회적, 기능적인 면에서 연령이 있는데, 이러한 연령은 인간의 발달적인 측면에서 고려되어야 한다.

실제적으로 노화에 대해 정확히 이해하는 것이 바람직하며 앞으로 이 분야에 대하여 보다 심층적인 연구가 필요하다. 이렇게 노령화에 대한 연구가 필요한 이유로는 우리나라를 포함한 미국, 일본 등 대부분의 국가에서 노인인구가 급증하고 있고 이 인구의 비중이 전체인구에서 차지하는 비율이 상대적으로 늘어나고 있다는 것을 들 수 있다. 특히 이들 노인인구의 의료비는 인구비율에 비해 상대적으로 많은 의료비 지출을 유도하는 경향이 있어 더욱 깊은 관심을 가지고 관리해야 할 분야라 하겠다. 따라서, 우리나라에서 국민건강증진법과 같은 법을 제정하여 운영하는 것은 이러한 지역사회에 유발되고 있는 문제를 해결하기 위한 좋은 방안이다. 그러나 좀더 노인에 대한 보건문제를 효과적으로 담당하기 위해서는 노인보건법의 제정과 노인병원, 노인보건복지시설 등의 설치가 시급하다.

노인에게 발생하는 대표적인 질환은, 동맥경화・고혈압・뇌졸중・심장병 등 순환기계질환

과, 골다공증 등 근골격계질환, 악성신생물·당뇨병·호흡기질환·요실금 같은 비뇨기계질환, 그리고 우울증과 같은 정신질환, 기타 감각기계질환 등이 있다. 이러한 질환을 예방하거나 노화가 진행됨에 따라 건강을 상대적으로 증진하는 방안을 적극적으로 모색해야 하겠다. 이러한 방안에는 선천적 요인인 유전인자를 관리하고, 후천적 요인으로 좋은 식품을 섭취하고 알맞은 영양과 적당한 운동을 해야 한다. 그리고 물리적인 환경과 사회적인 환경요인을 건강에 유익한 방향으로 전환시켜야 한다.

인간은 죽음을 피할 수 없는 것이므로 죽음과 임종에 대해 수긍하며 받아들이는 태도가 필요하며 보다 깊이 이해하는 노력이 필요하다. 죽음은 윤리적, 법률적, 생물학적 측면 등 다양한 면에서 살펴볼 수 있다. 특히, 생물학적인 면에서 살펴볼 때 세포죽음, 부분죽음, 완전죽음, 현상적인 죽음, 기능적인 죽음, 뇌사 등으로 구분할 수 있다. 또한 임종을 맞는 과정에는 처음에는 부정하다가 화를 내는 상태에서, 다음에는 죽음을 수긍하는 중간단계를 거치고, 그 후에는 우울한 기분을 갖는 단계에서 최종적으로 죽음을 받아들이게 되는 과정을 거친다.

노화란 결국 누구나 거쳐야 할 과정이며 매 순간마다 이루어지고 있다. 그러나 건강한 생활습관과 건전한 사고로 이러한 노화현상을 상대적으로 예방하고 지연시킬 수 있다. 즉, 바람직한 습관을 갖는 생활을 하는 것이 중요하며, 장수의 축복을 누리기 위해 보건학적인 측면에서의 건강생활의 실천이 이루어져야 할 것이다. 특히 노년기에 육체적으로 정신적으로 쇠퇴해 가는 자연섭리를 수용하며 욕심을 줄여가면서, 완숙형의 인격형으로 노후를 보낼 수 있는 인생관이 가장 중요하다고 본다.

참고문헌

김명호 역(1994), 노인건강관리, 이레서원, pp.48-49.

김한중(1996), 선진사회를 향한 노인의료정책 — 병원신보 창간 10주년 기념 심포지엄, 대한병원협회, p.21.

남은우(2001), 일본의 개호보험과 병원경영, 한국병원경영학회 춘계학술대회 연제집.

대한가정의학회(1996), '노년기의 건강증진', 한국인의 건강증진, 고려의학, p.551.

박영훈, 이화동, 남은우, 류황건, 배성권 외(1996), 지역보건 복지계획을 위한 기초조사(단행본), 고신대학교 보건대학원, pp.132-138.

박용억 외(1997), 노인보건학원론, 신광출판사.

조유향(1995), 노인보건, 현문사, pp.59-60.

한상태, 남은우(1996)), 국제보건학, 고려의학, pp.240-241.

Cowgill, Aging Around the World, Wadsworth, Co., Belmont, CA, USA, p.24.

Donatelle R.J. and Davis L.G.(1994), Health the Basic, Prentice-Hall, Englewood Cliffs, New Jersey, pp.364-365

Hayslip B. and Panek P.(1992), *Adult Development and Aging*, New York ; Harper and Row, p.21.

Holzer C et al.(1986), "Antecedents and Correlates of Alcohol Abuse and Dependence in Elderly," in *Nutrition and Extent of a Pendence in the Elderly*, ed., G. Maddox et al.

OECD, OECD 보건통계자료, 2016

Pennington J. and Young B.(1991), *Journal of American Dietetic Association*, Vol.91 : 179. of Health and Human Services(1992), p.1, Profile of Older Americans, Program Resources Dept., American Association or Retired Persons, and The Administration on Aging.

U.S. Department of Health and Human Services(1991), *Osteoporosis Research, Education, and Health Promotion*, pp.3-5.

WHO(1995). *A Manual for Instructors of Nurses and Other Health Workers : Quality Health Care for the Elderly*, WPRO, WHO, Manila, Philippines, 1995

日本製薬工業協會(1994), 老人醫療の諸問題, 藥業時報社, pp.13-18.

厚生勞動省(2005), 厚生勞動白書

厚生勞動省(2014),「介護を受けながら暮らす高齢者向け住まいについて」

「有料老人ホーム・サービス付き高齢者向け住宅に関する実態調査研究」

제 11 장

사고예방과 안전

1. 안전의 이해
2. 사고와 인간행동
3. 교통안전
4. 가정안전
5. 학교안전
6. 화재안전
7. 자연적 · 인위적 재난

제 11 장 사고예방과 안전

학습목표

1. 안전과 사고의 개념을 이해하고, 사고발생 원리를 설명할 수 있다.
2. 사고와 인간행동과의 관계를 이해할 수 있다.
3. 교통사고의 현황과 원인을 알고, 예방대책을 이해할 수 있다.
4. 가정 및 학교의 사고 현황을 이해하고, 유형별 특성과 예방대책을 설명할 수 있다.
5. 화재사고의 원인과 예방대책을 이해하고, 자연적·인위적 재난의 특성과 안전수칙을 이해할 수 있다.

1 안전의 이해

오늘날 급속한 경제성장과 도시화는 생활을 편리하고 풍요롭게 하는 반면, 우리의 건강과 안전을 위협하는 요인들도 함께 증가하여, 사고의 범위와 피해는 점점 심각해지고 있는 실정이다. 특히 최근에 들어서 발생한 수차례의 대형 사고는 무수한 인명과 재산피해를 가져왔고, 이에 따라 사고는 이제 가장 우선적인 보건문제로 인식되고 있으며, 안전에 대한 국민의 요구도 날로 증대되고 있다.

우리나라 사망원인의 10대 사인으로는 악성신생물(암), 뇌혈관 질환, 심장 질환, 고의적 자해(자살), 당뇨병, 폐렴, 만성하기도 질환, 간 질환, 운수 사고, 고혈압성 질환으로 나타났으며, 연령별 사망순위 1위는 10대에서 30대는 자살, 40대 이후는 암에 의한 질병으로 인한 사망이 가장 많이 발생하였고, 30대 미만에서는 운수사고로 인한 사망률이 2위로 나타났다(통계청, 2013). 또한 최근에는 50~60대에서도 고의적 자해와 같은 의도적 손상으로 인한 사망사고가 급격히 증가하고 있어 이에 대한 대책 마련이 시급한 실정이다.

사고는 전혀 예측 불가능하거나 피할 수 없는 사건이 아니며, 물리적 환경을 재정비하거나 적절한 교육으로 인한 행동 수정을 통해 예방할 수 있다. 이를 위해 안전교육은 안전에 관한 지식, 태도, 기능을 이해하고 자신과 타인의 생명을 존중하며, 안전하고 건강한 생활을 영위할 수 있도록 하는 가장 근본적인 예방대책이 될 수 있다.

우리나라는 초등교육 목적 제1항으로 보건과 안전의 기초지식과 기능 습득을 제시하며 그 중요성을 강조하고 있으나, 여전히 사고발생률은 높다. 이는 현실적으로 학교 교과과정을 통하여 안전교육이 충분히 이루어지고 있지 못하기 때문이다. 그리고 사고예방을 위한 안전교육은 어렸을 때부터 시작되어야만 안전행동 습관을 형성할 수 있다. 이는 학습자 본인의 안전유지를 위해서도 중요하지만, 장차 교육 대상자가 성인이 되어 가정, 공공기관 및 사업장에서 안전행동을 실천하고 안전문화 조성에 이바지할 수 있다는 측면에서 안전교육의 필요성은 더욱 부각된다.

1) 안전과 사고

(1) 안전의 개념

안전(safety)은 위험과 대비되는 개념이다. 이러한 안전에 대한 정의는 학자마다 조금씩 의견이 다르지만 일반적으로 안전이란 "개인에게 손상을 끼치는 수용 불가능한 위험(unacceptable risk)이 없는 상태"로 정의된다(Florio와 Alles, 1979). 또한 Marland 등(1973)은 "안전이란, 인간의 행동수정에 의하여 야기되어진 조건 또는 상태이며 혹은 위험가능성을 낮출 수 있도록 물리적인 환경을 고안하여 사고를 감소시키는 것"이라고 정의하고 있다. 그러나 절대적으로 안전한 상태란 존재하지 않으며, 주어진 시간과 환경, 개인적인 요소들이 상호작용하는 과정에서 안전함의 정도가 결정된다는 것이 일반적인 안전에 대한 개념이다.

따라서 안전한 사람(safe person)이란, 본인이나 타인에게 있어서 발생될 사고를 사전에 예방할 수 있도록 행동습관을 수정한 사람을 뜻하며, 안전한 길(safe road)이란, 인간의 실수를 최대한 감소시킴에 따라 위험 가능성 및 사고를 예방할 수 있도록 고안되어진 길을 뜻한다. 또한 안전교육이란 사람들에게 안전에 대한 지식을 제공함으로써 위험과 안전에 대한 태도를 바람직한 방향으로 변화시키고, 안전한 행동으로 유도하여 사고를 감소시키는 것이다(Christoffel와 Gallagher, 1999). 그러므로 안전전문가 역시 다양한 방면의 지식을 갖추고 많은 역할을 담당해야 한다.

(2) 사고의 개념

사고란 의도하지 않은 작용으로 외적 에너지에 의해 인적·물적 손상을 초래하는 현상으로서, 안전과 사고는 서로 관련되어 있는 보완개념이라고 할 수 있다.

미국안전회의(National Safety Council)에서는 "사고란, 인간을 사망 혹은 부상을 입게 하거나 재산에 손실을 주는 예측하지 못한 사건"으로 정의하고 있으며, WHO는 "첫 눈으로 보아 상해라고 알 수 있는 예기치 못한 사건"으로 사고를 정의하고 있다. 미국공중위생부(The National Health Survey)는 사고를 "적어도 하루 정도는 평상활동이 제한되는 상해"라고 정의하였고, 하인리히(Heinrich, 1980)는 "상해와 상해가능성을 초래하는 대상 또는 인간의 행동과 반응에 의해 관리할 수 있는 사상"으로 사고를 정의하고 있다. 그리고 벨크호프(Berchhoff)는 "인간이 개체로서 또는 집단으로서 시간의 흐름 속에서 어떤 의도를 펴려고 행동하는 과정에 있어서 갑자기 인간 자신의 의지에 반대하여 일시적 또는 영구적으로 그 행동을 정지시키도록 일어나는 사건"을 사고로 정의하였다.

2) 안전의 중요성

(1) 안전은 삶을 영위하기 위한 수단

건강과 안전은 삶의 기반일 뿐 아니라, 보다 나은 삶을 영위하기 위한 필수불가결한 수단이다. 그러나 건강과 안전은 그것을 상실해 보지 않으면 가치를 실감하기 어려운 특성으로 인하여, 사고가 발생하고 나서 중요성을 실감하게 된다. 따라서 안전교육을 통해 안전에 관한 지식이나 기능을 어렸을 때부터 습득시켜 일상생활 속에서 안전이 건강한 삶을 영위하기 위한 기본수단임을 이해하는 것이 중요하다.

(2) 안전의 전염성

안전의식을 가진 개인이 질서를 바로 지키기 시작하면 그들이 속한 사회가 질서를 지켜나가고, 이는 사회 전체로 물 스미듯 번져나간다. 그러나 안전의식을 지키지 않는 몰염치한 사람이 다수 나타나 그들이 이익을 획득하게 되면 안전에 관한 부적절한 행동이 사회 전체로 퍼져 나가게 된다. 따라서 안전철학이 긍정적인 방향으로 설정되어 있는 나라에서는 사고로 인한 사망률이 매우 낮고, 반면에 그렇지 않은 나라에서는 매우 높게 나타난다. 인류는 그동안 건강한 삶을 지속시키기 위하여 전염병을 예방할 수 있는 치료약을 개발하였듯이 21세기의 새로운 전염병인 안전사고를 예방하기 위하여 안전교육 방안을 개발해야만 건강하고 안전한 삶을 지속시킬 수 있다.

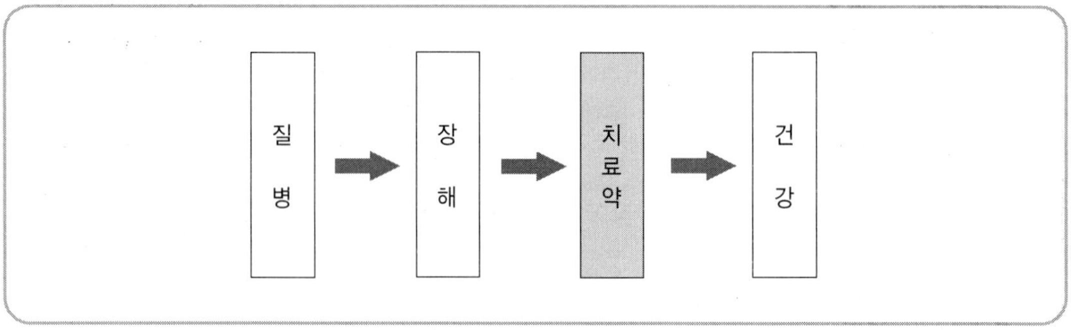

[그림 11-1] 질병예방 구조

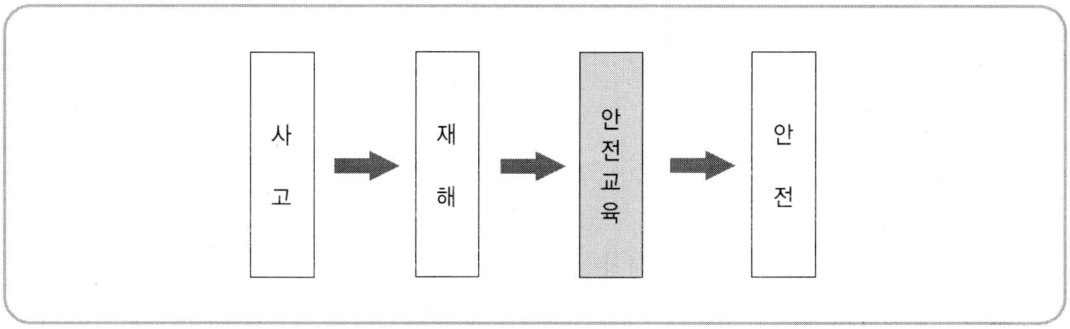

[그림 11-2] 사고예방 구조

(3) 안전권 의식

기본적인 인권을 보장하기 위하여 건강권과 안전권은 우리가 취득해야 하는 보건학적 과제이다. 우리는 예로부터 사고의 원인을 합리적으로 판단하기보다는 단지 운이나 액땜으로 여기거나, 심지어는 사고의 유무를 신에게 의탁하는 농경문화의 유산까지 가지고 있었다. 이와 같은 행태는 국민 모두가 기본 권리로서 안전권을 소유하는데 부정적인 요인으로 작용한다. 따라서 안전교육을 통하여 삶의 기반인 안전권을 인지시키고, 안전에 관한 정당한 권리를 주장할 수 있는 사회를 형성할 수 있어야 한다.

(4) 사고분석 통찰력 강화

안전교육을 통하여 사고의 원인을 철저히 분석하는 통찰력을 기를 수 있다. 다른 나라에 없는 사고가 우리나라에서만 발생하는 현실에 대하여 경제 · 정치 · 도덕적 배경을 통합하여 분석해야 하며, 안전교육은 그 책임을 담당해야 한다.

(5) 안전교육의 평생교육

인간은 생후 얼마 동안은 건강과 안전에 대한 능력이 매우 미약한 존재이다. 신생아는 자립할 수 없을 뿐만 아니라 스스로 생명을 유지하는 일조차 불가능하다. 그러나 유아기에서 학령기를 지나는 동안 인간은 고도의 사회생활 능력을 익히게 된다. 의식주를 중심으로 한 건강·안전생활의 지식이나 기술을 터득하게 되는 것이다.

유아기는 안전보건에 관한 교육기능의 중심이 가정교육에 있다. 부모나 형제자매 등의 도움에 의해 자립이 시작되고, 모방이나 강제 등에 의해 서서히 건강·안전 능력을 습득하게 된다.

학령기가 되면 공교육(公敎育)의 집단 속에서 배우는 일이 많아지고, 생활기술의 이론적 뒷받침을 얻게 되므로 스스로의 안전행동을 터득하게 된다. 유아기 때 습득한 가정에서의 사적인 생활기술과 학령기 때 습득한 공적인 학습경험이 조화를 이루어 안전습관이 형성된다. 이러한 과정을 통해 성인기가 되면 직장의 안전관리 및 지도가 차지하는 폭이 확대된다.

평생교육의 견지에서 볼 때 안전에 관한 교육이나 관리기능이 문제가 되는 것은 노인기다. 이 시기의 안전교육 부재는 차후 커다란 보건학적 과제로 부상하게 된다. 노인의 교통재해 건수나 노인의료의 실태를 살펴보면 이를 알 수 있다. 따라서 가정과 학교에서의 안전교육은 물론이고 평생교육 차원에서 안전교육을 고려하지 않으면 진정한 의미의 안전교육은 기대하기가 어렵게 된다.

3) 사고의 발생원리

(1) 재해의 피라미드 모형

우리는 일상생활에서 무수한 작은 사고를 경험하게 되지만 이 같은 사고가 큰 사고의 잠재적 원인이라고 생각하기보다는 단순한 실수로 간과해 버린다. 이에 대하여 50,000건의 사고통계를 분석한 하인리히(Heinrich)의 연구결과에 의하면 상해가 전무하였거나 극히 미미한 상해가 수반된 사고가 중·경상해를 합친 사고보다 10배나 더 많은 것으로 나타났다. 이를 재해의 피라미드 모형으로 설명하면 적어도 300번 이상 아슬아슬한 불완전한 행동을 반복하던 사람이 경상을 경험하고 나아가 중상을 입거나 사망에 이르게 된다는 것이다(그림 11-3). 따라서 만일 어떤 순간에 사고를 저질렀으나 마침 상해를 입지 않았다면 운이 좋았다고 넘길 것이 아니라 잠재적 원인을 규명하여 같은 성질의 사고가 재발하지 않도록 대비하는 슬기로움이 있어야 한다.

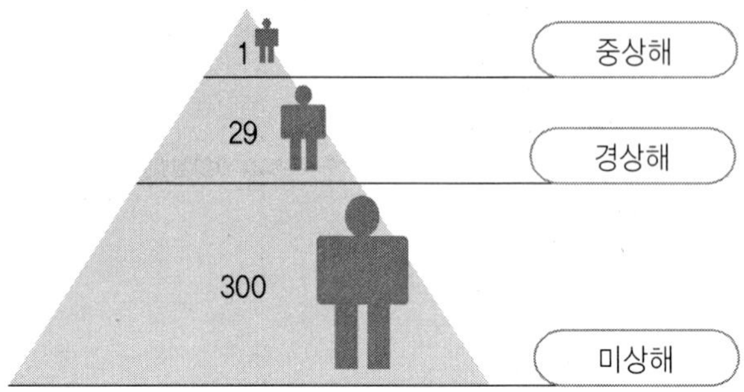

[그림 11-3] 재해의 피라미드 모형

사고예방에 대하여 기술하고자 할 때 사고의 원인에 대한 논의는 필수적이다. 사고의 원인은 크게 인적(host), 물적(agent), 환경적(environment) 요인으로 분류되며, 이들의 사고발생에 대한 기여도 중 물적이나 환경적 요인의 기여도는 10% 내외인 반면 나머지 90% 정도가 인적 요인에 기인한다고 한다(Heinrich, 1980).

(2) 사고의 연쇄모형

사고의 원인을 연쇄모형(sequence of accident)으로 설명할 때 "도미노 이론"을 적용한다. 즉, ① 사고를 낸 사람이 처해 온 환경과 내력(genetic and social environment), ② 개인의 심신결함(fault by person), ③ 불안전한 상태와 불안전한 행동(unsafe status and unsafe act), ④ 사고(accident, undesired events), ⑤ 인명 및 재산피해(injury or damage)라는 다섯 가지 골패를 일렬로 세워 놓고 어느 한 골패가 쓰러지면 연쇄적인 반응을 일으켜 사고가 발생하는 것으로 설명한다(그림 11-4).

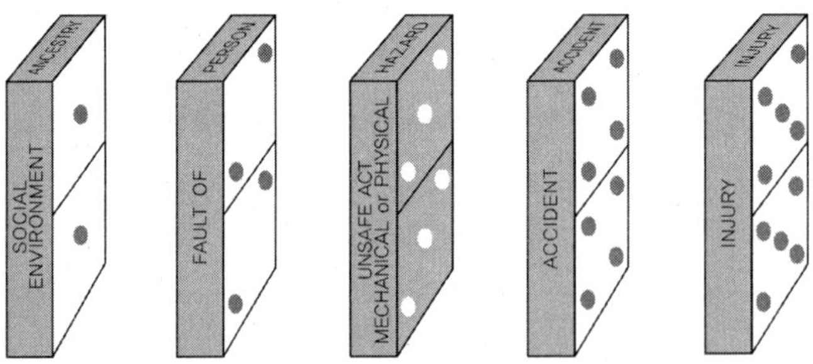

[그림 11-4] 사고의 연쇄모형

① 환경과 내력

사람이 사고를 내게 하는 요인으로 사회적 환경과 선천적이고 유전적인 요소를 1차 요인으로 생각한다. 예를 들면, 가정환경의 영향으로 조심성이 없다든지 인내심의 부족 등 단시일 내에 고칠 수 없는 유전적인 특성들을 가진 사람의 경우 그렇지 않은 사람보다 사고를 쉽게 낼 요소가 된다는 것이다.

② 개인의 심신결함

성장 과정에서의 마음과 신체의 개인적인 결함은 사고를 쉽게 유발하는 요인이 된다. 마음의 결함은 지능 저하, 우울증, 사회를 저주하는 공격적인 성격 등이 형성됨을 의미하고, 신체적인 결함은 건강상태의 악화 또는 질병의 후유증으로 인하여 청력, 시력에 장애가 오거나 불구자가 되는 것을 의미한다.

③ 불안전한 상태 및 행동

불안전한 상태는 위험 상황에 처해 있는 것을 뜻하며 불안전한 행동은 안전수칙을 무시한 위험한 행동을 말한다. 즉, 혼잡하며 어두운 길은 불안전한 상태이고, 이곳에서 과속이나 난폭한 운전을 한다면 이는 불안전한 행동이 된다. 이러한 상태나 행동이 사고를 쉽게 유발한다는 것이다.

④ 사고

환경과 내력, 개인의 심신결함, 불안전한 상태와 불안전한 행동으로 말미암아 발생되는 사고를 뜻한다.

⑤ 인명과 재산피해

사고는 많은 인명과 재산의 피해를 초래한다. 이러한 사고의 연쇄성은 왼쪽에서부터 세워진 골패를 쓰러뜨릴 때 연쇄 반응을 일으키게 되는데, 이때 사고 직전에 어느 하나의 골패라도 제거해 준다면 사고까지는 연결되지 않으며 사전에 사고를 예방할 수 있게 된다.

사고 예방교육은 바로 이런 원리에서 불안전한 상태와 불안전한 행동을 제거하는 것을 의미하며 개인의 심신결함도 최소화할 수 있는 노력을 뜻한다. 또한 불우한 환경과 선천적인 결함을 지닌 사람에게는 국가적인 보호정책을 통하여 사고대책이 강구되어져야 한다.

4) 사고의 역기능

(1) 사고의 경제적 손실

사고비용이란 사회적 · 경제적 · 시간적 · 정신적 비용을 통틀어 말하는데, 보통은 사회적 · 경제적 비용을 말한다. 사고로 인한 비용을 환산하려면 사고 발생으로 인한 직 · 간접적 모든 손실을 합산해야 하나 사실상 한계가 있고, 몇 가지 비용은 비교적 쉽게 계산되는 요소도 있지만 그렇지 못한 경우가 많다. 즉 물질적 비용은 비교적 쉽게 계산이 가능하더라도 정신적 비용인 고통, 시간과 생명의 가치 등은 숫자로 계산하기 무척 어렵다. 또한 사실상 경제적 환산이 가능한 물질보다 사고로 인한 정신적 비용이 더 크다고 볼 수 있다.

한국교통연구원에서 2011년 국내 교통사고에 대한 사회경제적 손실비용을 연구한 결과, 교통사고별 사고비용은 사고건수나 사상자 측면에서 도로교통사고가 절대량을 차지하고 있다. 도로교통사고로 인한 사고비용은 철도 사고비용의 716배, 해운 사고비용의 253배, 항공 사고비용보다 225배 높다. 그러나 사고건당 비용에 있어서는 통상적으로 도로교통사고 비용보다 철도, 해운, 항공의 사고비용이 높은데, 이는 인적 피해 배상이 다른 교통수단에 비하여 높고 물적 피해액도 고가의 장비가 많기 때문에 항공사고의 건당 비용이 가장 많은 것이며, 해양사고는 사고 1건당 물적 피해비용이 많은 것이 주요한 원인이다.

[표 11-1] 2011년 항목별 교통사고 비용 (단위 : 만원, %)

구분		도로	철도	해운	항공
계		3,865,117,605	5,396,716	15,255,435	17,117,663
총사고 비용	물리적 비용	2,001,032,089	3,117,743	10,125,424	16,807,257
	심리적 비용	1,864,085,516	2,278,972	5,130,010	310,406
항목별 사고 비용	인적 피해비용	1,015,838,131	2,870,382	6,966,916	465,000
	물적 피해비용	842,319,804	86,245	2,875,823	14,613,755
	행정비용	142,874,154	161,117	282,686	1,728,502
	고통(PGS)비용	1,864,085,516	2,278,972	5,130,010	310,406

주 : 1. 물리적 비용 중 도로분야는 도로교통안전관리공단(현, 도로교통공단)이 산출한 비용을 인용함
2. 인적 피해비용은 손실생산비용+의료비용
3. 타교통수단과의 비교를 위하여 항공사고에서 기체손실비와 사고수습비를 물적 피해비용, 사고원인분석비와 영업/이미지손실비를 행정비용으로 가장함
4. 도로교통사고의 물리적 비용은 인적 피해 중 사상자의 위자료를 제외한 값임

자료 : 한국교통연구원, 2011년 교통사고비용 추정, 2012

2 사고와 인간행동

인간행동은 사고발생과 심각성을 결정하는 중요한 요소이다. 불안전한 행동은 모든 사고원인의 88%를 차지한다(Heinrich, 1980). 따라서 사고를 예방하고 사고의 결과를 최소한으로 줄이기 위하여 인간행동을 바람직한 방향으로 수정하는 것이 중요하다.

1) 인간행동 형성

사고를 예방하기 위하여 사고예방 프로그램에서는 인간행동이 숙고되어야 하며 여러 행동조절을 위한 요인들이 철저히 연구되어야 한다. 인간행동은 여러 상황에서 태도와 가치에 의하여 결정된다. 개인은 안전한 또는 불안전한 행동을 선택해야 할 상황에서 태도에 의해 행동과 의사가 결정된다. 태도는 어떤 목적에 대해 긍정적이거나 부정적인 의견 또는 신념이다. 또는 사회적 목적에 대해 긍정적인 또는 부정적인 평가, 감정적인 느낌 등을 의미한다.

2) 태도 형성

태도 형성을 분석할 때 행동에 대한 기초적인 개념이 고려되어져야 한다. 모든 자극에는 반응이 있으며, 자극이 없으면 반응은 존재하지 않는다.

(1) 첫 번째 반응 시스템

자극(Stimulus) → 반응(Response)

예를 들어, 소음과 같은 자극은 주위를 끄는 반응을 이끌어낸다.

(2) 두 번째 반응 시스템

이 단계는 더 복잡하고 조건적인 반응의 개념이 포함된다. 러시아 생리학자인 파블로프(Pavlov)가 연구한 먹이와 소리에 대한 개의 반응이 전형적인 모델이다.

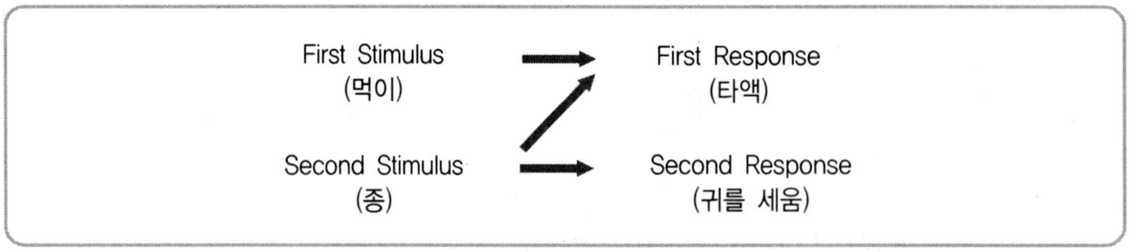

개에게 타액을 형성할 수 있는 원인이 되는 먹이를 준다. 동시에 두 번째 반응을 이끌어 내기 위하여 벨을 울린다. 마지막으로 단지 벨만 울려도 첫 번째 반응에서 이끌어 낸 타액이 나오는 것을 가능하게 할 수 있다. 이것은 조건적 반응이고, 두 번째 반응체계(Secondary-reaction system)를 대표한다고 할 수 있다.

중재요소는 자극 → 반응체계와 같은 비교적 간단한 틀에서 행동패턴을 개발하고 변경시킬 수 있다. 이 요소에는 태도, 감정뿐만 아니라 과거의 경험, 신체적 능력, 신체적 결함 등 개인적인 것도 포함된다. 사실상 모든 행동패턴은 이와 같은 중재요소를 포함하게 되는데, 중재요소로서 태도는 중요한 역할을 한다.

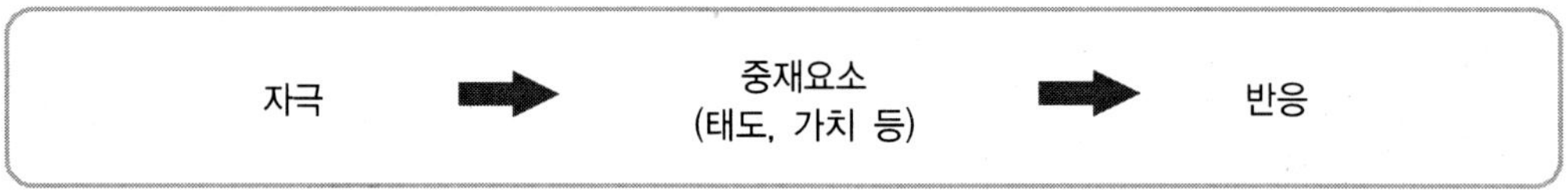

태도는 자극과 반응 사이의 중재요소이다. 과거의 경험을 가지고 있는 사람이 같은 상황에 놓였을 때 이 경험은 반응을 지시해 주고 결정하는 데 도움을 주게 된다. 같은 경험이 반복되면 사람들은 특별한 방법으로 자극에 대해 반응할 수 있게 된다. 이 반응에 대한 준비가 태도이다.

3) 습관과 가치

안전한 인간행동문제를 고려할 때, 태도와 더불어 습관과 가치는 중요한 행동조절 단계이다.

(1) 습관

습관은 어떤 자극에 대한 자동적인 반응이다. 하루 중 우리 행동의 대부분은 습관에 의해 이루어진다. 어떤 행동의 초기에 바람직한 안전행동은 습관이 될 수 있고 이는 안전행동을 지속시킬 수 있게 도움을 준다. 반대로, 바람직하지 못한 안전행동 또한 습관화될 수 있고 이는 지속적인 불안전행동의 반복을 가져올 수 있다.

많은 안전한 행동은 습관에 의한 것이며, 이같은 습관은 직접적이고 반복적인 경험을 통해 형성된다. 교통신호가 빨간 불일 때 멈추는 것과 같은 행동, 방향을 전환할 때 방향지시등 켜기, 주행하기 전 안전한 주행을 위한 점검 등은 경험을 통해 형성된 운전습관이다.

(2) 가치

가치는 사회에서 일어나는 다양한 상황에 대한 개인 또는 집단의 견해나 신념을 의미하며, 사람이 그의 인생을 만드는 지속적인 원리이다. 습관이나 태도와 비교했을 때 그것은 보다 높은 행동조절의 수준이다. 사람은 끊임없이 새로운 위험의 연속에 직면한다. 이를 피하기 위해 사람들은 안전한 행동을 하는 가치에 의존해야만 한다. 만약 안전행동이 그의 가치체계의 한 부분이라면 그는 새로운 상황에서 잠재적 위험을 줄이는 방향으로 행동하게 된다.

4) 사고경향성

사고경향성은 그린우드(Greenwood)와 우즈(Woods)가 군수공장의 여성근로자를 대상으로 한 사고분석 연구에서 원인과 결과를 기술하기 위해서 최초로 사용하였다. 이 연구에서 그린우드(Greenwood)와 우즈(Woods)는 사고경향성을 "사고를 자주 일으키는 사람의 특성"이라고 정의하면서 대부분의 사고는 사고에 취약한 특정 사람들에게 더 많이 일어나는 경향이 있다고 하였다. 이후 크로포드(Crawford)는 사고경향성을 "사고발생과 관련되어 있는 개인의 성격적인 특징"으로 정의하였다(Ellen 등, 2006). 사고경향성을 가진 사람들은 크게 충동성, 신경증, 외향성, 사회부적응 등과 같은 성격특성을 지니고 있는데, 이들의 특성은 다음과 같다.

(1) 충동성(Impulsiveness)

충동성은 개인이 어떤 행동을 하거나 문제를 해결하는 방식을 선택할 때 긍정적 또는 부정적으로 영향을 주는 개인차 변인이다. 일반적으로 조급하게 행동하거나 성급한 사람을 기술하는 용어로서, 환경자극과 개인 반응간에 충분한 고려가 결여된 특성으로 정의된다.

특히 충동성은 위험을 감수하는 행동을 하거나 심사숙고하지 않고 일을 시작하는 성격특성(Eysenck, 1996), 위험이나 상해, 불이익이 닥치더라도 시작한 행동을 중단하거나 조절하는 데 곤란을 겪는 성격차원으로, 반응시간이 빠르고 행동을 억제하지 못하며 미래상황에 대한 계획을 잘 세우지 못하는 계획능력의 결여(Barratt, 2006) 등으로 정의된다.

이런 특성으로 인해 충동성이 높을수록 조급하게 그리고 즉각적으로 행동을 취하고, 심사숙고 없이 의사를 결정하며 모험상황을 더 선호하는 행동 특성이 나타나고 계획성 없이 문제를 해결하거나 반응속도는 빠르지만 오반응을 많이 하는 경향을 보인다(Barratt, 2006).

(2) 신경증(Neuroticism)

신경증은 만성적으로 부정적이며 불안정한 정서를 체험하고 이와 관련된 여러 가지 행동적 인지적 특성을 포함하는 성격적 경향(Costa와 McCrae, 1992)이다. 신경증적 경향이 높은 사람은 감정의 기복이 심하고, 긴장이나 불안감 및 우울감을 호소하는 경향이 많으며 상황 변화에 대한 대처능력이 낮고 결단력이 부족하여 우유부단하며 돌발적인 장애물에 대한 반응이 지체되는 경향이 있어 사고의 위험이 높다.

(3) 외향성(Extraversion)

외향성이 높은 사람은 주위의 객관적인 사상으로 관심을 돌려 이것을 기준으로 자신의 태도를 결정하는데, 감정표현이 자유롭고 활발하며 결단이 빠르고 행동적이지만 사려 깊지 못한 특성을 가지고 있다. 또한 자기 의견을 고집하지 않고 남의 의견을 잘 따르며 사교적이고 개방적인 특성을 지니고 있다.

반면에 내향적인 성격의 소유자들은 결단을 주저하고 실행력이 부족하며 자신의 감정을 겉으로 드러내지 않는다. 또한 사물에 대해서 다소 회의적이고 비판적이며 추상적, 이론적인 사색을 즐기는 특성을 가지고 있다. 따라서 외향성은 사고와 높은 연관을 가진다.

(4) 사회부적응(Maladaptation)

사회부적응이란 사회관계에서의 적응 정도를 뜻하며, 대인관계를 설명해 주는 하나의 차원이다. 주로 타인과 편안하고 조화로운 관계를 유지하는지에 대한 정도를 나타낸다. 쉽게 말해 다른 사람을 얼마나 믿고 협조적인가에 대한 것으로 학자에 따라서는 비호감성, 비친근성, 비사회적 동조성으로도 이야기된다. 사회부적응이 높은 사람은 타인을 신뢰하지 못하고 그들에게 무관심하거나 관심이 있어도 함께 어울리지 못하며 배타적이고 남과 타협하기 어려우며 매사에 의심을 자주하는 특성을 가지고 있다(McCrae와 Costa, 1989).

3 교통안전

일상생활에서 자동차를 비롯한 교통수단은 우리의 생활을 윤택하게 하며 삶의 질을 높이는 순기능을 수행하고 있다. 그러나 이러한 교통수단의 발달은 각종 역기능(배기가스로 인한 대기오염, 교통사고, 주차난, 교통 혼잡 등)을 함께 초래하게 되었고, 특히, 교통사고는 전 연령층의 주요 사망원인이 되어 매우 심각한 사회적 문제가 되었다.

1) 교통사고 현황

우리나라는 1992년 정부에서 교통사고로 인한 피해의 심각성을 인식하고 범정부 차원의 '교통사고 줄이기 운동'을 추진하게 되었으며, 이 같은 노력으로 1992년부터 교통사고로 인한 사망자수가 감소추세로 돌아서게 되었다. 그러나 1999년 정부의 규제완화 정책에 따라 교통사고가 다시 증가하였으나, 2000년 9월에 '국무총리실 내 안전관리개선기획단'을 설치하여, 안전띠 미착용 단속, 교통법규 위반차량 사진신고 보상금제 실시 등을 추진하였다. 그리하여 1991년 사망자수 13,429명으로 최고조를 이루던 교통사고 사망자는 2013년 5,092명으로 50% 이상 감소하게 되었다.

(1) 전체 교통사고 현황

'국민안전'을 최우선 가치로 삼고 있는 우리나라의 2015년 교통사고 발생현황을 살펴보면, 발생 232,035건, 사망 4,621명, 부상 350,400명으로 전년대비 발생건수는 8,483건 증가하였으나, 사망자는 141명, 부상자는 12,903명 감소하였다. 이는 '착한운전 마일리제', '공익신고활성화' 등 국민 참여를 바탕으로 교통법규 준수문화를 확산하고, 관계 기관과 협업하여 '국민과 함께하는 교통안전환경 정비' 등 교통안전 인프라 개선을 추진한 결과로 볼 수 있다.

[표 11-2] 교통사고 추이(2005-2015)

연도	발생건수	사망자(명)	부상자 (명)
2005	214,171	6,376	342,233
2006	213,745	6,327	340,229
2007	211,662	6,166	335,906
2008	215,822	5,870	338,962
2009	231,990	5,838	361,875
2010	226,878	5,505	352,458
2011	221,711	5,229	341,391
2012	223,656	5,392	344,565
2013	215,354	5,092	328,711
2014	223,552	4,762	337,497
2015	232,035	4,621	350,400

자료 : 경찰청, 교통사고통계, 2016

[표 11-3] 국가별 교통사고 사망자수 비교(2013년)

국가	교통사고사망자(명)	인구10만명당 사망자(명)	자동차1만대당 사망자(명)
대한민국	5,092	10.1	2.2
독일	3,339	4.1	0.6
미국	32,719	10.3	1.2
스웨덴	260	2.7	0.4
영국	1,770	2.8	0.5
일본	5,152	4	0.6
프랑스	3,268	5.1	0.8
호주	1,187	5.1	0.7

자료 : 도로교통공단, 교통통계정보, 2016

꾸준한 교통사고 예방활동 및 국민들의 법규준수의식 향상으로 사망자는 지속적으로 감소하여 역대 최저치를 기록하였으나, OECD 주요 가입국에 비해 여전히 하위권에 위치하고 있다. 인구 10만명당 10.1명으로 스웨덴 2.7명, 일본 4명, 영국 2.8명에 비해 약 3배 높은 실정이다. 국가별 사망자수는 미국이 32,719명으로 교통사고 사망률이 다소 높은 편이나 미국은 자동차 보유대수에 있어서 다른 나라에 비하여 월등히 높기 때문에 자동차 보유대수를 고려하면 자동차 1만대당 1.2명으로 한국의 자동차 1만대당 2.2명에 비하면 낮은 수치이다. 이는 프랑스 0.8명, 일본 0.6명, 스웨덴 0.4명 등에 비하여 한국의 교통사고 발생률이 월등히 높은 것을 알 수 있다(표 11-3).

(2) 법규위반별 현황

최근 전반적으로 교통사고는 감소추세를 보이고 있지만, 운전자의 안전운전불이행으로 인

[표 11-4] 법규위반별 교통사고 현황 (단위 : 건)

구분	2009	2010	2011	2012	2013	2014
과속	422	403	403	377	427	515
중앙선침범	14,327	14,071	12,931	13,018	12,324	12,092
신호위반	27,582	25,963	24,504	25,307	24,425	25,702
안전운전불이행	126,340	125,082	123,744	125,391	121,402	126,329
보행자보호위반	6,343	6,542	6,890	7,106	6,816	7,231

• 무면허, 음주는 '96년부터 법규 위반항목에서 제외시킴

자료 : 도로교통공단, 교통통계정보, 2016

한 사망자수는 전체의 70.8%를 차지할 정도로 상당히 높다. 이는 경제수준이 높아져 자동차를 운전하는 사람은 많아졌으나, 올바른 의식 함양을 위한 안전교육이 부족하여 운전자의 안전의식 결여가 큰 원인으로 작용한다고 할 수 있겠다. 중앙선 침범 사고도 높은 비중을 보이는데, 중앙선 침범으로 인한 사고는 정면충돌로 인하여 대형사고로 이어질 가능성이 높으며, 실제로 교통사고 중 대형사고의 60%가 중앙선 침범으로 인한 정면충돌이었다.

도로교통법 제44조(술에 취한 상태에서의 운전금지)에서는 술에 취한 상태에서의 운전을 금지하고 있으며 술에 취한 상태의 기준은 혈중알콜 농도 0.05% 이상인 경우를 말하며, 본인은 물론 타인의 생명과 재산을 위협하는 행위로 자동차를 이용한 범죄행위라 할 수 있다. 이러한 음주운전은 무면허운전, 뺑소니운전과 더불어 교통의 3대 악이라고 일컬어질 만큼 심각한 교통문제의 하나로 경찰의 단속과 계도에도 불구하고 해마다 증가하는 추세를 보이고 있다.

운전을 하는 데 있어서 음주는 감각기능을 손상시켜 야간 및 동체시력을 저하시키고, 청력과 평형감각을 저하시켜 자동차의 통제장치 조작 실수를 유발할 수 있으며, 정보처리능력을 손상시켜 시공간 지각력 저하와 함께 거리판단 및 속도추정 능력을 저하시킨다. 또한 감정과 정서에 불안을 유발하여 충동성과 공격성을 증가시켜 자기통제를 실패하게끔 하기도 한다.

2014년 경찰청 통계조사에 의하면 음주운전으로 인한 사고는 24,043건 발생하였으며, 사망자 592명, 부상자 42,772명 발생하여, 전년대비 각각 발생 2,546건, 사망 135, 부상 4,939명으로 모두 감소하였다.

[표 11-5] 음주운전 교통사고 현황

기준년도	2009	2010	2011	2012	2013	2014
발생건수(건)	28,207	28,641	28,461	29,093	26,589	24,043
사망자수(명)	898	781	733	815	727	592
부상자수(명)	50,797	51,364	51,135	52,345	47,711	42,772

자료 : 도로교통공단, 교통통계정보, 2016

(3) 어린이 교통사고 현황

어린이는 안전에 대한 지식과 대처능력이 부족하고, 지각능력이 충분히 발달하지 못한 시기이기 때문에 사고로 인한 사망률이 매우 높으며, 사망에까지 이르지 않더라도 장애를 동반한 상해를 입는 경우가 적지 않다. 최근 어린이 사망원인을 분석한 자료를 보면 1순위가 안전사고이며, 그 중 교통사고가 차지하는 비중이 45.7%를 차지하고 있다(통계청, 2010).

2012년 어린이 교통사고 발생건수는 12,497건, 사망자수 83명, 부상자수는 15,485명이며, 통학버스 교통사고 발생건수는 374건, 사망자수 5명, 부상자수 680명을 차지하였다. 어린이 교통사고의 증감률은 2007년부터 지속적으로 감소하고 있지만 여전히 많은 희생자가 발생하고 있다.

[표 11-6] 어린이 교통사고, 어린이 통학버스 교통사고 비교(2007-2012)

연도	어린이 교통사고			어린이 통학버스 교통사고		
	발생(건)	사망(명)	부상(명)	발생(건)	사망(명)	부상(명)
2007	15,642	179	19,167	648	21	1,237
2008	14,930	138	18,404	612	21	1,172
2009	14,980	136	18,370	563	14	978
2010	14,095	126	17,178	452	10	812
2011	13,323	80	16,323	432	5	800
2012	12,497	83	15,485	374	5	680
연평균 증감률(%)	-4.5	-15.4	-4.3	-10.4	-25.0	-11.3

자료 : 통계청 인구동향과(2013), 「사망원인통계, 국가승인통계 제10154호」

어린이는 교통수단이 주로 보행이기 때문에, 전체 보행 중 사상자의 구성비보다 어린이 보행 중 사상자 발생비율이 훨씬 높으며, 특히 취학 전 아동은 다른 학년에 비해 도보통행이 많아 사고가 높다. 보행 어린이 교통사고 발생건수를 살펴보면 2009년 14,980건에서 2014년 12,110건으로 감소추세를 보이고 있으며, 사망자와 부상자도 각각 2009년 136명, 18,370명에서 2014년 52명, 14,884명으로 감소추세를 보이고 있다. 보행 어린이 교통사고 발생을 줄이기 위한 안전보건교육 강화와 사회적 관심 증대가 강조되고 있다.

[표 11-7] 보행 어린이 사상자(2009-2014년)

연도	발생건수	사망자 (명)	부상자 (명)
2009	14,980	136	18,370
2010	14,095	126	17,178
2011	13,323	80	16,323
2012	12,497	83	15,485
2013	11,728	82	14,437
2014	12,110	52	14,884

자료 : 경찰청, 교통사고통계, 2016

(4) 여성운전자 교통사고 추세

최근 들어 여성의 운전면허 취득이 상대적으로 증가하면서 여성운전자에 의한 교통사고도 함께 증가하는 추세를 보이고 있다. 이러한 여성 운전면허 소지자는 지난 10년간 높은 증가율을 보이며 남성 운전면허 소지자의 연평균 증가율을 훨씬 상회하는 추세를 나타냈으며, 전체 운전면허 소지자에서 차지하는 비율도 증가 추세를 보였다.

이에 따라 여성운전자에 의한 사고도 2004년에 33,341건에서 지속적인 증가 추세를 보여 2014년에는 40,943건으로 증가하였음을 알 수 있다. 또한 전체 사고 중 여성운전자에 의한 사고 점유율도 2004년 12.5%에서 매년 높아져 2014년에는 18.3%를 차지하게 되었으며, 동 기간 중 여성운전자의 사고로 인한 사망자는 2004년에서 2006년까지 증가하다 2007년부터 감소추세를 보였으나, 최근 다시 증가하는 추세이며 부상자도 점차 증가한 것으로 나타났다.

[표 11-8] 여성운전자 교통사고 추세

연도	발생건수			사망자 (명)	부상자 (명)
	여성운전자 사고(건)	전체사고	점유율		
2004년	33,341	220,755	15.1	609	51,013
2005년	31,589	214,171	14.7	605	50,309
2006년	31,648	214,171	14.8	605	49,811
2007년	32,365	211,662	15.3	579	51,162
2008년	33,660	215,822	15.6	516	52,311
2009년	37,462	231,990	16.1	547	58,094
2010년	37,135	226,878	16.4	543	57,630
2011년	36,928	221,711	16.7	502	56,737
2012년	37,208	223,656	16.6	501	56,970
2013년	37,251	215,354	17.3	528	56,438
2014년	40,943	223,552	18.3	524	61,483
계	389,530	2,419,722	16.1	6,059	601,958

자료 : 도로교통공단, 교통통계정보, 2016

2) 교통사고 원인 및 대책

교통사고는 교통을 구성하는 운전자, 자동차, 도로 등이 개별적 혹은 상호 복합적으로 작용하여 발생하며, 사고의 예방 및 관리대책 마련에 가장 많이 활용되어 온 Haddon Matrix

는 이 세 가지 요인에서 환경적 요인을 다시 물리적 환경과 사회문화적 환경으로 나누고, 사고 전, 사고 당시, 사고 후 단계별로 관련성이 깊은 위험요인들을 선정하여 이에 따른 단계별 예방대책을 수립하도록 구성하고 있다(Christoffel & Gallagher, 1999).

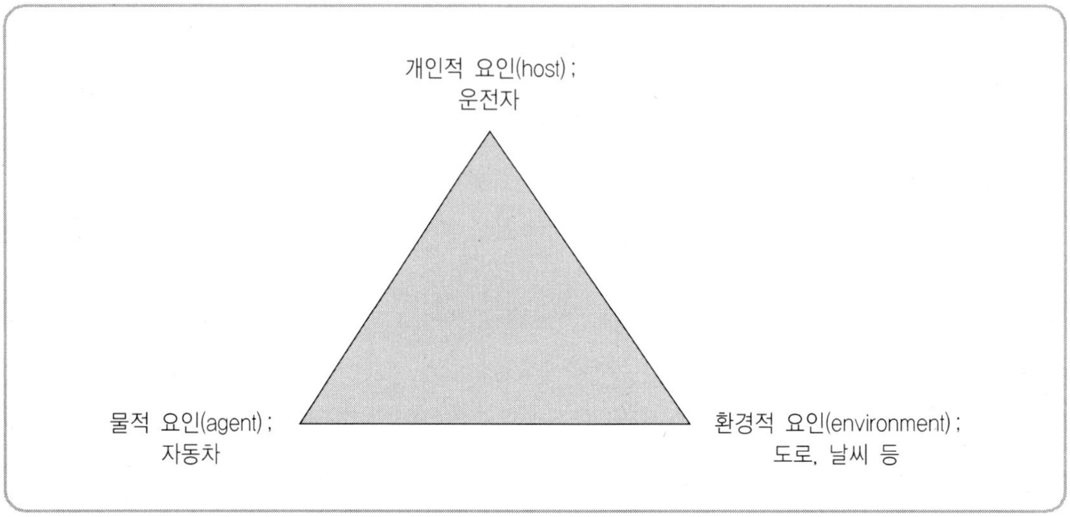

[그림 11-5] 교통사고의 3요인

자료 : Christoffel, T., Gallagher, S.S. Injury prevention and public health : Practical knowledge, skills, and strategies. Maryland : An ASPEN Publication, 1999, p.49.

(1) 인적 요인

교통사고의 인적 요인은 크게 운전자 측면과 보행자 측면의 두 가지로 나누어 볼 수 있다. 운전자 측면에서 교통사고의 대부분은 안전운전 불이행 등 법규위반에 기인한다는 사실을 고려할 때, 운전자의 교통법규 준수를 통한 안전운전 생활화가 사고예방에 가장 중요하다고 할 수 있다. 특히, 중앙선침범, 과속, 야간의 신호위반, 안전거리 미확보, 횡단보도 보행자 보호의무 위반 등 사고시 그 피해가 큰 중대 법규위반 행위가 아무런 죄의식 없이 행해진다는 것은 운전자의 안전의식불감증에서 비롯되는 것이라고 할 수 있다.

경찰청의 2014년 교통사고 원인을 살펴보면, 운전자의 교통법규위반 등의 불안전한 행동은 안전운전 불이행으로 이어져 우리나라 교통사고 원인의 대부분을 차지했다. 이를 예방하기 위해서는 운전자 스스로 자신의 안전뿐만 아니라 타인의 안전을 생각하는 성숙된 시민의식과 더불어 범국가적으로 모든 운전자들이 교통안전에 대한 확고한 의식을 가질 수 있도록 성숙된 사회적 분위기를 만들어가는 노력이 필요하다. 또한 다양한 교육 프로그램의 개발을 통한 교통안전교육의 강화 및 법규위반자와 사고야기자 등에 대한 처벌강화 등 운전자 측면에서의 안전의식 제고를 위한 방안이 적극적으로 추진되어야 한다.

보행자 측면에서는, 우리나라는 보행자사고 비율이 최근들어 감소 추세에 있지만 여전히 많은 것이 특징이다. 보행자사고의 원인은 보행자 무단횡단 등의 요인도 있지만, 자기방어에 미숙한 점도 원인이 되고 있다. 이를 예방하기 위해서는 보행신호인 경우라도 횡단 전에 항상 좌우를 주의 깊게 살피고, 특히 야간에는 운전자들의 시계상태가 좋지 않기 때문에 한적한 횡단보도보다는 보행자 통행이 많은 횡단보도를 이용하려는 노력을 해야 한다.

(2) 물적 요인

교통사고는 인적 요인으로 인한 경우가 대부분이다. 그 외에는 도로환경적 요인이 사람의 행동과 결합하거나 행동이나 판단에 영향을 주어 사고를 유발시키는 주요한 요인이 되고 있다. 차량과 관련된 물적 요인은 그 자체만으로 사고에 직접적인 영향을 주지는 않는다 하더라도 차량을 운전하는 운전자의 운전 행태에 직·간접적으로 영향을 미치는 요인이 되기 때문에 간과할 수는 없다.

안전과 관련된 차량 요인으로 자동차의 안전벨트, 에어백 등이 있으며, 이러한 사고의 물적 요인을 예방하기 위하여, ① 자동차 안전기준의 강화, ② 대형자동차 단속강화, ③ 경정비업소에 대한 지도감독 강화 등이 필요하다.

자동차 안전기준의 강화에는 후진사고 예방을 위한 장치기준, 자동차의 구조적 결함으로 인한 사고를 최소화하기 위해, 안전유리, 안전벨트, 에어백, ABS브레이크 등 각종 안전관련 장치에 대한 안전기준을 명확히 하여 불량한 안전장치가 사용되지 않도록 사전에 예방해야 하며, 대형자동차 단속으로는 화물차, 건설기계 등 자동차관리가 불량한 대형차 등에 대해 운행기록계, 속도제한장치 부착여부, 자동차 결함 등을 관리해야 한다.

경정비업소 종사자의 정기적 보수교육을 강화하여 정비의 질이 향상될 수 있도록 하여야 하고, 규모에 따라 1, 2, 3급으로 세분화하여 필요에 따라 이용하도록 해야 한다.

(3) 도로환경적 요인

사고의 도로환경적 요인은 크게 도로의 구조, 도로선형, 교통안전시설, 교통운영체계, 날씨 등으로 나누어 볼 수 있다. 이러한 도로환경적 사고 요인을 예방하기 위하여, 도로의 안전상태를 종합적으로 검토·보완하는 방안을 마련하고, 주기별로 사고위험요인을 진단하여 개선대책을 수립·보완하는 방안이 강구되어야 한다. 이외에도 중앙분리대 확충, 보도와 차도 분리시설 확충 및 신호등이 없는 교차로에 정지 또는 양보 표지 설치, 야간반사경 등 사고위험이 많은 장소에 대하여 합리적 기준에 따라 지속적으로 설치・보완해야 한다.

또한 사고다발지역 집중 관리에는 중장기 계획을 수립하여 개선하고, 교통안전시설을 정기적으로 점검, 보수하여야 한다. 또한 과속, 신호위반, 난폭운전을 예방하기 위해 사고위험지역에 무인카메라를 설치하고, 도시교통의 기능을 저해하는 원인인 불법주차를 방지하기 위해 범칙금을 상향 조정해야 한다.

3) 이륜차 안전

우리나라의 이륜차는 1990년대 이후의 교통 환경 변화와 신속성과 편리성을 추구하는 소비자 욕구가 맞물려, 도시 내에서 단거리 위주의 이륜차 택배산업이 빠른 추세로 성장하게 되었다. 그러나 이륜차는 기능이나 구조가 일반 승용차에 비해 매우 취약하여 보다 세심한 안전관리가 요구됨에도 불구하고, 등록이나 검사, 면허, 보험제도 등 여러 측면에서 많은 문제점을 가지고 있어 안전사고 발생의 원인이 되고 있다.

이륜차는 일반자동차와는 달리 등록제가 아닌 사용 신고제이고, 정기검사를 받을 의무도 없다. 그리고 이륜차를 운전할 수 있는 면허 또한 일반 자동차면허와는 달리 그 등급이 세분화되어 있지 않고, 시험제도 또한 불합리한 점이 많아, 여러 가지 부작용을 낳고 있다.

특히, 이륜차는 기능이나 구조가 일반 승용차와 다름에도 불구하고 일반 승용차 2종 보통 이상의 운전면허 소지자는 이륜차 소형면허가 없더라도 이륜차 운전에 관한 사전교육 없이 곧바로 125cc 이하의 이륜차를 운전할 수 있음으로써 안전상 큰 문제점을 내포하고 있다.

또한 이륜차는 일반 승용차에 비해 보험회사 측의 수익성 문제, 운전자의 무관심 등으로 보험가입 자체가 불가능하거나 가입 비율이 극히 저조한 실정이다.

최근 이륜차의 운행실태와 사고의 심각성을 고려하면 이륜차 운행에 대한 안전대책이 필요하다. 이는 현행 등록제도, 교육제도, 검사제도, 면허제도, 보험제도 등에 대한 개선을 들 수 있으며, 이에 따른 관련 법규의 개정이 선행되어야 한다. 또한 이륜차 운전자만이 아니라 이륜차 탑승자에 대한 안전교육이 강화되어야 한다.

(1) 이륜차 사고 현황

오토바이 사망사고의 2/3가 다른 운송수단과의 충돌에서 비롯되고 대부분 낮 시간에 일어나고 있으며, 오토바이 사고 발생의 절반에 해당하는 사람이 20세 이하이다. 오토바이 사고 원인의 대부분은 과속, 올바른 길로 가지 않는 것, 안전거리를 확보하지 않는 것, 운전상태 조절 실패 등이다. 자동차와 트럭 운전자들은 오토바이를 보지 못하거나, 오토바이 속도를 인식하지 못하여 사고를 내는 경우가 많다. 오토바이 사고는 다른 운송수단보다 가시거리의 부족, 안전성의 부족, 오토바이 운전자들의 보호장치 부족으로 인해 자동차 사고에 비해 사망과 부상위험이 더 크다.

경찰청 보고에 의하면 2014년 11,758건의 이륜차 교통사고가 발생하여 392명이 사망했고, 13,899명이 부상당했으며, 사망자와 부상자 모두 차대차 사고 발생 시 가장 많았다. 이는 차대차 사고의 경우, 운전자가 승용차 내부에 존재하는 사륜차와 달라 운전자가 외부로 돌출되어 있는 이륜차의 특성 때문에 사망자나 부상자가 많음을 알 수 있다. 그리고 차량단독 사고의 경우 다른 종류의 사고에 비해 사망자가 발생한 비율이 높아 이륜차 운행에 대한 안전대책이 강력히 요구됨을 알 수 있다. 이륜차 사고와 경찰 전체사고의 사고유형별 발생건수 구성비를 비교해 보면 [그림 11-6]처럼 이륜차 사고에서는 경찰 전체사고에 비해 차대사람 사고와 차량단독사고의 구성비가 월등히 높은 것으로 나타났다. 특히 차량단독 사고의 구성비는 경찰 전체사고에 비해 2배 이상 높았다.

[표 11-9] 연도별 이륜차 교통사고

구 분	2010년	2011년	2012년	2013년	2014
발생건수(건)	10,950	10,170	10,415	10,433	11,758
사망자 총계(명)	434	429	405	413	392
차대사람	23	33	35	38	2,363
차대차	237	220	205	193	8,205
차량단독	174	176	164	181	1,190
차대열차	0	0	0	0	0
부상자 총계(명)	13,142	12,102	12,441	12,379	13,899
차대사람	2,950	2,730	2,724	2,335	2,642
차대차	9,328	8,475	8,760	9,032	10,093
차량단독	864	897	957	1,012	1,164
차대열차	0	0	0	0	0
중상자 총계(명)	5,147	4,687	4,543	4,474	4,674
차대사람	1,492	1,361	1,328	1,131	1,183
차대차	3,146	2,821	2,723	2,860	2,943
차량단독	509	505	492	483	548
차대열차	0	0	0	0	0

주 : • 중상자는 부상자수에 포함되어 있음 • 50cc 미만 원동기장치 자전거 제외

자료 : 경찰청, 교통사고통계, 2015

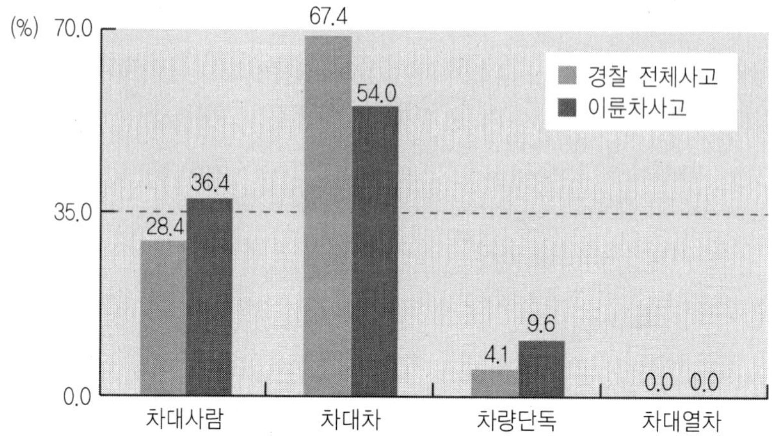

[그림 11-6] 사고유형별 발생건수 구성비 비교
자료 : 경찰청, 교통사고통계, 2015

(2) 이륜차 안전점검요령

이륜차 승차 전 필요한 보호장구를 챙기는 것은 사고시 심각한 부상으로부터 자신을 보호할 수 있는 효과적인 방법이다. 가장 먼저, 체격에 맞는 차종을 선택한다. 이는 평지에서 센터 스탠드(중앙지지대)를 쉽게 세울 수 있는지, 운전자의 양쪽 발끝이 지면에 닿는지, 8자형으로 밀고 다닐 수 있는지를 확인함으로써 가능하다.

이륜차 사고시 주된 신체 손상부위는 머리나 목부분이 많다. 이 때 안전모의 착용은 머리나 목부분의 부상을 예방해 주거나 심각도를 덜어준다. 안전모는 선택시, 무게는 2kg 미만이며 머리에 꼭 맞고 안정감을 주는 것을 선택한다. 또한 청력이나 시력에 장애를 주지 않는 것을 선택한다. 이를 위해서는 인가된 디자인의 안전모를 선택하며, 턱끈을 확실하게 매고 올바르게 착용한다. 또 사용기간이 오래되면 내구성이 떨어져 충돌시 보호성이 떨어지므로 사용기간이 4~5년 되면 교체를 해야 하고, 안전모를 착용하지 않은 사람을 뒷좌석에 태우면 안 되고 야간 운전시에는 안전모에 반사재를 붙여야 한다.

주행시 바람이나 먼지, 오물로부터 눈을 보호하기 위해 적당한 안경을 착용한다. 주행 중 눈이 부시면 색깔이 들어있는 눈보호대와 안경을 착용한다. 그러나 야간 혹은 시야가 불량한 경우에는 짙은 색상의 안경착용은 피한다.

의복의 경우는 건조가 잘 되며, 보온성이 뛰어나고, 눈에 잘 띄며, 사고시 보호를 받을 수 있는 것을 선택한다. 그리고 장갑을 착용하며, 이 모든 복장이 운전에 편안해야 한다.

이륜차의 승차 전 안점점검 사항은 다음과 같다.

① 브레이크의 여유와 제동력은 충분한가?
② 차륜이 덜컹거리거나 휘지는 않았는가?
③ 타이어의 공기압은 적당한가?
④ 체인이 너무 느슨하거나 꼭 감기지는 않았는가?
⑤ 주유는 적당한가?
⑥ 핸들이 무겁지 않은가?
⑦ 흔들리지는 않는가?
⑧ 등화는 모두 정상적으로 작동하는가?
⑨ 후사경은 잘 조정되어 있는가?
⑩ 머플러는 완전히 부착되어 있는가?
⑪ 파손된 부분은 없는가?

4) 자전거 안전

자전거는 학생들이 통학수단이나 스포츠 기구로 많이 이용하기 때문에 특히 초등학생과 중・고등학생에게 중요한 교통안전 분야이며, 안전교육에서 중점적으로 다루어져야 한다.

자전거 이용자의 연령층은 14세 이하가 가장 많은 비율을 차지하고 있다. 매해 자전거 사고로 사망하는 사람은 5~14세가 가장 많으므로, 유치원・학교에서 안전한 자전거타기의 기술과 지식을 교육해야 한다.

(1) 자전거 사고 현황

경찰청 통계에 따르면 자전거 관련 교통사고 발생 건수는 2013년에 13,370건에서 2014년에는 19,366건으로 증가하였으며, 사망자 283명, 부상자 19,873명으로 전년대비 증가하였다.

[표 11-10] 자전거 교통사고 현황

구 분	발생건수	사망자	부상자
2012년	12,970	295	13,270
2013년	13,370	288	13,702
2014년	19,366	283	19,873

자료 : 경찰청, 교통사고통계, 2015
http://taas.koroad.or.kr

(2) 자전거 안전점검요령

① 자전거 외출시 주의사항

㉠ 안전한 주행

- 도로의 우측을 차간거리를 충분히 하여 일렬로 달린다.

㉡ 안전한 복장

- 샌들이나 슬리퍼를 신고 타지 않도록 한다.
- 안전모를 착용한다.
- 복장은 되도록 눈에 띄는 밝은 색의 옷을 입는다.

㉢ 준비와 계획

- 무리한 일정을 피하고 도중에 휴식을 취하는 등 여유있는 계획을 세운다.
- 날씨변화나 생각지 못한 사고 등에 대비하여 다음의 물건을 잊지 않도록 한다 : 시계, 지도, 약품, 물통, 수리용구, 보조의류, 비옷 등

② 자전거의 안전점검과 정비

㉠ 일상점검과 정비

일상점검은 자전거를 사용할 때마다 점검하는 것이 좋다. 타기 전에는 다음 사항을 점검하고, 이상한 곳이 있으면 바로 정비한다. 스스로 정비할 수 없을 때에는 자전거 정비소에 보낸다.

- 안장이 흔들리거나 헐렁하지는 않는가?
- 후미등이 더러워지지 않았나? 잘 보이는가?
- 브레이크는 잘 잡히는가?
- 핸들은 꺾기거나 흔들리지는 않는가?
- 벨은 잘 울리는가?
- 라이트는 점화되는가?
- 타이어의 공기는 충분한가?

㉡ 정기적인 점검과 정비

정기적인 점검을 할 때에는 일상점검에서는 알지 못한 부분이나 불충분한 부분을 자전거 정비소에서 점검・정비받는다.

4 가정안전

1) 가정사고 현황

(1) 전체 가정사고 현황

사고통계에 따르면 불행히도 가정은 잠재해 있는 위험이 많은 곳으로, 우리가 안식처로 있어야 할 가장 안전한 곳이 아니다. 2015년 한국소비자원의 '소비자 위해정보통계'에 의하면 가정 내 안전사고는 2012년 22,907건, 2013년 24,312건, 2014년 27,381건으로 매년 지속적으로 증가하는 추세를 보였다. 특히 소비자위해감시시스템(CISS)의 2012년에서 2014년까지 3년간 가정・교육시설에서 발생한 사고유형을 분석한 결과, 3년간 접수된 위해사례는 총 193,940건이며, 이중 38.5.%를 차지하는 74,600건은 어린이 즉 만 0세-만 14세 사이의 어

[표 11-11] 위해장소별 위해사례 접수건수(2012-2014년) (단위 : 건, (%))

구분	2012년	2013년	2014년	합계
가정	15,055 (65.7)	16,564 (68.1)	18,745 (68.5)	50,364 (67.5)
여가 및 문화놀이시설	1,610 (7.0)	2,022 (8.3)	2,374 (8.7)	6,006 (8.1)
교육시설	1,800 (7.9)	1,801 (7.4)	2,091 (7.6)	5,692 (7.6)
상업시설	1,147 (5.0)	1,409 (5.8)	1,455 (5.3)	4,011 (5.4)
교통시설*	676 (3.0)	663 (2.7)	1,107 (4.0)	2,446 (3.3)
스포츠/레저시설	472 (2.1)	565 (2.3)	562 (2.1)	1,599 (2.1)
의료서비스시설	227 (1.0)	120 (0.5)	140 (0.5)	487 (0.7)
기타**	1,920 (8.4)	1,168 (4.8)	907 (3.3)	3,995 (5.4)
합계	22,907 (100.0)	24,312 (100.0)	27,381 (100.0)	74,600 (100.0)

* 교통시설 : 도로/시설 모두 포함
** 기타 : 자연, 주거시설, 공공시설, 농수축산업지역, 산업 및 건설지역, 발생장소가 명확하게 명시되지 않은 경우를 포함
자료 : 소비자안전국・위해정보팀(2015.6)

린이에게 발생한 위해사례였다. 어린이 위해사례 발생장소로는 가정이 50,364건(67.5%)으로 가장 많았고, 여가 및 문화 놀이시설 6,006건(8.1%), 교육시설 5,692건(7.6%) 순으로 나타났다. 가정은 어린이들이 가장 많은 시간을 보내는 장소이며, 보호자가 있기 때문에 비교

[표 11-12] 위해부위별 위해사례 접수건수(2012-2014) (단위 : 건, (%))

위해부위	1세미만	1세~3세	4세~6세	7세~14세	합계
얼굴/눈/귀/입/코	1,296 (20.4)	13,671 (36.7)	5,057 (31.5)	3,454 (23.2)	23,478 (31.5)
머리	3,037 (47.7)	12,111 (32.5)	4,690 (29.2)	3,211 (21.6)	23,049 (30.9)
손/손가락/손목	655 (10.3)	4,423 (11.9)	1,633 (10.2)	2,135 (14.3)	8,846 (11.9)
다리/무릎/발	95 (1.5)	1,480 (4.0)	1,119 (7.0)	1,719 (11.5)	4,413 (5.9)
목/어깨	191 (3.0)	1,178 (3.2)	780 (4.9)	966 (6.5)	3,115 (4.2)
내부기관	386 (6.1)	1,310 (3.5)	648 (4.0)	687 (4.6)	3,031 (4.1)
팔/팔꿈치	43 (0.7)	888 (2.4)	953 (5.9)	1,052 (7.1)	2,936 (3.9)
치아	28 (0.4)	380 (1.0)	246 (1.5)	323 (2.2)	977 (1.3)
생식기	2 (0.0)	151 (0.4)	178 (1.1)	148 (1.0)	479 (0.6)
허리/골반	10 (0.2)	107 (0.3)	101 (0.6)	222 (1.5)	440 (0.6)
가슴/등	17 (0.3)	82 (0.2)	103 (0.6)	134 (0.9)	336 (0.5)
배	3 (0.0)	49 (0.1)	62 (0.4)	85 (0.6)	199 (0.3)
전신	18 (0.3)	55 (0.1)	31 (0.2)	40 (0.3)	144 (0.2)
기타*	586 (9.2)	1,388 (3.7)	468 (2.9)	715 (4.7)	3,157 (4.2)
합계	6,367 (100.0)	37,273 (100.0)	16,069 (100.0)	14,891 (100.0)	74,600 (100.0)

* 기타에는 미상, 해당없음 포함
자료 : 소비자안전국 · 위해정보팀(2015.6)

적 안전하다고 생각되나 실제 안전사고 발생률은 가장 높게 나타나, 가정 내 안전사고 예방을 위한 노력이 필요함을 알 수 있다.

(2) 사고부위별 현황

한국소비자원에서 2012~2014년 3년간 CISS(소비자 위해정보 감시시스템)를 통해 수집된 14세 이하 어린이 관련 위해사례 74,600건을 위해 부위별로 분석한 결과, 눈·귀·입 등을 포함한 얼굴 부위가 23,478건(31.5%)으로 가장 많았으며, 머리 부위도 23,049건(30.9%)을 차지하였다. 1세 미만의 영아기에는 특히 머리와 상체 부분이 하체에 비해 무거운 신체적 불균형으로 인해 머리와 얼굴부위의 사고 발생 건수가 3,037건(47.7%)으로 다른 연령층에 비해 월등히 높았다. 머리, 얼굴 부위는 성장기 어린이에게 위험한 상해를 입힐 수 있어 보호자의 지도와 각별한 주의가 필요하다.

2) 가정사고 유형 및 원인

가정사고는 대부분 예고 없이 순식간에 발생하는 경우가 많다. 대부분의 시간을 생활하는 가정에서 사고는 부주의가 주요 원인이라고 할 수 있다. 가정안전사고 유형별로 살펴보면 다음과 같다.

(1) 추락·넘어짐·미끄러짐

① 화장실에서 미끄러지는 사고
② 베란다에서 놀다 추락하는 사고
③ 계단에서 넘어지는 사고

(2) 충돌·충격

① 문에 얼굴을 부딪히는 사고
② 가구의 모서리 등에 부딪히는 사고

(3) 중독

① 의약품으로 발생하는 사고
② 화장품으로 발생하는 사고
③ 접착제 등으로 발생하는 사고
④ 세제, 세정제 등으로 발생하는 사고

(4) 삼킴

① 아이들의 동전, 바둑알 등 이물질을 삼키는 사고

② 콧속에 이물질을 넣어 발생하는 사고

(5) 열상

① 가구 모서리, 장난감 모서리 등에 의해 발생하는 사고

② 날카로운 생활용품 등에 의해 발생하는 사고

(6) 화상

① 주방용품에 의해 발생하는 사고

② 전기용품에 의해 발생하는 사고

③ 뜨거운 물, 뜨거운 음식에 의해 발생하는 사고

3) 가정사고 예방대책

(1) 사고유형별

① 추락 · 넘어짐 · 미끄러짐

가정에서 추락 · 넘어짐 · 미끄러짐은 가정내 사고의 첫 번째 원인으로, 높은 사망률을 가진 사고 중 하나이다. 추락 · 넘어짐 · 미끄러짐 사고를 예방하기 위해서는,

㉠ 욕조 및 샤워실에는 미끄럼 방지 고무매트나 안전띠를 사용하고, 이를 정기적으로 청소한다.

㉡ 사용하지 않을 때는 항상 비누를 접시 안쪽에 둔다.

㉢ 노인과 어린이의 추락방지를 위해 특별한 주의를 해야 한다.

㉣ 갓난아이나 어린이를 욕조 및 욕실에 혼자 두지 않는다.

㉤ 샴푸, 로션, 물이 엎질러지면 즉시 닦아내어야 한다. 또한 항상 바닥에 있는 물과 유리조각 등은 즉시 닦아내야 한다.

㉥ 주방에는 기름 등이 바닥에 튀지 않도록 주의해야 하며, 기름이나 물이 엎질러지면 즉시 닦아내어야 한다.

㉦ 계단 중간에 물건을 놓지 않고, 계단을 오르내리기 용이하게 조명을 밝게 한다.

㉧ 걸어다니는 곳에는 걸리는 것이 없도록 치운다.

ⓩ 문, 창문에는 반드시 안전장치를 하여, 아이들이 위험한 장난을 치지 못하도록 해야 한다.

② 충돌・충격

집안을 깨끗이 하고 질서있게 유지하는 것은 충돌이나 충격 사고를 예방하는 데 도움이 된다. 충돌・충격 사고를 예방하기 위해서는,

㉠ 가구는 재질이 부드럽고 모서리가 날카롭지 않아야 한다.

㉡ 책장이나 텔레비전 같은 무거운 가구들이 떨어지지 않게 잘 고정되어 있어야 한다.

㉢ 가구의 크기와 특성이 사용하는 사람 및 각 방에 적합해야 한다.

③ 중독

가정에서 의약품, 가정용품을 많이 사용함에 따라, 어린이들은 이들 품목에 좀더 자주 접하게 될 가능성이 커지게 되었다. 어린이들은 탐험하기, 오르기, 입에 넣기를 좋아하는 특성을 가지고 있어, 우발적인 중독에 대한 위험이 매우 높은 집단이다. 이러한 중독사고를 예방하기 위해서는,

㉠ 유독물질의 우발적인 출입을 막기 위해 약품, 치료제, 화장실용품들은 해독제, 청결제, 살충제들과는 다른 곳에 두어야 한다. 특히 어린이들의 손이 닿지 않는 곳에 둔다.

㉡ 오래됐거나 유효기간이 지난 처방약은 버리도록 한다. 액체 약품은 배수구에 버리고, 용기를 버리기 전에 완전히 헹구어낸다.

㉢ 색깔이 변한 것, 병 밑에 침전물이 형성되거나 2년 이상 지난 약품은 무엇이든 폐기 처분해야 한다.

㉣ 약품을 복용하는 어른을 찾아가거나 방문받을 때 어린이들을 더욱 유의하여 돌보아야 한다. 어른의 지갑을 뒤지거나 의약 캐비닛을 뒤져 중독되는 경우도 생긴다.

㉤ 어린이와 함께 방문할 때 화장실 선반에 남아 있는 의약품을 신경써야 한다.

㉥ 가족구성원 모두에게 살충제, 잡초제거제, 휘발유, 신너 혹은 청결제 사용시 잠재위험에 대해 조언해 주어야 한다.

㉦ 주기적으로 방마다 유독성에 대해 점검한다.

④ 화상

주방, 욕실 등 가정 내에서 화상의 위험은 매우 높다. 특히, 주의력이 부족하고 돌발적인 행동을 하는 어린이들에게 화상사고가 일어나기 쉬워 각별한 주의를 기울여야 한다. 이러한 화상사고를 예방하기 위해서는,

㉠ 어린이를 목욕시키기 전에 욕조나 샤워물의 온도를 49℃ 이하가 되도록 점검한다.

㉡ 스토브 위에 기름(식용유)이나 기타 음식을 방치한 채로 놓아두지 않으며, 뜨거운 열을 이용하여 음식을 준비할 때, 아이들이 주방에 들어오는 것에 주의를 기울여야 한다.
㉢ 어린이가 기어오르거나 손이 닿을 수 있는 곳에 뜨거운 주방기구, 뜨거운 물, 난로 등을 놓지 않는다.
㉣ 가스레인지 주변에 있는 어린이들을 감독해야 하며, 전자레인지를 이용하고 있는 어린이들에게, 올바른 사용법을 알려주고 화상을 입을 수 있다는 것을 가르쳐 주어야 한다.
㉤ 어른들이 뜨거운 음식을 먹거나, 커피 등을 마실 때에는 반드시 주변의 어린아이에게 최대한 안전한 장소와 거리를 유지하여 섭취해야 한다.

(2) 장소별

① 방과 거실

방과 거실은 가족이 대부분의 시간을 생활하는 곳으로, 그만큼 사고위험이 높은 곳이다. 방과 거실에서의 사고를 예방하기 위해서는 ㉠ 응급상황을 대비해 119 등의 번호가 전화기 옆에 써 있어야 하며, ㉡ 책장이나 텔레비전 같은 무거운 가구들이 떨어지지 않게 잘 고정되어 있어야 한다. 또한 ㉢ 콘센트를 사용하지 않을 경우, 안전 덮개로 덮어주고, ㉣ 전깃줄이 바닥에 끌려 발이 걸리는 것을 피하기 위해 벽을 붙여 두고, 바닥에 걸려 넘어질 만한 물건은 항상 치워 두어야 한다. ㉤ 난로와 같은 전열 기구는 아이의 손이 닿지 않게 보호막이 있어야 하고, ㉥ 가구는 재질이 부드럽고 모서리가 날카롭지 않아야 한다. ㉦ 의약품이나 농약 등은 어린이 손이 닿지 않는 곳에 두어야 하며, ㉧ 구급상자 역시 어린이 손이 닿지 않는 곳에 준비해 두어야 한다.

② 주방

주방은 각종 조리기구와 전기와 가스를 사용해 열을 발생시키는 것이 많은 장소이므로, 화상, 넘어짐, 절단, 유독물질 등의 위험이 높은 장소이다.

이러한 주방에서의 사고를 예방하기 위해서는 ㉠ 전기밥솥이 아이의 손에 닿지 않는 곳에 있어야 하며, ㉡ 요리를 할 때에는 가스레인지 안쪽 버너에서 하고, 냄비 손잡이는 반대쪽을 향하게 하며, ㉢ 냉장고, 싱크대, 서랍을 사용하지 않을 때에는 항상 잘 닫아두며 잠금장치가 되어 있어야 한다. ㉣ 가스레인지 사용 후에는 항상 중간밸브를 잠그도록 하며, ㉤ 칼이나 포크, 가위, 채칼, 깡통 뚜껑 등 날카로운 물건을 항상 서랍 안에 넣어 둔다. ㉥ 바닥에 물기가 없도록 하고, ㉦ 식탁보는 아이가 잡아당기지 않도록 늘어져 있지 않아야 한다. ㉧ 유독물질을 음료수 병에 담거나 냉장고에 넣어두지 않아야 한다.

③ 화장실

집에서 주방 다음으로 가장 위험한 사고 발생 장소가 화장실이다. 젖어 있고, 습기가 많은 곳으로 미끄러짐, 넘어짐, 화상, 감전 등의 사고위험이 있다. 화장실에서는 대부분 노인과 관련된 사고가 많이 발생한다. 화장실 바닥에 깔아 놓은 타일과 샤워 걸이대 등이 사고시 위험한 물건들로 바뀔 수 있다.

이에 대한 예방책으로는 ㉠ 화장실 욕조에 물기가 없어야 하며, ㉡ 가장 뜨거운 물의 온도가 49℃ 이하가 되도록 조절되어 있어야 한다. ㉢ 세안용품이 있는 서랍장은 닫혀 있고 잠금 장치가 되어 있어야 하고, ㉣ 전기 콘센트는 어린이 손에 닿지 않는 위치에 있어야 한다. ㉤ 변기 덮개 잠금 장치가 되어 있어야 하며, ㉥ 비누와 세제를 아이들 손이 닿는 바닥에 두지 않아야 하고, ㉦ 바닥에 물기가 없고, 미끄럽지 않도록 미끄럼 방지 장치가 되어 있어야 한다.

④ 계단

가정 사고가 자주 발생하는 곳으로 계단을 빼놓을 수 없다. 계단 사고를 발생하게 하는 원인들로는 미끄러운 계단 표면, 계단의 급경사, 너무 많은 수의 계단, 계단의 조명 상태, 계단 위의 장애물 등을 들 수 있는데, 평소 침착할 때보다는 급한 업무로 빨리 계단을 내려올 때 갑자기 넘어져 사고가 발생하기 쉬우며 특히 어린이의 경우 계단을 올라가기는 쉬우나 내려올 때 위험이 수반된다. 따라서 이에 대한 주의와 함께 안전한 계단 설계에 대한 논의가 있어야 하겠다.

계단 각각의 디딤판과 철판의 폭은 계단 경사에 따라 조절되어야 하는데, 최대한의 계단의 높이는 8.25인치임에 반해 계단의 디딤판 폭은 적어도 10인치는 되어야 한다. 또한 각각의 발판은 적어도 1인치의 눈에 띄는 돌출부나 디딤판코를 두어 계단의 위치를 인식할 수 있어야 한다. 모든 계단의 양쪽 편에 난간이 있는 것이 이상적이지만 건축 법규상 하나만 있어도 되므로 난간을 하나만 설치할 경우는 내려오는 계단이 보다 사고의 위험이 높으므로 내려오는 계단의 오른편에 난간을 설치하는 것이 보다 안전한 계단구조이다. 양탄자는 계단의 크기를 줄이고 여성의 구두굽을 잡아끄는 역할을 하여 균형을 잃게 하는 원인이 될 수 있으므로 계단표면에 깔지 않는 것이 좋다. 또한 계단에 그림 등의 전시는 방문객의 균형 감각상실을 초래할 수 있으므로 벽면에 걸지 않는 것이 좋으며 만약 굳이 그림 등을 건다면 난간과 같은 편에 놓도록 한다.

⑤ 베란다

베란다는 아이들의 추락사고가 일어나는 장소이다. 그러므로 베란다의 높이는 아이들 무게중심보다 낮지 않게 설치해야 하며, 난간의 높이는 110㎝ 이상, 난간 막대기 간격은 11㎝

이하로 규정되어 있다. 특히 아이들에 대한 관심과 경계를 지속적으로 해야 한다. 또한 베란다의 발판이 되는 물건은 치운다. 베란다의 경우는 밖이 보이기 때문에 어린아이의 호기심을 가장 자극하기 쉬운 곳이므로 철저한 안전장치가 필요하며 창살은 어린이가 통과할 수 없을 정도의 간격으로 설치한다. 또 의외의 물건을 놓고 오르는 것을 막기 위해 발판이 될 만한 물건을 멀리 치워야 한다. 문, 창문에는 반드시 안전장치를 해야 한다. 낮은 창문, 높아도 발판이 될 만한 가구가 있는 창문을 조심하여 창문 근처 발판이 될 수 있는 가구나 침대의 위치를 옮겨놓고 창문에는 반드시 잠금장치를 해야 한다.

5 학교안전

현대인의 생활습관과 관련이 깊은 사망원인 중 최근 불의의 사고에 의한 사망이 전연령층에 걸쳐 심각한 보건문제로 대두되고 있다. 특히 30세 이전 청년층의 주요 사망원인으로 불의의 사고로 인한 사망이 급격히 증가하고 있어 청소년 안전을 보장하기 위한 정책적, 교육적 관심이 고조되고 있다.

2005년 OECD 국가별 손상 사망자 수를 분석한 결과에 따르면, 인구 10만명당 평균은 5.6명 한국은 8.7명으로 스웨덴(2.7명)의 3.2배였으며, OECD국가 중 어린이 사고사망률 순위는 3위, '91-95년 1위에서 하락하여 특히, 한국이 가장 크게 감소하였다.

[표 11-13] OECD국가 사고에 의한 어린이 사망률 순위

연도	OECD 평균	1위	2위	3위
'05년	5.6명	멕시코(13.6명)	미국(9.2명)	한국(8.7명)
'91~'95년	10.5명	한국(25.6명)	멕시코(19.8명)	포르투갈(17.8명)

그럼에도 불구하고 대부분의 학교나 학부모, 학생들은 일상생활에서 일어날 수 있는 사고의 가능성이나 위험에 대한 심각성을 거의 지각하지 못하고 있어서 크고 작은 어린이 및 청소년 안전사고가 발생할 때마다 '안전불감증'이 사고의 주범으로 주목되고 있는 실정이다(이명선, 2001).

인간은 사회적 존재로서 그가 속한 물리적, 사회적, 제도적 환경 틀 안에서 개인의 인식, 태도, 행동을 형성하고 조화롭게 조정해 나간다. 이러한 다양한 환경 틀 중 어린이와 청소년들에게는 학교 환경 내에서 이루어지는 학습활동이 이들의 현재 및 미래 성인기 이후의 바람직한 행동에 대한 지식, 태도, 행동을 형성하는 결정적인 기반이 된다. 따라서 안전사고를 예

방하고 건강한 삶을 실현하기 위해서는 어려서 부터 안전에 관한 올바른 이해와 사고방식, 태도를 함양하는 체계적 학교교육이 학제 전체에 걸쳐 장기적으로 실시되어야 한다.

아울러 이러한 학교교육을 중심으로 가정과 지역사회가 협조하는 유기적인 협력관계를 구축하는 것이 청소년의 안전을 보장하는 데 반드시 필요하다. 청소년은 발달특성상 안전에 대한 인식이나 대처능력이 부족하며 사고의 위험이 높은 시기이기 때문에 교육과 훈련의 필요성이 강조된다. 또한 안전에 관한 태도나 실천행위가 확립되어 있지 않고 사회적 가치관 형성이라는 중요한 과정을 거치는 어린이 및 청소년기는 다른 어느 시기보다 학습동기와 습득력이 강한 시기이므로 교육을 통하여 뚜렷한 효과를 볼 수 있다.

1) 학교안전교육의 법적 근거

우리나라 학교안전교육의 법적 근거는 교육기본법과 초중등교육법에서는 근거를 찾아볼 수 없고, 학교보건법과 아동복지법에서 찾아볼 수 있다. 학교보건법에서 안전교육의 실시를 명시하고 있지만, 구체적인 지침이 제시되지 않아 선언적 의미만을 부여하고 있다.

- 학교보건법

제12조(학생의 안전관리) 학교의 장은 학생의 안전사고를 예방하기 위하여 학교의 시설・장비의 점검 및 개선, 학생에 대한 안전교육, 그 밖에 필요한 조치를 하여야 한다.

- 아동복지법

제31조1항(아동의 안전에 대한 교육) 아동복지시설의 장, 「영유아보육법」에 따른 어린이집의 원장, 「유아교육법」에 따른 유치원의 원장 및 「초・중등교육법」에 따른 학교의 장은 교육대상 아동의 연령을 고려하여 대통령령으로 정하는 바에 따라 매년 다음 각 호의 사항에 관한 교육계획을 수립하여 교육을 실시하여야 한다.

1. 성폭력 및 아동학대 예방
2. 실종・유괴의 예방과 방지
3. 감염병 및 약물의 오남용 예방 등 보건위생관리
4. 재난대비 안전
5. 교통안전

- 아동복지법 시행령

제28조(아동의 안전에 대한 교육)

1항 : 아동복지시설의 장, 「영유아보육법」에 따른 어린이집의 원장, 「유아교육법」에 따른 유치원의 원장 및 「초・중등교육법」에 따른 학교의 장은 법 제31조제1항에 따라 교육계획을 수립하여 교육을 실시할 때에는 별표 3의 교육기준에 따라야 한다.

2항 : 법 제31조제2항 및 제3항에 따라 아동복지시설의 장 및 「영유아보육법」에 따른 어린이집의 원장은 시장・군수・구청장에게, 「유아교육법」에 따른 유치원의 원장 및 「초・중등교육법」 제2조에 따른 학교의 장은 교육감에게, 각각 교육계획 및 교육실시 결과를 매년 3월 31일까지 보고하여야 한다.

3항 : 아동복지시설의 장은 그 아동복지시설에 입소한 아동 중 「영유아보육법」에 따른 어린이집, 「유아교육법」에 따른 유치원 또는 「초・중등교육법」에 따른 학교에서 실시하는 법 제31조제1항 각 호의

사항에 관한 교육을 받은 아동에 대해서는 법 제31조제1항에 따른 교육을 실시하지 아니할 수 있다.

2) 학교안전사고 개념

학교안전사고란 교육활동 중에 발생한 사고로서 학생·교직원 또는 교육활동참여자의 생명 또는 신체에 피해를 주는 모든 사고 및 학교급식 등 학교장의 관리·감독에 속하는 업무가 직접 원인이 되어 학생·교직원 또는 교육활동참여자에게 발생하는 질병으로서 학교를 배경으로 교육활동과 학생·교직원 또는 교육활동참여자의 생명 또는 신체에 피해를 주는 사고로 정의된다(학교안전사고 예방 및 보상에 관한 법률).

학교안전사고는 아이들이 신체적·정신적으로 가장 성장·발달해야 할 시점에 있어서 침해행위이다. 일생 중 이 시기에 신체적으로는 가장 많이 성장하는데 신체적 저해를 초래할 뿐만 아니라 이로 인한 갈등이 정신적 충격으로까지 상승작용하므로, 학교안전사고로 인한 피해는 엄청나다고 볼 수 있다.

3) 학교안전사고 유형 및 현황

학교사고를 유형별로 살펴보면 교내에서의 화재사고, 운동장사고, 놀이사고, 실험·실습시의 사고 등이 있다.

(1) 교실에서의 안전사고

① 교실에서 뛰어놀다 일어나는 사고
② 출입문 개폐에서 일어나는 사고
③ 창문의 유리파손 및 추락사고

(2) 운동장에서의 안전사고

① 운동시설 불량에 의한 사고
② 위험한 놀이에 의한 사고
③ 넘어졌을 때 바닥에 못이나 유리조각으로 인해 일어나는 사고

(3) 복도와 층계에서의 안전사고

① 복도의 모퉁이에서 부딪쳤을 때 일어나는 사고
② 계단에서 혼잡으로 인하여 밀려서 일어나는 추락사고

③ 복도에서 미끄러져 일어나는 사고
④ 층계에서 굴러떨어지는 사고

(4) 출입문이나 현관에서의 안전사고

① 일시에 출입구로 집중했을 때의 혼잡으로 인한 사고
② 일제히 운동장으로 나갈 때의 사고

(5) 화장실에서의 안전사고

① 바닥에 물이 있어서 미끄러져 일어나는 사고
② 변기의 시설불량에서 오는 사고

(6) 그 밖의 사고

① 실험실습 및 실험기구에 의한 사고
② 청소 활동시의 사고
③ 겨울철 화기에 의한 사고

서울특별시 학교안전공제회에 신고된 2004년 학교 손상발생 현황을 분석한 결과에 따르면

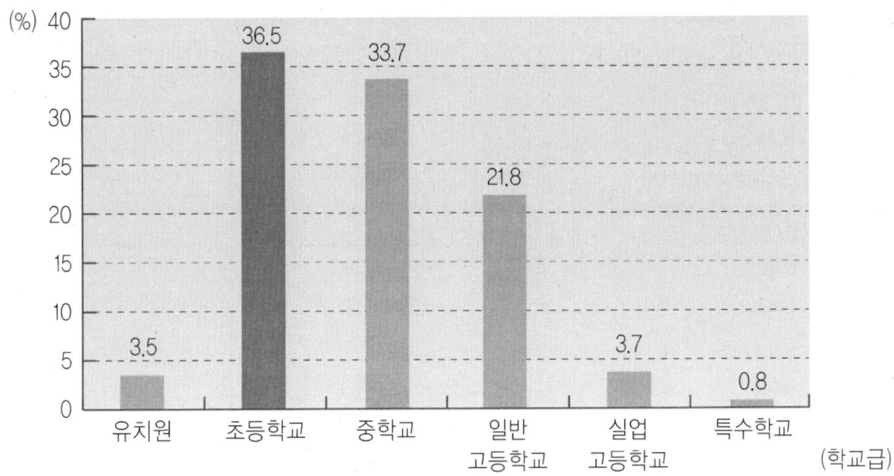

[그림 11-7] 학교급별 손상발생 현황

자료 : 이명선(2006), 손상문제 및 위험요인 분석과 손상자료 수집체계 구축방안, 서울특별시

(이명선, 2006), 학교에서 발생한 손상발생은 초등학교가 36.5%로 가장 많았고, 그 다음이 중학교로 33.7%였다(그림 11-7). 성별에 따라서는 남자가 71.0%, 여자가 29.0%로 남녀 비가 약 7 : 3인 분포를 보였다. 즉, 남학생들이 여학생들보다 학교에서 2배 이상 손상을 입는 것을 알 수 있다(그림 11-8). 또한 학교에서는 체육시간, 휴식시간, 특별활동시간에 운동장과 교문 주변에서 인적 매개요인과 관련한 손상이 많이 발생하였다(표 11-14).

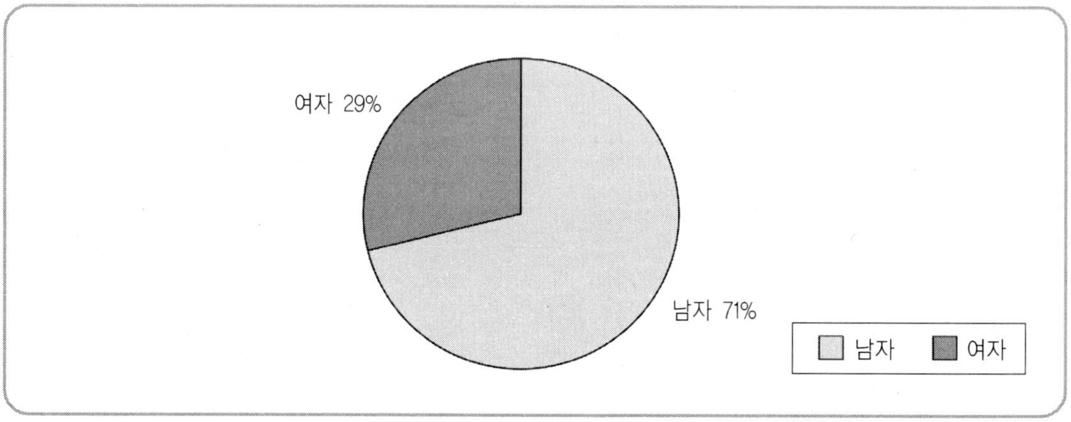

[그림 11-8] 성별 손상발생 현황

자료 : 이명선(2006), 손상문제 및 위험요인 분석과 손상자료 수집체계 구축방안, 서울특별시

[표 11-14] 시간별 학교 손상발생 현황

사고시간	명	%
등하교시간	170	3.8
수업시간	251	5.6
점심시간	713	15.9
청소시간	95	2.1
체육시간	1,519	33.9
특별활동	887	19.8
휴식시간	794	17.7
기 타	51	1.1
총 계	4,480	100.0

자료 : 이명선(2006), 손상문제 및 위험요인 분석과 손상자료 수집체계 구축방안, 서울특별시

4) 학교폭력 개념

'학교폭력'에서의 '폭력'은 형법상의 폭행 중에서 넓은 의미의 폭행인 '사람에 대한 직・간

접의 유형력의 행사'로 받아들이되, 유형력의 행사만으로는 폭력을 설명하는 데 부족하므로 자기보다 약한 처지에 있는 상대에게 불특정 다수의 학생이 남이 보이지 않는 곳에서 신체적・심리적인 위력을 반복하여 행사하거나 심각한 공격을 가하는 문제행동으로 정의하고 있다. 즉, 「학교폭력」이란, 학교 내외에서 학생을 대상으로 발생한 상해, 폭행, 감금, 협박, 약취・유인, 명예훼손・모욕, 공갈, 강요・강제적인 심부름 및 성폭력, 따돌림, 사이버 따돌림, 정보통신망을 이용한 음란・폭력 정보 등에 의하여 신체・정신 또는 재산상의 피해를 수반하는 행위를 말한다(학교폭력예방 및 대책에 관한 법률 제2조).

5) 학교폭력의 유형

(1) 신체적 폭력

신체적 폭력은 폭력의 대상이 된 학생 또는 학생들에게 직접적으로 힘을 가하는 것을 의미한다. 구체적으로는 때리기, 발로차기, 찌르고 목조르기, 꼬집기, 물어뜯기 등과 같이 자신의 신체 일부를 사용하는 폭력이 있고(Fried와 Fried, 1996), 또한 각종 칼, 캠퍼스, 파이프, 몽둥이 등 물리적 도구를 이용하여 상대방에게 위해를 가하는 폭력이 있다.

(2) 금품갈취

금품갈취는 학교폭력에서 물질적 이익을 목적으로 이루어지는 폭력이다. 사람을 공갈하여 재물의 교부를 받거나 재산상의 불법한 이득을 취득하거나 타인으로 하여금 이를 얻게 함으로써 성립되는 범죄를 말한다.

(3) 언어폭력/심리적 폭력

언어폭력은 학교폭력의 가장 일반적인 형태이다. 말로써 상대방을 놀리거나 비꼬는 행위, 욕설을 하거나 말하는 행위 등을 통하여 괴롭히는 폭력을 말한다.

심리적 폭력은 학생들에게 가장 이해하기 어려운 형태의 폭력이다. 여기에는 거부하기, 겁주기, 무시하기, 따돌리기, 그리고 타락하도록 만드는 행위 등이 포함된다(윤덕중, 1997). 심리적 폭력은 체계적으로 피해자를 움츠려들게 하며 의도적이거나 또는 무의식적으로 행하여질 수 있지만 이것은 하나의 사건이 아니라 항상 행동의 한 과정에서 일어난다.

(4) 집단따돌림

집단따돌림(왕따)이라는 말은 학생들이 쓰는 은어에서 유래된 말로서 "'최고의 따돌림',

'제일 심한 따돌림'을 뜻하는데, 집단따돌림이란 '두 명 이상이 집단을 이루어 특정인 혹은 특정집단을 그가 소속해 있는 집단 속에서 소외시켜 구성원으로서의 역할수행에 제약을 가하거나 인격적으로 무시 혹은 유해하는 언어적, 신체적 일체의 행위이다"(김준호, 2002).

6) 학교폭력 원인 및 대처법

(1) 원인

학교폭력은 한 가지 원인에 의해 발생하는 경우가 극히 드물고 여러 원인이 복합적으로 작용하여 발생하는 경우가 많으며, 청소년 학교폭력이 학교와 학교주변에서 발생하는 폭력행위이지만 그 원인이 학교의 원인에 국한되는 것이 아니다. 또한 일반적으로 비행이나 문제를 일으키는 청소년들은 열등의식, 무력감과 단절의식, 누적된 공격성, 자기통제력 결여, 왜곡된 가치관 등(홍봉선과 남미애, 2000) 여러 가지 원인을 통해 문제행동을 보이고 있으며, 이러한 요인들은 학교폭력으로 이어지고 있다.

(2) 학교폭력 대처법

학교폭력은 발생한 이후에 대책을 수립하기 보다는 발생하지 않도록 예방하는 것이 중요하다. 학교폭력예방 및 대책에 관한 법률에 의하면 학교장은 학교폭력의 예방을 위한 교육을 정기적으로 실시하도록 되어 있다. 학교폭력으로 학교의 책임문제가 제기되는 경우에, 학교가 학교폭력 문제를 잘 파악하고 예방 교육 등을 제대로 실시해 왔는지의 여부로 학교의 법적 책임정도가 달라지게 된다.

● 학교폭력예방 및 대책에 관한 법률

제15조(학교폭력 예방교육 등)

1항 : 학교의 장은 학생의 육체적·정신적 보호와 학교폭력의 예방을 위한 학생들에 대한 교육(학교폭력의 개념·실태 및 대처방안 등을 포함하여야 한다)을 학기별로 1회 이상 실시하여야 한다.

2항 : 학교의 장은 학교폭력의 예방 및 대책 등을 위한 교직원 및 학부모에 대한 교육을 학기별로 1회 이상 실시하여야 한다.

3항 : 학교의 장은 제1항에 따른 학교폭력 예방교육 프로그램의 구성 및 그 운용 등을 전담기구와 협의하여 전문단체 또는 전문가에게 위탁할 수 있다.

4항 : 교육장은 제1항부터 제3항까지의 규정에 따른 학교폭력 예방교육 프로그램의 구성과 운용계획을 학부모가 쉽게 확인할 수 있도록 인터넷 홈페이지에 게시하고, 그 밖에 다양한 방법으로 학부모에게 알릴 수 있도록 노력하여야 한다.

5항 : 그 밖에 학교폭력 예방교육의 실시와 관련한 사항은 대통령령으로 정한다.

학교폭력을 예방하기 위해서는(청소년보호위원회, 2008),

① 친구와 다툴 경우에 주먹보다는 대화로 해결하고, 친구들이 싸우는 곳에는 가지 않는다.
② 외출시 큰길로 다니고, 방범초소나 피할 수 있는 곳을 미리 확인한다.
③ 폭력을 행사하거나 위험하다고 판단되면 바로 경찰, 부모, 학교에 알린다.
④ 부모와 대화하는 시간을 자주 갖는다.
⑤ 길가에서 의심이 가는 여러 사람이 모여 있어 위협을 느낄 경우 안전지킴이집에 도움을 청한다.
⑥ 학교에서 동료나 선배가 시비를 걸어오면 상대를 하지 말고, 자리를 피한 후 부모님이나 선생님께 알린다.
⑦ 술, 담배, 본드흡입 등을 많이 하는 으슥한 장소나 유흥가지역으로 다니지 않는다.
⑧ 친구를 사귈 때는 음성 써클에 가입한 친구나, 폭력을 많이 쓰는 친구와 어울리는 것을 삼간다.
⑨ 사회단체에서 실시하는 상담학교나, 학교폭력 예방활동에 적극적으로 참가한다.
⑩ 위 방법들을 친구나 후배 등에게 알려 폭력의 피해를 당하지 않도록 한다.

6 화재안전

현대사회에서 불은 없어서는 안 되는 소중한 물질이다. 인류는 불의 발견과 더불어 그것을 이용함으로써 현대와 같은 고도의 문명생활을 할 수 있는 기회를 얻었으나, 때로는 가장 무섭고 위험한 물질이 되기도 한다. 화재로부터 인간의 생명을 보호・유지하고 물적 자원의 피해를 예방하는 것은 현대사회가 안고 있는 큰 과제이다. 대부분의 화재는 안전수칙과 예방에 대한 무관심과 부주의로부터 발생한다.

1) 화재사고 현황

2014년 국민안전처의 통계자료에 따르면 우리나라 화재사고 원인 중 가장 큰 요인은 부주의로서 51%이었으며 다음으로는 전기, 기계적, 화학적, 가스누출 등이 주요 원인으로 나타났다(그림 11-8). 또한 화재가 발생하고 확대되는 원인은 안전 관리와 안전시설의 미비, 사전 점검의 미실시, 그리고 확인 소홀, 신고 지연, 시설물의 정량재 미사용 등이 지적된다. 또한 인화성・유독성 내장제 사용, 소방시설의 미설치 및 오래된 자동화재 탐지시설의 작동 불능 및 소화시설의 관리 소홀, 주변의 인화물질 확인 소홀 등이 화재사고의 원인이 된다. 하지만 무엇보다도 안전 불감증이 화재사고의 근본 원인을 차지한다.

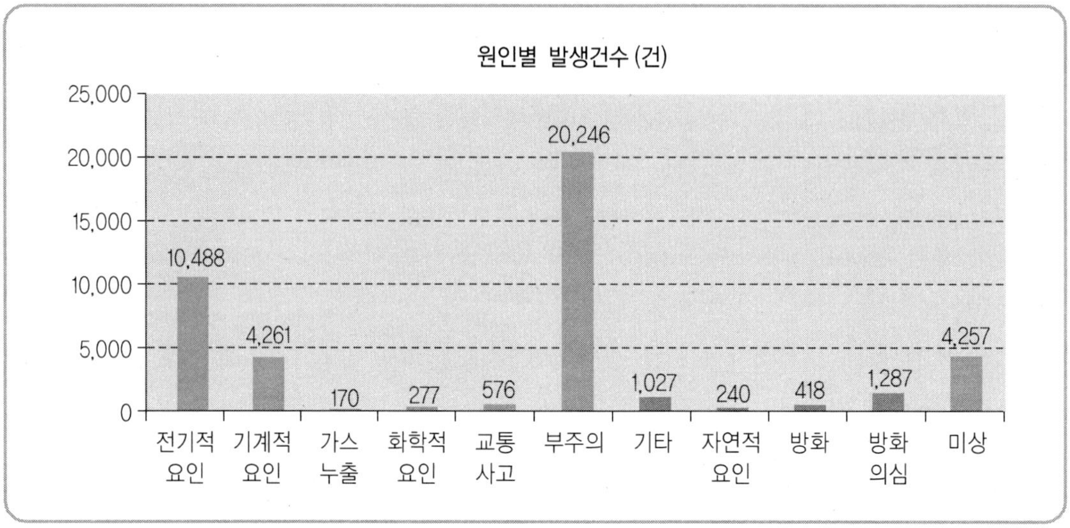

[그림 11-9] 화재원인별 발생현황(2012)

자료 : 국민안전처, 2012년도 화재통계 연감

2) 화재사고 원인

화재사고의 원인은 일반적으로 아주 사소한 것에서 출발한다. 화기 취급시 부주의와 안전에 대한 인식의 부족으로 발생하는 것이 전체 화재사고의 대부분을 차지하고 있다. 화재를 예방하기 위하여 내열, 내화성 재질의 물건들이 개발되어 있고, 화재를 진압하는 소방기구와 시설은 나날이 발전하고 있지만, 화재사고는 우리들의 가까운 곳에서 지속적으로 발생하고 있다.

(1) 전기화재

전기화재는 전기를 이용하는 배선기구, 전기기계 및 기구에서의 발열, 합선, 누전, 전선과 전선 또는 전기기구 등의 접촉불량, 정전기 및 제품의 결함에 의하거나 전기제품의 취급부주의로 발생한다.

(2) 담뱃불

부주의에 의해서 일어나는 화재이다. 흡연 가능한 장소의 명확한 구분, 재떨이는 물을 담아서 비치, 흡연 허가장소에는 가연물을 제거, 취침 전 흡연금지, 보행 중 흡연금지, 담뱃불을 끌 때에는 불씨 확인하지 않는 등 안전수칙 불이행에 의해서 발생하는 화재이다.

(3) 불티

논두렁이나 밭두렁을 태우는 도중 불티가 근처의 산으로 날아가는 산불화재, 쓰레기소각 작업 중에 불티의 비산, 용접작업 중 용접불티의 비산, 그라인더(연마기) 연삭불티의 비산 등으로 주위의 가연물에 인화되어 화재가 발생한다. 화재현장에서의 불티는 열기류에 의해 공중으로 날아가 바람을 타고 멀리 떨어진 장소에 떨어져 새로운 화재가 발생하기도 한다.

(4) 불장난

촛불놀이, 성냥놀이, 소꿉놀이, 폭죽놀이, 화약놀이, 모닥불 피우기, 라이터 장난, 쥐불놀이 등으로, 주로 어린이들의 놀이에 의해 발생한 화재로 3~7살 사이의 어린이들에 의해 많이 발생한다.

(5) 가스화재

액화석유가스(LPG), 액화천연가스(LNG), 부탄가스 등 기체 가연물의 저장시설, 배관시설, 연소장치에서 시설의 결함 또는 취급부주의 등의 원인으로 가스가 누출되어 공기 중에 일정비율로 혼합되어 있을 때 착화원(전기스파크, 과열된 물질, 연소 중인 열기구, 담뱃불 등)에 의해 화재가 발생하며 폭발을 수반하는 경우도 있다.

(6) 유류화재

보일러, 난로, 주방기구 등 액체가연물의 저장시설, 배관시설, 연소장치에서 시설의 결함 또는 취급부주의 등의 원인으로 유류가 누출되어 착화원(전기스파크, 과열된 물질, 연소중인 열기구, 담뱃불 등)에 의해 화재가 발생하며, 폭발을 수반하는 경우도 있다.

(7) 화학적 작용

화학공장에서 부적절한 관리로 인하여 공정장치의 결함, 화학반응 이상 등으로 발생하거나, 실험실 등에서 화학약품 등의 유출 및 고온, 고압의 영향으로 발생하는 화재이다.

3) 화재사고 예방대책

화재가 발생하면 인적, 물적, 정신적 손실이 크므로 사전에 예방하는 것이 바람직하다. 그러기 위해서는 무엇보다도 화재안전수칙을 준수하고 안전점검을 실시하는 것이 가장 중요하다. 화재가 발생할 수 있는 곳은 항상 살피고, 화재가 발생했을 때에는 큰 소리와 경보기구를 이용해 주위에 알려야 한다. 또한 소방서에 침착하고 정확하게 화재발생 위치와 화재종류를 신고한다.

화재초기 소화기로 진화를 하지 못했을 경우 즉시 밖으로 대피하며, 가스화재의 경우는 안전밸브를 잠그고, 전기화재의 경우는 흐름을 차단해야 한다.

화재발생시 신속 정확하게 행동하여 화재발생 장소로부터 안전하게 탈출, 대피하는 것은 생명을 유지하는 데 최선의 방법이다. 한편, 대피 이전에 제일 바람직한 것은 화재가 발생하자마자 불을 끄는 것이나, 이미 소화할 수 있는 시기를 놓쳤을 때에는 바람의 방향을 살피고 신속하게 대피해야 한다.

화재발생시 일반적으로 준수해야 할 대피요령은 다음과 같다.

① 소방서에 연락하고 경보기를 누르거나 소리를 질러 타인에게 화재 사실을 알린다.
② 비상구를 통하여 대피할 경우 반드시 문을 닫고 대피한다.
③ 연기가 새어 들어오면 담요나 시트, 양말 등을 물에 적셔 문틈을 막고 손과 무릎을 바닥에 대고 낮은 자세를 취하여 짧게 숨을 쉰다.
④ 얼굴이나 팔 등은 화상을 입기 쉬우므로 물에 적신 수건으로 입과 코를 막으며 젖은 모포 등을 뒤집어쓴다.
⑤ 화재의 진행 방향을 살피며 막다른 골목으로 대피하지 않도록 한다.
⑥ 승강기는 갇히거나 질식할 염려가 있으므로 사용하지 않는다.
⑦ 출입문은 함부로 열지 말고, 손을 대어 보았을 때 뜨겁거나 문틈에서 연기가 새어 들어오면 절대로 문을 열어서는 안 된다.
⑧ 외부로 대피한 사람은 다시 건물 안으로 진입해서는 안 되고, 질서를 지키며 침착하게 행동하도록 한다.
⑨ 건물 내에 갇혀 있는 사람은 화기나 연기가 없는 창문을 통해 소리를 지르거나 물건을 던져 갇혀 있다는 사실을 알린다.
⑩ 아래층으로 대피가 불가능할 경우에는 옥상으로 대피하여, 바람을 등지고 구조를 기다리며 당황하여 뛰어내리지 않도록 한다. 피난기구는 피난 사다리, 구조대, 미끄럼대 등을 이용한다.

화재사고 발생시 올바른 소화기의 사용은 초기진화에 매우 중요하다. 소화기란 용기에 저장된 소화 약제를 사람의 힘 또는 기계의 힘과 압력으로 방사할 수 있게 만든 것으로, 주로 초기 소화를 하는 데 사용된다.

소화기의 주요 기능은 불의 확산을 막거나 지연시키는 데 있으며, 이 시간에 다른 사람을 안전하게 피신시킬 수 있다. 대부분 소화기의 총 방출 시간은 30초 혹은 그 이내로, 소화기의 올바른 사용법에 대해 미리 알고 있는 것이 중요하다.

소화기 사용법은 다음과 같다.

① 손잡이를 잡고 불쪽으로 접근한다.

② 안전핀을 뽑는다.

③ 호스를 불쪽으로 향한다.

④ 손잡이를 힘껏 움켜쥔다.

⑤ 바람을 등지고 비로 쓸 듯이 하여 불을 끈다.

여기서 반드시 바람을 등지고 서야 하며, 그렇지 않으면 불이 몸을 향하게 되거나 소화기액이 흩어지게 된다. 또한 뿌릴 때에는 비로 쓸 듯이 뿌리도록 한다. 소화기구를 사용할 때, 대부분의 소화기는 똑바로 세워진 상태로 유지하지 않으면 제대로 그 기능을 하지 못한다는 것이다. 분말 소화기는 쓰기 전에 흔들어야 한다.

소화기는 눈에 잘 띄고 사용하기 편리하며 통행에 지장이 없는 곳에 보관하고 습기와 직사광선은 피한다. 여러 개를 묶어두지 않아야 하며 사용 후에는 반드시 재충전하고 한 달에 한 번 이상 점검을 해야 한다. 소화기는 화재 종류에 따라 여러 가지가 있으며 사용할 수 있는 시간은 적으므로 작은 불을 끄는 데 사용하도록 한다.

7 자연적 · 인위적 재난

현대생활의 소비와 생산의 원동력인 화석에너지 등 지하자원의 과도한 개발로 인한 지구온난화, 지진, 홍수, 화산 폭발 등 자연재난의 발생도 과거 어느 때보다 빈번해지고 있으며 그 피해도 지구 전체의 위기적 상황으로 발전하고 있다. 2011년 3월 일본에서 발생한 쓰나미(지진해일)는 수백만명의 인명피해와 엄청난 재산손실을 가져온 재앙이었다.

이외에도 국가간에 어떠한 목적을 달성하기 위해 고의적인 조직적 위해를 가하는 경우도 있다. 미국에서 발생한 9 · 11테러, 이라크 전쟁 등이 이에 해당한다.

1) 재난의 정의와 개념

"'재난'은, 일반적으로 자연적 또는 인위적 원인으로 인하여 파괴와 손실, 대량 피해자 발생 등을 유발하는 대형 사고나 재앙을 지칭하며, 「재난 및 안전관리 기본법」 제3조에 의하면, 국민의 생명, 신체 및 재산과 국가에 피해를 주거나 줄 수 있는 것으로서 자연재해란 태풍,

홍수, 호우, 강풍, 풍랑, 해일, 대설, 가뭄, 낙뢰, 지진, 황사, 적조, 그 밖에 이에 준하는 자연현상으로 인하여 발생하는 재해"로 정의하고 있다.

인적 재난의 개념에 대해서는 나라마다 혹은 학자의 견해에 따라, 법률상의 정의에 따라 다양하게 사용되고 있으며, 현재까지도 학문적으로 통일되지 않은 채 사용되고 있다. 우리나라에서는 재난 및 안전관리 기본법 제3조에서 인위적 재난을 화재, 붕괴, 폭발, 교통사고, 화생방사고, 환경오염사고, 그 밖에 이와 유사한 사고로 대통령령이 정하는 규모 이상의 피해로 정의하고 있다.

사회적 재난은 에너지·통신·교통·금융·의료·수도 등 국가기반체계의 마비와 전염병 확산 등으로 인한 피해를 말한다. 이러한 사회적 재난은 "종교적·정치적·이념적인 목적 달성을 위해 개인이나 집단이 인간의 생명과 재산을 위협하거나 사회 질서를 파괴하기 위한 의도적·고의적인 범죄일 뿐만 아니라 인종적·종교적·지역적 이익을 위한 집단행동으로 인해 발생하는 재난 상황"이라고 정의할 수 있다.

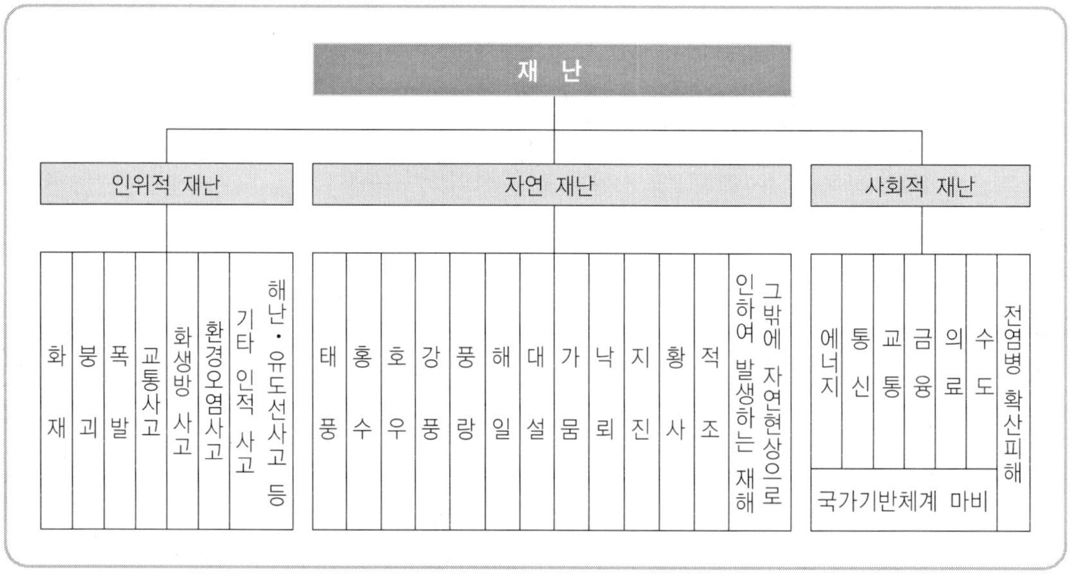

[그림 11-10] 재난의 분류

자료 : 국민안전처, 2012년 재난연감

2) 재난발생 현황

2014년 국민안전처 보고에 의하면, 우리나라에서 2014년도에 발생된 재난은 총 297,337건으로 367,845명의 인명피해와 약 4,511억원의 재산피해가 발생하였다. 재난에 대한 지속적인 대국민 홍보 및 예방활동으로 철도, 폭발 등의 재난 발생이 감소하였으나, 산불, 해양, 환경오염, 화재, 산불 등의 재난 발생은 증가한 결과를 보였다.

[표 11-15] 인적재난발생 현황 (단위 : 건/명)

년도	발생 건수	인명피해(명)			
		계	사망	부상	기타
14년	297,337	367,845	6,848	360,909	88
13년	294,707	366,610	7,147	359,444	19
12년	303,707	383,129	7,322	375,807	-

자료 : 국민안전처, 2014년 재난연감(2015. 12)

최근 3년간 발생한 원인별 재난 피해현황을 살펴보면, 3년간 인명피해 발생자 수는 평균 325,057명이였으며 유형별로는 도로교통사고, 등산, 추락, 자전거, 레져, 화재, 농기계, 전기감전 순으로 조사되었다.

[표 11-16] 최근 3년간(2012~2014년) 원인별 재난 피해 현황

구분		도로교통		화재		추락		자전거		등산		레저 (생활체육)		농기계		해양		전기 (감전)		붕괴	
		건	명	건	명	건	명	건	명	건	명	건	명	건	명	건	명	건	명	건	명
인명 피해	'14년	223,552	342,259	42,135	2,181	5,656	4,340	4,571	4,235	7,442	5,693	2,810	2,599	1,486	1,369	1,418	715	569	569	396	174
	'13년	215,354	333,803	40,932	2,184	8,972	7,903	6,212	6,138	7,794	6,104	4,247	4,150	1,547	1,549	1,052	67	605	605	401	249
	'12년	223,656	357,963	41,863	1,892	1,365	977	599	335	3,088	2,251	282	235	644	602	1,627	153	585	585	261	168

자료 : 국민안전처, 2014년 재난연감(2015. 12)

3) 자연적 재난

인위적 위험을 제외한 자연적 위험에 의한 재해를 우리는 자연재해라고 한다. 이러한 자연재해를 다른 말로 천재지변(天災地變)이라고도 한다. 자연적 재난은 인류에게 큰 영향을 주며, 인간의 힘으로 막을 수 없는 불가항력의 상황에서 발생된다. 따라서 재해 발생 당시나 이후의 복구보다는 사전 점검과 보수를 통하여 피해를 최소화하고 이를 위해 보다 적극적이고 체계적인 대비책을 수립해야 한다.

(1) 자연적 재난의 분류

자연적 재난은 자연현상에 기인한 것을 말하는데, 그 원인과 결과의 다양성으로 인하여 여

러 가지로 나눌 수 있으며, 자연재해를 크게 분류하면 기상요인에 의해 발생하는 기상재해와 지반의 운동으로 발생하는 지진 및 화산 활동으로 인한 지질재해로 나눌 수 있다. 기상재해에는 태풍, 홍수, 호우, 폭풍, 해일, 폭설, 가뭄 등을 말하며, 지질재해에는 지진, 화산 등을 들 수 있다. 자연적 재난의 분류를 도표화하면 [그림 11-11]과 같은데, 여기서 보는 바와 같이 우리나라에서 발생하는 대부분의 자연적 재난은 이상 기상 현상이 원인이 되어 발생하는 기상재해에 해당한다.

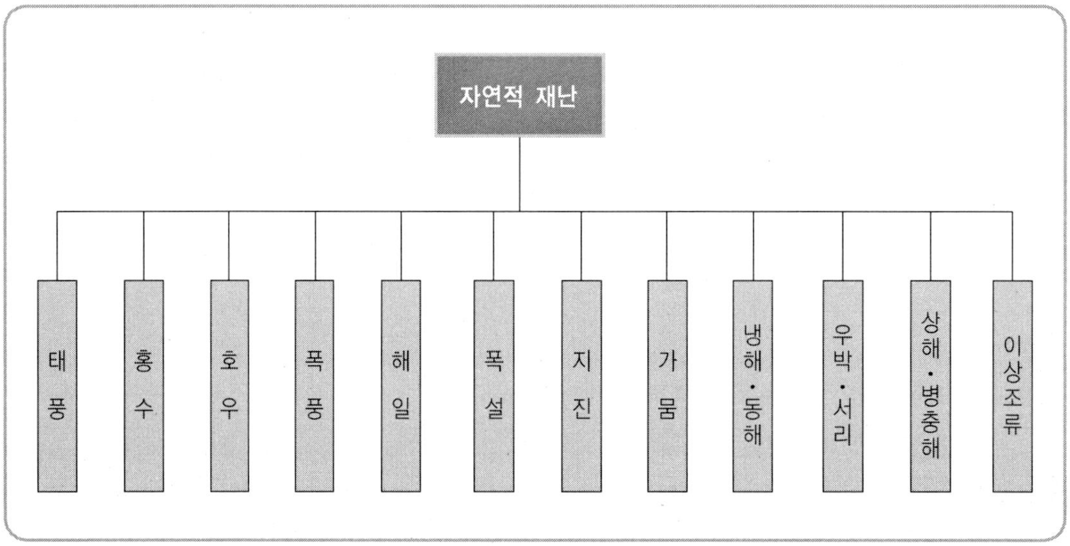

[그림 11-11] 자연적 재난의 분류

자료 : 국민안전처, 2012년 재난연감

(2) 자연재해 예방대책

① 홍수

홍수는 우리나라의 7월과 9월 사이에 집중적으로 발생하는 재해로, 장마 말기에 남부 지방에 머물러 있는 불연속선을 태풍이나 저기압이 자극하여 비교적 강한 비를 내리게 하는 것이다.

이러한 홍수에 대한 재해를 예방하기 위한 방법은 다음과 같다.

㉠ 하천, 제방, 주택가의 하수로, 맨홀 등을 정비한다.

㉡ 침수 예상 지역의 배수 펌프장, 배수로 시설 등 사전 점검을 실시한다.

㉢ 석축 및 담장의 전도, 산비탈 및 굴착 사면의 상태를 조사하고 붕괴 방지를 위한 조

치를 취한다.

② 태풍

태풍은 적도 부근이 극지방보다 태양열을 더 많이 받기 때문에 생기는 열적 불균형을 없애기 위해 저위도 지방의 따뜻한 공기가 바다로부터 수증기를 공급받으면서 강한 바람과 많은 비를 동반하며 고위도로 이동하는 기상 현상 중의 하나이다.

이러한 태풍예보 때에는,

㉠ 하수구, 배수구를 점검하고 막힌 곳을 뚫어야 하며, 축대나 담장이 무너질 염려가 없는지 확인한다.
㉡ 침수나 산사태가 일어날 위험이 있는 지역에 거주하는 주민은 대피장소와 비상연락방법을 미리 알아둔다.
㉢ 하천 근처에 주차된 자동차는 안전한 곳으로 이동한다.
㉣ 응급약품, 손전등, 식수, 비상식량 등의 생필품을 미리 준비한다.
㉤ 날아갈 위험이 있는 지붕, 간판 등을 단단히 고정한다.

태풍의 영향권에 있을 때에는,

㉠ 저지대·상습침수지역에 거주하고 있을 때에는 대피 준비를 한다.
㉡ 전신주, 가로등, 공사장 근처는 위험하므로 근처에 가지 않는다.
㉢ 운전 중일 경우에는 감속운행을 한다.
㉣ 천둥이나 번개가 칠 경우 건물 안이나 낮은 곳으로 대피한다.
㉤ 간판, 창문 등 날아갈 위험이 있는 물건은 단단히 고정한다.
㉥ 노약자나 어린이는 집 밖으로 나가지 않는다.
㉦ 물에 잠긴 도로를 걸어가거나 차량을 운행하지 않는다.
㉧ 라디오, TV 등으로 기상예보 및 호우상황을 잘 알아둔다.
㉨ 대피할 때에는 수도와 가스밸브를 잠그고 전기차단기를 내려둔다.

③ 지진

지진이란 지각이 압축 등을 받아 장시간 쌓인 에너지가 견딜 수 있는 한계를 넘어서는 부분에서 순간적으로 방출됨에 따라 급격한 단층 운동이 일어나, 그 충격으로 생긴 파동, 즉 지진파가 지표면까지 전해져 지반이 진동하는 현상이다. 지진이 발생할 시기를 정확히 예측하는 것은 불가능하므로 지진은 사전경고 없이 발생하는 재난이다.

지진 중에 지켜야 할 안전수칙은 다음과 같다.

㉠ 실내에 있다면 밖으로 나가지 말고 실내에서 튼튼한 가구 아래 혹은 그 건물의 중앙 부근으로 대피하며, 유리창으로부터 멀리 떨어진다.

㉡ 파편이 떨어질 위험이 있는 빌딩 근처는 피해서 움직인다.

㉢ 실외에 있다면 전선과 빌딩으로부터 떨어져서 개방된 곳에 있는다.

㉣ 움직이는 차 안에 있다면 차를 세우고 밖으로 나온다.

4) 인위적 재난

인위적 재난을 발생시키는 요인에는 여러 요소가 있으나, 주로 부주의·실수·무관심과 정해진 규정과 기준을 지키지 않거나 관리를 제대로 하지 않음으로써 발생하게 되는 경우가 많다. 이외에도 의도적으로 재난을 발생시키는 경우를 포함한다. 이러한 인위적 재난에는 대형 교통사고, 화재, 폭발, 산업안전 등이 포함된다.

(1) 위험물 사고

위험물은 독특한 형태의 전신적인 손상을 유발하고, 부식성의 물질은 화상을 유발한다. 이러한 위험물 사고는 화학물질, 유독가스, 방사성 물질 등을 이용해 발생하는 재난을 말한다.

이러한 위험물 재난 발생시,

① 라디오나 TV로 재난방송을 청취하며 대피지시에 따라야 한다.

② 피해를 최소화하기 위해 사고 현장으로부터 멀리 떨어져야 한다.

③ 사고발생시 외부에 있다면 하천의 상류부, 언덕 위, 바람이 불어오는 방향으로 이동한다.

④ 차내에 있는 경우에는 창문을 올리고 외부공기가 흡입되지 않도록 조작한다.

⑤ 창문과 출입문을 닫아야 하며 문틈은 젖은 수건이나 테이프 등을 이용하여 밀봉한다.

⑥ 에어컨, 목욕탕, 부엌 환기구 등의 틈도 테이프나 파라핀종이로 막아야 한다.

⑦ 환기장치를 꺼야 한다.

⑧ 건물 내로 유독성 오염물질이 유입되었다고 의심되는 경우, 옷이나 수건을 입과 코에 대고 호흡량은 가능한 줄여서 호흡해야 한다.

⑨ 장갑, 양말, 신발을 반드시 착용하고 우의나 비닐로 몸을 감싸야 한다.

⑩ 오염된 물이나 음식은 절대로 먹지 않는다.

⑪ 집 안에 머물러야 할 경우, 욕조 등에 물을 받아 두고 수도를 잠근 다음 상수도의 오염 여부가 확인되기 전까지 수도를 사용하면 안 된다.

⑫ 오염물에 접촉된 경우, 비누로 깨끗이 씻는다.

(2) 테러

과거에 우리나라는 남북 분단과 관련된 테러가 대표적인 테러의 형태였으나, 국제화, 사회의 다변화 등의 영향과 더불어 국제 테러리스트의 영향으로 국외에서도 테러의 위험이 상존하게 되었다. 이러한 테러를 대비하기 위하여 구조, 이송, 응급 처치 등의 중요성이 앞으로 더 강조될 전망이다. 따라서 일반 시민에 대한 안전교육이 더욱 활발해져야 하며, 여기에 각종 테러대비 교육이 포함되어야 한다.

테러가 발생하였거나 의심스러운 사람・물체가 발견되면,

① 111(국가정보원), 112(경찰)에 신속히 신고해야 한다.

폭발물이 발견된 현장에서는,

① 주변 사람들에게 알리면서 폭탄이 발견된 지점의 반대방향 계단으로 즉시 대피하며, 엘리베이터는 절대 이용하지 말고 계단의 한쪽만을 이용하여 폭발물 처리팀이나 소방관들이 이동할 수 있도록 해야 한다.

② 휴대전화, 라디오, 무전기 등은 기폭장치를 작동시킬 수 있으므로 사용하지 않는다.

③ 밖으로 빠져나온 후에는 안전거리(붕괴 ; 건물높이 이상, 폭발 ; 500m 이상) 밖으로 대피한다.

④ 대피도중 폭발물이 터지면 비산・낙하물을 피하는 데 유의해야 한다.

화학물질이 유포된 현장에서는,

① 즉시 방독면을 찾아 착용하거나 손수건 등으로 입과 코를 가린다.

② 오염지역 내에 있을 때에는 바람이 불어오는 방향 또는 옆 방향으로 신속하게 대피해야 한다.

③ 오염된 실내에서는 신속히 빠져나와야 한다.

④ 오염지역을 벗어난 경우, 맑은 공기를 찾아 호흡하거나 샤워를 하고 옷을 갈아입어야 한다.

폭발현장에서는,

① 신체를 보호하기 위해서 즉시 바닥에 엎드려 양팔과 팔꿈치를 옆구리에 붙이고 손으로

귀와 머리를 감싸야 한다.

② 2차 폭발이 있을 수 있으므로 이동할 필요가 있을 때에는 엎드린 자세로 이동해야 한다.

③ 유리・간판・전등 등의 비산・낙하물이 없을 만한 곳이나 책상 등의 아래에 피신해야 한다.

④ 휴대전화를 켜 놓아 붕괴・매몰시 자신의 위치가 알려질 수 있도록 한다.

총격 현장에서는,

① 즉시 바닥에 엎드리거나 자세를 낮추어 몸을 숨길 수 있는 곳으로 이동한다.

② 경찰・경비원의 대응사격에 방해가 되지 않도록 경찰・경비원의 지시에 따라야 한다.

화재가 발생한 경우에는,

① 경보기를 눌러 주변 사람들에게 신속히 알린다.

② 주변에 있는 손전등을 찾아 들도록 한다.

③ 손수건 등을 물에 적셔 코와 입을 가린다.

④ 화염・연기가 적은 피난통로를 선택하여 대피한다.

참고문헌

경찰청. 2013년 교통사고통계. 서울 : 경찰청, 2014.

국가청소년위원회. 청소년 폭력예방 교육 전문가 양성과정. 2006.

국민안전처. 2012년 재난연감.

국민안전처, 2014년 재난연감. 2015. 12

국제아동기구(UNICEF). 2002 세계아동현황보고서. 2002.

기상청. http://apply1.kma.go.kr:8080/statistics/stat_01/stat_01_003.asp. 2007

김준호. 의료와 사회통제. 지역개발연구. 2002.

도로교통공단. 여성운전자 교통사고 특성분석, 2013

서울특별시 교육연구원. 학생사안의 예방과 지도. 1982.

윤덕중. 학원폭력의 사회・심리학적 고찰사. 사회과학연구, 1997 ; 2 : 1-21.

이명선. 손상문제 및 위험요인 분석과 손상자료 수집체계 구축방안. 서울특별시, 2006.

이명선. 안전보건학. 계축문화사, 2001.

이명선. 중등학교 안전교육 활성화 방안. 어린이, 청소년 안전사고예방을 위한 안전교육의 활성화방안에 관한 포럼자료. 2002.

이명선. 학교 안전교육의 이론 및 적용. 진솔출판사, 2002.

통계청. 2012년 사망원인통계연보. 서울 : 통계청, 2013.

한국교통연구원. 2011년 교통사고비용 추정, 2012

한국소비자원. 소비자 위해정보통계, 2012

한국소비자원. 소비자 위해정보통계, 2015. 6

한국청소년개발원. 청소년폭력 대책 모델 개발 : 청소년 폭력 예방 지역사회 네트워크 개발을 중심으로. 1998.

홍봉선, 남미애. 소년사법 절차상의 처우와 정서적 반응 및 비행교정 성과의 관계에 관한 조사연구. 청소년학연구. 2000.

Barratt ES, Patton JH, Olsson NG, Zucker G. Impulsivity and paced tapping. Journal of Motor Behavior, 1981 ; 13 : 286–300.

CDC. NCHS Data on Injuries. 2005.

Christoffel T, Gallagher SS. Injury prevention and public health : Practical knowledge, skills and strategies. An Aspen Publication. 1999.

Costa PT Jr, McCrae RR. The NEO Personality Inventory Manual. Farnborough, UK : Royal Air Force Institute for Aviation Medicine. 1992.

Ellen VY. Accident proneness, does it exist : A review and meta-analysis. Accident Analysis and Prevention. 2006.

Eysenck HJ, Wilson G. Know your own personality. Harmonds worth England : Penguin Books Ltd. 1978.

Florio AE, Alles WF. Safety Education. McGraw-Hill, New York. 1979.

Fried S, Fried. Bullies & Victims, New York : M. Evans and Company, Inc. 1996.

Heinrich HW. Industrial accident prevention, 5th ed. McGraw-Hill, New York. 1980.

Helen MW. Health Service for Mothers and Children : Saunders Company, Philadelphia. 1962.

http://taas.koroad.or.kr(TAAS, 교통사고 분석시스템)

IRTAD (International Road Traffic Accident Database). OECD. 2014

Marland SK, James AE, Ralph BC, John ER. Fundamentals of Safety Education, 2nd ed., The Macmillan Company, New York, 1973.

McCrae RR, Costa PTJr. Rotation to Maximize the Construct Validity of Factors in the NEO Personality Inventory. Multivariate Behavioral Research, 1989.

제 12 장

환경과 건강

1. 환경위생
2. 환경오염
3. 산업위생

제 12 장 환경과 건강

학습목표

1. 건강과 환경과의 관련성 및 환경위생의 중요성을 이해한다.
2. 온열환경이 인체 건강에 미치는 영향을 이해한다.
3. 대기오염의 사례와 여러 가지 현상을 알아본다.
4. 먹는 물의 수질기준과 오염에 따른 특성을 알아본다.
5. 산업시설에서의 문제점과 직업병 관리방안을 이해한다.

1 환경위생

1) 환경위생의 개념

(1) 환경

환경(environment)이라는 말은 우리 생활에서 다양한 의미로 사용되고 있다. 원래 인간에게 주어진 지구생태계로서의 환경이 있지만, 인간의 생활로 만들어지거나 또는 변화되는 환경이 있다. 그러므로 전자의 경우를 자연적 환경, 후자의 경우를 인위적 환경으로 구분하게 되었다.

자연적 환경은 이화학적 환경과 생물학적 환경으로 구분하며, 또 인위적 환경은 사회적 환경과 문화적 환경으로 구분할 수 있다.

(2) 환경위생의 정의

일찍이 세계보건기구(WHO)에서 환경위생에 대하여 정의한 바 있다. 「환경위생이란 인간의 물리적 생활환경에 있어서 인간의 신체발육과 건강 및 생존에 유해한 영향을 미치거나 미칠 가능성이 있는 모든 환경요소를 관리하는 과학을 의미한다(Environmental sanitation means the control of all those factors in man's physical environment which exercise or may excercise a deleterious effect on his physical development, health and survival)」라고 정의하였다. 환경위생의 범위에는 깨끗하고 안전한 물·공기·주거, 식품을 생물학적·화학적 오염으로부터 보호하는 것, 인간·동물·산업 폐기물의 효율적이고 안전한 처리 등이 포함된다.

(3) 환경위생학의 시발

환경위생학은 인간과 환경과의 관계에 있어 인간을 주체로 한 위생문제를 다루는 학문분야이다. 독일의 페텐코퍼(Max von Pettenkofer, 1818~1901)는 뮌헨대학에서 위생학 강좌를 개설하였으며, 의·식·주에 있어 종래 경험적으로 취급되던 문제에 이화학적 기술을 도입하여 실험위생학을 발전시켰다. 이는 환경위생학으로 발전하였으며, 보건학의 뿌리가 되었다.

2) 온열환경

(1) 체온조절과 온열요소

인간은 어떤 환경에서나 체온이 일정 온도로 유지되는 항온동물이다. 이는 신체의 열생산과 열방산을 통해 체온조절을 하고 있기 때문이다. 인간의 체온조절에 영향을 미치는 환경 측 요인에는 여러 가지가 있으며, 그 중 기온, 기습, 기류, 복사열 등 네 가지 요소가 중요하다. 이들을 4대 온열요소 또는 온열인자라 한다. 온열요소들에 의해 형성된 종합적인 환경상태를 온열환경 또는 온열조건이라 한다. 인체가 생성하는 열과 방출하는 열이 같게 되면, 쾌적감을 느끼게 된다.

실내에서의 쾌적 기온은 대개 18±2℃, 기습은 40~70%, 기류는 0.2~0.3m/s로 본다. 이를 보건학적으로 인체에 좋은 조건이라고도 한다.

(2) 온열지수

온열지수(thermal index)란 인체의 열교환에 작용하는 기온, 기습, 기류(氣流), 복사열 등을 복합적으로 반영하여 인체가 느끼는 쾌적 정도를 나타낸 척도를 말한다. 네 가지를 모두 측정하기 어려우므로, 그 중 일부를 측정하여 온열지수로 나타내었다. 온열지수에는 감각온도, 불쾌지수, 카타냉각력, 쾌적도표 등이 있다.

감각온도(effective temperature)는 기온, 기습, 기류 세 가지를 종합하여 인체가 느끼게 되는 온감을 말한다. 감각온도를 실효온도 또는 체감온도라고도 한다. 여름철 쾌적한 감각온도는 21~22℃, 겨울철은 18~20℃ 정도로 본다.

불쾌지수(discomfortable index)는 기온과 기습을 가지고 만든 것이다. 불쾌지수가 80 이상이면 거의 모든 사람이 불쾌감을 느끼며, 85 이상이면 견딜 수 없는 상태이다.

카타냉각력은 단위시간에 인체의 단위면적에서 손실되는 열량을 말한다. 체열의 방출을 공기의 냉각력으로 보는 것이다. 기온, 기습, 기류 및 복사열이 공기의 냉각력에 관여하게 된다. 인체의 형상을 본 따 만든 카타온도계(kata thermometer)를 사용하여 측정한다.

쾌적도표는 기온과 기습에 따른 감각온도의 종합도표이다. 실내 인원 다수에게 쾌적감을 줄 수 있는 범위를 쾌감대(comfort zone)로 본다. 계절에 따라 다르지만 불감기류(0.5m/sec 이하), 습도 60~65%, 기온 17~18℃를 쾌감선으로 본다.

3) 공기위생

(1) 공기의 조성

공기는 생명체의 생명유지에 필수적인 요소이다. 성인이 하루에 필요로 하는 양은 13 kL 정도이다. 공기에는 여러 성분이 포함되어 있다. 공기의 조성을 보면 질소가 가장 많아 78.9%이며, 산소 20.9%, 아르곤 0.9%, 이산화탄소 0.03%, 그리고 미량의 기타 성분들이다. 기타 성분으로는 네온, 헬륨, 크립톤 등이 있다.

(2) 공기와 건강

① 산소(O_2)

산소는 공기의 약 21%를 차지한다. 공기 중 산소가 결핍되면 저산소증(hypoxia)을 유발한다. 산소 10% 이하이면 호흡곤란, 7% 이하이면 질식한다. 또 산소가 과다하면 산소중독(oxygen poisoning)을 일으킬 수 있다.

[표 12-1] 공기의 조성

성분	화학기호	체적백분율(%)
산소	O_2	20.93
질소	N_2	78.10
아르곤	Ar	0.93
이산화탄소	CO_2	0.03
네온	Ne	0.0018
헬륨	He	0.0005
크립톤	Kr	0.0001
크세논	Xe	미량
오존	O_3	미량
수소	H_2	미량

② **질소**(N_2)

질소는 공기의 78% 이상을 차지한다. 질소는 보통의 대기압 하에서 인체에 크게 영향을 미치지는 않지만 고기압 환경이나 급격한 기압 변동 시에는 심각한 영향을 미칠 수 있다.

잠함병(caisson disease)은 고기압 상태에서 정상기압 상태로 갑자기 복귀하는 경우, 급격한 감압으로 혈액에 녹아있던 질소가 기포를 형성하면서 혈관을 막는 경우이다. 잠수부나 교량 터널 공사 종사자에게서 주로 일어날 수 있으며 관절통, 근육통, 운동 지각 등으로 나타난다.

③ **이산화탄소**(CO_2)

이산화탄소는 공기의 0.03% 이상을 차지한다. 사람의 호기에는 CO_2가 약 4% 함유되어 있으며, 성인은 1시간에 약 20L의 CO_2를 배출한다. 미량의 CO_2는 인체에 별로 유해하지 않으나, 실내에 다수의 사람이 밀집해 있을 때에 현저하게 증가하여 실내공기오염의 지표로 사용된다. 실내공기에서 CO_2의 서한도(8시간 기준)는 0.1%이다.

때때로 CO_2는 실내공기에서 군집독(crowd poisoning)의 주요 원인으로 지목되기도 한다. 한편 대기 중 CO_2의 증가는 지구온난화를 일으키는 주범으로 알려져 있다.

④ **일산화탄소**(CO)

일산화탄소는 원래 공기의 정상성분이 아니나, 인구 증가와 산업화로 공기 중 농도가 증가하고 있다. CO는 주로 연료나 물체의 불완전연소로 발생하며 무색, 무미, 무취이고 비중이 공기와 거의 같다. CO가 호흡을 통하여 혈액에 흡수되면, 헤모글로빈(Hb)과 결합하여

HbCO를 형성한다. CO는 O_2보다 헤모글로빈에 대한 친화력이 250~400배나 강해서 혈액 중에서 HbO_2의 형성을 방해하며, 결국 조직세포에 산소 공급이 부족하게 되므로 무산소증(anoxia)을 일으키게 된다.

실내공기에서 CO의 서한도(8시간 기준)는 0.01%이다. CO 중독 시 신선한 공기의 공급과 고압산소요법을 이용하여 HbCO의 해리를 촉진하는 것이 좋다.

4) 먹는 물(상수) 위생

(1) 물과 건강

물이 생명유지에 필수적임에도 불구하고 물로 인하여 질병에 걸리거나 사망하는 경우가 있다. 역사적으로 기록된 것으로 수도열 현상이 있다. 1926년 독일 하노버(Hannover)시에서 장티푸스 환자 2,500명이 발생하였다. 그 전에 이미 그 10배에 달하는 발열성 설사환자가 발생하였는데, 이는 장티푸스와 관계없이 대장균 및 다른 여러 균에 의한 것으로 생각되었다. 이와 같이 잡균이나 대장균에 의한 발열현상을 수도열(water fever)이라 하였다.

1893년 Mills는 매사추세츠(Massachusetts)에서 물을 여과・급수하여 장티푸스 환자 및 일반인의 사망률을 감소시켰다. 비슷한 시기에 Reincke도 엘베(Elbe)강의 물을 여과・급수하여 함부르크(Hamburg) 시민에 공급하여 동일한 결과를 얻었다. 이를 Mills-Reincke의 현상이라 불렀다.

물을 매개로 하여 감염되는 소화기계 질병을 수인성 감염병이라 한다. 수인성 감염병으로는 장티푸스, 파라티푸스, 세균성 이질, 콜레라, A형 간염 등이 대표적이다. 수인성 감염병의 특징 및 대책은 다음과 같다(표 12-2).

[표 12-2] 수인성 감염병의 특징 및 대책

수인성 감염병의 특징	수인성 감염병의 대책
• 유행지역과 먹는 물 사용지역이 일치한다. • 환자가 집단적 또는 폭발적으로 발생한다. • 먹는 물 중에서 원인 병원체를 검출할 수 있다. • 먹는 물의 사용을 중지하거나 개선하면 환자 발생률이 감소 내지는 중단된다. • 잠복기가 비교적 길고 치명률 및 2차 감염률이 낮다. • 일반적으로 성별, 직업별 및 연령별 차이가 없다. • 계절에 관계없이 발생하나 여름에 많이 발생한다.	• 환자 및 보유자의 색출, 격리, 소독 • 손 씻기 준수 • 쥐, 파리 등을 구제 • 오염수 및 오염음식물의 관리 • 정화조 및 변소의 개선 • 상하수도의 위생적 관리 • 식품위생의 향상 • 환경위생의 개선 • 예방접종 실시

한편 먹는 물에 불소 성분이 과다하거나 부족하여 나타나는 현상이 알려져 있다. 불소 함량이 과다한 경우에 치아의 법랑질이 침식되어 다갈색 또는 흑색으로 나타나는 데, 이를 반상치라 한다. 불소 함량이 부족한 경우에는 우식치(충치)가 나타날 수 있다.

(2) 먹는 물 수질기준

각 국가별로 먹는 물의 범위를 정하고 있다. 우리나라에서는 수돗물, 먹는 샘물, 먹는 해양심층수, 먹는 염지하수 및 먹는 물 공동시설이 먹는 물에 해당된다.

또 세계보건기구(WHO)를 비롯하여 나라마다 안전한 먹는 물의 수질기준을 정하고 있다. 우리나라에서 수돗물에 대한 수질기준은 미생물 기준(일반세균, 총대장균군, 대장균 및 분원성대장균군 4항목), 건강상 유해영향 무기물질에 관한 기준(납, 불소, 비소, 셀레늄 등 13개 항목), 건강상 유해물영향 유기물질에 관한 기준(페놀, 벤젠, 톨루엔, 크실렌 등 17개 항목), 심미적 영향 물질에 관한 기준(경도, 색도, 탁도, 냄새, 맛 등 15개 항목), 소독제 및 소독부산물질에 관한 기준(잔류염소, 총트리할로메탄, 클로로포름, 할로아세틱에시드 등 10개 항목) 등으로 구분하여 기준치를 정하고 있다(먹는 물 수질기준 및 검사 등에 관한 규칙, 2009).

(3) 먹는 물의 정수

먹는 물 수질기준을 달성하기 위하여 먹는 물의 원수를 정수처리하여 사용한다. 수돗물의 경우 원수로는 대개 지표수나 지하수가 사용된다. 보통의 공공수도에서 정수처리는 원수의 오염 정도에 따라 다르지만 취수 후 대개 침사/침전, 여과 및 소독의 과정을 거치게 된다.

정수처리 과정 : 취수 → 도수 → 침사/침전 → 여과 → 소독 → 급수

① 침전

침전법에는 보통침전과 약품침전이 있다. 보통침전은 자연상태로 물속의 침전물을 침전시키는 방법이다. 약품침전은 약품을 주입 후 혼화 및 응괴 형성 단계를 거쳐 응집된 침전물을 가라앉히는 방법이다.

② 여과

여과(filtration)는 원수를 모래 여과층을 통해 유입시켜 부유물질을 제거하는 방법이다. 여과는 침전으로 제거되지 않은 미세한 입자의 제거에 효과적인 정수방법이다. 여과방법에는 여러 가지가 있으며, 여과 속도에 따라 완속여과법과 급속여과법으로 분류된다.

완속여과법(영국식)에서는 대개 보통침전을 거친 여과수를 사용하며 여과 속도는 4~5m/day 정도이다. 세균 제거율이 99%에 달하며, 유지관리비가 저렴하다. 그렇지만 완속여과법은 여과지로서 넓은 면적이 필요하며 또 많은 건설비가 소요된다.

급속여과법(미국식)에서는 원수에 황산반토 등의 응집제를 가해서 약품의 작용으로 침전시키고 침전수를 여과하여 물을 정화하는 방법이다. 여과 속도는 120m/day 정도이다. 급속여과의 사층 세척은 일반적으로 역세척 방법을 사용한다. 급속여과법은 설치면적을 적게 차지하여, 건설비가 적게 소요된다. 그렇지만 완속여과법에 비해 세균 제거 효과는 낮다.

③ **소독**

소독(disinfection)의 목적은 물속에 있는 병원성 세균이나 바이러스를 약화시키거나 죽이는 데 있다. 먹는 물의 소독에 가장 널리 사용되고 있는 소독제는 염소이며, 그 외에 오존, 자외선 등을 사용한다.

염소 소독에서는 액화염소, 표백분, 이산화염소 등이 사용된다. 우리나라에서 수돗물의 경우 수도전에서 유리잔류염소 4.0mg/L 이하로 유지하도록 규정하고 있다.

염소 제제는 소독력이 강하고 조작이 간편하며, 가격이 저렴한 편이라 경제적이다. 그렇지만 염소 소독에서는 강한 냄새와 발암물질인 트리할로메탄(trihalomethane, THM)을 생성할 수 있는 단점이 있다. 염소를 소독제로 사용하면 THM의 발생은 불가피하다. 따라서 오존, 이산화염소 등을 사용하는 방법이 검토되고 있다. 또 염소 소독 처리과정에서 생성되는 THM의 전구물질인 미량의 휴믹산(humic acid), 풀빅산(fulvic acid) 등의 제거와 생성된 THM의 활성탄 흡착 등의 대책이 있다.

5) 폐기물관리

(1) 폐기물의 정의와 범위

폐기물이란 쓸모(용도)나 가치가 없어서 버려지는 물질을 말한다. 우리나라 폐기물관리법에 의하면 "폐기물이란 쓰레기, 연소재, 오니, 폐유, 폐산, 폐알칼리 및 동물의 사체 등으로서 사람의 생활이나 사업 활동에 필요하지 아니하게 된 물질이다"라고 정의하고 있다(폐기물관리법). 폐기물관리법에 따라 폐기물은 생활폐기물과 사업장폐기물로 구분되어 있다. 사업장폐기물은 사업장일반폐기물, 건설폐기물, 지정폐기물로 분류되며, 생활폐기물은 사업장폐기물 외의 폐기물을 말한다.

(2) 폐기물 발생과 관리현황

우리나라에서 생활폐기물과 사업장폐기물을 포함한 총 발생량은 지속적으로 증가하고 있다. 우리나라의 단위면적당 폐기물 발생량은 독일, 미국 등보다 상대적으로 높은 편이다. 그 중 건설폐기물이 가장 큰 비중을 차지하며, 다음으로 사업장일반폐기물이 발생량 증가에 기여하고 있다. 생활폐기물의 발생량은 1994년 1일 1인당 1.3kg에서 근년에 1.0kg 이하로 감소하였다. 이는 종량제, 재활용, 음식물쓰레기 분리배출 등의 다양한 발생 감량을 위한 노력의 효과로 볼 수 있다.

우리나라는 폐기물 관리정책 및 폐기물 처리에 있어 자원순환사회의 구조 및 정책을 펴고 있다. 이는 4R 개념, 즉 발생량 저감(Reduce), 재사용(Reuse), 재생이용/재활용(Recycle) 및 폐기물 에너지회수(Recovery)를 통하여 환경문제 해결, 자원 절약, 국가경제 기여 등을 꾀하는 것이다.

(3) 폐기물 처리방법

① 물리적 처리

일반적으로 폐기물의 처리는 발생, 수집・운반, 적환, 수송・운반, 전처리, 후처리, 자원회수, 최종처분의 과정으로 진행된다. 전처리에서는 폐기물의 효율적 처리를 위해서 파쇄, 압축, 선별, 건조 등의 과정을 거친다.

② 생물학적 처리

폐기물의 생물학적 처리로는 퇴비화와 혐기성 소화가 대표적이다. 퇴비화(composting)는 생분해가 가능한 유기성 폐기물이 호기성 미생물에 의해 분해되어 퇴비, 가스, 열 등을 발생하는 공정이다. 폐기물 중의 유기물질이 호기성 미생물에 의해 분해되고, 남는 부산물이 퇴비로 알려진 부식질(humus)이다.

혐기성 소화(anaerobic digestion) 또는 혐기성 발효(anaerobic fermentation)는 고형 폐기물을 메탄과 이산화탄소로 분해하는 공정이다. 고형폐기물이 혐기성 소화를 거쳐 메탄이 생성되는 과정은 가수분해 단계, 유기산 생성 단계, 메탄 생성 단계 등 세 가지 단계로 이루어진다.

③ 소각

소각(incineration)은 폐기물을 산소 존재 하에 연소하는 공정이다. 소각로를 이용하는

데, 소각로에서 배출되는 유기물 중 최근 보건위생학적으로 관심이 집중되는 것은 다이옥신(dioxin)과 퓨란(furan)이다. 이들은 발암물질이며 독성물질로 알려져 있다. 소각로에서 발생되어 배출되는 이들 유해물질을 억제하는 기법이 개발되고 있으며, 이를 저공해 소각로라고도 한다.

④ 매립

매립은 폐기물을 땅에 묻는 방법이다. 매립은 단순매립, 위생적 매립, 안전매립 등으로 분류한다. 단순매립은 우리나라에서는 불법이다.

6) 주거위생

(1) 채광과 일광

① 채광

채광은 거주자의 쾌적감, 생산성 및 건강 유지를 위한 주요 요소 중의 하나이다. 주택의 일조량은 4시간 이상 되는 것이 좋다. 자연채광을 위하여 개각(開角)은 4~5도 이상, 입사각은 28도 이상이 되도록 한다.

거실 길이는 창틀의 1.5배 이하로 할 것이 권장된다. 창 면적은 바닥의 1/5~1/7 정도가 좋다. 창모양은 세로로 긴 것이 채광에 유리하다.

② 일광

흔히 일광이라고도 하는 태양광선은 복사선을 방출하고 있다. 태양광선에서 방출되는 복사선은 여러 파장의 전자기파이다. 전자기파는 전리작용에 따라 전리복사선(이온화 방사선)과 비전리복사선(비이온화 방사선)으로 구분된다. 전리복사선은 지구표면에 도달하지 않는 것으로 X-선(X-ray), γ-선(γ-ray), α-입자, β-입자, 중성자 등이다. 비전리복사선은 자외선, 가시광선, 적외선, 라디오파, 저주파, 극저주파 등이다.

㉠ **가시광선** : 파장 400~700 nm 로서 망막을 자극하여 명암과 색을 구별하게 해준다. 시각기관을 통해서 온감과 냉감 등 전신기능에도 영향을 미친다. 가시광선량은 눈의 기능에 큰 영향을 미친다.

㉡ **자외선**(ultra-violet ray, UV) : 파장에 따라 UVA(320~400nm), UVB(280~320nm) 및 UV-C(100~280nm)로 구분된다. 자외선 중에서 파장 290~320nm를 도르노

(Dorno)가 발견하였으며 건강에 유익하다고 하여 도르노선(Dorno-ray) 또는 건강선이라 한다. 자외선은 파장별로 피부 및 건강에 미치는 영향이 다르다. UV-A는 피부기저층에 존재하는 멜라닌색소를 자극하여 피부에 색소침착을 일으키기도 한다. UV-B는 피부에 있는 비타민 D 전구물질을 비타민 D로 전환시켜 구루병을 예방한다. UV-C는 지표면에 도달하지 못하나 에너지가 크고 소독효과가 있어 흔히 살균 등으로 이용된다. 한편 자외선은 대기 중에서 대기오염물질의 형성에도 관여한다. 즉 대기오염에서 문제가 되는 광화학적 반응에서 오존(O_3), 알데히드(aldehyde), PAN(peroxyacetyl nitrate) 등을 형성하는 데 UV가 관여한다.

㉢ **적외선** : 열작용을 하므로 열선이라고도 한다. 적외선은 지구표면에 방출되어 대류권의 중요한 열에너지를 공급한다. 파장 0.78~2.5㎛를 근적외선(NIR, near), 2.5~50㎛를 중적외선(MIR, middle), 50~1000㎛를 원적외선(FIR, far)으로 구분한다. 적외선은 생체의 심부까지 도달하여 피부 온도의 상승, 혈관확장, 피부홍반 등을 일으키며 과량조사 시 두통, 현기증, 일사병(열사병) 등을 일으킬 수 있다. 또 시각장애로 각막손상, 적외선 백내장 등이 알려져 있다.

(2) 조명

사람의 눈은 0.5 Lux부터 물체를 식별할 수 있다. 적당한 조도는 100~1,000Lux이다. 실내에서 자연채광이나 조도가 부족할 경우 인공조명을 하게 된다. 조명이 불충분할 경우 시력 및 시속도의 저하, 안정피로, 근시, 안구진탕증 등이 일어날 수 있다. 조명 과잉일 경우에는 시력장애, 시야협착, 암순응능력저하 등이 일어날 수 있다.

주거 공간별로 권장되는 조도는 대개 다음과 같다.

① **부엌, 휴게실, 집회실** : 100~200 Lux

② **교실, 사무실, 연구실** : 200~400 Lux

③ **정밀작업, 재봉, 시계** : 500~1000 Lux

(3) 냉·난방

실내에서 온·습도를 조절하기 위한 난방법이 일찍이 발달하였다. 현대사회에서는 냉방법도 함께 개발되어 있다.

난방법에는 중앙난방과 지역난방이 있다. 중앙난방에는 공기, 온수, 증기 등을 사용한다. 냉방법에서는 실내·외의 온도차를 5~7℃도 정도로 하게 된다. 실내·외의 온도차가 10℃ 이상이면 건강상 유해하다고 본다.

(4) 환기

환기의 목적은 실내에서 발생된 열, 수증기, 냄새, 먼지, 유해가스 등 오염물질을 제거하고, 신선한 산소를 공급함으로써 거주자 또는 재실자의 건강 위해를 예방하고 실내공간의 쾌적성을 유지하고자 하는 것이다. 환기방식에 따라 구분이 있다.

환기는 자연환기와 기계환기로 구분할 수 있다. 자연환기란 바람과 실내・외의 온도차에 의해 발생하는 자연적인 힘을 이용하여 환기하는 방식이다. 기계환기란 송풍기와 같은 기계적인 힘을 이용하여 환기하는 방식이다.

환기는 또 전체환기와 국소환기(국소배기)로 구분할 수 있다. 전체환기는 실내 전체의 공기를 바꾸어 주는 것이며, 국소환기는 일부 공간에 한정해서 환기하는 것을 말한다. 국소환기에는 대개 국소배기장치를 사용하는데, 주로 후드(hood)가 사용된다.

7) 구충구서관리

(1) 구충구서의 일반적 원칙

다양한 위생곤충 및 위생동물이 사람이 생활하는 공간의 주변에 언제나 서식하고 있다. 특히 인가에 사는 이들 생물체의 구제에는 어려움이 많고, 대상의 특징에 따라 구제해야 할 필요가 있다. 전체적으로 해당되는 구충구서의 일반 원칙은 다음과 같다.

① 구제 대상 동물의 발생원 및 서식처를 제거한다.
② 발생 초기에 실시한다.
③ 대상 동물의 생태・습성에 따라 가장 적절한 방법으로 실시한다.
④ 광범위하게 동시에 실시한다.

(2) 파리

인가에서 활동하는 파리의 종류로는 집파리가 가장 흔하다. 파리는 여러 가지 질병을 전파 및 매개한다. 소화기계 감염병으로 장티푸스, 파라티푸스, 콜레라, 세균성 이질, 살모넬라증 등이 있고, 그 외에 결핵균, 나균, 화농균, 소아마비 등도 전파한다. 기생충질환으로는 회충, 편충, 요충, 촌충 등의 충란 운반을 통한 전파, 백령(sandfly)의 리슈마니아(*Leishmania tropica, L. donovani*) 등 혈중기생충의 전파가 있다. 등애(deer fly)는 로아사상충증(loiasis)을 전파하기도 한다.

① 파리의 종류 및 특성

㉠ 집파리(*Musca domestica*) : 쓰레기 처리장에서 잘 발생하며 음식물 쓰레기를 선호한다.

㉡ 큰집파리(*Muscina stabulans*) : 화장실, 쓰레기장, 동물 사체 등에서 잘 발생한다.

㉢ 공주집파리(*Fannia canicularis*) : 소형 파리로서 실내에 잘 침입한다. 화장실, 쓰레기장, 동물 사체, 가축의 분변 등에서 잘 발생한다.

㉣ 쇠파리(*Stomoxys calciterans*) : 전 세계적으로 분포하며, 축사에서 주로 발생한다. 주로 가축을 흡혈한다.

② 파리의 구제법

㉠ 물리적 방법 : 파리의 발생 장소를 제거하고, 파리통, 파리채 등을 사용한다.

㉡ 화학적 방법 : 속효성 살충제를 살포한다.

㉢ 생물학적 방법 : 기생충, 풍뎅이 등의 천적을 이용한다.

(3) 모기

모기의 종류는 무수히 많다. 우리나라에 서식하는 모기의 종류는 50여 종으로 알려졌으나, 그 이상이 서식할 것으로 본다. 19세기말에는 모기가 말라리아를 매개시킨다는 사실이 알려져 광범위하게 연구되어 왔다.

① 모기의 종류 및 특성

㉠ 빨간집모기(*Culex*) : 뇌염을 매개한다. 대개 여름철에 일시에 폭발적으로 발생하고 활동기간은 짧다.

㉡ 숲모기(*Aedes*) : 황열, 뎅기열, 사상충증 등을 매개한다. 이른 봄부터 늦가을까지 발생하며 자연적으로 형성된 돌웅덩이나 인공용기에 고인 물 중에서 잘 발생한다.

㉢ 얼룩날개모기(*Anopheles*) : 말라리아를 매개한다. 이른 봄부터 출현하여 가을까지 계속 발생하는데 7월에 피크를 나타낸다.

② 모기의 구제법

㉠ 물리적 방법 : 웅덩이, 늪, 기타 서식장소를 제거한다.

㉡ 화학적 방법 : 살충제(dieldrin, DDVP, lindane 등)를 살포한다.

㉢ 생물학적 방법 : 성충을 포식하는 조류, 거미, 잠자리 등과 유충을 포식하는 물고기,

플라나리아(planaria), 히드라(hydra), 잠자리 유충 등 천적을 이용한다.

(4) 바퀴

바퀴는 열대, 아열대 및 온대지역 등 전 세계적으로 널리 분포되어 있는 위생곤충이다. 여러 가지 감염병의 매개곤충으로서 보건위생상 중요하다. 가주성 바퀴로 소형의 독일바퀴와 대형바퀴 3종이 대표적이다.

바퀴에 의해 전파되는 소화기계 감염병은 세균성 이질, 장티푸스, 살모넬라증, 유행성 간염, 소아마비 등이 있다. 호흡기계 감염병으로 결핵, 디프테리아 등, 기생충질환으로 회충, 구충, 아메바성이질 등이 있다. 또 바퀴의 배설물과 탈피물은 일부 알레르기성 질환의 원인이 되는 것으로 보고 있다.

① **바퀴의 종류 및 특성**

㉠ **독일 바퀴**(*Blattella germanica*) : 세계적으로 가주성 바퀴 중 가장 흔한 종이다. 소형이며 체장은 10~15mm 정도이다. 암컷이 산란하기까지 난협(알주머니)을 붙이고 다닌다.

㉡ **집바퀴**(일본바퀴, *Periplaneta japonica*) : 대형바퀴로 체장이 35mm 전후이다. 저온에 적응한 바퀴로 알려져 있다.

㉢ **이질바퀴**(미국바퀴, *Perplaneta americana*) : 세계적으로 분포하고, 30~40mm 대형종이다. 가주성 바퀴 중 가장 크다.

㉣ **먹바퀴**(*Periplaneta fuliginosa*): 세계적으로 분포하며 대형바퀴이다. 일본에서 가장 흔한 종으로 알려져 있다. 우리나라에서는 제주도를 비롯하여 남부지방에서 서식하였으나, 최근에는 중부지방에서도 발견되고 있다.

② **바퀴의 구제법**

㉠ **독이법** : 바퀴가 좋아하는 음식물과 독제를 혼합하여 먹도록 하는 방법이다. 붕산(40%) – 아비산석회(5%) – 불화소오다(20%)를 조제하여 육류가루, 생선가루, 빵가루, 설탕 등과 혼합하여 독제로 사용한다.

㉡ **연무법 및 훈증법** : 장소에 따라 선택적으로 사용되는 방법이다. 연무법은 피레드린(pyrethrin) 0.3%, 디디비피(DDVP) 0.5% 등을 분무한다. 훈증법은 피레드린 40%, DDVP 40% 등을 사용한다.

㉢ **잔류분무** : 바퀴의 통로 및 서식 장소에 잔류분무가 이용되기도 한다. 퍼메트린(permethrin), 페노트린(phenothrin) 등의 잔효성 살충제를 사용한다.

(5) 쥐

우리나라에 서식하는 쥐는 15종이 보고되어 있다. 가주성 쥐로는 집쥐, 곰쥐 및 생쥐가 대표적이다.

① 쥐의 생태와 습성

쥐는 생식력이 뛰어나 연간 6~8회 분만하고, 1회에 8~10마리를 분만한다. 1m 정도 점프력이 있고 60cm 정도를 굴착하며 1일 1km 정도를 왕복하는 특성이 있다. 쥐는 두 쌍의 문치(門齒)가 계속 자라기 때문에 항상 갉는 습성이 있다.

쥐는 야행성으로 잡식성이다. 쥐의 청각과 후각이 잘 발달되어 있으나, 색맹이며 근시이다.

② 쥐의 종류 및 특성

㉠ **집쥐**(시궁쥐 : *Rattus norvegicus*) : Norway rat, brown rat라고도 한다. 몸이 큰 종류로 300~600g 정도이며, 몸통에 비하여 꼬리가 짧고 굵으며 귀가 작다.

㉡ **곰쥐**(*Rattus rattus*) : 높은 곳을 좋아하여 지붕쥐(roof rat)라고도 한다. 크기는 100~250g 정도이며, 꼬리가 몸통보다 길고 귀가 크다. 도약력이 뛰어나고 민첩하다.

㉢ **생쥐**(*Mus musculus*) : 몸 크기가 매우 작아 성장하여도 20g 정도이다. 인가나 들에 살며, 농작물 보관소 또는 농작물 경작지에 많이 서식하고 근래에는 블록 건축물에도 출현한다.

③ 쥐의 구제법

㉠ **환경위생관리** : 쥐가 서식할 수 있는 장소의 제거, 쥐의 먹이가 되는 곡물의 관리가 중요한다.

㉡ **물리적 방법** : 포서기 이용법 으로 압살법, 포서망 및 기타 포서기를 사용한다.

㉢ **생물학적 방법** : 천적 이용법으로 고양이, 족제비 등을 사육하여 구제한다.

㉣ **화학적 방법** : 살서제를 써서 구제하는 방법이다. 독이법으로는 황린 8%, 비소화합물, 안튜(ANTU), 불화질산소다, 와파린(warfrin) 등이 사용된다. 훈증법으로는 아황산가스, 이황화탄소, 일산화탄소, 청산, 수소가스 등을 사용한다.

8) 소독과 멸균

(1) 소독과 멸균의 개념

소독(disinfection)이란 병원미생물의 생활력을 파괴 또는 저하시켜 감염력 및 증식력을 없애는 것을 말한다. 멸균(sterilization)이란 세균 아포(포자)를 포함한 모든 미생물을 멸살 또는 파괴시키는 것이다.

(2) 소독방법과 소독제

소독을 위하여 이용되는 방법에는 여러 가지가 있으며, 이를 물리적 방법과 화학적 방법으로 구분할 수 있다. 물리적 방법에는 열처리법과 열을 이용하지 않는 비열처리법(무열처리법)이 있다. 비열처리법은 주로 고온 또는 열에 약한 대상물에 적용된다.

화학적 방법은 화학약품(소독제)을 사용하는 방법으로 소독제의 성분에 따라 알코올제, 할로겐 화합물, 금속제 등이 있다. 화학적 소독제가 갖추어야 할 조건으로서 다음이 권장 및 요구된다.

① 강력한 살균력이 있을 것
② 안전할 것
③ 안정성이 있을 것
④ 용해성이 높을 것
⑤ 부식성과 표백성이 없을 것
⑥ 침투성이 높을 것
⑦ 저렴하고 사용방법이 간단할 것
⑧ 냄새가 없고 탈취력이 있을 것
⑨ 생물학적으로 분해 가능할 것

(3) 물리적 소독/멸균법

① 열처리법

㉠ 건열법

ⓐ 화염멸균법 : 알코올램프의 불꽃에 직접 접촉시켜(약 20초) 표면에 부착된 미생물을 멸균시킨다. 주로 유리 기구, 금속 기구, 주사침, 유리, 글리세린, 분말 등의 멸균에 사용한다.

ⓑ 건열멸균법 : 건열멸균기(dry oven)에서 160~180℃로 1~2시간 처리하여 멸균

한다.

㉡ **습열법** : 건열에 비하여 세포내 열전도성이 크기 때문에 건열멸균에 비하여 단시간에 멸균효과를 가져올 수 있다.

ⓐ 자비멸균법 : 100℃의 끓는 물에서 15~20분간 처리하는 방법이다. 식기류, 도자기류, 주사기, 의류 등을 소독하는데 적당하다.

ⓑ 고압증기멸균법 : 아포 형성균을 포함한 모든 미생물을 멸균하는 좋은 방법이다. 실험실에서 사용되는 방법은 고압증기멸균기(autoclave)를 사용하는 것이다.

ⓒ 유통증기멸균법 : 고압증기멸균이 부적당한 경우에 사용한다. 간헐멸균은 1일 1회 100℃의 증기를 30분간 통과시켜 3일에 걸쳐 3회 실시한다.

ⓓ 저온살균법 : 고온에서 처리하여서는 안 되는 유제품, 알코올, 건조과실 등에 사용되는 방법이다. 우유는 65℃에서 30분, 건조과실은 72℃에서 30분, 포도주는 55℃에서 10분간 처리한다.

ⓔ 초고온순간살균법 : 열처리시간을 단축하고 영양물질의 파괴를 줄이기 위한 방법이다. 우유는 135℃에서 1~3초간 처리한다.

② 비열처리법

㉠ **자외선살균법** : 2,650Å 부근의 자외선은 세포의 돌연변이를 유발하여 세균을 사멸시킨다. 무균실, 수술실, 약제실 등에서 이용된다.

㉡ **초음파살균법** : 매초 8,800Hz 이상의 초음파를 이용하여 미생물을 파괴시키는 방법이다. 식품, 액체 약품, 시약 등의 살균에 이용된다.

㉢ **방사선멸균법** : 방사성 동위원소인 C_{o60}, C_{s137} 등에서 발생하는 방사선을 이용하여 멸균하는 방법이다. 각종 용기의 포장상품을 개봉하지 않고 심부까지 멸균한다.

㉣ **세균여과법** : 세균여과기를 이용하여 멸균하는 방법이다. 근래에는 셀룰로오스아세테이트(cellulose acetate)나 질산셀룰로오스(cellulose nitrate) 등의 인공합성막을 이용한 여과막(membrane filter)이 많이 사용된다. 일반적으로 여과막을 세균이 통과하지 못하지만 소형 바이러스는 통과한다.

(4) 화학적 소독법

① 금속 소독제

㉠ **승홍수** : 수은 제제로 [승홍1 + 식염1 + 물 1,000]의 비율(약 0.1%)로 조제된다. 살

균력은 좋으나 금속의 부식, 점막에 자극, 인체에 축적되어 수은 중독을 일으킬 수 있다.

㉡ **머큐로크롬**(mercurochrome) : 수은 제제로 강력한 살균력이 있다. 2% 머큐로크롬과 2% 에타놀아세톤머큐로크롬이 있다. 미국, 한국 등에서는 머큐로크롬에 수은이 들어있다는 이유로 사용이 금지되어 있다.

㉢ **질산은** : 강한 살균 및 소독제이다. 결막염, 인두염, 요로감염증 등에 사용되고 자극성이 거의 없다.

㉣ **머치올레이트**(merthiolate) : 독성이 약하고 단백질을 응고시키지 않는다. 0.02% 수용액으로 창상의 소독제로 이용되며, 또 백신이나 주사제의 방부제로 이용한다.

② **할로겐 소독제**

㉠ **요오드** : 강한 살균력과 침투력이 강하여 염좌 등의 상처 소독에 사용된다. 피부소독제로서 우수하다. 요오드팅크, 요오드포(iodophor) 등이 사용된다.

㉡ **염소** : 자극성과 부식성이 있다. 상수도, 하수도, 분뇨처리수 등의 소독에 주로 사용된다.

㉢ **표백분** : 물을 가하면 염소 가스를 발생하여 강한 살균작용을 한다. 우물물, 수영장, 목욕탕, 하수 등의 소독에 사용된다.

㉣ **차아염소산나트륨** : 발생기 염소에 의하여 살균력을 나타낸다. 세척, 표백, 탈취 및 방부의 목적으로 사용한다.

㉤ **클로라민**(chloramine) : 결정성 분말로 물에 잘 녹고 차아염소산과 같은 효력을 나타낸다. 창상, 궤양에 사용한다.

③ **산화 소독제**

㉠ **과산화수소** : 1~3% 수용액으로 세포내의 카탈라제(catalase)에 의하여 발생기 산소를 발생하여 살균작용한다. 화농성 창상, 구내염, 인두염, 구강세척제 등으로 사용된다.

㉡ **과망간산칼륨** : 0.1~0.55% 수용액으로 강한 살균력이 있다. 요도와 질의 살균에 이용된다.

④ **산 및 알칼리 소독제**

㉠ **붕산** : 무색, 광택이 있고, 살균력은 약하나 자극성이 없어서 무자극성의 세척제로 사

용된다. 세안에 2~4%를 사용하고, 습진 및 피부염에 5~10% 연고를 사용한다.

㉡ **생석회** : 백색 또는 회백색의 분말로 하수나 변기의 소독에 사용된다. 공기에 오래 노출되면 살균력이 저하되므로 주의를 요한다.

⑤ 페놀화합물 소독제

㉠ **석탄산(phenol)** : 3~5% 수용액으로 의류, 용기, 배설물, 실험실 등의 소독에 쓰인다. 냄새가 강한 단점이 있다. 소독제의 소독력 측정 지표로도 사용된다.

석탄산계수 = 소독약의 희석배수 / 석탄산의 희석배수

㉡ **크레졸(cresol)** : 물에 난용이므로 3%(크레졸 비누액 3 + 물 97) 용액으로 제조하며 냄새가 강하다. 주로 오물, 가래 등의 소독에 쓰인다.

⑥ 알코올 소독제

알코올 중에서 에틸알코올(ethyl alcohol)이 주로 소독제로 사용된다. 에틸알코올은 70%가 이상적이며 주로 손, 피부, 기구 등의 소독에 사용된다.

⑦ 계면활성제

양성비누(역성비누)가 대표적이다. 세척효과에 의하여 세균을 제거할 수 있으며 세균의 종류에 따라 약간의 소독력도 갖는다. 무색, 무취, 무미, 무해하므로 식품 및 식품 용기의 소독에 0.01~0.1% 용액이 이용된다. 조리종사자의 손 소독제로 바람직하다.

⑧ 알킬화제(alkylating agent)

㉠ **포르말린(formalin)** : 35%의 포름알데히드(formaldehyde)를 포함하는데 세균 단백질을 응고시켜 강한 살균력을 보인다. 강한 자극성이 있으므로 주로 방부제, 선박 등의 소독제로 쓰인다.

㉡ **에틸렌옥사이드(ethylene oxide)** : 균체 단백질이나 핵산을 알킬화함으로써 강한 살균력을 나타낸다. 가스 상태로 소독할 수 있는 장점이 있으므로 건조물, 플라스틱 제품, 의류, 실험기자재, 멸균장갑 등 광범위하게 사용된다.

2 환경오염

1) 실내공기오염

과거로부터 알려진 군집독 이외에도 현대인이 생활하는 실내에서도 다양한 오염물질이 존재하며 그로 인한 건강위해가 나타나고 있다. 대표적인 것으로 새집증후군, 간접흡연(환경성 담배연기) 등이 있다. 이를 포괄적으로 실내공기오염으로 다루게 되었다.

(1) 군집독(Crowd poisoning)

군집독은 다수인이 실내에 군집 시 중독증상을 나타내는 것을 말한다. 이는 실내에서 고온, 고습, 무기류, 유해가스 발생, 산소 부족, 악취 발생 등 공기의 이화학적 조성의 변화가 있어 나타나는 현상으로 설명된다. 이로부터 실내공기에서 환기 필요성과 CO_2의 기준(0.1%)이 제시되기도 하였다.

(2) 새집증후군

새집이나 새로 수리한 집에 입주한 후 두통, 아토피 피부염, 천식 등의 질환에 시달리는 현상을 새집증후군이라고 한다. 새집증후군의 원인물질은 건축자재 및 마감재, 내장가구에서 발생되는 폼알데하이드(formaldehyde)와 휘발성 유기화합물(Volatile organic compounds, VOCs)로 알려졌다.

(3) 담배연기

환경성 담배연기에 대한 노출은 간접흡연(second-hand smoking)이라고도 불린다. 이는 비흡연자가 흡연자에 의해 담배의 연소생성물에 노출되는 것을 말한다. 담배의 연소생성물에는 4,000종 이상의 화학물질이 함유되어 있으며, 입자상 물질과 가스상 물질로 구분된다.

담배의 종류, 담배 피우는 방법 등에 따라 담배 연소생성물의 발생량 및 농도가 달라진다. 흡연자가 담배연기를 흡입한 후 배출하는 것을 주류연, 담배 연소생성물이 직접 공기 중으로 배출되는 것을 부류연이라 한다. 비흡연자는 주로 부류연에 노출되어 건강위해를 받는 것이다.

2) 대기오염

(1) 대기오염의 정의

대기오염은 정상적으로 존재하지 않는 물질이 인위적 또는 자연적으로 대기 중으로 방출될 때 발생한다. 대기오염의 정의는 국가나 단체, 개인에 따라 조금씩 다르다.

① 세계보건기구(WHO)의 정의

인공적으로 배출된 오염물질의 농도나 양 및 지속시간이 어떤 지역주민의 불특정 다수에게 불쾌감을 일으키거나 해당지역에 공중보건상 위해를 미치고 인간이나 식물, 동물의 생활에 해를 주어 도시민의 생활과 재산을 향유할 정당한 권리를 방해받는 상태를 말한다.

② 미국 기술자총연합회(The Engineers' Joint Council)의 정의

외기 중에 먼지, 훈연, 가스, 연무, 악취, 매연, 증기 등과 같은 오염물질이 한 종류 또는 그 이상이 사람, 식물, 동물의 생명과 재산에 해가 되거나, 인간의 삶과 재산을 안락하게 향유하는 것을 불합리하게 방해할 정도의 농도, 특성, 기간 동안 존재하는 것을 말한다.

(2) 대기오염의 역사적 사건

대기오염은 자연적으로는 화산의 폭발 등으로 인하여 발생하였는데, 인간이 화석연료를 사용하면서 인위적인 대기오염이 가속화 되었다. 세계적으로 널리 알려진 대기오염사건으로 영국의 런던스모그(smog) 사건과 미국의 로스엔젤리스스모그 사건이 있다.

① 1300년 영국에서 석탄 사용으로 인한 대기오염에 관한 금지령 발표

② 1930년 벨기에의 뮤즈계곡(Meuse Valley)에서 공장 및 가정배기 가스에 의한 농무와 기온역전 현상 발생

③ 1948년 10월 미국 펜실베니아주의 공업도시 도노라(Donora)에서 공장 배기가스로 인하여 18명 사망, 인구 14,000명 중 43%의 환자 발생

④ 1952년 영국 런던에서 발생한 스모그(smog)로 4,000명 사망

⑤ 1954년 미국 로스엔젤리스(LA)에서 자동차 배출가스(석유 등)와 기온역전현상으로 사람과 가축에게 많은 피해를 줌

⑥ 1956년 영국 런던 사건으로 대기청정법을 제정

⑦ 1957년 미국 로스엔젤리스 사건으로 대기청정법을 제정

⑧ 1984년 인도의 농약공장에서 MIC(methyl isocyanate)가 유출되어 1,400명 사망

⑨ 1986년 구소련의 체르노빌(Chernobyl) 원자력 발전소 사건, 엄청난 인명 피해와 동·식물 영향, 주변지역과 주변 국가들에 까지 영향 미침

(3) 대기오염원

대기오염은 인구의 증가 및 도시화, 산업의 발달로 더욱 심각해졌다. 그 오염원을 구분해 보면 다음과 같다.

① **공장** : 아황산가스, 황산·불소 화합물, 일산화탄소 등

② **자동차** : CO_2, SO_3, SO_2, NO_2, O_3, 알데하이드, 케톤, 폼알데하이드 등

③ **가정** : 냉·난방, 취사 등

(4) 대기오염물질

대기오염물질은 발생원에 따라 자연오염물질과 인공오염물질로 구분되고 있다. 또 생성과정에 따라 1차 오염물질과 2차 오염물질로 구분되기도 한다. 오염원에서 직접 배출되는 것을 1차 오염물질, 1차 오염물질이 대기 중에서 물리·화학적 변화를 거쳐 생성되는 것을 2차 오염물질로 구분한다. 대기오염물질은 또 그 형태에 따라 입자상 물질과 가스상 물질로 구분된다.

① 입자상 물질

고체상이나 액체상의 0.001~500㎛의 미세한 물질로 그 물리·화학적 성상에 따라 먼지, 매연, 검댕, 미스트(mist), 흄(fume) 등으로 구분된다.

② 가스상 물질

액체가 기화하거나 고체가 승화하여 생성된 기체상 물질로 0.0001㎛ 이하의 크기로 대기 중에서 확산된 물질을 말한다. 황산화물(SOx), 질소산화물(NOx), 탄화수소, 일산화탄소(CO), 황화수소(H_2S), 불화수소(HF), 알데하이드(aldehyde) 등이 있다.

③ 광화학산화물

광화학산화물은 2차 오염물질이다. 대기 중에서 광화학반응으로 생성되는 물질에는 알데하이드, 케톤, 오존, 이산화질소(NO_2), 과산화아세틸질산화합물(peroxyacetyl nitrate, PAN), 과산화물 등이 있다. 특히 오존과 과산화물은 산화력이 강하여 옥시던트(oxidants)라 한다.

(5) 대기오염과 기상

지구표면에서의 공기의 움직임은 대기오염물질의 생성과 확산에 결정적으로 작용한다. 정상적인 경우에 대류권에서는 고도가 상승함에 따라 대기의 온도는 하강한다. 건조공기의 경우 고도 100m 상승하면 0.98℃가 저하하는데 이를 건조단열감률이라고 하고, 환경 중에서는 100m 상승 시 0.6℃가 하강하는 환경단열감률이 적용된다.

① **기온역전**(temperature inversion)

대류권의 경우 고도가 상승함에 따라 대기의 온도가 내려가는 것이 정상이지만, 반대로 온도가 상승하는 경우가 있다. 이런 층이 형성된 곳을 역전층이라고, 이로 인해 대기가 안정되어 대기오염이 증가한다.

㉠ **복사성 역전** : 지표면의 복사열에 의해 생긴다. 주로 밤에 지면이 냉각되기 때문에 발생하고, 또 겨울철에 많이 발생한다.

㉡ **침강성 역전** : 고기압 상태에서의 공기가 침강 단열 압축으로 인해 따뜻한 공기층을 형성하는 것을 말한다. 보통 1,000m 내외의 고도에서 발생하며 두께는 600m 정도이다.

㉢ **전선성 역전** : 한랭전선이나 온난전선에 의하여 발생하는 역전을 말한다.

㉣ **지형성 역전** : 해안지대의 찬 해풍이 육지의 더운 공기를 밀어 더운 공기가 상승함으로써 발생한다.

② **스모그**(smog)

스모그는 매연(smoke)과 안개(fog)의 합성어로 영국 런던에서 발생한 대기오염 사건에서 유래되었다. 일명 런던스모그(London smog)이며, 이후 미국의 로스엔젤리스(LA)에서 유사한 사건이 발생하여 LA스모그(LA smog)라 하였다. 이후 두 사건의 원인물질과 반응형이 다른 것으로 판명되었다. LA스모그는 광화학스모그라고도 한다. 광화학스모그란 대기 중의 탄화수소와 질소산화물이 태양광선(자외선)과 반응하여 만들어진 광화학산화물에 의한 스모그를 말한다.

런던스모그는 석탄연료의 사용에 의하여 발생한 아황산가스, 매연 및 안개에 의하여 생성된 환원형 스모그(reducing smog)이다. LA스모그는 고농도의 광화학산화물에 의하여 생성된 산화형 스모그(oxidizing smog)이다(표 12-3).

[표 12-3] 런던스모그와 LA스모그의 특징 비교

항목	London형	Los Angeles형
발생 시의 온도	−1 ~ 4℃	24 ~ 32℃
발생 시의 습도	85% 이상	70% 이하
역전의 종류	방사성 역전	침강성 역전
풍속	무풍	5m 이하
스모그 최성 시의 시계	100m 이하	1.6 ~ 0.8㎞ 이하
가장 발생하기 쉬운 달	12월, 1월	8월, 9월
주된 사용연료	석탄과 석유계	석유계
주된 성분	SOX, CO, 입자상 물질	O_3, NO_2, CO, 유기물
반응의 형	열적	광화학적, 열적
화학적 반응	환원	산화
최다 발생시간	이른 아침	낮
인체에 대한 영향	기침, 가래, 호흡기계 질환	눈의 자극

③ 기상 이변

㉠ **열섬현상**(heat island effect) : 도심지역에서 인위적인 열생산으로 주변 교외지역보다 고온의 공기층이 형성되어 도시온도가 상승된 현상을 말한다.

㉡ **엘리뇨**(El nino) : 무역풍의 영향으로 열대 태평양 지역의 해수면 온도가 6개월 이상 평년 수온보다 0.5℃ 이상 높은 경우 엘니뇨현상이라고 한다. 해수면의 온도가 평년보다 높아지므로 대기의 흐름에 영향을 미쳐 이상 기상을 초래하며 여러 지역에 가뭄, 홍수, 한파 등의 기상 이변을 일으킨다.

㉢ **라니냐**(La nina) : 엘니뇨의 반대 현상으로 열대 태평양 지역의 해수면 온도가 6개월 이상 평년 수온보다 0.5℃ 낮은 경우를 라니냐현상이라고 한다.

(6) 대기오염의 영향

① 환경영향

㉠ **지구온난화** : 인구 증가 및 산업 고도화로 과다 배출된 CO_2를 비롯한 일부 가스들은 지구 표면에서 방출한 복사에너지를 과다 흡수하여 지구의 열수지에 변화를 일으킨다. 이로 인하여 지구의 평균 기온이 상승하는 것을 지구온난화(global warming)라 한다. 지구에서 방출되는 적외선의 지구복사에너지를 흡수하는 가스를 온실가스

(greenhouse gas)라고 한다. 온실가스로는 이산화탄소(CO_2), 메탄(CH_4), 아산화질소(N_2O), 오존(O_3), 염화불화탄소(CFCs), 수소불화탄소(HFCs), 과불화탄소(PFCs), 육불화황(SF_6) 등이 있다. 그 중 CO_2가 가장 큰 역할을 하는 것으로 지목되어 있다. 지난 20세기 동안 지구의 평균온도는 약 0.6℃ 상승한 것으로 알려졌다.

ⓛ **오존층 파괴** : 오존층은 태양의 자외선과 유해한 우주선을 흡수하여 지구상의 생태계를 유지하는데 중요한 역할을 하고 있다. 냉장고, 에어컨, 분무제, 발포제 등에 사용되는 프레온(freon, CFC)과 질소산화물, 화산 폭발에 의한 탄화수소 등으로 인해 오존층이 파괴되고 있다.

ⓒ **산성비** : 빗물은 공기 중 탄산가스가 용해되어 pH 5.6 정도이다. 이보다 낮은 pH를 보인 때 산성비라 한다. 산성비의 주 원인은 화석연료에서 발생하는 아황산가스와 질소산화물이다. 그 영향으로는 식물의 성장 방해, 어류의 생존 위협, 건축물과 금속성 물질의 부식 등이 있다.

② 인체에 대한 영향

대기오염에 의한 사람의 건강장애로는 주로 만성 기관지염, 기관지천식, 천식성 기관지염, 폐기종, 인후두염, 호흡기계 질병 등이 있다. 또 시야방해, 악취, 불쾌감, 심리적 영향 등도 이에 속한다. 대기오염물질별로 인체 영향이 매우 다르다. 입자상 물질의 경우 인체의 폐에 침착하는데 있어 크기가 중요하며 진폐증, 폐암 등이 알려져 있다.

③ 동·식물에 대한 영향

㉠ **동물에 미치는 영향** : 대기오염이 동물에 미치는 영향은 사람과 비슷하며, 초식동물의 경우 불소화합물에 민감하다. 불소에 오염된 뽕잎은 누에 사육에 지장을 준다고 알려졌다.

ⓛ **식물에 미치는 영향** : 대기오염물질 중 먼지의 경우 광합성이나 호흡작용을 저해해서 식물의 성장에 영향을 준다. 엽록체 수의 감소로 탈색이 일어나기도 하며, 이를 백화현상(chlorosis)이라고 한다.

④ 재산에 대한 영향

㉠ **금속** : SO_2, NO_2, H_2S 등은 Al, Ni, Cu, Zn, Mg과 같은 금속을 부식시킨다.

ⓛ **가죽제품** : SO_2는 피혁제품을, O_3는 고무를 노화시킨다.

ⓒ **건축물** : 매연, 검댕, 타르 등은 건물을 착색시킨다. SO_2는 대리석, 석회석 등을 부식

시킨다.

㉣ **페인트** : SO_2, H_2S는 페인트칠을 퇴색, 변색시킨다.

㉤ **의류** : SO_2, SO_3는 양모, 면류 등에 피해를 준다.

(7) 대기오염 방지대책

대기오염 방지대책은 사람의 건강보호, 경제적 손실방지, 도시 미관보존 등의 목표를 염두에 두고 이루어져야 하며, 다음과 같은 방법들이 활용된다.

① **연료사용 대책** : 에너지 대체, 공정의 변경, 배출방법의 개선 등

② **배출 억제 및 조정** : 자동차 배기가스 등

③ **산업시설 관리 대책**

④ **대기오염의 방지 및 기술 발전**

⑤ **시민의식의 고취** : 오염자 부담원칙(polluters pay principle, PPP) 도입 등

⑥ **합리적인 도시계획** : 그린벨트 도입 등

⑦ **규제** : 우리나라의 경우 「환경정책기본법」에 대기환경기준을 정하여 대기의 질을 유지하고자 노력하고 있다. 또 「대기환경보전법」에 대기오염물질 배출허용기준을 마련하여 대기오염물질 배출시설에서 배출되는 대기오염물질의 농도를 규제하고 있다.

3) 수질오염

(1) 수질오염의 정의

수질오염이란 물의 자정능력이 상실된 상태이며, 물이 천연적으로 가지고 있는 물리적, 화학적, 생물학적 특성이 자연적이나 인위적인 요인에 의해 물이용 상의 지장을 가져오거나 환경의 변화를 야기하여 수중생물에 영향을 주는 상태를 말한다.

(2) 수질오염의 역사적 사건

① **카드뮴(Cd) 중독** : 일본 도야마현의 진즈강 하류에서 발생한 이타이이타이병으로 잘 알려진 사건이다. 이 지역 상류에 위치한 광업소에서 배출된 카드뮴이 물과 농작물에 오염되고 이를 섭취한 주민들에게 카드뮴 만성중독 증상을 일으킨 사건이다.

② **수은(Hg) 중독** : 일본 구마모토현 미나마타만에서 메틸수은에 오염된 어패류를 주민들이 섭취하고 집단 발생한 미나마타병 사건이다. 당시 사지마비, 청력장애, 언어장애, 선천적 신경장애 등이 대부분의 환자에게서 발현되었고, 장기간에 걸쳐 1,600여명의 환자

가 발생했으며, 300여명이 사망하였다. 문제가 되었던 메틸수은은 인근의 화학공장에서 하천에 방류한 것으로 밝혀졌고, 2001년까지 공식적으로 2,265명의 환자가 확인되었다. 1965년에는 니가타현에서도 대규모 수은 중독이 확인되었다.

③ **청색증** : 청색증(methaemoglobinaemia)은 유아에서 처음 발견되어 블루베이비신드럼(blue baby syndrome)이라고도 하였다. 이는 다량의 질산성 질소가 함유되어 있는 지하수를 음용하여 발생한 사건이다.

(3) 수질오염원

공공수역에 유입되는 수질오염물질의 발생원은 다양하다. 이를 크게 점오염원과 비점오염원으로 구분한다.

① **점오염원**(point source)

생활하수, 산업폐수, 축산폐수 등이 점오염원에 속한다.

② **비점오염원**(non-point source)

비점오염원은 도시, 농지, 산지 등에서 불특정하게 오염물질을 발생시키는 장소 또는 지역을 의미한다. 농지에 살포된 농약이나 비료가 빗물에 의하여 하천이 오염되는 것이 대표적이다.

(4) 수질오염지표

물의 오염정도를 나타내는 수질오염지표에는 여러 가지가 있다. 우리나라에서는 하천의 수질오염 측정항목에는 DO, BOD, pH, SS 및 대장균군 등으로 규정하고, 호소에서는 pH, COD, SS, DO, 대장균군, 총인, 총질소 등으로 규정하고 있다.

① **pH**(수소이온농도)

물의 산 또는 염기의 강도를 뜻하며 수소이온농도의 역수에 상용대수를 취하여 구한 값이다. pH 값은 0~14이다. pH 7.0이 중성이고, 그 이상이 염기성, 이하는 산성이다.

② **DO**(용존산소, dissolved oxygen)

물에 녹아 있는 유리산소량을 말한다. DO가 높은 물은 낮은 물에 비해 깨끗함을 의미한다. DO가 부족하게 되면 수중에 서식하는 어패류의 생존을 위협하게 되며, 오염물이 많아

분해되면 용존산소가 부족하게 된다.

③ BOD(생물화학적 산소요구량, biochemical oxygen demand)

물속의 호기성 세균이 분해 가능한 유기물질을 20℃에서 5일간 안정화시키는데 소비한 산소량을 말한다. 수중에 함유되어 있는 분해 가능한 유기물질의 함유량(오염도)을 알아보는 간접적 측정법으로 이용된다.

④ COD(화학적 산소요구량, chemical oxygen demand)

물속의 유기 및 무기물질의 함량을 간접적으로 측정하는 방법이다. 유기 및 무기물질을 중크롬산칼륨($K_2Cr_2O_7$)이나 과망간산칼륨($KMnO_4$)과 같은 강력한 산화제로 화학적으로 산화시킬 때 소모된 산화제의 양에 상당하는 산소량을 말한다.

⑤ SS(부유물질, suspended solids)

부유물질은 무기 또는 유기물질을 함유한 0.1㎛ ~ 2.0mm의 고형물질로서 물에 용해되지 않는 물질을 말한다. 부유물질은 탁도의 원인이 된다. 또 용존산소를 소모시키거나 식물의 광합성에 장애를 일으키기도 한다.

⑥ 경도(hardness)

물의 세기 정도를 나타내는 지표로서 수중에 함유된 칼슘 이온(Ca^{2+}), 마그네슘 이온(Mg^{2+})의 함유량에 상당하는 양을 탄산칼슘($CaCO_3$)으로 환산한 값이다.

⑦ T-P(총인, total phosphorus)

총인이란 무기인과 유기인을 합한 것을 말한다. 합성세제, 분뇨, 공장폐수, 비료 등의 사용으로 인하여 물에 유입된다.

⑧ T-N(총질소, total nitrogen)

총질소란 무기성 질소와 유기성 질소의 합을 말한다. 전자는 분뇨, 공장폐수에서 주로 존재하는 암모니아성질소, 아질산성질소 등을 가리키며, 후자는 단백질, 요소, 아미노산 등을 가리킨다.

⑨ **대장균군**(coliform group)

대장균군은 그람음성, 무아포성 간균으로 유당을 분해하여 산과 가스를 생성하는 호기성 또는 통성혐기성 세균 무리이다. 대장균군은 인축의 분뇨에 의해 오염되므로 수질오염에서도 분변오염의 지표균으로 사용된다.

⑩ **일반세균**(total viable cell count)

일반세균은 그 자체가 위험한 것은 아니나, 전반적인 청정도의 지표로 사용된다.

⑪ **색도 및 탁도**

자연수는 대개 약간의 색도(color)를 가지기 마련인데, 현탁물질에 의한 경우와 용존물질에 의한 경우가 있다. 탁도(turbidity)는 물의 흐린 정도로서 물속의 부유물질과 콜로이드성 물질의 정도를 나타내는 지표가 된다.

(5) 수질오염의 영향

① **부영양화**(eutrophication)

부영양화는 질소 및 인과 같이 조류(algae)의 번식에 필요한 영양물질이 호수에 과량 축적될 때 일어나는 현상이다. 이러한 영양염류는 하수 및 폐수에 많이 존재하고 호수에 유입되어 자정능력을 넘으면 점차로 수질오염의 현상이 일어난다.

② **적조현상**(red tide)

하수나 폐수 중의 질소나 인 등 영양물질이 해수에 축적되고 수온이 상승하여 조류가 급격하게 성장하여 해수가 적색으로 보이는 현상이다. 적조 발생 시 용존산소의 부족과 유기물의 퇴적에 의하여 수질이 악화된 것이며, 어패류의 질식사 등 큰 피해를 나타낼 수 있다.

③ **생물농축**(biological concentration)

여러 오염물질 중에서 특히 유기염소계 화합물은 생태계에서 쉽게 분해되지 않고 먹이연쇄(food chain)를 통하여 농축된다. 비록 물속의 농도가 낮다고 하더라도 생물농축에 의하여 축적됨으로써 심각한 위해가 발생할 수 있다.

$$\text{생물농축계수} = \frac{\text{생체 중의 원소 또는 화합물의 농도}}{\text{환경 중의 원소 또는 화합물의 농도}}$$

④ **열오염**(thermal pollution)

발전소에서와 같이 대량의 냉각수가 배출되어 수온을 상승시키면 수중 생태계의 변화를 초래하게 된다. 수온이 상승하면 용존산소가 감소하여, 수중 어류는 체온이 상승함에 따라 호흡률이 증가하게 된다. 따라서 냉각수를 방류할 때는 담수의 경우 25℃, 해수에는 20℃를 넘지 않도록 하고 있다.

⑤ **유류오염**(oil pollution)

바다에 유출된 원유나 유류 폐기물은 물에 녹지 않고 퍼져서 물 표면에 얇은 막을 형성한다. 이는 대기와 물 사이의 산소교환을 방해하여 물속의 용존산소량을 감소시킨다. 기름은 물에 사는 동물의 부력을 감소시키고 호흡을 방해하며 물의 절연기능을 약화시켜 심하게 영향을 받는 동물은 사망하게 된다.

(6) 하수처리법

사용 후 버리는 더러운 물을 흔히 하수 또는 폐수라고 한다. 20세기에 들어서 비로소 하수처리의 필요성이 인지되고 하수처리시설의 건설이 시작되었다.

하수처리는 병원성 미생물(소화기계 감염병)의 위생적 처리, 상수·토양오염 방지, 위생곤충의 서식지 제거, 악취 및 도시미관의 피해방지 등의 의의를 갖는다. 히수처리 과정은 일반적으로 예비처리, 본처리, 고도처리로 진행된다.

① **예비처리**(1차 처리) : 대개 물리·화학적인 처리이다.

㉠ **물리적 처리** : 스크리닝, 혼합, 분리, 여과 등

㉡ **화학적 처리** : 중화, 침전, 흡착 등

② **본처리**(2차 처리) : 생물학적 처리이다.

㉠ **호기성 처리** : 산소를 공급하여 호기성 세균에 의하여 처리하는 방법을 말한다. 살수여상법(trickling filter), 활성오니법(activated sludge), 산화지법(oxidation pond) 등이 활용되고 있다.

㉡ **혐기성 처리** : 무산소 상태에서 혐기성 세균이 증식함으로써 유기물질을 제거하는 방

법을 말한다. 부패조(septic tank), 임호프조(Imhoff tank) 등이 활용된다.

③ **고도처리**(3차 처리)
잔류 부유물질 및 잔류 용존유기물 제거, 질소 및 인 제거 등의 특수처리이다.

3 산업위생

1) 산업위생의 개념과 역사

(1) 산업위생의 정의

일하는 사람의 건강을 지켜나가는 것이 산업위생(산업보건)이라 할 수 있다. 국제노동기구(ILO)와 세계보건기구(WHO)공동위원회(1950)에서는 「모든 직업에서 일하는 근로자들의 육체적, 정신적 그리고 사회적 건강을 고도로 유지 증진시키며, 작업조건으로 인한 질병을 예방하고, 건강에 유해한 작업을 방지하며, 근로자를 생리적으로나 심리적으로 적합한 작업환경에 배치하여 일하도록 하는 것으로서 요약하면, 작업이 인간에게 그리고 일하는 사람이 그 직무에 적합하도록 마련하는 것이다(The industrial health is the promotion and maintenance of the highest degree of physical, mental and social well-being if workers in all occupation)」라고 정의하였다.

(2) 산업위생의 역사

① **고대** : Hippocrates – 광부의 납중독
② **중세** : Paracelsus 및 Agricola – 광부의 폐질환
③ **18세기**
　㉠ Ramazzini(1633~1714) – 저서 「직업인의 질병」, 산업위생의 학문적 토대를 세움
　㉡ Percivall Pott – 굴뚝청소부의 음낭암
　㉢ Thomas Percival – 공장법의 제정
④ **1984년** : Chadwick – 노동계급의 건강상태 보고
⑤ **국내**
　㉠ 1953년 근로기준법 제정
　㉡ 1963년 전국 사업장에 건강검진 실시

㉢ 1964년 산업재해 보상제도 실시
㉣ 1974년 근로복지공사를 발족시켜 진폐연구소를 운영
㉤ 1981년 산업안전보건법 제정
㉥ 1986년 산업위생관리기사의 법적 근거 마련

2) 산업보건관리

산업보건관리는 근로자의 건강 유지, 생산성 향상, 업무상 질병예방, 적성에 맞는 작업 선택, 노동력의 손실을 줄이는 것이 목표이다.

(1) 작업환경관리

① 공장의 입지조건
② **작업환경 개선** : 재해예방 및 피난시설, 환경위생설비(냉・난방, 온・습도, 환기, 채광, 조명 등), 유해물질(먼지, 유해가스, 소음, 진동 등)의 발생 및 제거시설
③ **근로자의 후생 복지시설** : 식당, 휴게실, 세면장, 목욕실, 의무실 등 설치

(2) 작업장 근로자의 관리

안전사고 예방 및 작업능률의 향상을 가져올 수 있도록 근로자를 중심으로 한 산업의 합리적 운영이 중요하다.

① **근로자의 적정배치** : 신체계측 및 기능검사, 건강검진, 적성검사를 통해 근로자를 적재적소에 배치
② **작업시간 및 여가 시간의 배분의 합리화** : 1일 8시간, 주 40시간
③ **작업강도의 관리** : 작업시간과 작업강도의 조절, 에너지대사율(RMR) 고려
④ **작업조건의 합리화** : 인간공학적 설비・기구・시설의 설치, 교대제, 작업속도의 조정
⑤ **심리적 안정** : 근로자의 작업조건, 사회생활, 가정생활에서 오는 문제의 해결
⑥ **적절한 영양관리** : 작업조건 및 특성에 따른 적절한 영양섭취
⑦ **여성 근로자의 관리** : 작업강도 2.0 이하, 생리휴가(월 1회) 및 산후 휴가(산전・후 60일), 중량물취급 제한
⑧ **연소 근로자의 관리** : 13세 미만 채용금지, 심야작업금지, 근로시간 제한

3) 직업병

(1) 직업병의 개념

직업병은 크게 직업성 질환과 직업관련 질환으로 나눌 수 있다. 우리나라에서 직업병 관리 행정부처는 고용노동부이다.

① **직업성 질환** : 직업에 종사함으로써 발생하는 질병이다.

② **직업관련 질환** : 건강장애가 직업으로 인하여 악화되거나 발병한 질병이다.

(2) 직업병의 원인

① **부적당한 작업환경** : 이상기온, 이상기압, 유해광선, 소음과 진동, 공기오염 등은 건강상 위해요소가 된다.

② **부적당한 근로조건** : 작업의 과중, 불편한 작업 자세, 직업의 불규칙성 등이 근로자의 건강을 위협하게 된다.

(3) 직업병의 종류 및 대책

① 열중증

㉠ 열경련

ⓐ 원인 : 체내 수분 및 염분의 손실

ⓑ 증상 : 사지경련, 맥박상승, 현기증, 동공확대 등

ⓒ 대책 : 1~2L의 생리식염수를 주사, 경증은 2~3L를 주사

㉡ 열허탈증

ⓐ 원인 : 운동신경의 조절장애와 심장 박출량 부족으로 순환기 장애

ⓑ 증상 : 전신권태, 의식혼탁, 체온은 정상이거나 약간 내려가며 맥박은 약하고 빠름

ⓒ 대책 : 시원한 환경에서 휴식, 5% 포도당 및 생리식염수 투여

㉢ **열사병/일사병**(heat stroke and sun stroke)

ⓐ 원인 : 체온조절중추의 기능장애로 인한 중추신경장애

ⓑ 증상 : 무력감에 빠지며 졸음이 옴. 체온이 41~43℃까지 상승하면 혼수상태에 빠짐

ⓒ 대책 : 생리식염수 주사, 사지 마사지

㉣ **열쇠약증**(heat prostration)

ⓐ 원인 : 만성적 체열 소모

ⓑ 증상 : 식욕부진, 위장장애, 빈혈 등

ⓒ 대책 : 비타민 B_1 투여

㉤ **피부장애**(heat rash)

ⓐ 원인 : 고온다습하고 통풍이 잘 되지 않는 곳

ⓑ 증상 : 따가움, 피부염, 발진 등

ⓒ 대책 : 시원한 실내에서 안정

② **저온작업장애**

㉠ **참호족**(trench foot)

ⓐ 원인 : 발을 장기간 축축하고 비위생적이며 차가운 상태에 노출함으로써 일어남. 세계대전 중 참호의 군인들에게서 발생한 유래

ⓑ 증상 : 말초신경의 손상 등

㉡ **동상**(frostbite)

ⓐ 원인 : 강렬한 한랭에 의한 조직장애

ⓑ 증상 : 1도(발적, 종창), 2도(수포, 삼출성 염증), 3도(국소조직의 괴사)

ⓒ 대책 : 개인 방한복 착용

③ **고압작업장애**(hyperbarism)

고기압에서의 작업 또는 잠수 작업 때 일어나는 건강 장애이다. 가압(加壓) 때, 고압 속에 머무를 때, 감압(減壓) 때, 감압 후의 장애로 구분된다. 가압 때의 장애는 스퀴즈(squeeze)라고 불리는 압력이 불균등하게 가해짐으로써 일어난다.

④ **기압변동에 의한 장애**

급격한 기압변동으로 인한 장애로 잠함병(질소), 고산병, 항공병(산소 부족) 등이 있다.

㉠ 원인 : 체내에 용입된 질소의 배출 속도가 늦어져 발생, 전색증(색전증)
㉡ 증상 : 관절통 및 근육통, 호흡곤란, 중추신경마비, 무균성 골 괴사 등
㉢ 대책 : 작업시간을 제한하고 서서히 감압함. 질소를 헬륨으로 치환한 공기를 흡입

⑤ 불량 조명장애
㉠ 원인 : 조명이 부적당할 경우 발생
㉡ 증상 : 안정피로, 근시, 안구진탕증 등
㉢ 대책 : 휴식, 작업에 맞는 충분한 조명을 공급

⑥ VDT(visual display terminal) 증후군
㉠ 원인 : 시거리의 변화에 따른 조절기능장애, 부적절한 작업환경, 긴 작업시간
㉡ 증상 : 안정피로(시 조절기능 장애, 시력감퇴), 근골격계 질환, 정신신경장애
㉢ 대책 : 주기적인 휴식, 적정 시거리 유지

⑦ 진폐증

진폐증이란 먼지를 장기간에 걸쳐 들이마심으로써 폐조직에 쌓여 서서히 반흔을 만들고, 이로 인해 호흡곤란이 생기는 질환이다. 진폐증은 국내에서도 잘 알려진 직업성 질환의 하나로 광부, 채석공, 벽돌제조공, 돌연마공 등에서 주로 발생한다. 진폐증은 먼지의 종류(성분)에 따라서 구분되는데, 규폐증, 석탄광부폐증, 석면폐증 등이 잘 알려진 진폐증의 종류이다. 진폐증에서 가장 흔히 나타나며 공통적으로 경험하는 증상은 호흡곤란, 기침, 가래, 흉통 등이다.

㉠ 규폐증
ⓐ 원인 : 유리규산(SiO_2) 또는 이산화규소를 흡입함으로써 생기는 폐실질질환
ⓑ 증상 : 노출 3년이면 발병할 수 있고, 호흡장애, 규폐성 폐결핵, 폐조직의 섬유화 및 폐암을 유발할 수 있음
ⓒ 진단 및 예방 : 진단은 작업경력, X선 소견과 임상증상으로 판단함. 개인보호구 착용, 정기건강진단

㉡ 석탄광부폐증
ⓐ 원인 : 석탄먼지의 흡입으로 생기는 폐실질질환. 광부들 사이에서는 “탄폐”라 부르

기도 함. 석탄광부 이외에 흑연광부, 연탄제조공, 탄소전극제조공 등에게서도 발생 가능

ⓑ 증상 : 초기 병변은 석탄반점. 석탄반점이 커지면 폐기종으로 진행될 수 있음. 석탄먼지의 흡입으로 만성기관지염이 생기기도 함

ⓒ 진단 및 예방 : 규폐증에 준함

㉢ 석면폐증(asbestosis)

ⓐ 원인 : 석면섬유를 흡입함으로써 폐실질에 미만성 섬유화가 초래되는 것을 말함. 0.2~5㎛의 석면섬유가 가장 유해하고, 길이와 두께의 비가 3 : 1인 입자가 폐포에 침착이 잘됨. 소화용제, 절연체, 내화 직물 등을 다루는 근로자에게 주로 발생

ⓑ 증상 : 폐포의 간질에 섬유증식 발생. 규폐증과 비슷한 호흡곤란, 기침, 흉통, 체중감소가 나타나고 가래에서 석면소체가 배출됨

ⓒ 진단 및 예방 : 규폐증에 준함

4) 산업재해

(1) 산업재해의 개념

산업재해는 "예상하지 못한 사건의 발생"을 총칭하는 것이다. 우리나라에서 산업재해란 근로자의 업무 수행 중 그 업무에 기인하여 발생한 사망, 부상, 질병 등을 말한다.

(2) 산업재해 발생원인

① 인적 원인

㉠ 관리상 원인 : 작업 지식의 부족 및 미숙, 작업속도, 돌발사고, 작업인원 부족 등

㉡ 생리적 원인 : 질병 및 신체상 결함, 수면부족 및 피로 등

㉢ 심리적 원인 : 정신력 부족, 심적 피로, 규칙의 불이행, 부주의 및 착오

② 환경적 원인

산업재해가 발생하는 환경적 원인으로는 시설물의 불량, 공구의 불량 및 부적합, 취급품의 부적당, 작업장의 환경 및 정돈 불량 등을 들 수 있다.

(3) 산업재해의 분류

산업재해의 분류는 크게 두 가지로 할 수 있다. 즉 상해 정도별 분류와 노동기능 저하 정도별 분류이다. 전자는 산업재해의 통계와 재해예방을 위한 기초자료로 쓰인다.

① **상해 정도별 분류**

㉠ 사망

㉡ **중상해** : 8일 이상의 노동 상실

㉢ **경상해** : 1일 이상, 7일 이하의 노동 상실

㉣ **무상해사고** : 응급처치 이하의 상처, 사고가 발생하였으나 상해가 없는 사고

② **노동기능 저하 정도별 분류**

㉠ **영구 전부 노동 불능** : 신체장애등급 제1급~3급

㉡ **영구 일부 노동 불능** : 신체장애등급 제4급~14급

㉢ **일시 전부 노동 불능** : 신체장애가 남지 않는 일반적인 휴업재해

㉣ **일시 일부 노동 불능** : 부상 후 치료를 받고 다음 날까지 정상적 업무에 임할 수 있는 상해

㉤ **응급조치 상해** : 1일 미만의 상해

(4) 산업재해의 발생 지표

① **건수율**(incidence rate) = (재해건수/평균 실근로자수) × 1,000

② **도수율**(frequency rate) = (재해건수/연 근로시간수) × 1,000,000

③ **강도율**(severity rate) = (근로손실일수/연 근로시간수) × 1,000

(5) 산업재해 방지대책

① 감독기관의 안전관리

② 산업장의 안전관리

③ 안전관리자의 직무

5) 유해물질 중독

(1) 유해물질의 침입경로

유해물질의 인체 침입경로는 크게 네 가지로 나눈다.

① **호흡기를 통한 침입** : 폐포 → 모세혈관 → 전신
② **피부를 통한 침입** : 지용성 물질로 유기용제, DDT, BHC, PCB 등
③ **소화기를 통한 침입** : 음식물 섭취와 함께 침입
④ **기타 침입** : 안구 또는 점막을 통한 침입

(2) 유해성을 좌우하는 인자

① **농도와 폭로시간** : Haber법칙; K(유해지수) = C(농도) × T(폭로시간)
② **개인의 감수성** : 개인차가 있음
③ **작업강도** : 작업강도가 클수록 호흡량이 증가하면서 유해물질의 흡입량 증가
④ **기상조건** : 기온역전이나 저기압상태에서 유해물질의 피해 증가

(3) 유해물질 중독의 일반적 대책

① 환기시설
② 밀폐시설
③ 국소배기시설
④ 유해성이 적은 물질로 대치
⑤ 보호구 착용
⑥ 정기적인 건강검진
⑦ 작업 전환 등

(4) 유해물질 중독의 특징

① **납 중독**

㉠ **특징** : 납용접공, 활자의 문선, 용광작업공, 축전지 납도포공 등에서 주로 발생
무기납 – 골에 침착하여 조혈장애가 나타남
유기납 – 지방조직에 축적하여 신경장애를 일으킴

㉡ **증상** : 급성중독 – 식욕감퇴, 구토 등
만성중독 – 신경근육 마비, 중추신경장애 등
4대 증상 – 치은의 연연(lead line), 요중의 코프로폴피린 검출, 빈혈, 호염기성 과립적혈구 증가

㉢ **예방 및 치료** : EDTA 투여

② 크롬 중독

㉠ 특징 : 6가 크롬이 가장 유해함

㉡ 증상 : 급성중독 - 간염, 신장염, 급성 폐렴, 피부염 등

㉢ 예방 및 치료 : 가능한 6가 크롬을 3가 크롬으로 대치

③ 수은 중독

㉠ 특징 : 무기수은에 비해서 유기수은이 더 큰 피해를 줌. 수은 광산작업, 농약 제조 작업 등에서 많이 발생

㉡ 증상 : 주로 중추신경에 작용, 피로, 기억력 감퇴, 주의력 감퇴, 언어장애, 운동실조 등

㉢ 예방 및 치료 : Ca-EDTA 및 비타민 B_1 투여

④ 카드뮴 중독

㉠ 특징 : 도금, 카드뮴 전지, 합성수지, 안료 등 제조공정 작업 등에서 중독

㉡ 증상 : 경구섭취 시 위점막을 자극하여 오심, 구토, 복통 등 급성위장염을 일으킴. 만성적으로 축적되어 신장장애, 골다공증, 골연화증 및 말초신경장애를 나타냄

⑤ 벤젠류 중독

벤젠류의 대표적인 세 가지(벤젠, 톨루엔, 자일렌)는 주로 유기용제로 많이 사용된다. 호흡기나 피부를 통해 체내에 침입하며, 뇌, 골수, 간지방에 축적되어 만성 및 급성중독을 일으킨다. 중추신경의 마취작용이 강하여 운동실조, 호흡곤란, 의식상실을 가져오며 전형적인 혈액변화로 조혈기능 장애를 일으켜 재생불량성 빈혈, 백혈병 등을 일으킨다.

⑥ 트리클로로에틸렌(Trichloroethylene, TCE) 중독

트리클로로에틸렌은 불연성 용제로 탈지성이 우수하여 공업용 탈지제로 많이 이용된다. 또 가정용 클리닝제의 용제 등으로 사용된다. 트리클로로에틸렌은 섭취, 흡입 또는 피부노출에 의하여 독성작용을 유발한다. 트리클로로에틸렌이 흡입되면 시신경장애와 보행장애, 기억력 감퇴 등 중추신경장애가 일어날 수 있다.

⑦ 이황화탄소(CS_2) 중독

이황화탄소는 주로 흡입에 의해 중독을 일으킨다. 인조견 제조작업과 피혁작업 중에서 중독 발생사례가 있다. 비교적 조기에 정신장애가 나타나며, 전신증상으로서는 두통, 체중

감소, 불면, 시신경염 등이 나타난다.

⑧ 기타 유해가스 중독

㉠ **포스겐**(phosgene) : 포스겐(Cl_2CO)은 자극성이 강한 질식성 가스로 독성이 염소의 10배 이상 강하다. 염료 제조를 포함하여 광범위한 산업적 합성에 다량의 포스겐 가스를 사용한다. 이러한 분야에 종사하는 근로자는 작업장에서 공기 흡입, 또는 피부 접촉을 통하여 포스겐 화합물에 노출될 수 있다. 포스겐에 노출되면 결막염, 비염, 인두염, 기관지염, 눈물, 결막충혈 등의 증상이 나타날 수 있다. 액화 포스겐에 피부가 노출되면 화상 또는 동상을 일으킬 수 있으며, 각막이 불투명해지는 증상을 유발할 수 있다.

㉡ **아황산가스** : 황산제조, 표백, 제련과정에서 발생한다. 주로 눈, 상기도, 폐 등에 만성 염증이 발생하면 흡수된 산에 의해 산혈증이 발생하며, 만성적으로는 빈혈과 치아산식증을 일으킨다.

6) 소음과 진동

(1) 소음의 정의

소음이란 일반적으로 "원치 않는 소리(unwanted sound)"를 말한다. 우리나라 소음·진동관리법에서는 "기계, 기구 등에서 발생하는 강한 음"으로 한정하여 규제범위를 정하고 있다.

(2) 소음의 단위

① **dB**(decibel) : 소리의 강도, 즉 음압의 단위이다.

② **Sone** : 음의 감각량의 크기이다.

③ **Phon** : 음의 크기 수준이다. 1 sone은 40 phon이다.

④ **NRN**(noise rating number) : NRN은 실측치 dB을 보정한 소음평가치이다.

⑤ **음압수준**(sound pressure level , SPL)

$$SPL = 20\log\frac{P}{Po}\ [dB]$$ (여기서 Po는 기준치, P는 측정치)

⑥ **음의 세기**(sound intensity) : 단위면적을 단위시간에 통과하는 음에너지를 말한다. 단위는 W/m^2이고, 기준 값은 $10{\sim}12W/m^2$이다.

⑦ **음의 세기 수준**(sound intensity level, SIL)

$$SIL = 10\log\left(\frac{I}{Io}\right)[dB]$$ (여기서 Io는 기준치, I는 측정치)

⑧ **청감보정회로** : 건강한 사람이 들을 수 있는 음역의 범위는 20~20,000Hz이다. 인간의 청각기관은 음의 세기가 같아도 개인의 감수성에 따라 약간 다르게 들린다. 이와 같은 이유로 인간의 감각기에 영향을 미치는 소리를 측정할 때는 인간의 청각기관과 흡사한 특성을 가진 증폭기를 사용하여 측정한다. 청감 보정회로에는 A, B, C의 세 가지가 있으며 A특성을 주로 사용한다.

(3) 소음의 기준

① 환경기준

환경정책기본법상 소음의 환경기준은 일반지역 및 도로변 지역에 따라 구분한다. 이를 다시 낮과 밤에 따라 등가소음도[dB(A)]로 정하고 있다.

② 생활소음기준

소음의 생활소음 허용기준은 주거지역 등과 그 밖의 지역으로 구분하고 있다. 또 아침, 저녁, 주간 및 야간으로 구분하여 정하고 있다(표 12-4).

[표 12-4] 생활소음 규제기준

대상지역	시간대별 소음원	아침, 저녁 (05:00~07:00, 18:00~22:00)	주간 (07:00~18:00)	야간 (22:00~05:00)
주거지역, 녹지지역, 관리지역 중 취락지구·주거개발진흥지구 및 관광·휴양개발지구, 자연환경보전지역, 그 밖의 지역에 있는 학교·종합병원·공공도서관	공사장	60dB(A) 이하	65dB(A) 이하	50dB(A)이하
그 밖의 지역	공사장	65dB(A)이하	70dB(A) 이하	50dB(A) 이하

(4) 소음의 피해

소음은 신체적으로 영향을 미칠 뿐만 아니라, 심리적으로 영향을 미쳐 정신적 및 정서적으로 불안감을 조성한다. 또 작업능률도 저하시킨다.

청력장애로는 4,000~6,000Hz에서 일시적으로 난청을 일으키는 일시적 청력장애와 영구적 청력장애가 있다. 영구적 청력장애는 4,000Hz에서 가장 심하게 발생하는데 이를 가리켜 C5-dip현상이라 한다.

(5) 소음의 대책

소음원 대책으로 소음원을 원천적 제거하거나 소음기부착, 흡음처리와 같은 방음대책을 세우고, 도로주변의 도로의 경우는 차음벽을 설치하거나 차도와 주택사이에 나무를 심어 차음의 효과를 얻을 수 있다. 또 개인적으로는 귀마개나 귀덮개 같은 개인보호구의 착용을 통하여 소음의 피해를 줄일 수 있다.

(6) 진동

진동은 물체의 떨림 현상이다. 우리나라 소음·진동관리법에 의하면 진동(振動)이란 "기계·기구·시설, 그 밖의 물체의 사용으로 인하여 발생하는 강한 흔들림"을 말한다. 진동은 진동폭(강도)과 진동수(주파수)로 나타낼 수 있다.

① **진동폭** : 진폭(mm), 속도(m/sec), 가속도(m/sec^2)

② **진동수** : 주파수(Hz)

진동은 주로 굴착기, 단조기 프레스 등과 같은 진동기구에 의해 발생한다. 전신진동의 경우 소화불량, 위하수, 생리불순, 스트레스 등을 나타낸다. 국소진동의 경우 레이노이드씨 현상(Raynoid's phenomenon)을 나타낼 수 있다. 이 병의 증상은 수족에 간헐적 창백증, 통증, 저림증, 냉감 등이 있다. 진동대책으로는 신체에 진동이 바로 오지 않도록 완충역할을 할 수 있는 보호구를 착용하고, 도량이나 지중벽을 설치하여 지면 전파를 감쇠하는 것이 좋다.

[표 12-5] 생활진동 규제기준

시간대별 소음원	주간 (06:00 ~ 22:00)	심야 (22:00 ~ 06:00)
주거지역, 녹지지역, 관리지역 중 취락지구·주거개발진흥지구 및 관광·휴양개발 진흥지구, 자연환경보전지역, 그 밖의 지역에 소재한 학교·종합병원·공공도서관	65dB(v) 이하	60dB(v) 이하
그 밖의 지역	70dB(v) 이하	65dB(v) 이하

참고문헌

김민성(2011). 자연채광시스템의 국내외 현황. Journal of the KGBC 12(4): 12-22.

김정희 등 14인(2003). 최신환경보건학. 서울 : 신광출판사.

김종규(2005). 환경오염과 식품. 대구 : 계명대학교출판부.

김준호(2007). 산성비. 서울 : 서울대학교출판부.

배귀남(1995). 실내 온열환경의 쾌적성 평가. 한국생활환경학회지, 2(3), 145-157.

주현수 등 14인(2005). 생활폐기물 처리방법 및 시설의 다변화를 위한 조사연구. 수도권매립지관리공사 보고서.

이수영, 김성욱, 허진, 신현(2012). 휴믹산의 특성분석과 트리할로메탄 생성에 관한 연구. 한국물환경학회·대한상하수도학회 2012 공동학술발표회 논문집 : 514-515

정문식 등 7인(2001). 환경위생학. 서울 : 신광출판사.

한국환경보건학회(2008). 환경보건학. 서울 : 신광출판사.

American Conference of Governmental Industrial Hygienists.(2010) 2010 TLVs and BEIs. Cincinnati : ACGIH.

American Industrial Hygiene Association(AIHA). What is industrial hygiene? (https://www.aiha.org/ABOUT-IH/). 2014.

Blasing T. J, and Jones S. (2014) Current greenhouse gas concentrations(http://cdiac.esd.ornl.gov/pns/current_ghg.html).

British Antarctic Survey (2014). Antarcticozone(http://www.antarctica.ac.uk/met/jds/ozone/).

Davies K. (2013). Climate Change: New antarctic ice core data(http://www.daviesand.com/Choices/Precautionary_Planning/New_Data/).

IPCC(2014). Climate Change(http://www.grida.no/climate/ipcc_tar/wg1/134.htm#fig41.htm).

Koren H, and Bisesi M. (2002). *Handbook of environmental health*, 4th ed. Vol 2. Boca Raton: Lewis Publishers.

WHO(2015). Air pollution. (http://www.who.int/topics/air_pollution/en/)

제 13 장

보건과 복지

1. 고령화와 장기요양 서비스의 욕구
2. 보건 · 의료 · 복지서비스 조직의 연계 · 통합
3. 통합 케어와 그 외국 모델 사례
4. 요약

제 13 장 보건과 복지

학습목표

1. 고령화와 장기요양의 욕구에 대하여 살펴본다.
2. 장기요양의 보건·의료·복지 조직의 연계에 대하여 살펴본다.
3. 우리나라의 보건과 복지, 보건·의료와 복지를 통합 또는 연계하여 실시한 다양한 시범사업을 살펴본다.
4. 세계적으로 노령화에 대응하는 통합 케어(Integrated Care)에 대하여 살펴본다.
5. 우리나라의 통합 케어의 방향에 대하여 살펴본다.

1 고령화와 장기요양 서비스의 욕구

1) 고령화와 장기요양 서비스의 욕구

경제성장과 현대의학의 발전으로 우리나라는 21세기에 들어서면서 고령화 사회로 진입하게 되었다. 평균수명의 증가와 저출산으로 인한 노년층의 수적 증가는 물론 비율적 증가는 정책의 새로운 패러다임을 필요로 하게 되었다(표 13-1).

노령에 따른 만성질환과 기능저하 현상은 노인을 신체적으로나 정신적으로 점점 허약한 상태로 빠지게 하고 있다(표 13-2). 일상생활 수행능력과 인지기능에 장애가 생긴 노인은 독립적으로 생활하기 어렵게 되어 의존상태에 빠지게 된다. 이와 같은 장기요양 보호대상의 노인 수가 증가하고 있음을 통계를 통하여 확인할 수 있다(표 13-3).

이러한 장기요양보호가 필요한 허약노인의 증가는 노인의료비 지출 부담은 물론 노인부양에 따른 가족해체의 위기에까지 이르게 한다(표 13-4). 또한 저출산 및 여성의 사회진출 등에 따른 가족구조의 변화는 노인 장기요양이라는 가족문제를 스스로 해결할 수 없게 되는 사

[표 13-1] 우리나라 연령별·연도별 인구추이 (단위 : 년, 천명, %)

	2000	2005	2010	2020	2030	2040
총계 (구성비)	47,008 (100.0)	48,138 (100.0)	49,410 (100.0)	51,435 (100.0)	52,160 (100.0)	51,091 (100.0)
0세~14세 (구성비)	9,911 (21.1)	9,241 (19.2)	7,975 (16.1)	6,788 (13.2)	6,575 (12.6)	5,718 (11.2)
15세~64세 (구성비)	33,702 (71.7)	34,530 (71.7)	35,983 (72.8)	36,563 (71.1)	32,893 (63.1)	28,873 (56.5)
65세~79세 (구성비)	2,912 (6.2)	3,690 (7.7)	4,492 (9.1)	6,180 (12.0)	9,906 (19.0)	11,686 (22.9)
80세+ (구성비)	483 (1.0)	676 (1.4)	979 (2.0)	1,953 (3.8)	2,892 (5.5)	4,984 (9.8)

자료 : 통계청, 「장래인구 추계」 2011

[표 13-2] 65세 이상 노인의 건강 및 기능장애 예측(2013) (단위 : 명, %)

구분		ADL		IADL제한
		시설입소	재가거주	
65-69세	인원수	22,775	80,235	59,161
	비율	1.2	4.2	3.1
70-74세	인원수	18,006	85,372	92,271
	비율	1.0	5.0	5.4
75-79세	인원수	30,253	89,838	111,982
	비율	2.2	7.1	8.9
80-84세	인원수	37,967	86,630	106,629
	비율	4.4	11.6	14.2
85세 이상	인원수	56,804	102,980	101,279
	비율	8.4	21.8	21.4
전체	인원수	165,805	473,831	502,064
	비율	2.5	7.7	8.2

주 : 1) 노인장기요양보험통계연보(2012)와 노인실태조사(2011)에 기초한 시설입소, ADL, IADL 제한노인의 연령대별 비율을 기준으로 통계청 장래인구추계(2010) 자료를 활용하여 예측한 결과
2) ADL ; Activities of Daily Living(일상생활 수행능력), IADL ; Instrumental Activities of Daily Living(수단적 일상생활 수행능력)

자료 : 이윤경 등, 고령화 대응 노인복지서비스 수요전망과 공급체계 개편, 보건사회연구원, 2013

[표 13-3] 노인복지시설 및 이용자 현황(2008~2014) (단위 : 개소, 명)

연도	노인주거복지		노인의료복지		재가노인주거	
	시설수	인원	시설수	인원	시설수	인원
2008	327	8,345	1,754	59,331	2,298	74,729
2009	341	8,069	2,651	71,369	2,696	74,684
2010	375	9,019	3,775	94,110	2,496	65,931
2011	390	9,478	4,079	103,973	2,750	57,822
2012	393	9,943	4,352	112,650	3,003	71,889
2013	410	9,428	4,585	118,713	2,832	69,000
2014	414	9,968	4,841	127,356	2,797	67,122

주 : 1) 노인주거복지는 양로시설, 단기보호서비스, 방문목욕서비스, 재가노인지원서비스 포함
2) 노인의료복지시설은 노인요양시설, 노인요양공동생활가정 포함
3) 재가노인주거시설은 방문요양서비스, 주야간보호서비스 포함
자료 : 보건복지부, 2015 보건복지통계연보, 2015

회적 현상으로 점차 국가나 사회적 차원에서 이러한 문제를 해결해야 한다고 하는 사회적 욕구가 팽배해져 가고 있다.

그리고 이러한 문제의 해결은 일시적으로 해결될 수 있는 것이 아니기 때문에 장기화되는 경향이 있다. 아울러 이러한 문제는 복합적인 성격을 띠고 있기에 문제 대응에 있어 보건·

[표 13-4] 노인진료비의 증가 추이

구분	2007	2008	2009	2010	2011	2012	2013	2014
전체인구	47,820	48,160	48,614	48,907	49,299	49,662	49,999	50,316
65세 이상 인구(천명)	4,387	4,600	4,826	4,979	5,184	5,468	5,740	6,005
(비율, %)	(9.2)	(9.6)	(9.9)	(10.2)	(10.5)	(11.0)	(11.5)	(11.9)
65세 이상 진료비(억원)	91,190	107,371	124,236	141,350	153,893	164,494	180,852	194,969
(증가율, %)	(24.1)	(17.7)	(15.7)	(13.8)	(8.9)	(6.9)	(9.9)	(7.8)
노인 1인당 연평균 진료비(천원)	2,079	2,334	2,574	2,839	2,968	3,076	3,219	3,326
전체 1인당 연평균 진료비(천원)	679	726	813	895	941	967	1,022	1,085

주 : 1) 지급기준이며, 약국포함, 2013년-2014년은 수진기준(노인 의료비)
2) 전체인구와 65세 이상 인구는 연도말 기준
※ 산출기준 : 노인 1인당 연평균 진료비=진료비/연도말 적용인구(2013년-2014년은 연평균 적용인구)
전체 1인당 연평균 진료비=진료비/연평균적용인구
자료 : 국민건강보험공단, 2014 건강보험통계연보, 2015

의료와 복지서비스를 연계 또는 통합하여 해결해야 할 필요성이 있다.

이와 같은 사실은 보건·의료·복지서비스 각 분야의 전문가들은 이미 잘 알고 있는 사실이다. 이러한 다양한 전문 분야의 연계·통합에 대하여 다각적인 연구가 이루어지고 있는 것이 세계적인 추세이다.

최근 유례없는 고령화 사회로의 빠른 진입으로 국가마다 장기요양과 관련된 제도를 조속히 도입해야 할 필요성을 느끼고 있다. 이는 인구학적 측면 외에 경제학적·보건학적으로 세계적인 문제이다. 그리고 장기요양은 기존의 보건·의료·복지서비스 기능의 원활한 연계를 통하여 또는 보건·의료·복지서비스 조직 간의 통합을 통하여 장기요양 대상자의 욕구를 최대한 적절하게 충족되도록 다각적으로 연구되고 있다.

세계적으로 노령화 속도가 제일 빠르다고 하는 우리나라도 장기요양과 관련되어 있는 기존의 조직체제의 연계·통합에 관하여 다각적인 연구가 필요하다. 따라서 기존의 보건·의료·복지서비스의 연계·통합 시스템에 관한 외국의 사례를 검토하고 우리나라 현실에 적합한 모델을 찾기 위해서는 현재의 보건·의료·복지서비스 연계·통합에 대한 실태조사 및 우리나라에 적합한 보건·의료와 복지서비스의 연계 방안에 대한 연구가 필요하다.

2) 복지선진국의 보건·의료·복지서비스

보건·의료·복지서비스의 연계·통합이라는 주제는 1980년대부터 복지선진국에서는 매우 보편화되고 있다. 특히 영국과 일본을 들 수 있다. 영국은 1990년 국민보건서비스와 커뮤니티케어법(NHS & Community Care Act)을 제정하여 보건·의료와 복지서비스 양 부문의 연계를 법으로 규정하고 있다. 세계 최고 장수국가인 일본은 1989년 고령자 보건·복지 추진 10개년 전략(일명 골드플랜)을 작성하였다. 그리고 이것의 미비점을 수정하여 신골드 플랜을 작성하였는데, 신골드 플랜의 지침에 따라 지방자치단체에서도 자치단체별로 보건·의료·복지서비스 부분의 통합적 서비스를 계획하고 시행하고 있다.

영국과 일본의 경우, 보건·의료·복지서비스 전문직 간의 협동 서비스(Inter-professional care) 및 노인들을 위한 보건·복지서비스 전문직 간 팀 접근(Team approach)이 강조되고 있다.

Katan(1982)은 보건의료서비스와 복지서비스는 양 체계 사이의 지속적인 연계를 만들어 가야만 하는 중요성과 필요성을 다음 세 가지로 설명하였다.

첫째, 개인의 신체적, 심리적, 사회적 문제는 상호 관련성이 있기 때문에 분리될 수 없다. 따라서 이러한 문제들 사이의 상호작용은 보건·의료서비스와 복지서비스 조직 간, 그리고 조직의 종사자 간의 협동을 필요로 한다.

둘째, 사람들은 서로 다른 생활양식을 가지고 있는 다양한 사람들과 접촉하기 때문에 이로 인하여 발생되는 심리적, 사회적 문제들에 대하여 의료조직은 탐지할 수 있다. 또한 복지서비스 기관은 개개인들의 의료적인 문제들을 탐지할 수 있다. 따라서 의료와 복지서비스 양 체계의 연계를 통하여 이러한 개인적인 문제들에 대하여 적절한 서비스를 받을 수 있도록 적절한 기관으로 이송할 수 있게 된다. 이로써 개인들의 문제는 적절하게 치료될 수 있게 된다.

셋째, 양 체계 간의 협동은 시설과 인력과 같은 자원은 더 유용하게 이용할 수 있게 하며, 아울러 중복서비스에 따른 자원의 낭비를 예방할 수 있다.

2 보건 · 의료 · 복지서비스 조직의 연계 · 통합

1) 보건 · 의료 · 복지서비스 연계 · 통합의 필요성

우리나라의 사회복지 대상자는 대부분 경제적인 빈곤문제뿐만 아니라 노령, 질병, 폐질 등 보건 · 의료의 문제도 함께 가지고 있다. 이와 같은 저소득층의 복지대상자 외에 최근에는 일반인의 경우에 있어서도 보건 · 의료와 복지서비스 분야가 통합되어 서비스를 제공해야 할 필요성이 있다. 그러나 보건 · 의료와 복지서비스 분야가 통합하여 지원되는 것이 어려운 구조적 문제를 가지고 있는 조직들이 보편적이다. 이러한 점을 보완하기 위하여 보건 · 의료와 복지서비스 분야를 상호 연계하여 서비스를 지원하는 방안도 강구하고 있는 실정이다.

통합과 연계의 필요에 대한 그 이유들을 서비스 이용자에 대한 효과적인 측면, 서비스 이용자 간의 공정성의 측면, 서비스 공급의 효율성 측면에서 더 구체적으로 살펴보기로 한다.

첫째, 보건 · 의료와 복지서비스의 연계는 이용자에 대한 서비스의 효과를 증대시킬 뿐만 아니라, 이용자를 서비스에 맞추어 이리저리 이동시키지 아니하고 이용자에 맞추어 서비스를 집중시킴으로써 서비스 이용자의 편리성을 높이게 한다.

둘째, 보건 · 의료와 복지서비스의 연계는 이용자 간의 공정성을 확보할 수 있다는 것이다. 서비스가 연계되어 있지 않다면 사람에 따라 서비스를 이용하는 기회가 필연성보다는 우연성에 의해 결정될 것이다. 이로써 많은 사람에게 공정성을 확보하지 못하게 되는 결과가 발생하게 된다. 다시 말해서 연계체계의 미비로 인하여, 개인적으로 그리고 비공식적으로 네트워크를 통할 수 있어야 많은 서비스를 이용하게 된다는 것이다. 이럴 경우에 이용자가 처음에 누구와 접촉하느냐에 따라 그 서비스의 질과 양에 있어서의 결과는 매우 다양하게 달라진다는 점이다. 이로써 이용자 간의 공정성은 기대할 수 없게 된다. 또한 연계체계의 미비로 비슷한 서비스 내용임에도 불구하고 이용자마다 서비스를 받기까지 지불되는 비용이 극단적으로 격차를 보일 수도 있다. 예를 들면 동일한 상태의 요(要)장기요양자가 병원에 입원하느냐 요양시설에 입소하느냐 또는 재가서비스를 이용하느냐에 따라 경제적 부담이 달라질 수 있다는 점에서 공정성의 문제가 생기게 된다는 것이다.

셋째, 보건・의료와 복지서비스의 연계가 이용자 측면 외에 공급자 측면에서도 효율성을 높일 수 있다는 것이다. 사적인 서비스는 시장을 통하여 개인적인 욕구를 충족할 수 있음으로 효율성을 달성할 수 있다. 그러나 사회복지서비스는 시장을 통하여 효율성을 극대화하기는 어려운 것이다. 보건・의료와 복지서비스와 같은 사회서비스는 연계체계가 없다면 불필요한 서비스를 타성적으로 계속 공급하게 되는 문제점을 가지고 있다. 또한 중복 지원이나 과잉 공급의 문제를 발생시키기도 하기 때문에 보건・의료와 복지서비스 간의 연계체계의 확립은 매우 필요한 것이다.

보건・의료와 복지서비스의 연계는 세계적인 추세라고 할 수 있다. 특히 보건・의료 욕구와 복지 욕구를 동시에 가지고 있는 노인인구의 급속한 증가로 인하여 그 대응책으로 보건・의료와 복지서비스의 연계시스템을 구축하고 연계시스템을 운영하고 있는 국가들이 점차 증가하고 있는 것이다. 이러한 구축 형태는 공공기관인 보건소와 복지사무소를 조직상으로 결합시킨 형태에서 간호지도 등 대인서비스 기능만을 복지사무소에 도입한 형태 등 그 내용과 규모는 다양하다.

우리나라에서 실시한 경험이 있는 보건・복지서비스 조직의 통합 시범사업으로 '보건복지사무소 시범사업'이 있다. 보건・복지서비스 조직의 각 기능을 연계한 시범사업으로 '복지사무소 시범사업'이 있으며, 보건・의료・복지서비스의 기능연계 시범사업에 있어서 '보건복지연계 사례관리사업', '노인보건복지 연계센터', '노인장기요양보험 시범사업'이 있다(표 13-5).

[표 13-5] 보건・의료・복지서비스 연계・통합 사업

형태		사업명	소속주관
통합	보건・복지	보건복지사무소 시범사업	복지부
연계	보건・복지	사회복지사무소 시범사업	복지부
	보건・의료・복지	보건복지연계 사례관리사업 노인보건복지 연계센터 노인장기요양보험 시범사업	서울 은평구 경기도 복지부

2) 보건과 복지서비스의 조직 통합

(1) 보건과 복지서비스조직 간의 통합 ─ '보건복지사무소 시범사업'

우리나라의 경우, 보건과 복지서비스 조직 간의 연계시스템을 구축하기 위하여 1995년 7월부터 1997년 6월까지 2년간 '보건복지사무소 시범사업'을 운영하였는데, 이는 취약계층을 비롯한 지역주민들에게 보건·의료서비스와 사회복지서비스를 포괄적으로 제공하는 방안을 마련하기 위한 것으로 기존 보건소 조직 내에 사회복지 담당부서를 신설하여 통합 운영하는 형태로 전국 5개 지역(서울특별시 관악구, 대구광역시 달서구, 경기도 안산시, 전라북도 완주군, 강원도 홍천군)에서 실시하였다. 2년 동안 실시한 보건복지사무소 시범사업의 주요 운영 목적은 다음과 같았다.

첫째, 효율적인 공공복지전달체계를 확립하여 지역주민에게 피부에 와 닿는 복지서비스를 제공한다.

둘째, 사회취약계층에 대한 지원사업을 전개하고, 자립·자활능력 향상을 위한 전문적 복지서비스를 강화하고, 노인, 장애인 등이 당면한 보건·의료 욕구도 동시에 해결할 수 있는 연계서비스 방안을 강구한다.

셋째, 저소득 만성질환자 등 보건·의료서비스 대상자들이 당면하고 있는 생활상의 복지문제도 동시에 해결할 수 있는 연계서비스 방안을 강구한다.

넷째, 총체적 보건·의료·복지서비스를 강화하여 지역주민에 대한 복지총량을 제고하고, 삶의 질적 향상을 기할 수 있는 방안을 제시한다.

다섯째, 사업의 효과성을 평가하고 효율적인 보건복지서비스의 모델을 개발한다.

'보건복지사무소 시범사업'을 운영한 결과 보건·의료와 복지서비스 분야 사이의 업무 이해가 깊어지고 정보교류가 증가하긴 하였지만 예상만큼 부서간 협조나 연계가 이루어지지 않은 것으로 평가되었으며, 지속가능한 사업으로 정착되지 못하고 시범사업으로 마감하였다.

(2) 일본의 보건과 복지서비스 조직 통합

일본의 경우, 보건과 복지서비스의 조직 간 통합방식에 대하여 살펴보면 크게 세 가지로 구분될 수 있다.

첫째, 보건소와 복지사무소의 조직을 완전히 통합한 경우로 대표적인 사례가 北九州市(기타큐슈시)이다. 北九州市는 1994년 4월에 7개의 보건소와 9개의 복지사무소를 통합하여 7區에 모두 '보건복지센터'를 설치했다.

둘째, 복지사무소에 보건소 기능을 일부 추가한 형태이다. 이 형태가 가장 많은데, 札幌市

(삿뽀로시), 仙台市(센다이시), 神戸市, 廣島市가 여기에 해당한다. 札幌市(삿뽀로시)에서는 1994년 4월부터 '복지사무소에 종합 상담창구'를 개설하여 보건부 직책의 고령자 보건상담 주사, 고령자 복지상담 주사, 일반 사무직원 등을 배치하였다. '복지사무소에 종합 상담창구'의 기능은 보건복지의 종합상담, 조사, 서비스 종류의 결정 등을 하는 것이며, 필요에 따라서는 업무조정 팀회의 등에 상정하여 처우에 대한 검토를 실시한다. 서비스 제공의 결정권은 분리되어 있는데, 복지서비스는 복지사무소가, 보건서비스는 보건소가 이행하고 있다. 보건서비스는 고령자 보건상담 주사가 중심이 되어 수행하고 있다.

셋째, 복지사무소나 보건소 이외의 제3의 기관으로서 '보건복지 상담창구'를 설치한 것이다. 横兵市(요코하마시)에서는 1992년 12월부터 구청장 직속으로 구청 내에 '區복지보건상담실'을 설치하고 있다. '區복지보건상담실'의 직원 구성은 실장(과장급), 담당계장, 현업원, 보건부, 촉탁직원 등으로 이루어져 있다. 기능은 복지 6법에 관한 종합상담, 보건상담을 행하는 것이며, 고령자에게만 한정되어 있지 않은 점이 특징이다. 서비스 제공의 결정권에 있어서는 '복지사무소에 종합 상담창구'와 마찬가지로 복지사무소와 보건소가 각각 지니고 있으며 區복지보건상담실에서의 연계에 의하여 제공하게 되어 있다.

일본에서의 보건과 복지 조직 간 통합방식은 우리의 현실을 고려할 때 다소 어려울 수도 있다. 그러나 이용자(욕구자, 대상자)를 중심으로 판단할 때 보건·의료와 복지 조직이 통합되어야 할 필요성이 있음을 인식하고 있다. 이러한 필요성이 있음에도 불구하고 보건·의료와 복지 조직 간의 통합이 곤란한 경우에는 조직 간의 기능적 연계를 실시해야 한다.

3) 보건과 복지서비스의 기능 연계

(1) 보건과 복지서비스 조직 간의 기능적 연계—'사회복지사무소 시범사업'

보건과 복지서비스의 기능적 연계의 사회복지사무소 시범사업은 앞의 보건복지사무소 시범사업보다 서비스의 포괄적 연계의 영역에서 매우 미흡하다고 할 수 있다. 보건복지사무소가 정착하지 못한 상태에서 지역사회 서비스의 연계의 효과를 한층 높이기 위하여 실시한 것이 사회복지사무소 시범사업이다. 여기서는 사회복지사무소 시범사업의 주요 목적과 지역사회 서비스의 포괄적인 효과를 위한 지역사회 복지계획과 지역사회복지협의체에 대하여 간략하게 살펴보고자 한다. 사회복지사무소의 주요 목적으로는

첫째, 자방자치단체 사회복지 담당부서의 조직구조 및 인력 배치·활용방법을 개선하여 복지업무를 전담하고 전문영역별로 분담할 수 있도록 하는 것이다.

둘째, 지방자치단체가 수행하는 사회복지업무의 내용 및 역할을 확대·강화하여 기존 공공

부조 및 복지서비스를 보다 내실화하고, 지역복지정책 기획 및 민간과의 연계・협력을 확대하여 지역사회복지의 중심이 되도록 하는 것이다.

셋째, 지방자치단체의 사회복지업무 수행 절차 및 단계를 개선하여 전문서비스 제공을 가능하게 하는 것 등이다.

시범사업은 2004년 7월부터 2006년 6월까지 2년 간 대도시의 서울특별시 서초구, 부산광역시 부산진구와 사하구, 광주광역시 남구 4개 지역, 중소도시의 강원도 춘천시, 충청남도 공주시, 경상북도 안동시 3개 지역, 농촌지역으로 충청북도 옥천군, 울산광역시 울주군 2개 지역으로 모두 9개 지역에서 실시하였다.

사회복지사무소의 주요 업무는 시・군・구와 읍・면・동에서 수행하고 있는 기존 사회복지 업무, 기초생활보장 및 복지서비스의 내실화를 위한 사업, 민간자원의 개발・연계 등 지역사회복지의 활성화, 지역사회복지협의체 구성 및 운영 등이다. 주요 업무 내용 중에 보건과 복지 기능적 연계의 측면은 지역사회 복지계획과 지역사회복지협의체에서 찾아볼 수 있을 것이다.

— 지역사회 복지계획과 지역사회복지협의체 —

지역사회 복지계획은 지역사회 복지서비스를 종합적・계획적으로 추진하기 위한 방법으로서 지역 단위에서의 사회복지계획이라고 할 수 있다. 지역사회 복지계획은 주민의 복지욕구와 지역특성 등 지역의 복지문제를 파악하여 이것을 과제로 설정하고, 주민참여를 토대로 공공・민간의 협동을 통하여 그 해결을 도모하기 위한 중장기적 계획으로서 제도적・재정적 지원을 명확히 하는 행정계획이라고 할 수 있다.

이러한 지역사회 복지계획은 기본적 인권의 존중, 법적 평등, 삶의 질 향상, 지역성의 중시, 公私협동과 주민참여를 기본 이념으로 하여 그것이 추구해야 할 목표로서 ① 재가복지와 시설복지의 통합, ② 보건・의료・복지의 연계, ③ 생활환경의 정비, ④ 지역의 조직화, ⑤ 지역복지 추진체제의 확립 등을 담고 있다.

지역 단위의 사회복지서비스 네트워크 조직인 지역사회복지협의체에는 지역 내에 있는 사회복지관련 이용시설과 수용시설, 보건소, 시민단체, 의사협회, 간호사협회, 변호사회 등 전문가단체, 종교기관, 지방정부(시・군・구청의 사회복지과와 지역보건과, 사회복지전담공무원) 등을 총망라하여 구성하고 있다. 지역사회복지협의체의 역할은 지역 단위의 복지계획 수립, 서비스의 연계와 조정, 역할 분담 및 특화 추진, 지역의 욕구조사 등이다.

사회복지사무소의 서비스 제공 절차를 살펴보면, 복지서비스를 필요로 하는 대상자가 직접 복지 상담실로 서비스 지원을 요청하면 통합조사 팀 또는 조사담당 팀에서 지원 신청대상자에 대한 조사를 실시하여 복지대상자를 선정하게 된다. 그에 해당되는 급여와 서비스의 수준

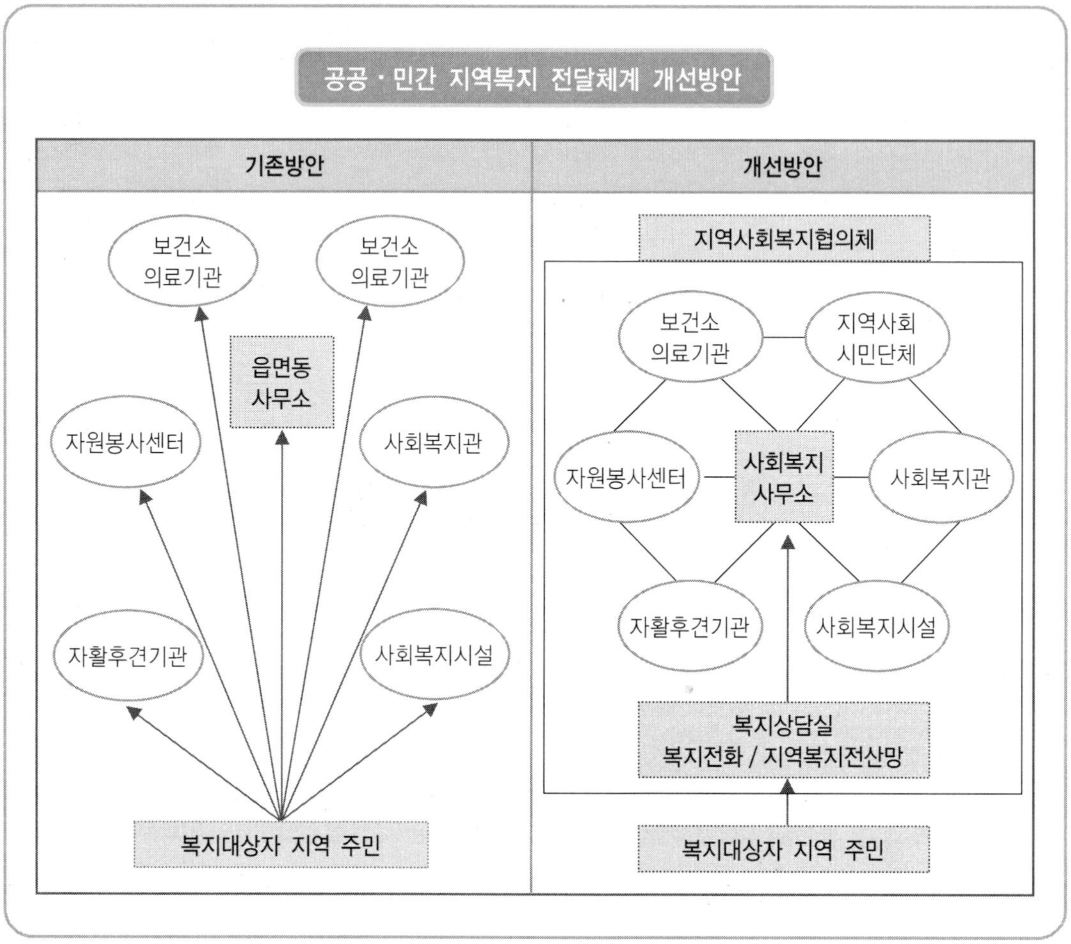

[그림 13-1] 지역사회복지협의체 사업체계도

자료 : 심재호, 지역복지 전달체계의 이해, 책과 공간, 2006

이 결정되면 대상자를 서비스연계 팀으로 의뢰하여 서비스를 제공받을 수 있도록 관리된다. 이와 같은 절차는 지역사회복지협의체의 운영을 통하여 보다 포괄적인 관리가 이루어지도록 하는 목적을 가지고 있다. 이에 대한 이해를 돕기 위하여 지역사회복지협의체의 사업체계도를 살펴본다(그림 13-1).

(2) 보건과 복지서비스 행정조직 간의 기능적 연계 — 보건소 방문간호사와 읍면동 사회복지 전담공무원의 서비스 연계

전라남도 시·군 지역의 노인을 대상으로 방문간호사업을 하고 있는 보건소의 방문간호사와 읍・면・동의 사회복지 전담공무원에게 담당하고 있는 업무 중에서 보건과 복지서비스의 연계업무 내용을 조사 연구한 논문에서 발췌한 것이다. 지역적 한계성으로 인하여 일반화할 수 없는 제한점은 있으나 서비스업무 연계업무 및 활동 내용을 통하여 보건・의료와 복지서비스 조직 간의 기능적 연계가 이루어지고 있음을 확인할 수 있었다.

방문간호사가 사회복지 전담공무원에게 의뢰한 서비스는 전체적으로 자원에 대한 정보제공, 가정봉사원 및 자원봉사자 파견, 사회복지 관련기관 의뢰, 정서적 서비스 순이었고, 한편 사회복지 전담공무원이 방문간호사에게 의뢰한 서비스는 방문진료, 노인건강진단, 방문간호, 치과서비스, 건강상담 순이었다(표 13-6).

[표 13-6] 방문간호사와 사회복지 전담공무원 간의 의뢰한 서비스 내용

구분	서비스 내용
방문간호사가 사회복지 전담공무원에게 의뢰한 서비스	자원에 대한 정보제공 가정봉사원 또는 자원봉사자 파견 사회복지 관련기관 의뢰 정서적 서비스 이동목욕 서비스 이・미용 서비스 식사 또는 밑반찬 서비스 가사 서비스 재활기구대여 후원금 지급 및 결연 후원금 지급 취업 및 부업알선
사회복지 전담공무원이 방문간호사에게 의뢰한 서비스	방문진료 노인건강진단 방문간호 치과서비스 건강상담 희귀, 난치성 질환관리 재활서비스 보건교육 한방서비스 호스피스 간호 재가 암환자 관리

자료 : 이정애 외, 전라남도 노인보건복지에 있어서 방문간호사와 사회복지 전담공무원의 서비스 연계 실태 및 관련요인, 보건행정학회지, 2006

노인 보건 · 의료 · 복지서비스 연계에 영향을 미치는 요인에 있어 군지역이 시지역보다 의뢰 경험이 더 많았다. 이는 지역에 의뢰할 수 있는 기관이 많고 적음과 접근 용이성, 그리고 두 직종 간의 개인적인 인간관계 등의 요인에 기인한 것으로 사료된다. 그리고 분야별 전문직 간 서비스 연계에 대해 긍정적인 경우가 방문간호사 및 사회복지 전담공무원에게 의뢰한 경험 보다 더 많은 것으로 조사되었다. 이는 긍정적인 태도로 인해 의뢰 경험이 많은 것인지 또한 의뢰한 경험에 의해 전문직 간 서비스 연계의 긍정도가 변화된 것인지는 인과관계가 불분명하나 어느 쪽이든 매우 고무적인 사실이다.

4) 보건 · 의료 · 복지서비스의 기능 연계

(1) 은평구의 보건과 복지서비스 조직 간의 기능적 연계 — '보건복지연계 사례관리사업'

서울시 은평구에서 실시한 '보건 · 복지연계 사례관리사업'에서는 각종 보건 · 의료 및 사회복지 서비스를 제공받고 있는 노인들을 대상으로 시범 사례들을 선정하고 사례관리 팀을 조직하여 사업을 진행하였다. 사례관리 팀의 구성원은 사회복지사, 서울시 유급 가정도우미 사업의 유급 가정도우미, 보건소 방문간호사 등이 포함되어 있었다. 사례관리 대상자는 노인과 장애인을 우선순위 대상자로 하며, 현재 서비스를 받고 있는 수혜자 중에서 선정하였다.

사례관리 대상자의 선정과 선정된 대상자에게 제공할 서비스 지원을 위해서 주 1회 사례관리 팀회의를 실시하였다. 부문적으로 알고 있었던 대상자에 관한 정보의 교환, 필요한 서비스의 총체적인 파악, 서비스 조정을 하였다. 그 결과 사례대상자에 대한 서비스의 중복 제공은 발생하지 않았으나 여러 기관의 개별 서비스들이 특정 대상자에게 집중되는 문제는 있었다. 보건소나 사회복지관에서도 보유하고 있는 대상자의 정보가 제한적이었기 때문에 제공되는 서비스 역시 한정적이었다.

(2) 경기도 보건 · 의료 · 복지서비스 조직 간의 기능적 연계 — '노인보건복지 연계센터'

경기도는 노인에 대한 보건과 복지서비스의 중복제공을 막고 서비스 분절을 예방하기 위해 수원시와 의정부시의 지방공사의료원 내에 '노인복지 연계센터'를 설립하고, 기초생활수급 노인과 저소득 노인을 대상으로 사업을 전개하였다.

수원시 노인보건복지센터는 단장, 사무국장, 실무 팀(사회복지사, 간호사, 사무직)으로 구

[표 13-7] 수원시 노인보건복지 연계센터 노인대상자 미충족 수요

구 분	%	구 분	%
병원 연계	43.0	안부 전화	30.8
방문 간호	40.4	여가 활동	28.4
정보 서비스	39.2	개인 업무	24.2
의료비 지원	37.6	영정 사진	24.0
응급 처치	37.1	청소, 세탁	23.4
물리 치료	33.8	전문 상담	21.5
정신 보건	30.8	일상생활 훈련	18.8

자료 : 이윤환 외, 수원시 노인보건복지 연계사업의 평가. 아주대학교, 강남대학교, 수원시 노인보건복지연계센터. 2002

성되어 있고 자문위원회(교수, 전문가)와 운영위원회(지역 내 복지관, 보건소, 시청, 사회복지담당부서 등)를 두고 있다. 수원시는 보건복지서비스 연계망 구축에 중점을 두어 2002년도 정보공유 프로그램을 설치하였다.

주로 재가복지센터, 동사무소, 민간단체들을 활용하였고 그 결과 서비스 중복제공이 많이 감소하였다. 그러나 보건서비스 연계제공은 복지서비스 분야에 비해서 활성화되지 못하였다. 서비스를 받고 있는 노인들을 대상으로 '욕구는 있으나 충족되지 못한 서비스'를 조사한 결과 노인들은 병원 연계, 방문 간호 등 보건・의료서비스에 대한 미충족 욕구가 높은 것으로 조사되었다(표 13-7).

의정부시는 수원시와 같이 보건・복지서비스 연계의 서비스 통합시스템을 구축하지 않았다. 서비스의 중복제공은 행정기관인 동사무소의 협조를 얻어 제공된 서비스 종류와 대상자를 분기별로 체크하였고 클라이언트에 대한 정보교환이 연계의 대부분이었다. 수원시는 직접적인 서비스를 제공하지는 않았는데 반해 의정부시는 가정도우미 파견사업을 위탁받아 파견사업을 운영하면서 직접 서비스를 제공하였다(그림 13-2).

'노인복지 연계센터' 시범사업 결과 운영위원회 및 자문위원회의 활성화, 운영인력의 지속적인 교육, 지역사회 연계강화 등이 앞으로 해결과제로 지적되었다.

(3) 보건・의료・복지서비스 간의 기능적 연계—'노인장기요양보험제도 시범사업'

인구구조의 급격한 고령화에 따른 새로운 수요가 대두되었다. 치매, 중풍, 골절・낙상・고령에 따른 쇠약으로 폐용증후군이 급증하고 있다. 이러한 치매, 중풍, 폐용증후군은 돌봄 내

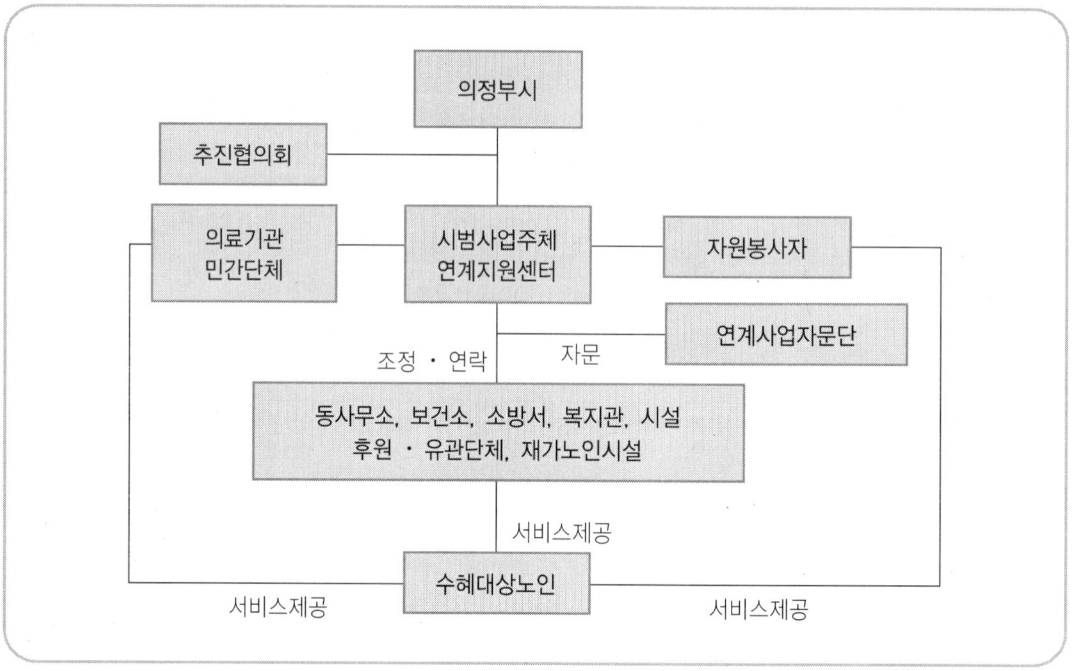

[그림 13-2] 의정부시 노인보건복지 연계사업 체계도

자료 : http://www.jinwooinfo.co.kr/yg

지는 장기요양서비스의 수요층을 점점 두텁게 하는 실정이다.

이와 같이 고령이나 노인성 질병 등으로 인하여 일상생활을 혼자 수행하기 어려운 노인에게 신체활동 또는 가사지원 등의 장기요양급여를 사회적 연대원리에 의해 제공하는 사회보험제도인 노인장기요양보험제도 시범사업을 실시하고 있다.

2005년 7월 1일부터 2006년 3월 31일까지 기초생활보장 노인수급자를 대상으로 1차 사업을 광주광역시 남구, 경기도 수원시, 강원도 강릉시, 경상북도 안동시, 충청남도 부여군, 제주도 북제주군 6개 시·군·구에서 실시하였고, 2006년 4월부터 2007년 3월까지 65세 이상의 일반노인을 대상으로 2차 사업을 1차 시범사업 6개 시·군·구 외에 부산직할시 북구와 전라남도 완도군을 추가 지정하여 운영하였고, 3차 시범사업에서 인천 부평구 등 13개 시군구가 포함되었다. 1·2·3차 시범사업 내용은 [표 13-8]과 같다.

노인장기요양보험제도를 통하여 보건·의료와 복지서비스 조직 간의 연계시스템 내용을 볼 수 있다. 노인장기요양보험법(안) 제3조의 장기요양급여의 기본원칙을 살펴보면 첫째, 장기요양급여는 노인 등의 심신상태 및 생활환경과 노인 등 및 그 가족의 욕구와 선택을 종합적으로 고려하여 실시하되, 필요한 범위 안에서 적정하게 실시해야 한다. 둘째, 장기요양급

[표 13-8] '노인장기요양보험제도 시범사업' 내용

구분	1차 시범사업	2차 시범사업	3차 시범사업	비교
대상 지역	• 6개 시군구(광주 남구, 수원, 강릉, 안동, 부여, 북제주군)	• 8개 시군구(1차 시범지역 외 부산 북구, 전남 완도 추가)	• 13개 시군구(인천 부평구, 대구 남구, 청주, 익산, 하동 추가)	• '06. 7. 북제주군이 제주시로 편입되어 읍·면지역만 적용
적용 대상	• 65세 이상 기초생활수급 노인(1~5등급 2,050명)	• 65세 이상 일반노인 (1~3등급 약 5,200명)	• 65세 이상 일반노인 (1~3등급)	
사업 내용	• 등급판정·수가·비용 지불 등 운영체계 기술적인 부분 검증	• 노인장기요양보험법(안)의 등급판정·서비스 이용지원 체계, 급여범위 및 내용, 수가산정, 서비스 이용시 본인부담 등 본사업과 유사한 형태 운영 및 검증	• 2차 시범사업내용 계속 실시	
장기 요양 급여	• 재가급여(5종) : 방문간병장기요양, 주간보호, 단기보호, 방문간호, 표준 장기요양이용계획서 • 시설급여(2종) : 요양시설, 전문요양시설	• 재가급여(6종) : 방문요양, 방문목욕, 방문간호, 주야간보호, 단기보호, 복지용구 제공 • 시설급여(3종) : 요양시설, 전문요양시설, 노인요양공동생활가정 • 특별 현금급여(2종) : 가족요양비, 요양병원간병비	• 2차 시범사업내용 계속 실시	• 복지용구 지원 및 요양병원 장기요양비는 1개 시·군·구에서 '06년 하반기 실시 검토 • 간호장기요양 : 가정간호사업 등을 활용하여 실질적 서비스 제공(수가적용)
등급 판정 및 표준 장기 요양 이용 계획	• 공단 작성 표준장기요양이용계획서에 의한 서비스 이용체계 • 등급판정을 위한 방문조사와 표준장기요양이용계획서 작성을 위한 욕구사정의 이원화 운영	• 등급판정도구와 욕구조사 도구의 통합(장기요양인정조사) 및 동시 조사 • 등급과 서비스 종류 및 내용 결정 통보 • 서비스 제공자와 이용자간 자율적인 서비스 이용체계 * 표준장기요양이용계획서를 가이드라인으로 제공 • 모니터링 및 질 평가	• 3차 시범사업도구 적용	
본인 부담	• 본인부담제도 미적용 (기초수급자 대상)	• 기초수급노인 : 면제 • 일반노인 : 20% 적용 • 경감자 : 10% 적용	• 기초수급노인 : 면제 • 일반노인 : 시설 20%, 재가 15% 적용 • 경감자 : 시설 10%, 재가 7.5%	
재원	• 국고지원(19억원)	• 국고(76억원), 지방비(약 20억원) 이용자 부담	• 국고(104억원), 지방비 이용자 부담	• 재가장기요양비용의 일부 20~40%를 재정자립도에 따라 지자체 부담

자료 : 보건복지부, 3차시범사업시행지침, 2007.4

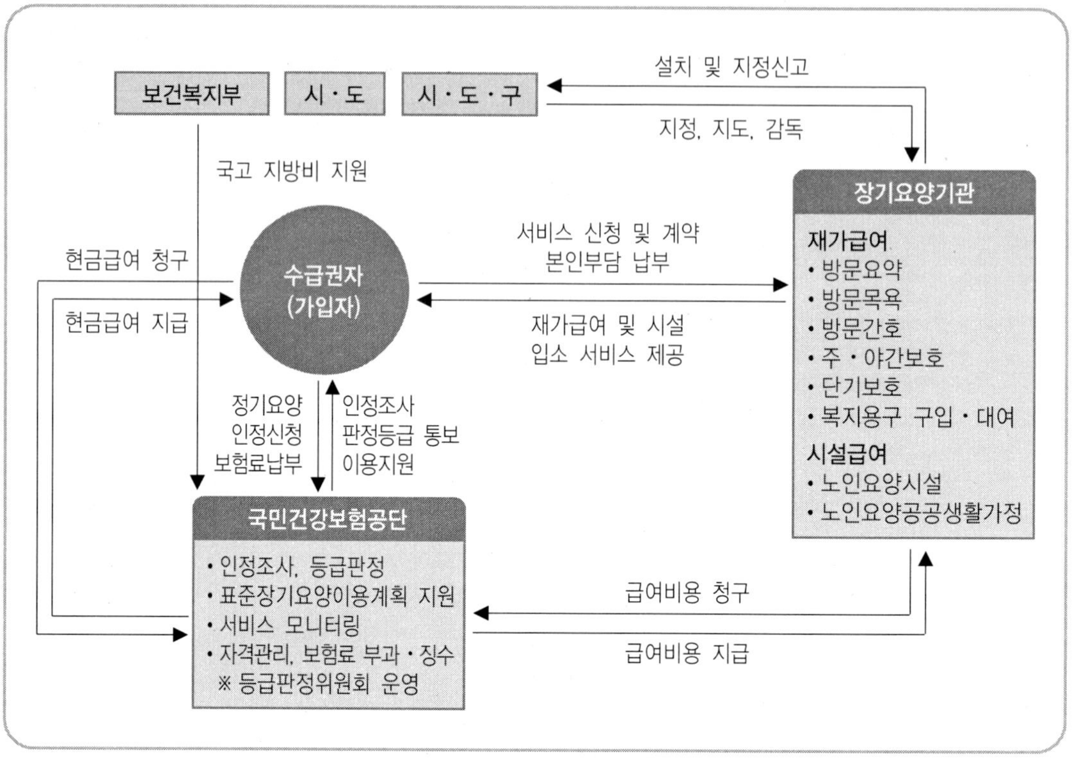

[그림 13-3] 장기요양보험 관리 · 운영 흐름도

자료 : 국민건강보험공단, 2014 노인장기요양보험 통계연보, 2015

여는 노인 등이 가족과 함께 생활하면서 가정에서 장기요양을 받는 재가장기요양급여가 우선적으로 실시되어야 한다. 셋째, 장기요양급여는 노인 등의 심신상태와 건강 등이 악화되지 아니하도록 의료서비스와 연계하여 실시해야 한다고 했다.

제14조 장기요양의 인정 및 등급판정 등에서 장기요양인정 신청서, 신청서에 의한 조사결과서, 의사의 소견서 등 필요한 자료를 등급판정위원회의 심의에 상정하여 장기요양 등급을 판정받도록 하였다. 이와 같이 장기요양서비스 이용절차 과정상에서 보건 · 의료 · 복지서비스가 통합한 업무 흐름을 확인할 수 있다(그림 13-3).

또한 장기요양등급 평가판정위원회의 위원 위촉은 15~20인으로 구성하게 되어 있다. 구성에 있어서 시범지역 소재 의사협회, 간호사협회, 사회복지사협회, 지방자치단체, 시민단체, 국민건강보험공단으로부터 추전을 받은 자로 되어 있다. 따라서 장기요양등급 평가판정 회의 시 보건 · 의료 · 복지서비스 분야에서 검토를 받는다고 볼 수 있는 것이다(그림 13-4).

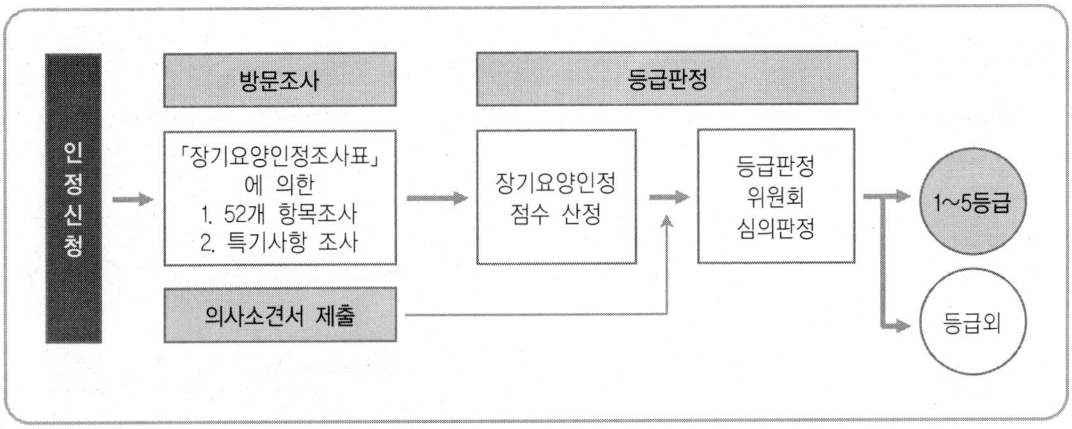

[그림 13-4] 평가판정 체계

자료 : 국민건강보험공단, 노인장기요양보험 통계연보, 2015

– 간호장기요양 –

노인장기요양보험제도의 장기요양급여 종류 중에서 보건과 의료의 성격을 가장 강하게 가지고 있는 급여가 간호장기요양이다. 2006년 7월 1일부터 2차 시범사업이 실시되는 8개 시・군・구 지역에 있는 의료기관이나 보건소, 간호사협회 등을 방문간호사업기관으로 지정하여 간호장기요양사업을 제공하고 있다. 이 사업을 통하여 입원대체 서비스 형태의 의료기관의 가정간호사업과 저소득층 대상의 보건소 방문간호사업 등이 지금까지 매우 제한적으로 운영되었던 방문간호사업이 크게 활성화되고 있다(그림 13-5).

간호장기요양을 제공하는 기관의 전문인력의 요건은 최근 5년 이내에 임상 경력 2년 이상의 간호사 2인 이상을 확보하고 장기요양서비스를 지원하도록 하고 있다. 그 간호장기요양 제공기관의 간호장기요양 내용은 다음과 같다(표 13-9).

노인장기요양보장제도(안) 중에 보건・의료서비스에 해당하는 간호 및 재활욕구 항목의 내용은 치료적 측면이라기보다는 간병장기요양의 지원적 측면의 장기요양급여이다. 따라서 치료 및 회복중심의 건강보험제도와의 중복성을 피하여 지원하게 되어 있다.

2차 시범사업은 현재 운영 중이기 때문에 평가내용이 아직 나오지는 않았다. 여기서는 1차 시범사업 평가결과에 대하여 살펴보고자 한다. 1차 시범사업의 대상자는 국민기초생활보장제도에 의한 수급권을 가지고 있는 노인으로 한정되어 있어 여러 측면에서 일반화하기에는 제약점을 가지고 있다.

기존의 생활보호법 하에서 이루어져 왔던 시혜적 수혜에 익숙하여, 노인장기요양 등급판정을 받은 대상자가 등급판정에 대한 이의신청 내지는 판정된 등급에 기준하여 서비스가 지원

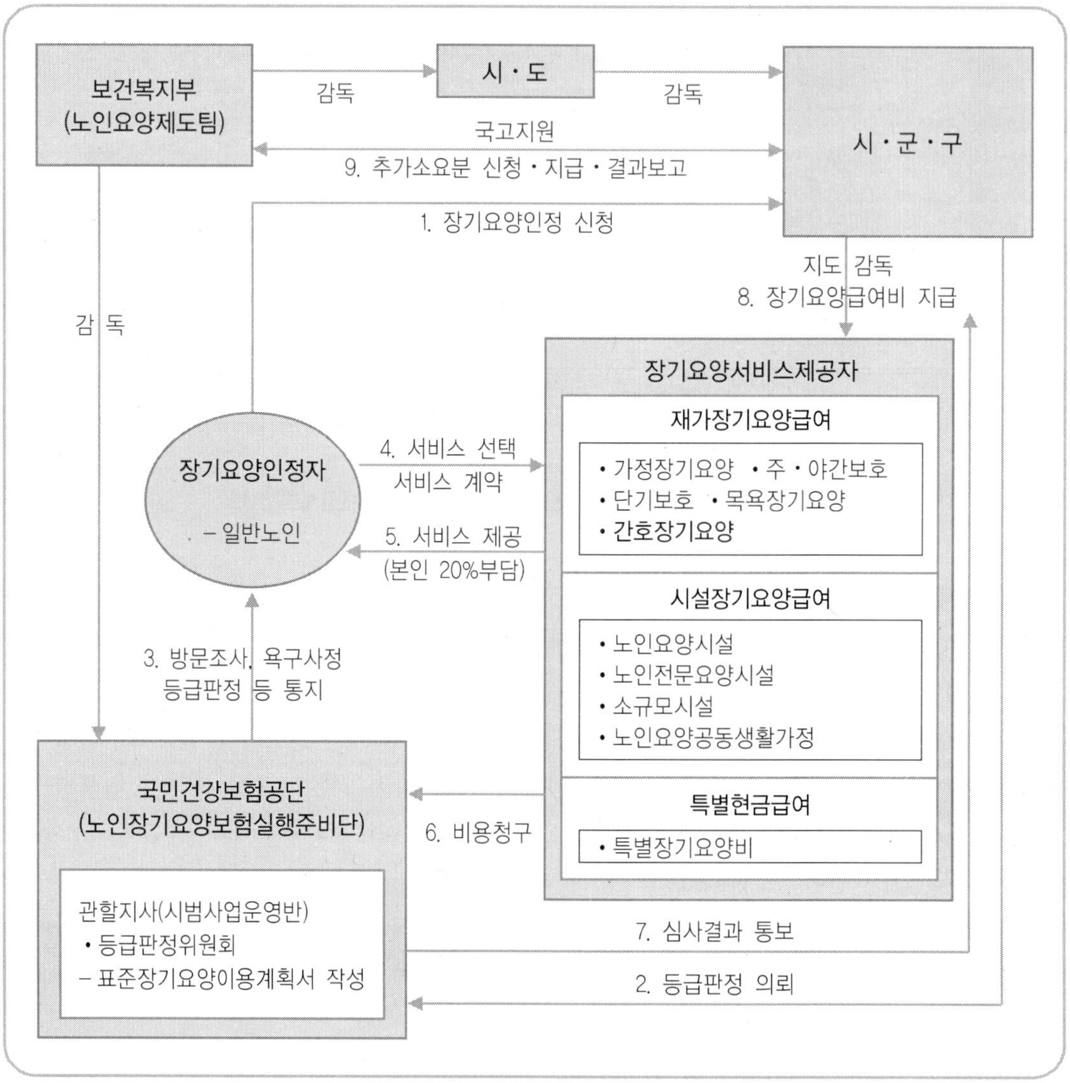

[그림 13-5] 2차 시범사업 운영체계

자료 : 국민건강보험공단, 노인수발보험제도 2차 시범사업 추진현황 회의자료, 2006. 9.

되는 것에 대한 불만 제기 등의 문제들이 크게 발생하지 않고 있다는 것이 문제로 제도 개선에 필요한 자료가 충분히 나오지 않는다는 점이다. 또한 노인장기요양보험제도의 간병장기요양서비스와 같은 장기요양서비스를 제공하는 데 있어서 장기요양제도의 시스템의 절차나 체계의 구축에 대해서는 상당한 가능성을 찾을 수 있었다.

노인장기요양보험제도가 보건 · 의료 · 복지서비스 조직 간의 통합이든 기능적 연계든지 간

[표 13-9] 간호장기요양의 내용

구분	주요 내용
기본간호	간호사정 및 진단, 냉・온 요법, 체위변경, 등 마사지, 구강간호, 개인위생 관리 등
간호	비위관 교환, 단순도뇨 및 정체도뇨관 삽입・교환・관리, 기관지관 교환・관리, 산소요법, 욕창치료, 단순상처치료, 염증성 처치, 봉합선 제거, 방광 및 요도세척
검사 관련업무	〈가정에서 실시할 수 있는 단순 검사〉 뇨당검사, 반정량 혈당검사, 경피적 혈액산소분압검사 〈검사물 수집 및 운반〉 필요한 검사물 수집 후 의료기관으로 운반
투약관리 지도	• 투약행위 및 투약지도 • 주사 : 주사행위는 의사의 처방에 의하여 실시하고, 수액요법은 수액 감시와 속도조절 등에 관한 관리 포함
교육훈련	환자・가족 대상 건강관리에 필요한 식이요법, 운동요법, 기구 및 장비 사용법 등에 대한 교육・훈련
상담	환자의 상태변화시에 대처방법, 질병의 진행과정 및 예후, 주장기요양자와 가족문제, 환경관리 등
의뢰	가정간호 서비스 종결 이후에도 계속적인 건강관리가 요구되는 경우에는 의료기관 등으로 의뢰

자료 : 보건복지부, 방문간호장기요양 서비스 제공, 보도자료, 2006. 6. 28.

에 다양한 이해 당사자 집단들 사이에 충분한 합의과정이 요구되고 있다. 또한 기존의 사회보험제도나 사회복지서비스제도와의 밀접한 관계 속에서 재검토하며 유관 제도의 성숙과 더불어 노인장기요양보험제도도 지속가능한 사업이 되도록 수정・보완되어야 한다는 것을 인식해야 한다.

3 통합 케어(Integrated Care)와 그 외국 모델 사례

1) 통합 케어의 개념과 범위

보건・의료・복지서비스 조직들이 각자 서비스 주체기관에 의해 운영하다 보니 보건・의료와 복지서비스 상호 간에 분절현상(fragmentation)으로 자원낭비 요소가 많이 발생하게 되었다. 더욱이 노령화에 따른 만성질환 및 장애를 가진 사람의 증가로 그 폐해는 더더욱 심해지고 있는 것이다.

한두 개 이상의 만성질환과 함께 기능 감소 및 쇠약을 경험하는 노인들에게는 급성기 질환

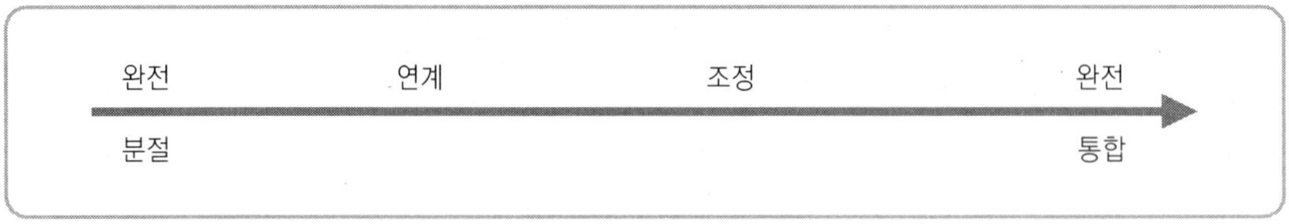

[그림 13-6] 통합의 범위

치료, 지속적인 만성질환 관리, 기능 수준에 따른 재활치료, 재가장기요양서비스, 시설입소가 연속적으로 이루어져야 한다. 이를 위해서는 보건 및 복지서비스, 재가와 시설, 외래와 입원 등 대상자가 필요로 하는 모든 서비스 영역이 단절됨이 없이 연속선상에서 제공되어야 한다. 통합 케어는 서비스 제공기관 간의 연계・조정・통합을 통해 이러한 연속선상의 서비스를 제공하는 것을 의미한다.

2003년 WHO는 통합 케어를 치료와 케어 영역 간 또는 각 영역 내의 재정, 행정 및 서비스 공급 차원의 연결성, 적소배치, 협동적 노력을 구축하기 위해 설계된 케어 모델 또는 정책이라고 정의하였다.

위의 통합 케어의 의미를 가진 유사한 용어들은 매우 다양하다. Seamless Care, Transmural Care, Intermediate Care, Case Management, Care Management, Networking, Continuous Care, Integrated Care Pathways, Integrated Delivery Networks 등이 있다. 통합의 범위에 따라 연계(linkage)와 조정(coordination), 완전통합(full integration)으로 구분하고 있다(그림 13-6).

연계는 보건・의료・복지서비스의 기존 조직들이 분절되어 있어 제공되는 서비스와 재원들을 대상자의 욕구에 맞게 연결시키는 것으로써 통합의 가장 약한 수준이라고 할 수 있다. 조정은 관리시스템을 체계적으로 운영하여 보건・의료・복지서비스 기관 간의 의사소통을 활발하게 하고 기관 간의 서비스 분절과 비연속성을 줄이는 수준의 단계이다. 조정은 연계보다는 더 구조화된 방식이지만, 기존의 조직 범위를 넘어서지는 않는다. 마지막으로 그림과 같이 완전통합이란 보건・의료・복지서비스의 여러 관련 기관과 서비스 자원, 재정을 단일기관 하에 통합시킨 것을 의미한다.

2) 통합모델 사례

(1) On Lok 프로그램

On Lok 프로그램은 1973년 미국 샌프란시스코 차이나타운에서 시작한 것이다. 낮 동안에는 노인들이 지역사회센터에서 시간을 보내고 저녁에는 자신들의 집으로 돌아가는 '주간보호소'의 형태를 띠고 있으면서 의료서비스에서부터 복지서비스까지 포괄적인 서비스를 원스톱 형태로 제공하는 것이다.

이 프로그램은 결과에 있어서 건강상태 내용이 좋아지고, 급성 및 만성요양 입원 비율이 저하됨으로써 긍정적인 평가를 받았다. On Lok 프로그램을 이용한 노인들은 2년 경과 후 장애적응력이 향상되었고 병원입원 비율 및 요양기관 입소 비율이 감소하여 이용자 1인당 총비용이 21% 감소되었다고 한다.

(2) PACE(The program of all inclusive care for the elderly)

1987년 미국에서 메디케어・메이케이드 시범 프로그램으로 PACE를 실시하였다. PACE 대상자는 메디케이드에서 PACE 프로그램을 제공하는 주에 거주하는 55세 이상인 자 중 너싱홈(Nursing-home) 수준의 돌봄이 필요하다고 인정된 자로 대부분 80세 이상인 자로 의학적 문제와 일상생활 수행능력에 어려움을 가진 사람들이다. PACE 적용대상의 절반 이상은 치매를 가지고 있는 중증질환의 노인들이다.

간호, 물리치료, 작업치료, 놀이치료, 식사, 영양상담, 퍼스널 케어, 주간간호 등을 포함하는 PACE 프로그램은 다학문 간의 팀을 통해 이루어지는데 의사, 치과의사, 청각학자, 검안사, 족병학자, 언어치료사, 사회복지사, 영양사, 간호사, 가정봉사원, 작업치료사, 물리치료사, 운전사 등이 참여한다.

다학문 간의 팀은 대상자의 보건・의료 욕구를 사정해서 케어플랜을 작성한 후 서비스를 제공한다. 이들은 환자의 상태를 수시로 모니터링하여 이상 징후를 조기발견해서 대처함으로써 시설입소를 늦추고 낙상, 피부질환, 부작용 등 단기적으로 효과를 볼 수 있는 부분의 예방을 강조한다. 예방접종, 치과, 안과, 정신과 등 각종 영역에서 기능상태를 유지함으로써 독립적인 생활을 유지할 수 있도록 돕고 있다.

(3) SIPA 프로그램

SIPA(Systeme de service integres pour personners agees en perte d'autonomei)는 캐나다 몬트리올에서 시행한 "독립생활 능력에 장애가 있는 노인을 위한 통합서비스체계"이다. 이 프로그램은 일정 취약 노인을 대상으로 재가, 급성병원, 요양시설에서 포괄적인 보건・의료와 복지서비스를 제공하고 있다.

이 사업은 단계적으로 확대 실시되고 있는데, 1단계(1999년~2000년)에서는 사례관리, 노인기능평가, 전문협력팀, 24시간 대기 간호서비스를 실시하였고, 2단계(2000년 6월~2001

년 4월)에서는 처방약에 대한 인두제를 도입했다. 3단계에서는 모든 서비스에 인두제를 도입할 예정이다. SIPA에 대한 평가는 아직 진행 중이나 현재까지는 재가서비스 이용률 증가, 응급의료이용 감소, 예방서비스 강조 등의 효과가 있는 것으로 평가되고 있다.

(4) 유럽 PROCARE 프로젝트 중 통합모델

유럽에서는 오스트리아, 덴마크, 핀란드, 프랑스, 독일, 그리스, 이탈리아, 네덜란드, 영국 9개국이 참여하여 통합케어에 대한 논의가 활발하였고, 각 나라마다 다양한 시범사업을 실시하면서 PROCARE(Providing integrated health and social care for older persons–issues, problems and solution) 프로젝트를 만들었다. PROCARE 프로젝트는 노인들의 케어를 향상시키는 데 필요한 지역사회 보건 및 복지서비스의 새로운 모델에 대한 논제를 세우고 통합케어에 대한 각국의 경험을 비교하고 연구를 위한 데이터베이스를 만들고 평가를 위한 타당한 연구방법을 제공하는 것 등을 목적으로 하고 있다.

통합모델을 적용하여 실시한 나라의 시범사업에는 덴마크의 The Project of Shaevinge (24시간 보건복지 통합서비스), 영국의 CART(Community Assessment and Rehabilitation Team), 핀란드의 Kuopio Studies(홈헬퍼와 가정간호 통합서비스), 그리스의 Open Care Centers for the elderly, 이탈리아의 Project Single Point of Home Care(통합케어서비스)가 있다.

3) 조정모델 사례

(1) Guided Care 프로그램

미국의 Guided Care는 존스홉킨스 블룸버그 보건대학원에서 시작하였다. 이 프로그램 하에서 간호사는 정보기술을 활용해서 환자의 상태와 선호도를 사정한 후, 포괄적인 증거기반 케어계획을 작성하고 환자를 돌보는 보건・의료전문가들 간의 조정자 역할을 수행한다. 간호사는 또한 환자와 그 가족을 교육시키고 감독하며 만성질환의 상태를 관찰하고 지역사회의 자원 연계를 촉진시키고 의료기관 간 이송이 잘 이뤄질 수 있도록 돕는다.

Guided Care의 대상자는 의료보험 청구 자료를 근거로 개발한 예측모형을 통해 차기년도에 고비용 의료비(상위 15%)를 지출할 것으로 예상되는 65세 이상의 노인이다. 이들은 대부분 만성질환을 가지고 있으며 치매질환자도 포함하고 있다. Guided Care 하에서 간호사에 의해 제공되는 서비스는 포괄적 건강평가, 맞춤식 케어계획 수립, 최신 만성질환 관리기법 적용, 환자 자기관리, 건강증진 프로그램, 보건・복지서비스 조정・연결, 가족 교육, 지역사회 자원 연계 등이다.

메릴랜드 주 볼티모어 지역에서 이 프로그램을 적용해 본 결과, 프로그램에 참여한 실험군이 대조군에 비해 만성질환이나 노인의 케어가 향상되었고 의료비용이 10~15% 절감되는 등 긍정적인 효과를 이뤄냈다.

(2) PRISMA 프로그램

PRISMA(Program of Research to Integrate the Services for the Maintenance of Autonomy)는 캐나다의 통합모델인 SIPA와 같은 완전통합 모델이 아닌 서비스 관련기관 간의 조정을 강조한 모형으로 보건과 복지서비스기관이 참여한 공동운영위원회를 설치함으로써 정책과 자원 분배를 결정하고 있다. 여기에는 지역사회 관계자와 노인이 참여하여 조정과정을 모니터링함으로서 원활한 서비스 제공이 이루어지도록 하고 있다.

노인, 가족, 전문가들은 보건정보전화(Health Info Line)와 서신을 통해 PRISMA에 접근할 수 있도록 단일창구가 마련되어 있고 서비스 신청자는 간단한 평가를 통해 자격요건 심사를 거치도록 하고 있다. 자격요건 기준은 65세 이상, 중등도 또는 중증장애, 재가생활 가능, 보건・의료 및 복지서비스가 두 가지 이상 필요한 경우가 해당된다.

PRISMA의 서비스는 사례관리자를 중심으로 구성된 다학문 팀이 대상자의 필요도를 사정한 후 서비스를 제공하게 된다. 특히 사례관리자는 고객의 욕구사정, 필요한 서비스 계획, 서비스 연결, 다학문 팀의 감독, 고객에 대한 모니터링과 재평가 등을 담당한다. 따라서 사례관리자는 단순히 서비스를 연결시켜 주는 역할에 그치는 것이 아니라 직접 서비스를 제공해 주며 기관 간의 서비스 제공을 지휘하게 된다.

원활한 조정을 위해서는 모든 기관이 대상자에 대한 최신 정보와 서비스 계획 변경 내용을 수시로 파악할 수 있어야 하기 때문에 퀘벡 주 보건복지부의 네트워크를 활용한 노인병 정보시스템이 개발되어 사용 중에 있다.

PRISMA는 통합서비스 전달을 위해서 특징적으로 보건과 복지서비스기관이 함께 참여한 공동운영위원회 설치를 통한 조정, 단일창구, 사례관리, 서비스 계획, 단일 사정도구, 시설 간 의사소통을 원활하게 하기 위한 전산화된 의무기록을 발전시켜 나가고 있다.

1997년부터 2000년까지 실시한 유사 실험연구를 통해 PRISMA의 효과를 살펴본 결과 기능상태 저하 감소, 시설입소 희망자의 감소, 장기요양부담 경감, 응급실 이용과 시설 입소비율 감소 등의 긍정적인 결과가 있었다고 평가되고 있다.

(3) 유럽 PROCARE 프로젝트 중 조정모델

조정모델을 적용하여 실시한 나라의 시범사업에는 오스트리아의 ISGS–Hartberg(Integrierte Sozial–und Gesundheitssprengel in Harberg), 프랑스의 CLIC(Centre Locaux d' information et de Coordinaton, 지역사회 정보 및 노인 서비스 조정센터), 독일의 Wiesbaden Geriatric Rehabilitation Network(재활 네트워크), 네덜란드의 Woerden : Cure Plus Care Project (기관간의 정보교류 촉진)가 있다.

4 요 약

앞에서 살펴본 바와 같이 우리나라의 통합 케어(Integrated Care)는 보건 · 의료 · 복지서비스의 업무 연계에 있어서 매우 미흡한 정도이다. 인프라 확충이 미비한 상황에서 소규모적인 시범사업 수준에서 검토되고 있는 상태라고 할 수 있다.

이와 같이 통합 케어가 필요함에도 불구하고 정책으로써 적극적으로 도입되고 있지 못하고 있는 이유는 보건은 주로 국가 보건시스템의 틀 안에서 중앙부서가 관장하고, 복지서비스는 분권화되어 있는 지방정부와 지방자치체에서 관장하기 때문이다. 이러한 점이 보건 · 의료 · 복지서비스의 통합을 쉽지 않게 하고 있는 것이다. 지방자치와 재정분권이라는 우리나라 정치적 상황은 더더욱 희망적이지 못한 상황임을 예측할 수 있다. 그러나 보건 · 의료와 복지서비스를 통합하지 못한다 할지라도 대신에 전문가와 자원봉사자들의 자발적인 협력을 통해 개선해볼 가능성은 있다고 본다.

이제까지의 소규모 시범사업을 실시하면서 우리나라 상황을 고려한 새로운 모델을 설정하고 통합 케어의 조정능력을 강화시키는 시범사업을 실시함으로써 동일 목표를 가진 서로 다른 기관 간의 조정과 네트워킹을 시도해 볼 필요가 있다.

우리나라의 경우 보건 · 의료자원이 급성기 치료영역으로만 한정되어 개발되어 왔기 때문에 연속선상의 케어가 제공되는 데 중요한 역할을 하는 회복기 병상이나 장기요양 관련 시설, 재활시설, 재가복지시설의 확충이 필요하다. 또한 통합 케어에서 거의 필수적으로 도입되고 있는 다학문 팀구성을 위해서는 의사, 간호사를 비롯해 언어치료사, 작업치료사, 물리치료사, 영양사, 사회복지사 등 다양한 분야의 인력이 충분해야 하고 전문인력 간의 상호협조가 반드시 필요하다.

또한 노인의 건강관련 욕구, 활동, 협력사업 등에 대한 정보를 체계적으로 수집하여 정보를 공유할 수 있는 정보시스템을 개발함으로써 건강증진과 질병예방사업에 도움을 주고 보건과 복지서비스 분야의 네트워크 협력을 증진하는 데 공동목표를 설정하여야 한다.

참고문헌

강혜규, 시범보건복지사무소와 공공복지전달체계의 개편 — 한국사회복지의 현황과 쟁점, 인간과 복지 ; 1998

국민건강보험공단, 2014 건강보험통계연보, 2015

국민건강보험공단, 노인수발보험제도 2차 시범사업 추진현황 회의자료, 2006. 9

국민건강보험공단, 2014 노인장기요양보험 통계연보, 2015

국민건강보험공단, 노인요양보장시범사업 평가판정위원회 회의자료, 2005. 7. 13.

국민건강보험공단. 요양서비스 지원관리체계 운영지침. 2005. 8.

김경혜. 서울시 지역복지 전달체계 개선방안, 서울시정개발연구원 ; 1999

김미숙, 김혜경, 김찬우 등, 노인요양보장제도 도입에 따른 시설인프라 확충방안, 건강보험포럼, 2005

大山 博領 學紫田 博(1997),「保健・醫療福祉の 總合化を 目的して」, 光生館

보건복지부, 3차시범사업시행지침, 2007.4

보건복지부, 방문간호수발 서비스 제공, 보도자료, 2006. 6. 28.

보건복지부, 사회복지사무소 시범사업 안내, 2004, 6.

보건복지부,「시범보건복지사무소 설치・운영 개요」, 1995.

보건복지부, 2015 보건복지통계연보, 2015. 12

山本 隆(1995), 都市の高齢者 支える. 啓聞社

석재은, 영국의 지역사회보호와 사례관리를 통한 보건・복지서비스 통합, 보건복지포럼 2000

선우덕, 노인수발보험제도 1차 시범사업 총괄 평가내용, 보건사회연구원, 2006. 10

수원시 노인보건복지연계센터, 2003년 수원시 노인보건복지연계센터 사업보고서, 2003

심재호, 지역복지 전달체계의 이해, 책과 공간, 2006

이윤경 등, 고령화 대응 노인복지서비스 수요전망과 공급체계 개편, 보건사회연구원, 2013

이성기 외,「보건복지사무소 모형개발 및 1차년도 운영평가」, 한국보건사회연구원, 1995

이윤환, 김근홍, 김정림, 정푸름, 수원시 노인보건복지 연계사업의 평가, 아주대학교, 강남대학교, 수원시 노인보건복지연계센터, 2002

이윤환, 임병우, 장경옥, 경기 노인케어센터 설치에 관한 연구, 아주대학교, 경기도, 2004

이정애, 정은경, 함철호, 이영훈, 전라남도 노인보건복지에 있어서 방문간호사와 사회복지전

담공무원의 서비스 연계실태 및 관련요인, 보건행정학회지, 2006

정문희, 유인영, 보건 및 복지영역 서비스 연계에 대한 방문간호사의 인식, 보건교육건강증진학회지, 2002

조추용, 보건복지의 연계·통합에 관한 고찰 — 일본 재가케어 지원센터를 중심으로 — 한국노년학 1997 ; 17(1)

통계청, 「장래인구 추계」, 2011

한국일보, 볼런티어 Guided Care 프로그램, 2005. 6. 14.

川村匡由(1993), 地域福祉計劃論序說, 中央法規

http://www.jinwooinfo.co.kr/yg

Katan I, Hokenstad J, Ritvo RV. Linking Health Care and Social Services ; International Perspectives. Sage : Beverly Hills ; 1982.

제 14장

대체의료

1. 대체의료의 정의 및 특성
2. 대체의료의 분류 및 유형
3. 대체의료의 성장배경 및 문화적 맥락
4. 대체의료의 이용양상
5. 대체의료의 과제

제 14 장

대체의료

학 습 목 표

1. 대체의료의 정의와 특성에 대하여 학습한다.
2. 대체의료의 유형에 대하여 학습한다.
3. 대체의료의 문화적 특성을 이해한다.
4. 대체의료의 이용이 급격히 증가한 요인에 대하여 이해한다.
5. 대체의료의 과제 및 나아갈 방향에 대하여 학습한다.

1 대체의료의 정의 및 특성

1) 정의

우리나라의 의료체계는 기본적으로 생의학적 이론에 기초를 둔 서양의학과 전통 동양의학 이론에 기반을 두고 있는 한의학의 이원적 체계로 이루어져 있다. 그러나 최근에 서구 각국에서 번지고 있는 대체의료의 열풍이 우리나라에도 상륙하여 대체의료에 대한 기존 의료계와 일반인들의 관심 및 이용이 증가하고 있으나 이에 대한 명확한 개념정의나 영역구분이 모호한 실정이다. 따라서 대체의료를 올바로 이해하기 위해서는 대체의료란 어떻게 정의될 수 있으며, 어떠한 특성을 가지고 있고, 또한 어떠한 영역을 포괄하고 있는지를 살펴보는 것이 필수적으로 요구된다.

일반적으로 협의의 관점에서 대체의료(alternative medicine)란 현대의 과학적인 수준에서 그 효능과 부작용이 검정되어 있지 않아 의과대학 교육과정에서 가르치지 않거나 의료기관에서 널리 시술되지 않는 예방법이나 치료방법을 의미한다. 그러나 대체의료의 속성이 매우 광범위하고 다양한 범주의 철학, 신념, 관습 및 치료방법을 포괄하기 때문에 한 마디로 정의하기가 어렵다.

대체의료는 보는 관점에 따라서 보완의료, 전인적인 의료, 비제도권 의료, 비정통 의료 등 여러 가지 각기 다른 용어로 불리워지고 있다. 보완의료(complementary medicine)란 기존의 제도권 의료를 보완하거나 혹은 공동으로 이용하는 측면을 강조할 때 사용되는 반면에, 대체의료란 기존의 의료를 대체하여 이용하는 측면을 좀더 강조할 때 사용되는 용어이다. 또한 전인적인 의료(holistic medicine)는 인간을 둘러싼 모든 환경요인들을 종합적으로 고려하여 건강과 질병을 다루고 자연치유력을 강조할 때 사용되는 경향이 있고, 비제도권 의료(unconventional medicine) 혹은 비정통 의료(unorthodox medicine)란 용어는 사회적인 관점에서 기존 의료계의 기준 및 가치에 일치하지 않는 의료를 의미할 때 주로 사용되고 있다(Eisenberg et al., 1993).

근래에는 대체의료가 점차 정통의학에 융합됨에 따라 통합의료(integrative medicine) 또는 보완 및 대체의료(complementary and alternative medicine)란 용어들도 등장하고 있다. 그러나 이에 대한 용어는 명확한 기준에 의하여 구분되어 사용되는 것이 아니라 각국의 상황 혹은 학자의 관점에 따라 서로 혼용되어 사용되고 있는 실정이다.

따라서 이 장에서는 편의상 여러 유사용어들을 대표하는 것으로 지금까지 보편적으로 많이 언급되고 있는 대체의료란 용어를 사용하고자 한다. 미국 국립보건원(NIH)의 대체의학사무소(OAM)는 다음과 같이 대체의료의 성격과 내용에 대하여 매우 포괄적이고도 명쾌하게 정의하였다.

"대체의료란 일정한 역사적 기간에 걸쳐 특정한 사회 및 문화 속에서 정치적으로 지배권을 행사하는 보건의료체계에 포함되어 있는 의학이론, 치료방법과 신념 등을 제외한 여타의 보건의료제도, 치료방법 및 행위, 그리고 그에 부수되는 모든 이론과 신념 등을 포괄하는 광범위한 영역의 치료자원을 의미한다. 대체의료는 질병을 치료 혹은 예방하거나 건강과 안녕을 증진하는 것으로 이용자들에 의하여 스스로 정의되고 있는 모든 치료행위 및 신념을 포함한다. 그러나 대체의료 영역 내의 경계, 그리고 대체의료와 기존의 지배적인 의료체계간의 경계는 항상 분명하게 나누어지거나 고정적인 것은 아니다."

Complementary and alternative medicine(CAM) is a broad domain of healing resources that encompasses all health systems, modalities, and practices and their accompanying theories and beliefs, other than those intrinsic to the politically dominant health care system of a particular society and culture in a given historical period. CAM includes all such practices and ideas self-defined by their users as preventing ot treating illness or promoting health and well-being. Boundaries within CAM and between the CAM and the domain of dominant system are not always sharp or fixed.

2) 특성

대체의료는 매우 광범위하고 다양한 영역에 걸쳐 있지만 대부분의 대체의료는 기본적으로 다음과 같은 공통적 특성 및 신념을 가지고 있다.

첫째로, 인간은 자체적인 치유능력을 가지고 있다는 믿음이다. 대체의료란 인간의 온갖 질병과 고통을 자연의 치유능력에 맞추어 조율해 주고 복원해 주어 인체의 면역기능과 회복능력을 증강시킨다. 대체의료 지지자들은 vis medicatrix naturae라고 일컬어지고 있는 자체의 치유능력이 적절한 자극에 의하여 촉진되고 때로는 그 작용이 인체에 매우 강력하게 영향을 미친다는 기본적인 사고를 가지고 있다.

둘째로, 대체의료는 육체적, 정신적, 정서적 및 사회 심리적 건강, 생활행태 및 식이습관 등이 서로 밀접히 관련되어 있다는 전인적인 건강관을 취하고 있으며 이에 따른 조화와 균형을 특히 강조하고 있다. 현대의학은 진단된 질환에 대하여 환원주의적인 분석방법으로 접근해 나가서 환자를 둘러싼 여러 요인들을 충분히 고려하지 못하는 반면에, 대체의료는 개개인의 생활행태와 주위환경 또는 심리 정서적 상황 등을 총체적으로 고려하여 질환의 예방 및 치료에 이용한다. 따라서 대체의료는 특정 질환을 치료하는 데 초점을 맞추기보다는 인간을 둘러싼 모든 영향요인들의 균형을 바로잡는 데 역점을 두고 있는 전인적인 건강에 바탕을 두고 있는 까닭에 기존 의학보다 상대적으로 예방의학적, 건강증진적 성격이 강하다.

셋째로, 대체의료는 인체에 가장 적게 위해를 미치는 방법을 우선적으로 이용한다. 즉, 대체의료는 인공적인 화학약품을 이용하여 단순히 증상을 억제하기보다는 심신이완, 운동, 식이요법 등과 같이 부작용이 적게 발생할 수 있는 자연적인 방법 등을 주로 이용한다. 따라서 인공 화학약품이나 극단적인 수술의 폐해로부터 벗어날 수 있고 장기적으로 이용을 해도 부작용이 상대적으로 적게 나타나는 경향이 있다.

넷째로, 대체의료는 현대의학에서 1차적인 중요성이 두어지지 않거나 소홀히 여겨지는 건강에 대한 영적, 종교적 가치 및 인식체계 등을 매우 중시하는 경향이 있다. 이러한 특성은 대체의료의 여러 영역 중에서 특히 심신 의학적 접근방법에서 두드러진다.

그러나 대체의료를 연구하는 일부 학자들이 염려하고 경고하는 사항을 살펴보면 다음과 같다(전세일, 2004).

첫째, "대체의학이 서양의학과 동양의학의 한계점을 뛰어넘어 해결사 역할을 하는 우수한 의학은 아니다"라는 점이다. 대체의학이란, 주류의학에 속하지 못한 비주류의술과 민간요법 등을 총망라하여 지칭하는 말일 뿐이며, 대부분의 경우 아직 그 효능성에 대한 객관적 평가가 이루어지지 않은 채로 있다는 지적이다.

둘째, 대체의학이 만병통치의 요법이라고 착각하는 시술자가 있다는 점이다. 난치병이 나았다고 하는 소수 환자들의 일회성 보고(Anecdotal report)에 따라 그릇된 확신을 가진 나머지 만병통치요법이라는 착각에 빠질 수 있다는 뜻이다.

셋째, 환자에게 제도권 의학(Conventional medicine)을 경시하는 마음을 조장시킬 수 있다. "최첨단 치료법에도 효험이 없던 질병을 대체의학 요법으로 극복할 수 있었다"라고 하는 일회성 보고에 접한 환자들이 기존의 정통의학을 불신하거나 부정하는 행태를 보인다는 것이다. 양호한 치료효과가 기대되는 기회마저 놓쳐 버리는 잘못을 범할 수 있다.

넷째, 대체의학이 비윤리적 상술에 악용될 수 있다. 정통의학도, 대체의학도, 민간요법도 아닌 것이 무슨 비법으로 둔갑하여 무지한 소비자들에게 피해를 입힐 수 있다는 것이다.

다섯째, 치료를 받는 사람들에게 임상적 피해를 입힐 수 있다. 적정한 자격과 경험을 갖추지 못한 치료사(요법사)에 의한 시술이 소비자(환자)들에게 피해를 입힐 수 있다는 점이다. 일부분의 대체의학이 그 치료결과를 지나치게 과장함으로써 신뢰감을 주지 못하는 점과, 전문의료인이 아닌 비의료인들이 대체의학을 표방하고 무책임한 비과학적 비의학적 시술을 행하고 있다는 점과, 사회 분위기가 그것을 옹호하거나 눈감아 주는 점 등을 지적하고 있다.

2. 대체의료의 분류 및 유형

대체의료가 다루는 영역 및 유형은 각국의 역사 문화적 전통 및 의료체계의 상이함으로 인하여 일정한 기준에 의하여 명확히 분류하는 것이 어렵다. 예를 들어, 서양에서는 침술이나 한약을 대체의료의 범주 안에 넣어 다루지만 우리나라에서는 엄연히 서양의학과 양립하는 주류의학인 한의학의 주된 치료법의 하나로 자리잡고 있다. 이와 마찬가지로 중국의 전통의학인 중의학이나 인도의 전통의학인 아유베다의학도 서구에서는 대체의료의 하나로 간주되고 있다.

따라서 이 장에서는 이러한 기본적인 인식을 전제로 특히 미국 국립보건원(National Institute of Health)의 대체의학센터(National Center for Complementary and Alternative

Medicine)가 내린 서구 시각에서의 대체의료 분류기준을 살펴본 후 우리나라의 현실적 상황 속에서 대체의료 영역에서 다룰 수 있고, 또한 주로 많이 이용되는 대체의료 요법의 종류를 살펴보고자 한다.

1) 미국 국립보건원(NIH) 기준에 의거한 분류

(1) 전통요법 및 민간요법(alternative systems of medical practice)

전달되는 진료행위의 형태에 근거하여 다음과 같이 구분된다.

① **전문적 의료체계에 근거한 전통요법** : 표준화된 교육 및 이론, 훈련 및 전달체계, 약품 및 치료기구의 생산지원 체계 등을 구비한 의료

예) 침술(acupuncture), 아유베다의학(ayurvedic medicine), 카이로프랙틱(chiropractic), 동종요법(homeopathy), 자연의학(naturopathic medicine) 등

② **지역사회에 기초한 민간요법** : 전문적으로 공식화되지 않은 다양한 문화체계 내에서 제공되는 치료형태

예) 무당(shamans), 마법 의술자(medicine men/women), 전통적인 조산부(traditional midwives) 등

(2) 심신요법(mind-body intervention)

마음과 신체의 밀접한 상호관련성에 근거하여 접근한다.

예) 명상요법(meditation), 최면요법(hypnosis), 바이오피드백(biofeedback), 심리 및 연상요법(psychotherapy & imagery), 음악요법(music therapy), 미술요법(art therapy), 춤요법(dance therapy), 요가(yoga), 기도요법(prayer) 등

(3) 수기요법(manual healing methods)

신체 한 부분의 기능부전이 신체의 다른 부분에 영향을 미친다는 생각 아래 근육이나 관절 등과 같은 특정 부위에 자극을 주거나 조작하여 기능을 회복시키는 방법을 취한다.

예) 정골요법(osteopathic medicine), 마사지(massage), 지압(acupressure), 반사요법(reflexology), 알렉산더 요법(alexander technique), 펠덴크라이스 요법(feldenkrais method), 트라거요법(trager method), 기치료(biofield therapeutics), 극치료(polarity) 등

(4) 약물 및 생물학적 치료법(pharmacological and biological treatment)

기존의 주류의학에서 인정하지 않는 물질을 일반약품이나 예방접종을 이용하는 것과 같이 사용하는 방법이다.

예) EDTA 킬레이션 요법(chelation therapy), 가축이나 상어로부터 얻어진 연골제품, Coley's Toxin, 꿀벌로부터 얻어지는 각종 제품에 의한 치료(apitherapy), 오존요법 MTH-68, 신경요법(neural therapy) 등

(5) 약초요법(herbal medicine)

천연약초를 그대로 이용하거나 혹은 액제, 환, 연고 등과 같은 여러 가공방식으로 만들어 이용한다. 현재 사용되고 있는 많은 약제들, 즉 에피네프린, 디기탈리스, 아트로핀, 키나인 및 텍솔 등은 천연약초에 의하여 만들어지고 있다. 전세계 인구의 80%에 해당하는 약 40억 명이 1차보건의료 문제의 해결을 위하여 생약제를 이용하고 있다.

예) 인삼, 은행잎 추출물, 마늘, 마황, 알로에, 에키나시아(echinacea), saw palmetto, St. John's wort 등

(6) 식이 및 영양요법(diet and nutrition)

음식을 질병예방 혹은 치료하는 수단으로 인식한다. 인간이 섭취하고 있는 식품을 둘러싸고 있는 각종 유해환경, 즉 환경오염, 과다한 농약사용, 인공적인 첨가물을 이용한 식품가공 및 보관과정 등이 건강문제 및 만성질환을 야기하고 있는 것으로 파악하고 접근한다.

예) 비타민 요법, 특정 미네랄 요법, 자연식 요법, 채식요법, 제한식이 요법

(7) 생체전기 자기장 요법(bioelectromagnetics applications)

인체에 전기 자기장이 존재하고 인체 자기장의 변화는 여러 가지 신체적, 행태적 변화를 야기한다는 인식하에 이를 증상완화 및 질환치료에 이용한다.

예) 전기자극요법(electro stimulation), 신경자장자극요법(neuro magnetic stimulation), 전기침(electro acupuncture), 인공광선요법 등

2) 우리나라에서 이용되고 있는 대체의료의 종류

우리나라는 역사 문화적 전통 및 의료체계가 서구 각국과 서로 상이하다. 따라서 서구의 시각에서 정의된 대체의료의 분류체계 및 영역구분을 그대로 적용하는 것은 대체의료를 둘러

싼 개념정립 및 영역구분에 혼란을 자초할 우려가 높다. 실제로 대체의료를 전공하거나 관심을 가지고 있는 보건의료인들조차 이에 대한 명확하고 합리적 기준 없이 서구에서 마련된 기준에 근거하여 엄연히 주류의학으로 자리를 잡고 있는 한의학의 주요 요법들, 즉 침술이나 한약조차 무차별적으로 대체의료의 한 부분으로 포함하여 사용하고 있는 실정이다.

앞에서 살펴본 바와 같이 서구에서도 대체의료를 둘러싼 여러 환경요인들이 너무나 역동적이어서 대체의료와 기존의료와의 경계가 분명하게 구분되거나 고정적인 것은 아니다. 여기에서는 오랫동안 전해 내려오지만 현재의 제도권 의료에 포함되지 않는 민간요법을 광의의 대체의료 영역에 포함시키고 근래 외국에서 도입된 여러 가지 대체요법 등을 중심으로 하여 현재 우리나라 대체의료학계에서 주로 다루고 있는 영역을 개괄적으로 살펴보면 다음과 같다.

(1) **식이요법** : 선식, 채식, 현미식, 단식, 쥬스요법 등

(2) **수기요법** : 척추교정요법, 지압, 안마, 마사지, 발반사요법 등

(3) **심신요법** : 단전호흡, 기공체조, 참선, 요가, 명상, 안수기도 및 신앙치료, 굿, 음악치료, 미술치료, 향기요법 등

(4) **생체 전자기장 및 자기요법** : 자석, 옥, 은 및 관련 건강보조기구

(5) **뜸요법, 수지침 및 봉침요법** : 전통적인 민간요법인 쑥뜸, 가정에서 주로 행하는 고려수지침 및 꿀벌의 봉독을 이용한 봉침요법 등

(6) **건강보조약제 및 보신식품** : 비타민, 철분제/칼슘제, 혈액순환제, 스쿠알렌, 키토산, DHA, 알로에, 효모제품, 로얄제리 및 화분제품, 영지버섯, 개소주 및 흑염소를 비롯한 보신식품 등

(7) **기타** : 동종요법, 테이핑요법, 홍채진단, 수치료, 찜질요법 등

3) 일부 주요 대체의료의 내용

(1) 카이로프랙틱(Chiropractic)

카이로프랙틱은 건강을 회복하고 유지하기 위하여 주로 척추를 중심으로 한 신체의 구조와 신경계통 기능간의 상호관계를 연구하는 학문이다. 카이로프랙틱요법은 신경계통에 영향을 주는 구조적인 불기능을 진단하거나 치료하기 위하여 수술이나 화학적 요법에 의존하지 않고, 주로 손의 조작이나 개입을 이용한다. 즉, 잘못된 척추를 수기(manipulation)로 교정해 줌으로써 많은 질병을 고칠 수 있다는 이론을 바탕으로 하고 있다.

카이로프랙틱 요법은 1895년 다니엘 데이비드 팔머(Daniel David Palmer)에 의하여 창시되어 전문적인 학문체계와 직업으로서 확립된 역사는 그다지 오래되지 않았으나 지금은 서

구 각국에서 가장 많이 이용되고 있는 주요 대체요법 중의 하나이다. 미국의 경우, 전체 국민의 약 10~15%, 특히 요통환자의 35%는 이 요법을 이용하고 있는 것으로 알려져 있고, 각종 질환에 대한 임상적 연구는 인증된 교육 및 연구기관에서 활발히 이루어지고 있다. 그리고 의과대학과 마찬가지로 카이로프랙틱 대학을 졸업하면 카이로프랙틱 의사(Doctor of Chiropratics) 자격을 받으며, 현재 이들은 의사, 치과의사, 간호사에 이어 미국에서 네 번째로 큰 의료 전문가 집단을 이루고 있다.

카이로프랙틱을 적용하여 효과가 있다고 여겨지는 주요 질환들로는 요통, 경추통증, 두통 등과 같은 근골격계 질환을 비롯하여 어린이들의 야뇨증, 십이지장궤양, 요통과 관련한 이상 자궁출혈, 임신관련 요통, 당뇨병성 신경장애, 수근관 증후군(Carpal tunnel syndrome), 전기쇼크에 의한 근육 및 신경계 손상 등이 있다.

카이로프랙틱의 안전성과 관련해서 볼 때, 시술에 따른 부작용이나 증세악화의 경우도 보고되고 있으나 대체적으로 위험도가 높지 않은 것으로 파악되고 있다. 따라서 카이로프랙틱 요법은 체계적으로 교육을 받고 전문적으로 훈련된 사람들의 손에 의해서 시술될 경우에는 대체적으로 위험성이 낮고 안전성이 높은 대체요법으로 여겨지고 있다.

(2) 동종요법(Homeopathy)

동종요법이란 "건강한 사람에게 투여될 때 특정 증상을 일으킬 수 있는 물질은 동일한 증상을 가지고 있는 환자를 치료할 수 있다"는 기본원리하에 식물, 동물, 광물질에서 자연적으로 얻어진 물질을 매우 낮은 저농도로 희석하여 시술하는 방법이다. 동종요법을 처음 언급한 사람은 기원전 4세기의 히포크라테스이고, 1810년 독일의 의사 사무엘 하네만(Samuel Hahnemann)이 히포크라테스의 동종요법 개념을 확대 발전시켜 동종요법이란 치료법을 개발하였다.

동종요법은 특히 프랑스, 영국을 비롯한 유럽, 브라질, 아르헨티나, 멕시코 등의 남미 제국, 미국 및 인도를 중심으로 질병예방과 건강증진의 목적을 위해서 뿐만 아니라 급만성 질환의 치료를 위해서도 현재 널리 이용되고 있다. 미국의 경우 동종요법 약품은 식품의약청(FDA)에 의해서 엄격히 관리되고 있으며, 동종요법 약전의 엄격한 지침하에 제약회사에 의하여 제조 생산되고 있다.

동종요법은 각종 내과나 소아과 영역에 많이 사용되고 있는데, 특히 알레르기성 비염, 류마티스 관절염, 결합조직염, 고초열, 독감 및 급성 어린이 설사질환의 치료에 효과가 있다고 보고되고 있다. 앞으로는 AIDS, 천식, 두통 등과 같이 현대의료가 만족할 만한 효과를 보여주고 있지 못하고 있는 질환들에 대한 연구가 활발히 이루어질 전망이다.

(3) 자연요법(Naturopathy)

자연요법은 기존의 의약품을 사용하지 않고 공기, 햇빛, 물, 식품, 마사지 등의 자연적 수단을 이용하여 자아치유력을 증진시키고, 질병예방 및 치료를 도모하는 방법이다. 오늘날 시행되는 자연요법은 전통적인 자연요법들, 즉 생약, 임상영양, 동종요법, 침술, 물치료(Hydropathy), 수기치료 등을 현대과학적인 진단방법과 결합하여 제공되고 있다.

자연요법이란 용어는 19세기에 와서야 보편화되었지만, 그 철학적 이론의 뿌리는 수 천년을 거슬러 올라갈 수 있다. 고대의 다양한 문화권 의학, 즉 인도의 아유르베다 의학, 중국의 전통 한의학, 미국의 토속의학 및 그리스의학 등에서 추출한 가르침을 포괄한다. 자연요법에서는 모든 질병의 발생은 근본적으로 그 개체의 생명력이 약하기 때문에 발생한다고 보고 있다. 따라서 건강을 회복하기 위해서는 부족한 부분은 채워주고, 독성이 있는 것은 체외로 빼내 주어야 한다는 것이다. 즉, 몸의 부족한 부분을 순수한 음식, 물, 운동, 마음의 평화 등으로 채워 주어야 하는 동시에 내부 청소 작업으로 독으로 꽉 찬 몸을 정화시킴으로써 질병을 치유하고 건강을 증진시킬 수 있다는 믿음을 갖고 있다. 현재 자연요법은 다양한 만성질환의 치료 및 건강증진에 이용되고 있다.

(4) 심신요법(Mind-body Medicine)

심신요법은 대부분의 전통의료에서는 정신과 신체간의 밀접한 상호관련성에 관한 기본적 인식을 바탕으로 비교적 오랫동안 이용되어 왔으나, 기존의 의학에 의해 이용되지 않거나 받아들여지지 않는 행태학적, 심리학적, 사회적, 영적인 접근방법이다. 그러나 최근에 와서 심리나 정서와 관련된 각종 질환들이 급속히 증가하고, 또한 건강과 질환에 관한 생물학적-심리학적-사회적 모델이 점차 유효한 접근법으로 인식됨에 따라 이에 관한 관심이 고조되고 있고 과학적 연구 또한 활발히 이루어지고 있다. 그리고 정신과 신경면역체계간의 상호작용을 연구하는 정신신경면역학(Psycho neuro-immunology)의 등장과 급속한 확산은 암의 발병원인과 진행과정에 관한 정신의 역할에 관한 관심을 더욱 고조시키고 있다(Astin, 1998).

심신요법에는 명상, 심리요법, 지원그룹, 취면, 바이오피드백, 요가, 음악치료, 미술치료, 춤치료, 기도치료 등의 다양한 요법 등이 포함된다. 특히 이들 심신요법 중에서 명상요법은 종교적 측면에서 주로 행해져 왔으나 최근에는 각종 질환에 대한 치료효과로 관심이 급격히 증가되고 있다.

지난 20년 동안 명상은 심신의 스트레스를 완화시키는 한 수단으로 주로 연구되어 왔고, 특히 심장병 전문의들은 고혈압을 낮추는 한 방법으로 명상요법을 추천해 왔다. 일반적으로 정기적인 명상은 의료의 이용률을 줄이고 수명을 연장시키며 삶의 질을 향상시키는 것으로 보고되고 있으며, 만성통증, 불안, 혈청 콜레스테롤, 약물남용 등을 감소시키는 것으로 알려져 왔다(Achterberg et al, 1994). 또한 명상은 우울증, 불안감 등과 같은 정신적 증상을 감소시키고 자신에 대한 통제력과 영적 감각을 증가시키는 동시에 타인에 대한 감정을 더욱 민감하게 인식할 수 있게 하는 데 효과적인 것으로 알려져 있다.

(5) 약초요법(Herbal Therapy)

약초요법이란 잎사귀, 꽃, 줄기, 씨, 열매, 껍질, 뿌리 등과 같은 식물의 일부분을 이용하여 다양한 종류의 질환을 치료하는 것을 말한다. 지구상에는 25만~50만 가지의 식물이 살고 있는데 이 중에서 약 5천 가지 정도가 약물로 사용되고 있다. 이러한 약초들은 에페드린(ephedrine), 디기탈리스(Digitalis), 아트로핀(Atropine), 레서핀(Reserpine), 키닌(Quinine), 아스피린(Aspirin) 및 탁솔(Taxol)과 같은 오늘날 사용하고 있는 각종 약품을 추출하는 원료로 이용되어 왔다. 다양한 증상 및 질환에 유용한 주요 약초들을 살펴보면 [표 14-1]과 같다.

[표 14-1] 주요 약초 종류 및 적용질환

약초 종류	적용질환 및 증상
알로에(Aloe)	화상, 피부염증
블랙코호쉬(Black cohosh)	월경통증, PMS, 폐경
카모밀(Chamomile)	소화
에키나세아(Echinacea)	면역기능 촉진
휘버퓨(Feverfew)	해열, 편두통
폭스글러브(Foxglove)	심장박동 조절,
마늘(Garlic)	소화, 고혈압, 항암, 항생, 항균
생강(Ginger)	기침, 멀미
은행(Ginko biloba)	치매, 말초혈액순환 촉진
산사나무(Hawthorn)	혈압강하, 혈관확장
인삼(Ginseng)	항스트레스, 혈당강하, 면역증강
엉경퀴(Milk Thistle)	간 보호
박하(Peppermint)	소화
난쟁이 야자(Saw Palmetto)	전립선비대, 항염
쎄나(Senna)	변비치료
차나무 기름(Tea-tree oil)	피부감염, 여드름
쥐오줌풀(Valerian)	진정제
버드나무 껍질(Willow bark)	두통

이와 같이 약초들은 다양한 질환에 효능을 가지고 있으나, 많은 약초제제가 생산·제조과정에서의 품질관리 및 표준화 미비로 순도나 안전성 면에서 문제를 내포하고 있어 이에 대한 엄격한 관리가 요구되고 있다.

(6) 향기요법(Aromatherapy)

향기요법은 다양한 식물의 필수오일(Essential oil)에서 나온 약물성분을 이용하여 질환을 치료하는 방법이다. 이들 필수오일은 꽃, 뿌리, 잎, 나무껍질, 과일껍질에서 증류나 냉각압축의 과정을 통해서 추출해낸 향기가 강하고 휘발성이 강한 물질로 독특한 약리학적 성질을 지니고 성분의 분자가 매우 작아 인체 조직 속으로 쉽게 침투하여 치료효과를 높이는 것으로 알려지고 있다. 이들의 사용방법으로는 공기 중에 분무하여 들여마시기도 하고, 마사지와 같은 피부도포 방법을 통해서, 그리고 경구적으로도 사용되기도 한다.

향기요법이란 용어는 1928년 프랑스의 화학자로 정유의 치료효과를 과학적으로 규명한 가트포스(Gattefosse)에 의하여 만들어졌으며 이후 건강관리의 한 분야로 본격적으로 등장하였다. 향기요법은 주로 유럽, 특히 의사가 향기요법을 처방하여 사용하도록 제도화된 프랑스에서 광범위하게 이용되고 있으며 우리나라를 비롯하여 전세계적으로 급속히 확산 보급되고 있다.

주요 적응증으로는 박테리아와 바이러스성 염증질환, 단순헤르페스, 대상포진, 피부질환, 근육질환, 관절염 및 스트레스 관련 질환 등을 들 수 있다. 현재 임상적으로 흔히 사용되는 필수오일의 종류를 살펴보면 [표 14-2]와 같다.

[표 14-2] 주로 이용되는 필수오일 종류 및 적용

필수오일의 종류	적용부위 및 질환
유칼립스(Eukalyptus)	항바이러스, 거담제
에버라스트(Everlast)	조직재생, 항염제, 스포츠 손상 및 멍들은데
제라늄(Geranium)	항진균, 항바이러스
라벤더(Lavender)	화상, 작은 상처, 곤충에 물린데
만다린(Mandarin)	기분고조, 불안감 해소
니아울리(Niaouli)	호흡기 알레르기 억제, 피부윤기, 급성이 아닌 치질
팔마로사(Palmarosa)	기분고조, 소독효과, 항바이러스, 헤르페스
박하(Peppermint)	구역질, 멀미, 신경성대장증후군, 간기능 강화
카모밀(Chamomile)	심신스트레스 진정효과
로즈마리(Rosemary)	피부외층 신진대사 활성화, 세포재생 향상
스피케나드(Spikenard)	생기 촉진
티 트리(Tea Tree)	비자극성 소독제, 항균, 항바이러스, 염증치료

(7) 반사요법(Reflexology)

반사요법은 두피, 손바닥, 발바닥 및 귓등과 같은 신체의 특정부위에 압력을 가하여 압력점(Pressure point)과 연계된 특정기관을 자극하여 그 기능을 향상시키는 기법이다. 중국을 비롯한 동북아시아권에서는 약 5,000년 전부터 반사요법이 이용되어 왔으며, 기원전 2330년대로 추정되는 이집트의 프레스코 벽화에서도 이 반사요법이 그림으로 묘사되어 있다. 고대 인도에서도 유사한 기법이 사용되었다고 전해지며, 아메리칸 인디안들도 이 기법을 사용했다고 전해진다.

근래에 서양에 다시 소개되고 반사요법으로 재조명되기 시작한 것은 1913년 미국의 코네티컷 이비인후과 의사인 윌리암 피츠제랄드(William Fitzgerald)에 의해서다. 그는 수술을 하기 전에 손이나 발바닥에 압력을 가해 주면 환자들이 한결 통증을 덜 느낀다는 사실을 발견하고 여러 차례의 실험을 통해 손과 발의 특정부위가 신체의 다른 기관들과 연계되어 있다는 이론을 제시하였다.

이후 물리치료사이며 마사지사인 유니스 잉함(Eunice Ingham)에 의하여 본격적으로 보급 전파되었으며 동양의학의 침술이 서양에 소개되는 것과 때를 같이 하여 급속도로 확산되었다. 최근에는 신체부위 중 발바닥을 자극하는 '발반사요법'이 전세계적으로 가장 널리 보급되어 있다. 이 요법에 따르면 엄지발가락 부위는 뇌에 연결되어 있고, 발바닥 한가운데 부위는 복부 명치에 연계되어 있고, 발꿈치와 항문과 직장에 연결되어 있다는 것이다.

현재 반사요법은 소화기질환(설사, 변비, 소화불량), 스트레스 관련질환(천식, 편두통, 피로증후군), 만성통증(관절염, 신경통), 알레르기 질환, 피부질환, 다발성 경화증 등을 포함한 다양한 질환 및 증상에 사용하고 있다. 일반적으로 반사요법은 안전하지만 상처나 종기가 생겼거나 골절이 있을 때, 정맥혈전이나 정맥염인 경우, 인공심장기 착용환자, 담석증이나 신장결석환자에서는 부작용이 발생할 수 있음으로 각별한 주의가 요구된다.

(8) 효소요법(Enzyme Therapy)

효소란 체내 생물학적, 화학적 반응에서 촉매작용을 하는 특정 단백질을 말하는데 음식물의 소화과정에서 중요한 역할을 담당한다. 이러한 효소들은 동물의 장기나 각종 식물에서 추출된 프로테아제, 아밀라제, 락타제, 셀루라아제 등을 사용한다. 효소요법(Enzyme therapy)이란 이들 효소들을 이용하여 인체의 소화기능을 도우며 바이러스 감염을 치료하고 면역기능을 증강시키는 대체요법의 하나이다. 효소요법에는 췌장 효소와 식물성 효소를 주로 사용하는데 췌장 효소는 소화기 기능과 면역기능을, 식물성 효소는 소화기 계통의 기능을 주로 강화하는데 사용한다. 역사적으로 식물효소보다는 췌장 효소를 먼저 이용하여 암, 바이러스 감염 및 다발성 경화증을 치료하였다는 보고가 있으며 식물효소는 소화기 질환, 인두통, 알레르기 질환치료를 비롯하여 건강증진에도 이용되고 있는 것으로 보고되고 있으나 더욱 과학적 근거에 입각한 연구가 요구되고 있다.

(9) 해독요법(Detoxification Therapy)

우리 인간은 음식, 물, 공기, 토양 등으로부터 수많은 오염물질이나 화학적 독소들에 노출되어 있다. 이와 같이 인간의 건강을 해롭게 하는 유해 성분 또는 독소를 없애주는, 즉 몸 밖으로 내보내는 치료법을 해독요법이라고 한다. 특히 해독요법의 하나로 잘 알려진 장세척요법은 물이나 커피, 효소 등을 이용하여 변비가 심하거나, 체내에 독성물질이 과다하게 축적되어 있거나 할 때 주로 이용된다. 그러나 장 세척은 장내 감염, 장 천공의 위험이 있어서 주의를 요하고, 궤양성장염, 크론병, 대장암 등에는 절대 금지하고 있다. 해독방법은 장세척 요법뿐 만 아니라 절식요법, 식이요법, 비타민 C요법, 발열요법 등 다양한 방법을 사용하여 체내의 독소를 제거하기도 한다.

(10) 수치료 요법(Hydrotherapy)

물을 이용하여 건강을 증진시키고 질병을 치료하는 방법을 총칭하여 수치료 요법이라고 한다. 수치료는 동서양을 불문하고 역사적으로 가장 오래 사용되어온 간단하면서도 효과적인 대체요법의 하나이다. 그러나 본격적으로는 1800년대 대부분의 스파 등에서 운영하던 각종 프로그램이 수치료라는 개념의 원조로 알려지고 있으며, 오스트리아의 빈센즈 프리스니츠와 독일의 크나이프 신부를 수치료의 창시자로 인정하고 있다. 수치료는 뜨거운 물, 따뜻한 물, 차가운 물을 사용하여 입욕, 좌욕, 족욕, 사우나, 샤워, 월풀, 습포 및 음용 등 다양한 방법을 통하여 이루어져 왔으며 혈액순환 촉진, 피로 감소 및 활력 증진, 통증완화 및 제거, 염증 완화, 면역기능 향상, 장 청소, 신경조직 이완, 노폐물 제거, 피부 및 관절질환을 비롯한 각종 질환 치료에 효과가 있는 것으로 알려지고 있다.

3 대체의료의 성장배경 및 문화적 맥락

현대 서구의학의 개념적 기초를 이루고 있는 생의학적 접근법(biomedical approach)은 17세기 이후 서양의학의 주류로서 등장하였고, 19세기 중반에 이르러서는 코흐 및 파스퇴르에 의하여 이룩된 질병의 세균설(germ theory)에 힘입어 지배적인 위치가 더욱 확고히 되었다.

특히 미국의 경우 의학교육의 개선을 목적으로 1910년에 발간된 『플렉스너 보고서(Flexner

report)』의 영향으로 생의학적 접근법을 지향하고 과학적 기준에 부합한다고 여겨지는 의과대학들은 집중적인 재정적 지원을 받아 주도적 위치를 더욱 확고히 한 반면에, 생의학적 접근법과 철학이 다른 많은 수의 대체의료 교육기관은 법적, 재정적인 어려움으로 인하여 문을 닫고 점차 쇄락의 길로 접어들게 되었다. 이러한 결과, 20세기에 이르러 생의학은 건강과 질환치료에 대한 모든 영역에서 하나의 유일한 규범으로서 독점적인 위치를 공고히 하였고, 비과학적인 패러다임으로 여겨지던 대체의료는 '주변적 위치'로 격하되고 말았다.

그러나 20세기 후반 들어 생의학적 접근법에 기초한 서구의 정통의학에 대한 일반 소비자들의 신뢰가 점차적으로 약화되기 시작하였다. 그 동안 광범위하게 이용되던 약품의 부작용에 대한 우려가 증대되고 또한 '마법의 탄환'으로 여겨지던 항생제에 대하여 내성을 보이는 새로운 형태의 세균이 출현되었다.

이와 더불어, 그 동안 주요한 보건문제로 여겨졌던 전염성 질환을 대신하여 고혈압, 암, 심장질환, 관절염, 알레르기, 우울증과 같은 만성퇴행성 질환으로의 질병구조의 전환은 약품과 수술에 주로 의존하는 기존의 정통의학으로 하여금 그들 질환의 효과적 관리에 한계를 보이게 하였고 이로 인한 개인적, 사회적 비용은 점점 증가하게 되었다.

또한 지나치게 관료주의화되고 의사 중심적인 기존 의료에 대한 불만, 고가의 의료기술 및 장비이용으로 인한 의료비 상승문제, 자신들의 건강관리 의사결정에 대한 자율성 및 통제욕구의 증대, 그리고 인간적이고 전인적인 건강관에 대한 선호 등과 같은 제반 요인들은 많은 사람들로 하여금 기존에 주로 의존해 오던 정통의학에서 벗어나 다양한 대체의료의 이용을 통하여 그들의 욕구를 해결하려는 경향을 보이고 있다(Cassileth et al., 1984, Eisenberg et al., 1993, Furham & Forey, 1994).

이러한 측면에서 대체의료는 기존의 서구의료의 한계를 극복하거나 보완할 수 있는 새로운 대안의 하나로 서구 각국의 소비자들뿐만 아니라 의료제공자 및 정부기관들로부터 많은 관심과 지원을 받고 있으며, 이에 대한 각종 연구 또한 활발히 진행되고 있다.

4 대체의료의 이용양상

1) 국외

서구에 있어서 대체의료의 이용률은 해마다 빠른 속도로 증가하는 추세이다. 미국의 경우 전체 성인의 약 34%가 1년에 적어도 1회 이상 대체의료 서비스를 이용하고 있고, 대체의료를 이용하는 환자수가 일반 의사를 방문하는 환자수를 이미 초과하고 있는 것으로 파악되고 있다(Eisenberg et al., 1993). 악성신생물, 관절염, AIDS, 다발성 경화증 및 급성요통 등과 같이 만성질환으로 고통받는 환자들의 약 30~73%가 대체의료를 이용하고 있고, 미국의 경우 대체의료에 지출된 연간 의료비용이 1997년을 기준으로 하여 270억불에 달하고 있는 것으로 조사되었다(Pelletier et al., 1997, Eisenberg et al., 1998). 이 금액은 미국내 정통의학에 지불되는 비용을 능가하는 매우 높은 수치이다.

미국에서 이루어진 조사연구들을 시간적 추이별로 살펴보면 1990년에 이루어진 Eisenberg 등의 조사연구에서는 전체 조사대상자의 약 30%가 지난 1년 동안 대체의료를 이용한 것으로 파악되었으나 1994년의 Astin 조사에서는 40%로, 그리고 1998년 Stanford 대학팀이 수행한 조사에서는 51%로 나타나 일반 주민들의 대체의료 이용률이 해마다 급격히 증가하고 있다(Astin, 1998). 그리고 Tindle 등(2005)과 Horrigan(2009)이 조사한 결과에서도 미국 인구의 38~41%가 보완대체요법을 이용한 것으로 보고되고 있다.

미국의 18세 이상 성인을 대상으로 한 조사(Eisenberg et al., 1993)에 따르면 대체적으로 교육과 소득수준이 높을수록, 그리고 만성질환을 가지고 있는 사람일수록 대체의료의 이용률이 높았다. 건강문제별로는 요통의 경우가 조사대상자의 36%가 대체의료를 이용한 경험이 있었고, 불안의 경우에는 28%, 두통에는 27%, 만성통증에는 26%, 그리고 암의 경우에는 24%가 대체의료를 이용한 경험이 있는 것으로 나타났다. 이들이 주로 이용한 대체의료는 심신이완법이 제일 많았고 그 다음으로 카이로프랙틱, 마사지 등의 순이었다.

이와 같이 대체의료에 대한 요구가 증가함에 따라 미국 정부는 1992년에 국립보건원(NIH) 산하에 대체의학사무소(Office of Alternative Medicine)를 설립하여 정부차원에서 본격적으로 대체의료에 대한 연구평가, 정보교환, 교육 및 훈련 사업에 많은 지원을 해오고 있다. 1998년에는 대체의학사무소를 대체의학센터(National Center for Complementary and Alternative Medicine)로 그 지위를 격상시켜 이에 대한 예산투자를 급격히 확대하고 있다.

한편, 최근에는 이러한 경향에 부응하여 Harvard, Stanford, Cornell, New York, UCLA, Yale, Johns Hopkins 등 많은 수의 유명 의과대학에서 카이로프랙틱, 침술 및 한약, 동종요법, 심신치료법 등 대체의료에 대한 다양한 교과목을 개설 운영하고 있다. 이와 같은 대체의료에 대한 일반주민 및 의료제공자들의 높은 관심 및 이용률의 증가는 미국의 경우에만 국한된 것이 아니고 독일, 프랑스, 영국, 호주 등 서구 각국에서 공통적으로 찾아볼 수 있는 현상이다.

독일의 경우에는 통증진료소에 근무하는 의사의 77%가 환자의 통증진료를 위하여 침술을 이용하고 있는 것으로 알려지고 있다(Fisher & Ward, 1994). 프랑스에서는 전체 일반의의 약 1/3이 대체의료를 이용하고 있으며 특히 동종요법의 이용도가 매우 높은 것으로 조사되고

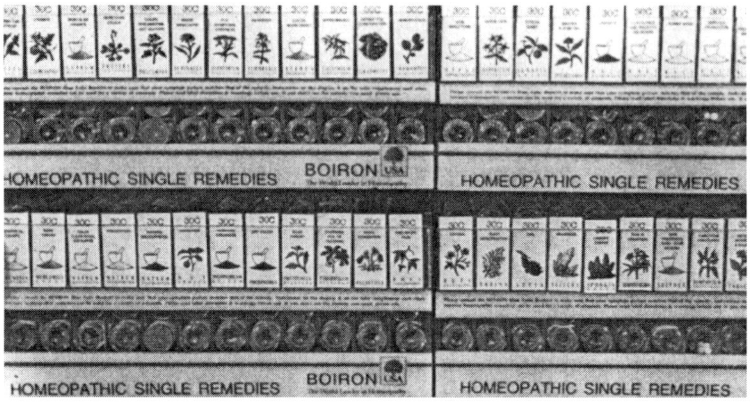

[그림 14-1] 서구에서 많이 이용되는 동종요법의 각종 제품들

있다(Ullman, 1993).

또한 영국에서는 유일하게 공적 부문에 대체의료 전문병원을 가지고 있으며 런던을 비롯하여 5개 지역에 전문병원을 운영하고 있다. 호주의 경우에도 일반 국민들의 41~49%가 대체의료를 이용한 경험이 있는 것으로 조사되고 있으며 서양의약품에 소비되는 비용보다 무려 2배 정도 많은 금액을 대체의료에 소비하고 있는 것으로 파악되고 있다(MacLemann et al., 1996, Xue et al, 2007).

2) 국내

지금까지 우리나라에서 수행된 대체의료 사용실태에 대한 조사연구는 주로 병원의 입원환자, 암환자, 그리고 소수의 지역사회 주민 조사연구들이 있으나 대체의료에 포함되는 요법의 차이로 각 조사간 대체의료의 이용률을 단순비교하기가 어렵다. 전통적으로 우리나라 국민들은 민간요법과 한방요법에 대한 수용도가 매우 높아 이들 요법들을 많이 사용해 오고 있다.

최근에 지역사회 주민을 대상으로 수행된 한방의료 이용도에 관한 한 연구(유왕근 등, 2000)에 따르면 조사대상자의 약 38%가 지난 1년 동안에 한방의료를 경험한 것으로 조사되었다. 또한 한방의료를 대체의료의 한 영역으로 포함하여 수행된 다른 연구들에 따르면 조사대상자들의 대체의료의 이용률은 29.0~61%에 이르는 것으로 보고되고 있다(송미숙 등, 1998 ; 이상일 등 1998). 그리고 30세 이상 69세 이하 전국 단위 일반 성인을 대상으로 한 연구(Ock 등, 2009)에서는 지난 1년 동안의 보완대체요법의 이용률은 74.8%로 매우 높았다. 특히 대체의료를 많이 이용한 질환 종류로는 요통, 관절염, 고혈압, 뇌졸중, 당뇨병, 불면증 등과 같은 만성질환이 많았고 일반적으로 대체의료에 대한 만족도는 비교적 높게 나타났다.

이러한 요구에 부응하여 국내에서는 1997년 약 100명의 의사들이 자연치료학회를 창립하고, 그 이듬해에 대체의학회로 이름을 바꾸어 대체의학에 대한 학술 및 임상연구를 시작해 오고 있다. 또한 1996년에는 한의사 120여명이 참가하여 한의자연요법학회를 창립하여 생약초나 광물질 등과 같은 물질을 건강증진 및 질환치료에 활용해 오고 있다. 이들 단체 이외에도 각각의 대체요법별로 협회나 동호인 모임을 결성하여 활발한 활동을 수행하고 있다.

5 대체의료의 과제

1) 연구방법

대체의료에 대한 일반 주민들의 관심이 증가하고 이용률 또한 급속히 증가함에 따라 대체의료의 효능과 안전성에 대한 객관적인 정보가 더욱 요구되고 있다. 대체의료는 기존의 현대의학에 비하여 과거 경험에 주로 의존하고 실험적 연구와 과학적인 검증이 부족한 것이 사실이다. 대체의료의 효능과 안전에 대한 객관적이고 과학적인 정보는 일반 국민들이 선택하는 각종 보건의료서비스의 질을 보장하기 위한 의학적, 법률적 기준을 설정할 때에도 매우 중요할 뿐만 아니라 보건의료에 관한 자원배분의 결정에도 반드시 필요하다.

따라서 대체의료에서도 기존의 정통의학에서 요구되는 수준과 같은 엄격한 평가방법이 요구되며 이와 동시에 대체의료의 고유한 특성을 고려한 평가방법도 병행되어야 할 것이다. 또한 이러한 책무를 정부차원에서 종합적으로 수행할 대체의료 연구기관의 설립도 요청된다.

2) 교육 및 훈련

대체의료를 제공하는 인력들은 매우 다양한 교육배경을 가지고 있다. 서구에서는 대체의료에 대한 지식을 통신과정, 단기과정, 세미나 혹은 도제교육 등과 같은 방식뿐만 아니라 공인된 대체의료 전문교육기관에서 일정기간의 정규 교육과정의 이수를 통해서 얻을 수 있다. 또한 대체의료 전문교육기관이 아닌 의과대학이나 간호대학에서도 대체의료에 관한 단기강좌나 교과목 개설을 통하여 이에 관한 기초지식을 제공하고 있다.

그러나 우리나라의 경우 대학이나 대학원 등과 같이 공식적인 교육과정에서 제공되는 경우는 거의 없고 주로 사회교육원, 동호인 모임 혹은 민간단체 차원에서 이루어지는 경우가 대다수를 차지하고 있으나, 최근 보건복지부에서는 이들 단체에 의한 교육을 억제하고 있다. 따라서 대체의료에 관한 교육 및 훈련 프로그램의 표준화가 결여되고 질적 수준이 낮아 이에 대한 수준향상이 요구되고 있다. 또한 의료인들도 지금까지의 환원주의적 접근방식에서 벗어나 인간을 중심에 두고 건강을 둘러싼 모든 요인들을 고려한 의료서비스를 환자에게 제공하기 위해서는 의과대학에서도 대체의학을 위한 커리큘럼이 필요하다.

3) 법적 규제

우리나라에서는 의사가 아니면 의료행위를 전혀 하지 못하도록 의료법에서 금지하고 자생적인 전통의술 내지 민간요법을 포함한 대체의료의 시술 또한 법적으로 허용하고 있지 않다. 뿐만 아니라 양의사와 한의사간에도 서로 상대방의 고유한 시술방법을 침해하지 못하도록 하는 지극히 폐쇄적인 의료법 체계를 가지고 있다.

반면에 미국의 대체의료에 대한 법적 규제는 각 주에 따라 법률형태 및 내용이 각기 다양하다. 카이로프랙틱 의사에 대한 면허제도는 미국의 모든 주에서 허용되고 있고, 침술사에 대한 면허제도는 34개 주에서, 마사지사는 25개 주에서, 자연요법의사는 12개 주에서, 동종요법사는 4개 주에서 각각 허용되고 있다. 미국의 많은 주에서는 소비자를 보호하기 위한 부득이한 경우를 제외하고는 대체의료의 발전과 일반 주민들의 접근성 및 이용가능성을 저해하지 않는 방향으로 대체의료에 관한 법적 규제를 관용적으로 운용하고 있다.

또한 영국의 경우 일정한 자격을 구비한 대체의료 시술가들은 의료법의 대체의료 관련 부가조항에만 적용을 받아 교육훈련 수준이나 임상적 능력과 관계없이 현행법하에 자유롭게 시술할 수 있다. 단지 암, 결핵, 녹내장, 성병, 간질 같은 특정 질환의 치료에 대해서는 광고선전을 할 수 없다고 규정하여 대체의료에 관하여 상대적으로 관대한 법적 규제조항을 두어 국민의 의료선택권을 다양하게 보장하고 있다.

일반적으로 보건의료 전문직에 대해서 법적 규제를 하는 목적은 무면허 제공자에 의한 잘못된 진단 및 치료를 예방하고 제공되는 서비스의 질을 향상시켜 소비자를 보호하고자 하는 것이다. 반면에 법적 규제는 개인의 법적 관리를 제약하거나 소비자에 대하여 경제적 부담을 지우는 부정적인 측면이 동시에 존재한다.

따라서, 정부당국이 어떤 법적 규제를 제정 혹은 시행하고자 할 때에는 특정집단의 이해나 기득권을 떠나 사회 전체적인 차원에서 국민의 건강증진을 기하고 건강산출을 효과적으로 도모하는 동시에 각종 위험으로부터 소비자를 보호하는 데 어떤 영향을 미칠 것인가를 종합적으로 고려하여 결정해야 할 것이다.

참고문헌

송미숙, 전기홍, 송현종, 박인휘, 유승철(1999). 수원시 지역주민의 대체의학 수용실태 조사. 예방의학회지, 32(2) : 162–169.

오홍근(1998). 대체의학. 한국대체의학회지, 1(1) : 6–13.

유왕근(1998). 서구 각국의 대체의료에 관한 최근동향. 한국보건교육학회지, 15(2) : 235–256.

이상일, 강영호, 이무송, 구희조, 장위창, 홍창기(1999). 우리 나라 국민의 보완요법 이용률, 이용양상과 비용지출. 예방의학회지, 32(4) : 546–555.

전세일(2004). 보완대체의학. 계축문화사

최윤정, 정해원, 최수용(1998). 일부 병원에 내원한 암환자들의 대체의학 사용에 관한 연구. 대한보건협회지, 24(1) : 167–181.

Achterberg J., Dossey L., Gordon J.S., Hegedus C., Herrmann M.W., Nelson R. (1994). Mind–body intervention, Alternative Medicine : Expanding Medical horizon, A report to the National Institute of Health on Medical Systems and Practices in the United States.

Astin, J.(1998). Why patients use alternative medicine? JAMA, 274(19) : 1548–1553.

Cassileth B.R., Lusk E.J., Strouse T.B., Bodenheimer B.J.(1984). Contemporary unorthodox treatments in cancer medicine : A study of patients, treatment and practitioners. Ann Intern Med, 101 : 105–112.

Eisenberg D.M., Kessler R.C., Foster C., Norlock F.E., Calkins D.R., Delbanco T.L. (1993). Unconventional medicine in the United States : Prevalence, Costs and Pattern of Use : The New England Journal of Medicine, 328 : 246–252.

Eisenberg et al.(1998). Trends in alternative medicine use in the US, 1990–1997. JAMA, 280 : 1569–1575.

Fisher P., Ward A.(1994). Complementary medicine in Europe. BMJ, 309 : 107–111.

Furnham A., Forey J.(1994). The attitudes, behaviours and beliefs of patients of conventional vs complementary alternative medicine. J Clin Psychiatry,

50 : 458–469.

Holligan BG(2009). New NHIS survey reveals that 38% of american adults use CAM. Explore, 5(2) : 71–73.

MacLennan A.H., Wilson D.H., Taylor A.W.(1996). Prevalence and cost of alternative medicine in Australia. The Lancet, 347 : 569–573.

Ock SM, Choi JY, Cha YS, Lee J, Chun MS, Huh CH, et al(2009). The use of complementary and alternative medicine in a general population in South Korea: results from a survey in 2006, Journal of Korean Medical Science, 24(1) : 1–6.

Pelletier R.K., Marie A., Krasner M., Haskell W.L.(1997). Currents trends in the integration and reimbursement of complementary and alternative medicine by managed care, insurance carriers, and hospital providers. American Journal of Health Promotion, 12(2) : 112–123.

Tindle HA, Davis RB, Phillips RS, Eisenberg DM(2005). Trends in use of complementary and alternative medicine by US adults : 1997–2002. Alternative Therapies in Health and Medicine, 11(1):42–49.

Ullman D.(1993). The mainstream of alternative medicine, Health Care Forum J., 3 : 24–30.

Xue CC, Zhang AL, Lin V, Da Costa C, Story DF(2007), Complementary and alternative medicine use in Australia : A national population–based survey. Journal of Alternative and Complementary medicine, 13(6): 643–650.

찾아보기

(A)

(B)

(C)

제3판 **생활과 건강증진** 정가 23,000원

2001년 8월 30일 1판1쇄 발행
2007년 9월 5일 2판1쇄 발행
2016년 8월 25일 3판1쇄 발행
2021년 3월 5일 3판5쇄 발행

저 자 : 전국대학보건학교육협의회
발행인 : 주 영 일
발행처 : **계 축 문 화 사**

서울특별시 종로구 통일로12길 16-17
우편번호 03029
TEL : 735-2257·738-9746
FAX : 723-9025
E-mail : gyechuk@hanmail.net
홈페이지 : http://gyechuk.co.kr
1973. 10. 31 등록번호 제300-1973-8호
ISBN 978-89-5629-434-6 93510